U0266781

口腔全科医疗
临床病例精粹

Essence of Clinical Cases in General Dentistry

（第1辑）

主　编　刘洪臣

科学出版社

北京

内 容 简 介

本书是由口腔全科医疗的优秀病例组成，作者为临床一线医生，评委由国内著名专家组成。本书涵盖了口腔全科病例的基本元素，系统介绍了牙外伤、根尖周病、牙周病、牙列缺损、龋病、磨牙症等综合治疗，以及前牙美学修复、咬合重建、畸形矫治、正畸后联合种植、口腔数字化技术应用等内容。每个病例包括基本情况介绍、术前检查、诊断、治疗计划、治疗具体步骤、复查、讨论、心得体会等，尤其突出诊疗过程和跨学科临床思维。本书内容丰富，图片精美，临床实用性强，可供各级口腔科医生、口腔专业医学生、规培生阅读参考。

图书在版编目（CIP）数据

口腔全科医疗临床病例精粹 / 刘洪臣主编. —北京：科学出版社，2024.1
ISBN 978-7-03-075817-0

Ⅰ.①口… Ⅱ.①刘… Ⅲ.①口腔疾病－诊疗－病案 Ⅳ.①R78

中国国家版本馆CIP数据核字（2023）第104536号

责任编辑：郭 颖 郭 威 / 责任校对：张 娟
责任印制：师艳茹 / 封面设计：龙 岩

科 学 出 版 社 出版
北京东黄城根北街 16 号
邮政编码：100717
http://www.sciencep.com

北京画中画印刷有限公司 印刷
科学出版社发行 各地新华书店经销
*

2024 年 1 月第 一 版 开本：787×1092 1/16
2024 年 1 月第一次印刷 印张：35 3/4
字数：921 600
定价：398.00 元
（如有印装质量问题，我社负责调换）

编 委 会

评委名单

蔡　斌　　陈　智　　仇丽鸿　　冯海兰　　高　平　　高学军　　何宝杰

赖红昌　　李德华　　李继遥　　李加志　　凌均棨　　刘洪臣　　卢海平

彭贵平　　任延方　　沈　刚　　束　蓉　　万乾炳　　王慧明　　王贻宁

王佐林　　徐宝华　　闫福华　　姚江武　　于海洋　　余　擎　　章锦才

张维仁　　钟志强　　周　诺　　周国辉　　周彦恒　　周永胜　　朱亚琴

序 一

　　刘洪臣教授要我为《口腔全科医疗临床病例精粹》一书写一个序。我是口腔颌面外科专科医生，研究方向为颞下颌关节病和正颌外科，显然不是正规的口腔全科医生，似乎没有资质涉笔写这个序。然而，我曾带教我院 1959 年级本科生到北京近郊矿区进行口腔生产实习，为矿工诊治口腔包括牙齿疾病。这无疑是全科的，什么口腔病都得诊治。后来，我到农村巡回医疗，培养赤脚医生专长于口腔。这当然也是全科的。到改革开放前，我又带教我院第一批学员到河北省永年县进行教学实习，也都是我一人讲口腔全科医生的教学和诊治医疗工作。积累起来有近 4 年时间。如此说来，我也曾算是半个口腔全科医生。加之，在我担任北大口腔医院院长期间，经常有患者直接给我写信"申诉自己有很多牙病，不知挂哪一科。挂了某一科，又说你应先到另一科室；结果每科大夫都说了自己的意见，而且意见各不相同，患者无所适从"。于是，我借与日本签订姊妹学校合作的关系的机会，由日本出资筹建综合科，因为日本本科培养的都是全科的，很有经验。这样做目的就是患者到综合科不必再转科，口腔疾病包括牙齿疾病，均在科内解决，很受患者欢迎。抽调到综合科的高年资医生虽然都是专科的，但抽调去的年青医生在工作中逐渐培养成为全科医生。于是在 1991 年北大口腔综合科诊室（独立科室共 12 台全新的综合治疗牙椅）正式开诊。其实，正值各大著名口腔教学医院的学科和科室越分越细的时期。北大口腔也差不多在诊室越分越细的当口，却又增设一个综合治疗诊室。这是国内第一个，很多人不理解。1996 年起在我担任中华口腔医学会会长期间，深入调查并思考，我国口腔全科医生和专科医生的合理比例应该是多少，提出过我国绝大部分的口腔医生应该是全科医生的论点……正因为在这方面自己有所体会，所以，我欣然接受了刘洪臣教授要我写序的任务。正好也是我学习口腔全科医学的好机会。

一、从病例抓起，抓得准，抓得扎实

　　当患者挂号后来到医生面前，提出诉求的瞬间，就产生了医患关系。此后，无论医生的谈话问诊、观察症状还是触摸检查等等，都是医疗活动。而所有的医疗活动都必须记录在病历上作为法律文件。这是政府、社会、公众对医生的刚性要求。

　　要解决一个问题从哪里作为切入点，拿什么作为抓手，是非常重要的开端。抓对了，问题就解决了一半。这次活动抓跨学科诊治的病例，抓优秀病例展和评判。我确切地相信，这次抓得准、抓得好、抓得扎实。从全国口腔医疗状况反应在病历上看，确实存在问题。记得多年前，我在查看北大口腔门诊病历时，不少病历初诊诊疗的记录只有几句话，既没有主诉，也没有现病史和检查所见。回忆起来大概是这样写的："患者要做手术，下颌有实质性肿块，入院治疗，开住院单""患者要求镶牙，转口腔外科先拔残冠、残根""第三支三叉神经痛，射频治疗"……。产生这样的问题，当然与医生自己有关，但是不能否认也有历史因素。

大学的医学教育是分学科的。为医学生教学实习和生产实习服务的大学附属医院也是按学科来设置临床诊室。作为高诊疗水平的教学医院，要完成教学和科研双重任务而分科设置诊室，也是符合医学发展的逻辑。担任教学的医生也随之向分科的专科医生方面发展也就顺理成章。问题出在大量非教学医院和一般综合医院，也集体无意识地将医院的诊室按学科设置，并且越分越细。而医生都想成为专家，不想当"万金油"的全科大夫。所以，也随之都向专科医生发展。其结果必然是患者就诊不知挂什么科。有多种慢性病的患者，各专科大夫各说各的，使患者无所适从。于是就产生了医学越发达，分科愈细；分科愈细，患者看病越不满意。到了上世纪50年代，在技术发达国家，医患矛盾凸显，已成为社会问题，成为政府、社会、公众、媒体关注的热点。由此倒逼进行医疗改革，最后找到解决的方法是发展全科医生和家庭医生。从他们几十年来实践的情况看来，可以承认这是好的经验。

我国改革开放后也重复出现了像技术发达国家50年前产生的医患矛盾的问题。而口腔医学，随着民营口腔医生和诊所的蓬勃发展，更迫切需要口腔全科医生的治疗知识和技能。正在此时，刘洪臣教授竭力倡导口腔全科医生的教育，成立口腔全科医生的专业委员会，创办《中华老年口腔医学杂志》（当然是全科性的）。以上这些我所知道的确实的情况，可以确切无疑地说明刘洪臣教授对我国口腔医学教育具有前瞻性的战略眼光。这次推出的"口腔好医生全科病例展评活动"方式新颖生动，具体扎实，与每一位口腔医生日常工作息息相关，深受年轻医生的喜爱和欢迎，产生了很多好的效果。这是刘洪臣教授对口腔医学继续教育模式的创新，也是对全科医生培养和提高的模式创新，着实为我国口腔医学教育和医疗改革的又一大贡献。

二、口腔好医生全科病例展评的意义

我仔细研读了该书中刘洪臣教授写的一章"口腔好医生优秀病例展的意义和价值"。把这次活动的缘由、组织结构、评判规则和标准、评判程序和过程介绍得非常详尽。对此活动的意义和价值，以及所产生的深远影响也写得很精彩。可以说这本身就是一篇学术论文，无需再赘述。

如果还要说几句来加强的话，那么这样的活动，实际上是有效训练口腔医生对患者诊治的整体思维的好方法，它可以提高临床的辩证逻辑思维，把已经习惯了的简单线性思维转化为复杂的思维，这才是铸造好医生的关键所在，因为医生面对的没有简单问题，都是复杂问题和极复杂问题。

由于我国口腔医学教育各院校发展不平衡，也不充分，各地区院校的差别较大，因此培养出来的医生达不到规定标准的同质化。这次活动的持续进行，假以时日，将不断提高口腔医生质量和素养，弥补了全国口腔医学教育发展不平衡、不充分的缺陷。

三、刘洪臣教授既是资深的专科医生，又是教授级的口腔全科医生

大家对刘洪臣教授很熟悉。他担任过中华口腔医学会口腔修复专业委员会主任委员；他在1999年创办了《口腔颌面修复学杂志》（列入中国科学核心期刊），并担任主编至今已20余年；他作为博士导师指导过几十位口腔修复专业博士生；他还是亚洲口腔修复协会副主席。毋庸置疑，他是我国资深的教授及口腔修复学专科医生。除此之外，他担任过中华口腔医学会全科口腔医学专业委员会的主任委员，他长期担任口腔保健医生，无论他自己专长的口腔修复诊治，还是牙体牙髓疾病、牙周疾病的诊治，甚至牙种植术都是他本人亲自熟练地处置。这次组织和领导全国口腔好医生优秀病例展评，涉及多学科、跨学科，或者是口腔全科医学范畴，所有这些足以说明刘洪臣教授是我国教授级的口腔全科医生。可以毫不夸张地说，他是我国口腔医生中独一无二的。俨然，他也是我们专科医生和全科医生学习的榜样。

最后，本书真真正正的是"精粹"。我愿意作为范本推荐给大家，抑或可以作为案头书，时常阅读。

张震康

中华口腔医学会创会会长

序 二

自2013年开始，由中华口腔医学会主办，全科、民营、修复三个专委会（分会）共同承办的"绚彩梦想秀·口腔好医生"优秀病例展评活动已经开展了9届。在学会年会期间举办的这一活动越来越受到广大口腔医生的欢迎，也为一批优秀的青年口腔临床医生的成长搭建了全新的展示与交流平台。

当初创建这一活动的初衷，就是希望无论是在大专院校、专科医院工作还是在民营口腔医疗机构工作的临床口腔医生都必须清醒地认识一个好的临床医生的成长是基于一个个优秀临床病例的积累。一批知名口腔医学专家的成长经历也告诉我们，他们如今的成就与他们严谨、认真地对待工作并完成每一个临床病例密不可分。坦率地讲，在一度学科及人才评价导向出现偏差，重科研、看论文、轻临床的情况下，这一活动的意义和价值就显得尤为重要。

实际上我们口腔医生队伍中的绝大多数人最主要的日常工作就是为口腔疾病患者提供诊疗服务，这就要求我们必须认真对待我们遇到的每一个病例。从了解患者的需求，到仔细的临床检查、诊断，从治疗方案的设计，到采用各种先进可靠的技术完成治疗，不仅要切实解决患者的病痛，做到让患者满意，而且应该尽自己最大的努力使自己的诊治水平与学科的进步与发展同步。在口腔医学科学日新月异的当下，新理论、新技术层出不穷，要想使自己诊治的每一个病例都达到较高诊治水平，就必须不断学习，不断更新自己的知识储备，提高自己的技术水平。"绚彩梦想秀·口腔好医生"优秀病例展评活动举办的目的就是希望我们每一位口腔医生树立这样的理念，为自己成为一位优秀的临床口腔医生进而成为优秀的口腔医学专家打下坚实基础。

这一活动的精彩不仅在于一个个优秀临床病例的展示，给一批青年口腔医生搭建了展示交流的平台，而且聆听各专业领域一流专家（包括邀请国际知名专家）作为评委对每一个病例的精彩点评也让人收获颇丰。专家们的点评既体现了严谨的治学态度，也显示了专家们在学科领域的视野与高度。通过这一活动我们已经看到一批优秀的年轻口腔医生在迅速成长，同时我们也欣喜地看到这样的学术活动模式得到了我国口腔医学界的广泛认可。在我们各个专业委员会的学术交流活动中，我们已经看到丰富多彩的病例展评活动在开展。我们真诚地希望通过这样的活动为我国口腔医学人才的培养、学科的进步与发展做出贡献。

时任中华口腔医学会副会长的我国著名口腔医学专家刘洪臣教授作为学会这一活动的组委会主席，为7届活动的成功举办付出了大量心血，做出了贡献。如今他和他的团队又在整理筛选展评优秀病例的基础上，编辑出版《口腔全科医疗临床病例精粹》，我仅以一位老口腔医学工作者的名义向刘教授及其团队的同仁们表示衷心感谢！我相信这本书的出版必将为我国优秀临床口腔医生的不断涌现做出贡献。同时也感谢卡瓦盛邦（上海）牙科医疗器械有限公司和爱迪特（秦皇岛）科技股份有限公司长期以来对"绚彩梦想秀·口腔好医生"病例展评活动的大力支持！让我们大家共同努力把这一活动办的越来越好！

王 兴

中华口腔医学会名誉会长

序 三

由中华口腔医学会主办，中华口腔医学会全科口腔医学专业委员会、民营口腔医疗专业委员会和口腔修复学专业委员会共同承办的大型系列学术活动"绚彩梦想秀·口腔好医生"全国口腔医学跨学科病例展已先后举办了7届。口腔好医生病例展以全科口腔医师为主体，以青年口腔医师为主要对象，注重口腔疾病诊疗的规范化和口腔医师临床综合诊治能力的全面提高，为青年口腔医师搭建了实现好医生梦想的高水平平台，受到口腔医师的普遍欢迎，成为口腔医学界开展学术交流和人才培养的响亮品牌。

口腔医学的实践性和操作性很强，口腔颌面部疾病的诊治常涉及多个器官和系统。高水平的疾病诊疗，既要有准确的诊断和系统而精密的治疗设计，也要有灵巧的双手和规范精细的操作来实施完成。口腔好医生病例展从病历标准、诊断和鉴别诊断、治疗方案设计与实施、治疗效果评价、远期随诊观察及跨学科、专业难度和规范性等多方面进行评判，引导口腔医师关注疾病诊疗的全过程，理论知识提高与临床技能培养相并重，着力提高自身跨学科全方位的综合诊疗能力，这对于促进我国口腔疾病诊疗整体水平的提高和口腔医师专业能力和素质的全面培养起到了很好的示范作用。

全科口腔医疗是口腔医疗的基础，全科口腔医师是口腔医师的重要组成部分，是综合医院口腔科（口腔医学中心）、基层口腔医疗机构及民营口腔医疗机构中口腔医师的主体，年轻口腔医师在从事口腔专科医疗前也必须打好坚实的全科口腔医疗基础。口腔好医生病例展以全科综合诊疗为主题，采用优秀病例分享和专家点评讲授相结合的方式进行规范化培训和学术交流，取得了显著成绩，积累了丰富经验，形成了显著特色，为全科口腔医学的发展和口腔医师整体水平的提高做出了重要贡献。

刘洪臣教授作为口腔好医生病例展组委会的主席，积极倡导并精心策划、组织实施了口腔好医生病例展的各项活动，为成功开展各项工作尽心竭力，为全科口腔医学的发展奉献其宝贵的智慧和精力，可敬可贺！近期又组织专家将口腔好医生病例展的优秀病例编辑成《口腔全科医疗临床病例精粹》，由此增添了学术交流的途径，使更多的口腔医学同行能够分享经过精心挑选的优秀病例，获取更多的新知识、新技术和宝贵的诊疗经验，想必会受到广大读者的喜爱和欢迎。

在此，谨向广大口腔医学专业工作者推荐这部精心之作！

俞光岩

中华口腔医学会名誉会长

序　四

口腔临床医学是实践的科学。口腔医生只有摸爬滚打在一个又一个、一批又一批病例的临床实践里，才能把理论知识内化为诊治疾病的临床能力，并渐渐地成为有经验的临床医生。这个成长过程漫长且需要合适的条件。主观上，医生自身要努力、要坚持；客观上，病例来源要足够，要多样。病例来源不足，是限制临床医生水平提升的常见因素。

口腔好医生病例展始于2013年，至今已经整整十年了。"十年磨一剑"，如今口腔好医生病例展已经成了我国口腔医学教育的特色品牌。其特色，我认为至少有三点。第一，是思想性。口腔好医生病例展坚持临床医学的初衷，把患者的利益放在首位，注重从患方的角度考量治疗方案是否最佳。第二，是专业性。为了保证入选参展的病例专业水平，专家组成员集体制定了参展病例入围的标准，对候选病例的科学性、规范性等方面进行了多轮、设盲评选，并倾心于由多学科团队协作完成、能展现远期治疗效果的病例。第三，是开放性。包括民营口腔在内的医生，不受年龄、学历、职称、单位的限制，英雄不问出处，均可参加，覆盖面很广。口腔好医生病例展的这些特点，使之成为了我国口腔临床医学教育的有益补充。

口腔好医生病例展的发起人刘洪臣教授组织一大批专家，呕心沥血，系统地回顾了历届成功入选口腔好医生病例展的病例，并优中选优、精挑细选，整编出版了这本病例精粹。入选书的都是在临床上不可多得又颇具挑战的病例，蕴含着临床医生们进取的精神、娴熟的技术、协作的路径。这些病例，图文并茂，通俗易懂，可读性和可操作性强，读者们既可以精读也可以充分利用碎片时间丰富知识、巩固理论、拓展视野，更新观念。无论是白纸一张的医学生、刚入职的住院医生，还是低年资主治医生，甚至是有较丰富经验的专家，这本书都是绝佳的案头卷、枕边书。

我们通过赏析这些参展过的好病例，可以领略到什么样的好病例才能参展，还可以将其作为榜样学习如何做成能参展的好病例。这些好病例好在哪里？首先，能参展的好病例，形式要吸引人，善于用照片说话，言出有据、"有图有真相"。这就要求临床医生在准备参展病例的过程中，拍照疾病部位的体表照片、摄制疾病治疗的过程录像。其次，能参展的好病例，内容要完整，尤其是要有疾病或治疗的结局信息，长期的、多次随访患者是必不可少的，这也常是做好病例的难点，需要患者的配合。为此，医生要视患者为"老师"，待之以礼，常替患者着想，多让患者受益。否则，患者感觉"病好了"，就不再搭理医生了；感觉"病没有好"，找其他医生了，也不会反馈结果。第三，是最重要的，能参展的好病例，要有思想。事先要有选题过程，选择或困难的、或复杂的、或罕见的、或新颖的病例；再通过展示好病例，给人以收获和启迪，不能停留于"就事论事"地说病例阶段。这是参展好病例的灵魂，需要临床医生们多动脑筋、多查文献，注重总结、凝炼、提高。

显然，准备参展病例的过程是临床医生们不可或缺的全方位能力训练。"纸上得来终觉浅，绝知此事要躬行"！我非常同意刘洪臣教授说的，"病例做不好，不可能成为一名优秀的口腔医生"。每个临床医生都必须认真学习、训练做好病例，积极参加各种形式的病例汇报。在我常年工作的北大口腔医院的口腔颌面外科，就把做病例的能力当作临床研究生重点训练的内容。每年都有临床研究生中文、英文病例汇报，类似于口腔好医生病例展，由专家们点评、打分；这个分数，记录为研究生的成绩，直接作为评优的一项依据。

最后必须要强调，临床医生不能淡忘为患者服务的初心，不能舍弃实事求是的原则。做好病例的目的，最终是为了更好地为患者服务。在口腔医学，坚持预防为主、积极推进早诊早治，自然就会有大量的最优秀病例。"预防为主、早诊早治"，是我们一直想做，却始终做得不够好的事。有的口腔好医生病例展的入围病例，实际上是错失早诊早治、亡羊补牢式的精彩；当然，我们不能否定亡羊补牢也很精彩。口腔临床医生，要重视口腔基本健康维护，例如：定期口腔检查和健康教育、窝沟封闭、浅龋（楔状缺损）充填、牙周洁治、口腔黏膜癌筛查等。口腔临床医生，要做好平凡的临床工作。看似平常的病例，明察秋毫，围绕较罕见的元素；看似简单的病例，精益求精，通过多学科的协作，都有做成参展好病例的可能。并且，从普通的病例中积攒的经验和技术，也是把疑难的、罕见的病例做成参展好病例的基础。只要做好了看似平凡的临床工作，精彩的病例、优秀的病例才能信手拈来。

祝贺《口腔全科医疗临床病例精粹》的顺利出版、并希望口腔好医生病例展继续前行，让全国的口腔临床医生，得之以鱼，得之以渔；不忘为患者服务的初心、坚持实事求是的原则，看好每一位患者，做好每一个病例。

郭传瑸

中华口腔医学会会长

序　五

口腔全科医生病例展评的意义和价值

完成口腔医疗病例是口腔医生成长的基础。认真对待并完成好每一个病例是对医生的最基本要求，是口腔医生成长的必由之路，是口腔全科医生培养的基本功。每一个口腔医生都应该有优秀病例，每一个优秀的口腔医生都能够完成优秀的病例，其中口腔病例的多学科讨论和展评起到十分重要的作用。

我在解放军总医院口腔科工作期间，自1983年，在洪民、周继林、齐仕珍教授的指导下，在以往口腔修复模型讨论的基础上，由我主持医院的口腔临床病例讨论会，特别是邀请不同专业的口腔专业人员参加对口腔临床病例进行讨论，参加会议的每一位不同专业的医生以及技师等不同专业充分发表意见，确定诊断与治疗方案，获得很好的临床效果，选出的病例时常在北京医学会口腔分会的学术会议做交流，并于2010年由我和张海钟教授担任主编将选出的病例汇编成集，由科学出版社出版发行。

根据口腔医学的学科专业特点，结合当时综合医院口腔科和民营口腔医疗的发展现状和需要，1996年我提出并主持召开了首届口腔综合医院口腔科主任论坛，在会上提出了口腔全科医学以及口腔全科医生与口腔全科医疗的理念，认为口腔病例讨论分析是培养与提高口腔全科医生诊疗水平的重要基础，在其后举办的口腔全科年会上举行了多次病例讨论，经过与同道们的多年实践，提出并推动口腔全科诊疗科室的建立。2008年在我担任中华口腔医学会老年口腔医学专委会主任委员期间，根据老年口腔的多专业特点，在北京举办了老年口腔多专业的病例报告会和评比，在担任中华口腔医学会颞下颌关节紊乱病与口腔学专业委员会主任委员期间，根据颞下颌关节病及咬合病与口腔医学的多个专业科室相关的特点，进行了2届专委会青年医生多专业颞下颌关节与咬合病的病例报告会，评选了优秀病例。我在2012年担任中华口腔医学会全科口腔医学专委会主任委员，根据口腔全科医学的多学科专业特点，结合综合医院的发展需要，提请专委会常委会讨论通过举办口腔全科病例大赛。根据王兴会长的建议，在征求全科口腔医学专委会常委会和相关专家和企业的意见后，全科口腔医学专委会同意接办原口腔医学会民营口腔医学分会举办的口腔跨学科病例展。考虑到两个专委会口腔全科医疗的共性，本着共同提高口腔全科医疗病例水平和推动口腔全科医学发展的理念，我们提出建议与民营口腔医疗分会合办，在征得同意后由两个专委会共同举办。2016年，在我担任中华口腔医学会口腔修复学专委会主委后，提议口腔修复学专委会也作为承办单位，得到中华口腔医学会领导同意后，口腔修复专委会也作为共同承办单位至今。总结我们自20世纪80年代开展口腔病例展评以来的历程，可见其从以下几个方面推动了我国口腔医学的发展与进步。

一、建立口腔病例展评口腔全科医生培养的创新模式

与以往由一个单位举办的病例报告、讨论、竞赛、展评相比较，口腔好医生跨学科病例展评的显著创新特色是由中华口腔医学会主办，由中华口腔医学会全科口腔医学专业委员会、民营口腔医疗专业委员会和口腔修复学专业委员会共同承办，第1～3届由卡瓦盛邦（中国）牙科医疗器械有限公司协办，第4届至今由爱迪特科技有限公司（秦皇岛）协办的大型系列学术活动。由中华口腔医学会专家与不同国家和地区的专家组成组委会和办公室，中华口腔医学会会长王兴教授、俞光岩教授、郭传瑸教授担任名誉主席，由我担任主席。自2013年开启以来活动已举办了9届，得到了社会各界特别是口腔医学界的欢迎，广大口腔医生特别是青年口腔医生积极参与，从9届优秀病例展的历程可以看到每一年呈现的临床病例水平和质量逐年提高，取得可喜的进步且更加规范，已发展成为具有鲜明特色的品牌会议，是我国衡量口腔病例水平的标杆。

以口腔好医生跨学科病例展评为平台，我们设计举办了一系列学术活动，包括举办具有引领学科发展的专题学术报告会和研讨会；举办口腔好医生成长之路、专家论坛，邀请口腔医学与相关行业专家畅谈口腔好医生的成长与发展，如何与社会需求接轨，脚踏实地、打好基础、实现梦想；国内外优秀口腔医学专家精彩纷呈的思想碰撞给口腔好医生成长以启迪；口腔优秀病例的全国巡讲由获得优秀病例的口腔医生介绍经验和体会，在各省市推动举办和参与其病例展及相关的学术活动；口腔好医生病例展还提供了有价值的国内外课程，为优秀的口腔医生提供更多学习、提升的机会；推荐优秀的病例在口腔医学专业杂志发表；不同类型的优秀病例汇集成书出版发行，让更多的同行从中受益。

为保证病例展的整个过程公平、公正、公开，办出高水平的优秀病例展评，组委会制定了详细的标准和规则。根据口腔医学多学科多专业相关的学科特性，提出病例的评分标准要求从病例的主诉的完整、病史全面、检查细致、诊断正确以及治疗方案设计、跨学科、专业难度和规范性等多方面进行评判，每种评分标准占一定比例。要求所有提交的病例至少涉及口腔医学的两个以上学科专业，病例分析要从医患双方的角度设计最佳的治疗方案。评选流程以创新的机制保证了严格遵循公平公正的准则，在整个初审过程中，屏蔽了所有参加者的姓名和单位信息，所有入选的病例要经过三个关口的审核。首先所有病例均由中华口腔医学会全科口腔医学专委会、民营口腔医疗分会以及口腔修复学专委会20～30名专家组成初审委员会进行审核评定。在初审环节重点注意筛除临床思维不严谨，病例不完整，检查不规范，诊断不全面，治疗原则出现错误，基础治疗不彻底，随访资料欠缺，无法验证治疗长期效果，治疗实施方案与治疗计划不匹配以及未达到预期效果的病例，从中遴选出前50份病例。再由另外21位专家进行会审，对前50份病例进行复评，从中双盲评筛选出前20份病例参加总评。总评是通过现场报告、现场答辩，由11名曾经担任过中华口腔医学会各专委会、分会副主委以上的著名专家或国际口腔医学专家组成专家委员会，每个单位只能有一位专家出席，整个过程公正、公开，遴选出前十及三甲。口腔跨学科病例展评确保了学术的科学性与严谨性，为口腔医生临床病例展评确立了规范、树立了标杆，为口腔全科医生培养建立了一种新模式。规范标准化的病例展评从不同的角度反映医生的临床

技能和诊疗能力，实现了"医生认真对待每一个病例，高标准地完成每一个病例"的举办优秀病例展评活动的初衷。

二、从一个全新的角度推动中国口腔医学事业的发展

口腔好医生病例展评不仅仅是一场病例的展示，更是一次独具特色的全国性口腔医学大型学术交流活动。秉承致力于推动中国口腔医学事业发展的信念，倡导学科理念分享与开放交流的学术氛围，以此作为推动口腔全科医学发展的独特平台，提高口腔临床医生的规范性临床诊疗和整体医疗水平，为大众的口腔健康贡献力量。作为一个具有鲜明特色的学术交流项目，一直注重突出基础知识、基本技能与创新、卓越追求并重，推动学术交流与技术分享，专注于建立惠及所有中国口腔医生的学术品牌，提高从业医生临床综合分析诊断能力与治疗水平。以口腔好医生跨学科病例展评作为平台展开的一系列学术活动，特别是优秀病例的全国巡讲，推动了全国各省市和各专委会的病例展评的举办及相关的学术活动的举行。我们及时推出新的推荐优秀病例模式，各地病例展评的前三甲直接进入复评，使病例展评的病例水平不断提高。在口腔医学专业杂志发表具有鲜明特色的优秀病例，将各类病例汇集成书出版发行，可让更多的同行特别是没能参加病例展评的广大青年口腔医生从中获益。展评提供的国内外专门课程培训，为获得优秀病例的口腔医生提供了更多的进修和提升机会。口腔病例展评正以全新的方式为中国口腔医学事业的发展助力。

医学教育的实质是职业教育，口腔医学的特点之一是基础知识与技能并重，通过病例展示特别是专家的点评，为口腔医疗病例树立一个标杆。展评从主诉基本要求的部位、症状或体征及时间三要素从严抓起，到病例全程的每一个环节均要求认真对待，使得每一位口腔医生既注重每一个临床病例的完整性又重视病例诊断的准确性和治疗的可靠性，培养口腔医生的理论与临床相结合，提高理论水平与动手能力，全面提升诊疗水平。口腔好医生病例展评活动9届的历程，可以看到病例水平逐年提高的年轮，相信通过病例展评一届一届地办下去，一定能够在中国乃至世界口腔医学界产生深远影响，达到提高口腔医疗水平，促进口腔健康，提高大众生活生命质量的口腔医学发展目标，真正为中国大众口腔健康提供有保障的高水平口腔医疗服务，同时也成就中国口腔医生的价值和梦想。

三、推广口腔全科医学理念及其价值观

举行跨学科病例展评活动另一个重要目的就是推广口腔全科医学的理念，同时也是口腔全科医疗实践的推广。自20世纪90年代初，我们一直致力于口腔全科医学的推广与普及，提出口腔全科医生的培养是口腔医学教育最基本的方向，口腔医学本科教育首先应着重培养合格的口腔全科医生，再经过毕业后的教育培养优秀的口腔专科医生。口腔好医生跨学科病例展评为口腔全科医生的培养建立一个新的模式，提供了一个新的载体。口腔全科医学并非机械地将口腔的各专科结合在一起，而是有其基础理论及业务范畴和技能。口腔全科医学是口腔医学的组成部分，是口腔医疗的基本模式，其临床工作为口腔医疗的基本医疗，其实质是多学科诊疗。口腔全科医生是实现口腔医疗首诊负责制的基础，能够为患者提供一站式的全面的口腔诊疗方案，而口腔全科医疗病例的完成是口腔医生的基本功，

是优秀口腔医生的基础。口腔全科医疗的价值理念在病例展活动中得到了良好体现，通过病例展评，促进了口腔全科医学理念在全国范围内的推广，特别是以口腔医疗的全面诊疗计划代替"头痛医头，脚痛医脚"的局部、孤立诊疗方式，推动了我国口腔全科医疗的全面发展。希望所有口腔医生能够准确践行口腔全科医疗理念，将自己所做的每一个病例都当作要参评的病例对待，不仅在病例展评活动中取得好成绩，更重要的是提高口腔临床诊疗能力和口腔医疗的整体水平，更好地为患者服务。

四、为培养合格口腔全科医生打下病例基础，助力口腔全科医生成长

培养合格的口腔全科医生也是病例展评的宗旨之一。口腔医生应首先是一名口腔全科医生，口腔好医生也应该首先是一名优秀的口腔全科医生。每一位优秀的口腔医生，应做好每一个病例，病例做不好，不可能成为一名优秀的口腔医生。要成为一名优秀的口腔医生，必须要认真对待每一个病例，对每个病例精心设计、精心治疗是对口腔医生的基本要求。口腔好医生跨学科病例展评是从提高口腔病例诊疗水平的独到视角提高口腔医疗整体水平而举办的特色学术活动，其价值和意义在于为口腔全科医生打下坚实的病例基础，对我国口腔医学的发展起到积极的推动作用。

基于口腔全科医疗的临床工作重点是口腔医疗的基本医疗和多学科诊疗，我们在病例展评设计的一个重要环节是由口腔多学科的国内外著名专家组成的评审团队对每一个病例进行严格审核与全方位的点评，是多学科诊疗的完美体现。通过口腔医疗领域各个专科的专家们帮助分析诊疗计划的准确性、方案设计的可行性、治疗效果的可靠性，对口腔医生的成长非常重要，也是口腔好医生病例展评活动最受欢迎的一个环节。通过每一个病例的分享以及专家的点评与讲授等方式，推广口腔全科医学的诊疗理念，提升口腔医生的综合诊疗能力，推动口腔医生实现多学科、全方位诊疗的跨越，使口腔医生与广大口腔患者都能从中受益。

基于口腔全科医生是实现口腔医疗首诊负责制的基础。为患者提供一站式的全面的口腔诊疗方案，确立能够为患者全方位考虑，量身定制最佳的治疗方案，是合格口腔全科医生的重要标准，也是口腔全科医生的基本功。口腔全科医学的理念与口腔医疗的首诊负责制及一站式解决方案相契合，要求口腔医生完成的病例要"全"，既要掌握医学的基础知识和口腔各专业的知识，同时还要具备社会、心理学方面的知识以及良好的沟通能力。口腔病例展评活动为助力口腔医生全面发展提供了一个独到的展示平台，给优秀的、有梦想的口腔医生提供一个大舞台。通过跨学科病例展评培训口腔全科医学思维，青年医生努力成为一名合格的口腔全科医生，使职业生涯的路途更加宽广。许多口腔医生从这里出发走向全国，为我国口腔医学事业的发展贡献了力量

五、促进公立与民营口腔医疗机构医疗病例水平的共同提高

展评惠及公立与民营口腔医疗机构的全体口腔医生，公立与民营口腔医疗机构的口腔医生同台竞技，共同学习、共同提高，获得优秀病例报告的民营口腔医生的比例明显增加，取得了很好的成绩。无论公立还是民营口腔医疗机构的口腔医生，提供并充分展示自己临

床积累的病例进行学术交流是一种追求与经历。希望未来能有更多学科的专科医生或者全科医生参与进来，希望优秀的口腔同仁能够积极参与，实现自己的追求与梦想。

六、为青年医生提供一个交流和积累经验的学术平台

为青年医生提供一个学术交流和积累经验的平台也是口腔病例展评的目的。通过努力，青年医生已成为病例展评的主体，从第1届到第9届口腔跨学科病例展评，取得了显著的进步并有目共睹，成绩喜人。我们希望更多的年轻医生能够通过这个平台得到提高，实现自己的追求与梦想。鼓励口腔医生注重临床病例的搜集与积累，积极参与病例展评，充分地展示自己。注重对最新文献资料的查找阅读，锻炼发现问题、分析问题和解决问题的能力，在临床诊疗有据可依，提高解决疑难问题的能力，为国家培养口腔临床专家打下基础，整体提高我国的口腔医疗水平。

七、建立有中国特色的国际口腔病例品牌

为了使口腔好医生病例展活动的范围能够更加广泛，并能够与国际接轨，活动专门邀请国际口腔医学专家评委参与，并为优秀病例作者提供国内国际交流学习计划。由于国际上鲜有一个全国性的口腔临床病例展评活动，通过我们建立的这个口腔全科病例展评学术交流平台促进整个口腔临床综合治疗水平的提高的同时，能够真正与国际相接轨，将病例展评办成有中国特色的国际口腔医学病例品牌，推动中国口腔医学事业的国际交流与发展，分享我国口腔医学特别是口腔全科医学临床病例的成果，在提高我国口腔从业医生的临床病例综合诊疗水平的同时，以一种全新的方式促进国际口腔医学的进步。

在以口腔好医生病例展评为基础的《口腔全科医疗临床病例精粹》即将出版之际，感谢各位专家、前辈的精心指导，感谢中华口腔医学会和各个专业委员会以及全国各地口腔医学会专委会的关心支持。特别感谢各位点评审核专家和每一位提交病例的医生和团队的辛勤付出。感谢爱迪特科技有限公司（秦皇岛）的支持，感谢编委会和科学出版社，感谢《中华老年口腔医学杂志》与《口腔颌面修复学杂志》编辑部，感谢社会各界的关心，感谢我的团队，感谢为此做出努力的每一个人！我们共同的努力为中国口腔医学事业发展做了一件有意义的事。大家共同努力方能成就一项事业，这是一个良好的开端。希望以此为契机，与全国口腔同仁共同努力，将中国的口腔医学事业办好，造福于广大民众的口腔健康和全身健康。

刘洪臣

中华口腔医学会顾问

前　言

口腔好医生跨学科病例展评于2013年由中华口腔医学会主办，由中华口腔医学会全科口腔医学专业委员会、民营口腔医疗专业委员会和口腔修复学专业委员会共同承办，卡瓦盛邦（上海）牙科医疗器械有限公司与爱迪特科技有限公司（秦皇岛）先后协办的大型系列学术活动，由中华口腔医学会三任会长王兴教授、俞光岩教授和郭传瑸教授担任名誉主席、中华口腔医学会副会长刘洪臣教授担任主席，并由中华口腔医学会全科口腔医学专业委员会、民营口腔医疗专业委员会和口腔修复学专业委员会三个专委会和国际国内各地区的专家组成组委会和学术委员会。自2013年开启以来，病例展评已举办了9届，取得了很好的效果，成为我国口腔病例水平的标杆和品牌，建立了病例学术交流的新平台和新模式，为推动中国口腔医学事业的发展，健全口腔全科医疗模式，培养合格的口腔全科医师，加强学术交流，分享口腔医学特别是口腔全科医学临床病例成果，提高口腔从业医师的临床综合诊断和治疗水平做出了贡献。

根据广大读者的要求和组委会的安排，将口腔好医生跨学科病例展评的优秀病例汇集编辑成书，成系列出版发行。此次出版的为《口腔全科医疗临床病例精粹》的第1辑，汇集了第1届至第4届口腔好医生跨学科病例展评的44例优秀病例，为方便读者分类阅读，将其分为了16个章节，分别涵盖了口腔全科综合治疗、牙外伤综合修复治疗、全麻下龋病治疗、根尖周病综合治疗、牙周病综合治疗，牙列缺损修复以及口腔美学修复的前牙美学修复、口腔多学科美学重塑等，牙列磨耗的综合治疗及磨耗牙的咬合重建，牙颌畸形多学科矫治及正畸后种植联合治疗，阻生牙多学科联合拔除及口腔颌面外科术后牙颌缺损的多学科修复，磨牙症的综合诊治及数字化技术在口腔诊疗中的应用等。所有病例都涉及口腔医疗的多个诊疗专科，内容丰富，相信大家都能从中有所收获。由于受到当时条件和我们能力的限制，《口腔全科医疗临床病例精粹》第1辑会存在各种问题，敬请各位专家和读者予以指正，使我们能够在后续各辑的完成中得以提高。

在这里要感谢各位专家前辈的指导，特别感谢中华口腔医学会的张震康、王兴、俞光岩、郭传瑸四位会长作序鼓励，感谢各级领导，感谢中华口腔医学会和各个专业委员会，感谢各位点评审核专家，感谢每一位提交病例的医生和团队的辛勤付出，感谢编委会和出版社，感谢社会各界的关心，特别感谢我的同行团队，是大家的共同努力让我们为中国的口腔医学事业发展做了一件有意义的事情。这是一个良好的开端，希望与全国的口腔同仁共同努力，以此为契机，将中国口腔的事情办得更好，造福于广大民众。

再次感谢大家！感谢为此做出努力的每一个人！

刘洪臣

目　　录

本书参考文献　请扫二维码

评 委 简 介

（第1～4届，以姓氏汉语拼音为序）

蔡斌，中山大学光华口腔医学院口腔正畸学教研室前主任，中山大学附属口腔医院正畸科前主任，广东省口腔医学会口腔正畸专业委员会主任委员，广东省民营牙科协会口腔医生正畸专业能力评估委员会主任委员，中华口腔医学会口腔正畸专业委员会常务委员，国际牙医师学院院士（FICD），正畸世界联盟（WFO）会员，广东省口腔医学会常务理事。

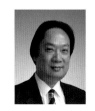

陈智，医学博士。现任武汉大学口腔医学院二级教授、主任医师、博士研究生导师，武汉大学珞珈杰出学者。兼任中华口腔医学会第六届常务理事，中华口腔医学会牙体牙髓病专业委员会第七届副主任委员，湖北省口腔医学会会长，全国医学专业学位研究生教育指导委员会委员，《口腔医学研究》主编，*Oral Diseases*副主编，*Frontiers in Physiology · Craniofacial Biol & Dent Res*副主编，*J Dent Res*、《中华口腔医学杂志》等多个杂志编委。担任住院医师规培教材《口腔医学——口腔内科学》共同主编，本科生规划教材《牙体牙髓病学》（第5版）副主编。

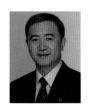

仇丽鸿，教授、博士研究生导师。中国医科大学口腔医学院牙体牙髓病学教研室主任；中华口腔医学会牙体牙髓病学专业委员会副主任委员；辽宁省口腔医学会牙体牙髓病学专业委员会前任主任委员。现主要从事龋病、牙髓根尖周病的临床、教学和科研工作，开展复杂根管治疗及牙齿微创修复。近几年在国内外学术期刊发表科研文章100余篇，主持国家、省市科研课题数项，主译《牙髓病临床病例分析》著作。现任《中国实用口腔科杂志》《现代口腔医学杂志》编委。

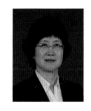

冯海兰，北京大学口腔医院口腔修复科教授，主任医师，博士研究生导师。曾任北京大学口腔医院修复科主任、中华口腔医学会口腔修复专业委员会第三届主任委员。任《中华口腔医学杂志》《现代口腔医学杂志》、*Journal of Dental Research*编委。临床专长为全口义齿修复、种植覆盖义齿修复、先天牙齿发育异常的序列治疗等。作为第一完成人2011年、2018年分获北京市科学技术进步奖、华夏医学科技奖，中华口腔医学科技进步奖。2020年获北京大学医学部教学名师奖、荣获第四届"国之名医·优秀风范"荣誉称号。

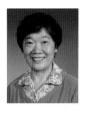

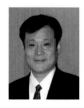

高平，齿学博士，现任天津医科大学口腔医学院教授、主任医师，博士研究生导师，天津医科大学口腔研究所所长。国务院学科评议组（口腔医学）成员，中华口腔医学会常务理事、国家自然科学基金评审专家、天津市口腔医学会会长、天津市口腔医学会口腔修复专业委员会主任委员、国际牙医师学院院士、美国牙医学会（ADA）会员、中国口腔医师协会常务委员、全国卫生管理教育学会常务理事，曾任天津医科大学口腔医学院、口腔医院院长，中华口腔医学会监事，中华口腔医学会口腔修复专委会副主任委员，中华口腔医学会计算机专委会常委。《中华口腔医学杂志》《中华口腔医学研究杂志》《实用口腔医学杂志》《现代口腔医学杂志》等杂志常务编委、编委。从事口腔修复学的教学、科研和临床工作30余年，主要研究方向为口腔临床医学及相关基础研究、口腔生物力学、口腔组织工程、口腔种植修复学及计算机辅助设计与制造在口腔医学领域中的应用，近年来先后承担、参与国家863计划、国家自然科学基金项目、教育部科学技术研究重点项目、天津市自然科学基金项目10余项，SCI收录论文10多篇。

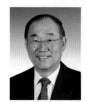

高学军，北京大学口腔医院教授，主任医师，博士研究生导师，院务委员会委员。曾任中华口腔医学会牙体牙髓病学专业委员会主任委员。主编《牙体牙髓病学》《临床龋病学》《现代口腔内科学诊疗手册》。

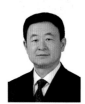

何宝杰，教授，硕士研究生导师，国际牙医师学院院士（Fellow），中华口腔医学会常务理事，中华口腔医学会民营口腔医疗分会主任委员，中华口腔医学会种植专业委员会委员，中国医院协会口腔医院分会常务委员，河南省口腔种植医疗质量控制专家委员会主任委员，河南省口腔种植教育培训中心主任，河南口腔种植中心主任，河南省口腔医学会副会长，河南省口腔医学会民营口腔分会主任委员，河南省口腔医学会种植专业委员会副主任委员，河南大学口腔医学院学位评定委员会委员，河南大学赛思口腔医院院长。

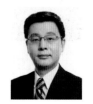

赖红昌，主任医师，教授，博士研究生导师，上海交通大学医学院附属第九人民医院口腔种植科主任。曾受聘于法国Louis Pasteur大学牙学院任副教授。目前任中华口腔医学会口腔种植专业委员会主委；中国口腔医师协会种植医师工作委员会副主委。*Clinical Oral Implants Research*、*Journal of Prosthodontics*等权威中英文杂志编委，并担任*Clinical Oral Implants Research*中文版主编、*Clinical Implant Dentistry and Related Research*客座主编、*The International Journal of Oral Implantology*（原*European Journal of Oral Implantology*）副主编，连续6年入选爱思唯尔（Elsevier）牙科学"中国高被引用学者"榜单。

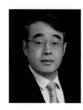

李德华，1991年毕业于第四军医大学，1996年获口腔颌面外科学博士学位，2000～2001年赴瑞士伯尔尼大学留学，现任空军军医大学（原第四军医大学）口腔医院种植科主任，教授、主任医师、博士研究生导师。曾任中华口腔医学会口腔种植专业委员会第四届主任委员，现任陕西省口腔种植专业委员会主任委员，全军口腔医学专业委员会常委兼任秘书长，国际骨再生基金会专家委员

会委员，中国医师协会口腔医学分会口腔种植医师工作委员会副主任委员等。承担国家重大专项、自然科学基金、省部级基金、国际合作项目等多项课题。发表学术论文100余篇，以第一作者或通信作者发表SCI论文近30篇。牵头制订我国首部《口腔种植临床诊疗指南》和《口腔种植技术规范》，副主编国家研究生规范化教材《口腔种植学》1部，参编国家本科生规范化教材《口腔种植学》1部，手术入编《中国名家经典手术全集》。获国家发明专利2项，欧洲国际专利1项，美国国家专利1项。曾多次在AO、EAO、ITI等世界性学术大会做特邀专题报告，并应邀出访日本、新加坡、马来西亚等国讲学，享有一定国际声誉。

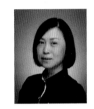

李继遥，教授，博士研究生导师。四川大学华西口腔医学院口内系主任，中华口腔医学会牙体牙髓病学专业委员会委员，四川省口腔医学会口腔美学专业委员会主委，牙体牙髓病学专业委员会副主委，国际牙医师学院（ICD）院士，国家执业医师资格考试命审题专家委员会（口腔类）委员。发表论文70余篇，主编专著2部，参编全国高等学校教材《牙体牙髓病学》。主持国家级、省级科研项目10余项。获国家科学技术进步奖二等奖1项、部省级科学技术进步奖一等奖5项。擅长牙体牙髓病的现代治疗，尤其在牙体微创美学修复方面具有特色。

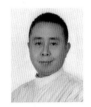

李加志，主任医师，深圳佳至口腔门诊部主任，中华口腔医学会第六届理事会理事，国际牙医师学院院士，深圳市口腔医疗质量控制中心副主任，广东省口腔医学会正畸专业委员会常委、民营分会副主任委员，深圳市口腔医疗行业协会名誉会长、正畸专业委员会副主任委员；深圳市福田区社会医疗机构行业协荣誉会长。

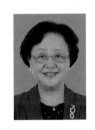

凌均棨，中山大学光华口腔医学院牙体牙髓病科教授，主任医师，博士生导师。中山大学附属口腔医院院长。1976年毕业于武汉大学口腔医学院，1994年获医学博士学位。现任广东省口腔医学会副会长、中华口腔医学会理事、中华口腔医学会牙体牙髓病学专业委员会副主任委员、口腔医学教育专业委员会常务理事、口腔预防医学专业委员会委员、广东省牙病防治指导组副组长。

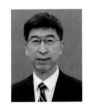

刘洪臣，主任医师、教授、博士研究生导师。现任解放军总医院全军口腔医学研究所所长。曾先后担任中华口腔医学会副会长、口腔修复学专业委员会主任委员，北京口腔医学会副会长、口腔种植专业委员会主任委员，中国整形美容协会副会长、口腔整形美容分会会长，中华医学会医学美学与美容学分会主任委员，国际牙医师学院Fellow，亚太种植协会名誉会长，第18届世界美容医学大会主席。《中华老年口腔医学杂志》《口腔颌面修复学杂志》主编，《中华口腔医学杂志》副总编。长期从事老年口腔医学及口腔全科医学的临床与研究工作，提出老年人口腔健康标准及口腔全科医疗规范，20世纪80年代开始从事口腔种植研究及临床工作，总结种植位点麻醉方法及老年口腔种植特点。主持国家级课题20余项，培养研究生150余名，发表论文400余篇，主编专著16部，曾获国家科学技术进步奖二等奖等奖项。

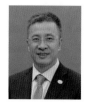

卢海平，博士，主任医师，教授，博凡口腔创始人，浙江中医药大学口腔医学院教授、原院长，中华口腔医学会第五、六届副会长，中华口腔医学会第七届正畸专业委员会副主任委员，中华口腔医学会民营口腔医疗分会第三届主任委员，美国Tweed基金会口腔正畸培训中心教官，美国Case Western Reserve大学牙学院客座教授，英国爱丁堡皇家外科学院口腔正畸专科院士及考官，国际牙医师学院院士，曾任世界牙科联盟牙科执业委员会原委员。

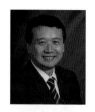

任延方，教授，毕业于原北京医科大学（现北京大学医学部），1988年获临床医学博士学位后留校任颌面外科主治医师。1991年赴瑞典卡罗林斯卡医学院及乌墨奥大学，并于1996年获瑞典王国口腔医学博士学位。1996年赴美后在罗切斯特大学完成口腔全科住院医师和口面疼痛专科住院医师培训，2005年获罗切斯特大学医学院公共卫生硕士学位，后任罗切斯特大学医学中心教授，口腔全科学系副主任，口腔急症中心主任，口腔全科/小儿牙科联合住院医师培训项目主任。长期从事口腔全科临床，住院医师教学及临床科研工作，曾获2016年罗切斯特大学IRANPOUR杰出临床教育奖。目前任河南大学口腔医学院特聘教授，北京大学口腔医学院客座教授等。

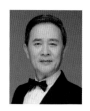

沈刚，教授，主任医师，博士研究生导师。现任泰康拜博口腔医疗集团执行医疗总裁、口腔正畸学术委员会主委、首席口腔正畸专家、上海泰康拜博口腔医院院长。中华口腔医学会口腔正畸专业委员会前任副主委、上海市口腔医学会口腔正畸专业委员会创始主委、中国整形美容协会口腔整形美容分会副会长、上海市社会医疗机构协会口腔医疗分会副会长、上海市医师协会（口腔专科医师培训）口腔正畸专家组组长、爱丁堡皇家外科学院口腔正畸专科医师资质国际考官、上海市卫健委高级职称评审成员。历任上海交通大学口腔医学院副院长兼口腔医学系主任、附属第九人民医院口腔正畸科主任。

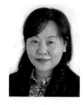

束蓉，博士，上海交通大学医学院附属第九人民医院牙周病科主任医师、教授，博士研究生导师，第五届中华口腔医学会牙周病专业委员会主任委员，中华口腔医学会口腔激光医学专业委员会副主任委员。上海市口腔医学会牙周病学专业委员会第一～三届主任委员。国际牙医师学院院士。国际口腔种植学会（ITI fellow）专家组成员。国家卫生健康委员会"十三五"规划本科生教材《牙周病学》副主编。

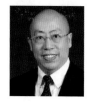

万乾炳，教授，主任医师，博士研究生导师。四川大学华西口腔医院修复Ⅰ科主任，国际牙医师学院院士，四川省临床技能名师。现任四川省医学会口腔修复学专业委员会副主任委员，中华口腔医学会口腔修复学专业委员会常委。《国际口腔医学杂志》常务编委，主编《全瓷修复技术》，参编《中华口腔科学》《口腔修复学》等10余部著作；主持多项国家自然科学基金、省部级重点项目，发表包括 Nature Communications，Chemical Engineering Journal，ACS Applied Materials & Interfaces 等在内的论文百余篇。获国家级教学成果二等奖一

项，华夏医学科技奖和四川省科学技术进步奖三等奖各一项。

王慧明，医学博士、主任医师、教授、博士研究生导师。任浙江大学口腔医学中心主任，浙江大学求是特聘教授，浙江大学口腔医院首席名医。浙江省医学领军人才及省151人才，国际牙医师学院（FIDC）院士，浙江大学口腔医学研究所所长、浙江省口腔重点实验室主任。兼任中国医师协会口腔分会副会长、中华口腔医学会常务理事、中华口腔颌面外科专委会副主委、中华口腔种植专委会副主委、中国抗癌协会头颈肿瘤专委会常委、中国医院协会口腔分会副会长。浙江省口腔医学会会长、浙江省医师协会副会长、浙江省医师协会口腔分会会长，国家重点研发及省重大专项首席专家，享受国务院政府特殊津贴。已发表论文210余篇，专利20余项，获省部级科技奖10项。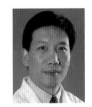

王贻宁，教授，博士研究生导师，一级主任医师，武汉大学口腔医院修复科首席主任医师，武汉大学珞珈杰出学者、湖北省医学领军人才，国务院政府特殊津贴专家。中华口腔医学会修复专业委员会顾问，湖北省口腔医学会常务理事，国际牙医师学院院士（FICD），《中华口腔医学杂志》等杂志编委。全国统编教材《口腔修复学》编委，研究生教材《可摘局部义齿学》副主编。培养博士30余名，硕士百余名。共发表研究论文200余篇，其中被SCI收录论文及中华系列文章百余篇。入选爱思唯尔（Elsevier）2019年"中国高被引学者榜单"。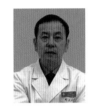

王佐林，医学博士、齿学博士，同济大学长聘教授，主任医师、博士研究生导师。现任中华口腔医学会副会长，中国医师协会口腔医师分会副会长，中华口腔医学会第四届口腔医疗服务分会主任委员，中华口腔医学会第五届口腔种植专业委员会主任委员，上海市医师协会口腔科医师分会第一届、第二届会长，上海牙组织修复与再生工程技术研究中心主任，《口腔颌面外科杂志》主编，国家卫生健康委员会口腔专科医师规范化培训教材《口腔种植学》主
编，全国高等学校口腔医学专业五年制本科教育部、国家卫生健康委员会"十三五"规划教材《口腔种植学》副主编，国家卫生健康委员会住院医师规范化培训规划教材《口腔医学·口腔颌面外科分册》副主编，上海市医师考核培训规范教程《医师考核培训规范教程——口腔科分册》主编，《口腔种植临床操作与技巧》主编。

徐宝华，国家卫健委中日友好医院口腔医学中心主任，主任医师，教授，博士生导师。北京大学口腔正畸学教授，北京协和医学院教授，首都医科大学口腔医学院教授，北京化工大学教授。中华口腔医学会第三届全科口腔医学专委会主任委员，口腔正畸专委会常委，中国整形美容协会牙颌颜面医疗美容分会会长，中日医学科技交流协会口腔分会会长。《全科口腔医学杂志》主编，《中国医疗美容杂志》副主编。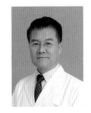

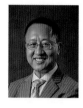

闫福华，南京大学医学院附属口腔医院教授、博士生导师。中华口腔医学会牙周病学专业委员会主任委员，中国医师协会口腔医师分会第五届副会长，江苏省口腔医学会副会长，享受国务院政府特殊津贴专家，江苏省特聘医学专家。"十三五"规划教材《牙周病学》副主编。主要研究领域为：组织工程与牙周再生治疗、牙周病与系统性疾病的关系、牙周病的种植修复治疗等。主持省部级及以上科研项目18项（其中国家自然科学基金项目8项），发表论文300余篇（其中International Journal of Oral Science，Journal of Dental Research，Journal of Clinical Periodontology，Journal of Periodontology，Journal of Periodontal Research，Bioactive materials，Biomaterials等学术刊物80余篇）。主编、主译学术专著26部。获省部科级科技进步奖二等奖2项。已培养毕业博士28人、硕士55人。现正指导博士后4人、在读博士研究生6人、硕士研究生6人。

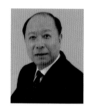

姚江武，主任医师，教授，博士研究生导师。国务院政府特殊津贴专家，福建省高校名师，厦门大学口腔医学学科带头人，获国家卫生部优秀教材奖1项，福建省科学技术进步奖2项，厦门市科学技术进步奖6项。先后有120余篇论文发表在国内外口腔专业杂志。主编、主审专著和教材16部。历届北京口腔种植培训中心（Beijing Implant Training College）种植大奖赛评委，现任麦芽口腔集团副总裁、专家委员会主席，厦门麦芽口腔医院院长；全国卫生产业企业管理协会/数字化口腔产业分会副会长；白求恩精神研究会口腔医学分会常委。

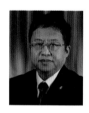

于海洋，教授、博士研究生导师、一级临床专家。擅长显微美学修复、数字种植修复等。现任中华口腔医学会修复专业委员会主任委员，口腔修复国家临床重点专科负责人，四川大学口腔医学技术专业负责人，修复Ⅱ科主任，国际牙医学院院士，教育部新世纪优秀人才；省突出贡献专家、"天府万人计划-天府名师"、大美医者；《华西口腔医学杂志》、BR杂志副主编。研发的多项软件及医疗器械产品已经成功转化临床。

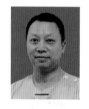

余擎，教授，主任医师，医学博士，博士研究生导师，空军军医大学（原第四军医大学）口腔医学院口腔内科教研室主任，中华口腔医学会理事、牙体牙髓病学专业委员会主任委员，陕西省口腔医学会理事、第一届牙体牙髓病学专业委员会主任委员，国家医师资格考试口腔类别试题开发专家委员会委员，《中华口腔医学杂志》《实用口腔医学杂志》编委。主编《牙体临床规范化操作图谱》第一、二版等专著5部，参编第三、四、五版全国本科生统编教材《牙体牙髓病学》等多部教材和专著。

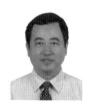

章锦才，浙江医科大学学士，华西医科大学硕士、博士，美国加州大学旧金山分校博士后。1993年1月至2001年5月任华西医科大学口腔医学院/口腔医院牙周病学副教授、教授、博士研究生导师、副院长。2001年6月至2015年6月任广东省口腔医院/南方医科大学附属口腔医院院长。2015年6月至2019年5月任通策医疗股份有限公司副董事长、浙江通策口腔医院投资管理

集团董事长。现任瑞尔集团医疗事务执行总裁。任《中华口腔医学杂志》副主编、国际牙科医师学院院士（FIDC）；曾任中华口腔医学会副会长、中国医师协会口腔医师分会副会长、广东省医师协会副会长、广东省口腔医学会副会长、中华口腔医学会牙周病学专业委员会主任委员、亚太牙周病学学会（APSP）主席。从事牙周病病因学、系统治疗的研究及牙周病学临床工作30余年；曾承担多个国家级、省级项目，并获四川省科学技术进步奖二等奖、教育部科学技术进步奖三等奖、中华口腔医学会科技奖二等奖、北京市教学成果一等奖、国家级教学成果一等奖；指导博士后、博士、硕士学位研究生50余名。发表学术论文200余篇，其中被SCI收录论文40余篇。

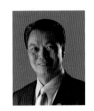

周诺，二级教授，医学博士，博士研究生导师，美国天普大学客座教授，美国贝勒牙学院客座研究员，国际牙医师学院院士（FICD），教育部高校教指委副主任委员，享受国务院政府特殊津贴专家，广西壮族自治区特聘专家；曾任中华口腔医学会副会长、广西医科大学副校长。主要从事正颌外科的基础研究与临床诊治，在口腔肿瘤、牙种植等疾病的基础与应用研究方面具有较深造诣。先后主持国家自然科学基金面上项目8项、国家重点研发计划专项项目子项目1项、国家科技支撑计划重点子项目2项、广西科学基金重点项目等20多项。为全国高等学校规划教材《口腔科学》副主编、全国高等学校研究生规划教材《正颌外科学》、全国高等学校规划教材第七、八版《口腔颌面外科学》以及《中华口腔医学杂志》等20多种专业期刊编委。在SCI、专业核心期刊发表学术论文100余篇。获中华口腔医学研究创新奖、广西科技进步一等奖、广西医药卫生适宜技术推广奖一等奖、广西高等教育自治区级教学成果奖特等奖。

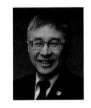

周彦恒，北京大学口腔医学院教授，主任医师，博士研究生导师，北京大学口腔医学院学术委员会委员、学位委员会委员。世界口腔正畸联盟（WFO）执委、亚洲太平洋口腔正畸学会（APOS）前任主席、中华口腔医学会第六届口腔正畸专业委员会主任委员、北京口腔医学会口腔正畸学专业委员会常务委员、国际牙医师学院（ICD）院士、美国宾夕法尼亚大学（UPenn）兼职教授、美国凯斯西储大学（CWRU）兼职教授、中国整形美容协会口腔整形美容分会副主任委员。共发表中文、英文论文200余篇，其中被SCI收录文章79篇，总计影响因子达351。参编著作和教材12部，教育部"口腔正畸学"最早期的国家级精品课程的负责人、教育部资源共享课"口腔正畸学"课程负责人。

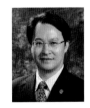

周永胜，北京大学口腔医（学）院党委书记、口腔修复学教授、主任医师、博士研究生导师；入选长江学者特聘教授、国家百千万人才、教育部新世纪优秀人才、首都科技领军人才、中华口腔医学科技创新人物，系国家有突出贡献中青年专家、国务院政府特殊津贴专家、"十三五"国家重点研发计划首席科学家。兼任国务院学位委员会第八届学科评议组召集人、中华口腔医学会党委委员/常务理事、中华口腔医学会口腔颌面修复学专业委员会前任主委、中华口腔医学会口腔修复学专业委员会副主委、北京口腔医学会副会长、ICD Fellow、ITI Fellow、ITI国际学者研修中心主任、国家卫生健康委员会口腔修复体制作工国家职业技能鉴定专家委员会副主委等社会职务，担任10余本国际国内杂志主编、常务编委、编委。

在国际国内重要期刊发表论文120余篇，以第一完成人获中华口腔医学会科技奖一等奖1项、北京市科学技术奖3项。负责国家重点研发计划项目、国家自然科学基金（含重点项目）、国家临床重点专科建设项目和省部级项目20余项。系国家级一流本科课程、研究生精品课程负责人；获省部级教育成果奖3项；主编、参编教材、专著（含国家级规划教材、北京高校优质本科教材等）近20部。获北京医学会优秀中青年医师、首都十大杰出青年医生、北京市师德先进个人等荣誉。

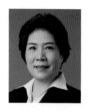

朱亚琴，主任医师、教授、博士研究生导师。现任上海交通大学医学院附属第九人民医院口腔综合科主任，上海交通大学口腔医学院口腔医学系副主任、口腔综合-急诊学教研室主任。兼任中华口腔医学会口腔急诊专业委员会主任委员、全科口腔医学专业委员会副主任委员，上海市口腔医学会全科口腔医学专业委员会第一～三届主任委员，国际牙医师学院院士。发表论文140余篇，其中被SCI收录40篇，主编专著18部，主持和指导国家自然科学基金、上海市科委基础重点项目等科研项目24项。长期从事牙病的综合诊治，擅长牙体美容修复、根管治疗及根管治疗后的牙体修复、成人牙外伤的综合诊治。

第1章

口腔全科综合治疗

口腔多学科综合治疗复杂病例1例报告

王 磊

患者基本信息

性别：女性；年龄：35岁。

主诉：外伤性上颌中切牙缺失6年，胶连义齿修复，外观欠佳，双侧上颌侧切牙龋坏1个月，来北京大学口腔医院第二门诊部就诊。

检查：全口多颗牙龋坏，上颌中切牙缺失，左上第一、第二前磨牙及右下第一磨牙缺失。上颌中切牙牙龈乳头消失，上前牙牙龈红肿，腭侧牙周袋较深，右上颌腭侧可见瘘管口，表面凹陷，无溢脓。X线片：上前牙牙槽骨吸收明显，右上侧切牙腭侧4mm×5mm大小的暗影（图1-1-1～图1-1-5）。

诊断：16慢性牙髓炎，17、23、26、27、36、37、45、47深龋，12、13、14、15、22慢性根尖周炎，18、28残根及慢性牙周炎。

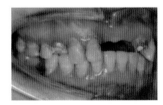 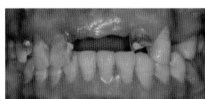 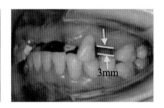

图1-1-1 口内右侧位像、口内正位像、口内左侧位像

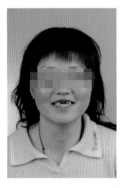 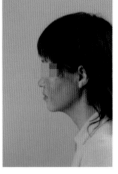

图1-1-2 正面像、侧面面像

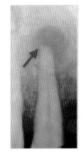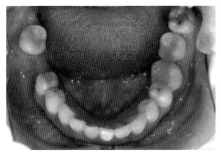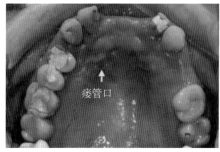

图 1-1-3　12 牙片、下牙列像、上牙列像

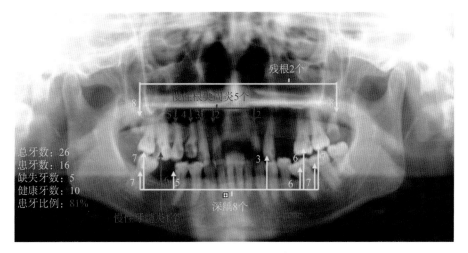

图 1-1-4　曲面断层片

治疗计划

17、23、26、27、36、37、45、47充填，12、13、14、15、16、22根管治疗，桩核冠修复，18、28、38拔除，牙周洁治、酌情刮治，11、21、24、25、46活动义齿修复或种植义齿修复。

龋病治疗

17、26、27、35、37、46、47使用3M流动树脂垫底，P60树脂充填。23使用AP-X树脂充填（图1-1-6、图1-1-7）。

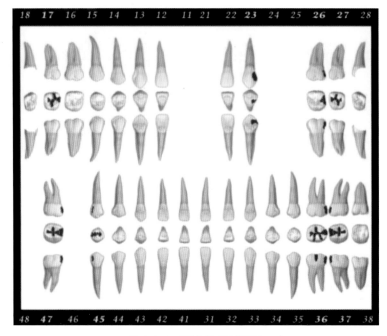

图1-1-5　龋齿检查示意图

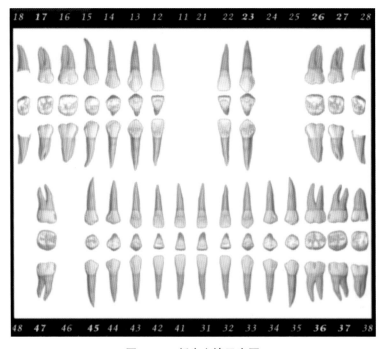

图1-1-6　龋齿充填示意图

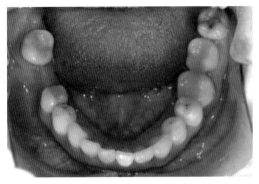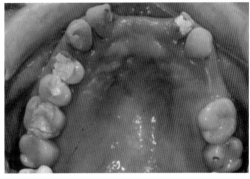

图 1-1-7　充填及根管治疗后

根管治疗

12、13、14、15、16、22 行完善根管治疗。其中 15 为双根管、12 根管治疗术后 3 个月复查，根尖暗影明显减小，术后 6 个月复查，根尖暗影基本愈合，术后 9 个月复查，根尖暗影完全消失（图 1-1-8 ～图 1-1-10 ）。

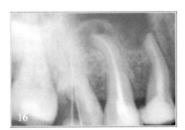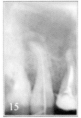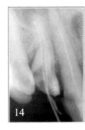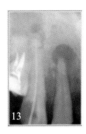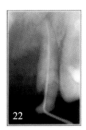

图 1-1-8　治疗前

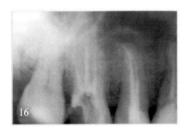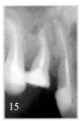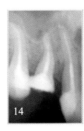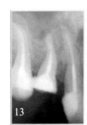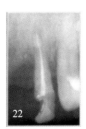

图 1-1-9　治疗后

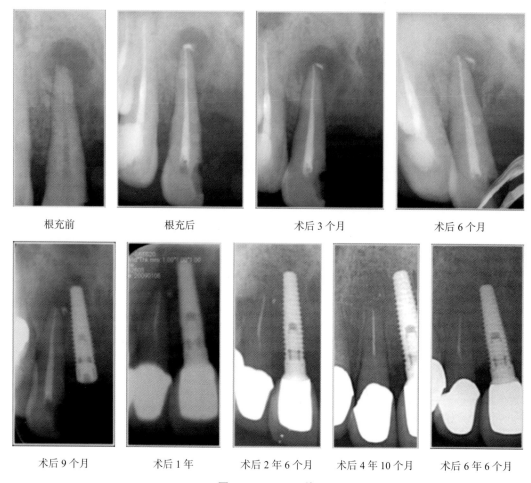

根充前　　　　　　根充后　　　　　　术后 3 个月　　　　　　术后 6 个月

术后 9 个月　　　　术后 1 年　　　　术后 2 年 6 个月　　　术后 4 年 10 个月　　　术后 6 年 6 个月

图 1-1-10　12 牙片

拔牙

拔除 18、28 残根及 38。

牙周治疗

12、13、14、22、23 腭侧 5 ～ 7mm 牙周袋，34、35 远中 5mm 牙周袋，36 近中 5mm 牙周袋，12、22 Ⅱ°松动，行全面的龈上洁治、龈下刮治、根面平整。4 个月后复查，牙周袋均消失，12、22 Ⅰ°松动（图 1-1-11、图 1-1-12）。

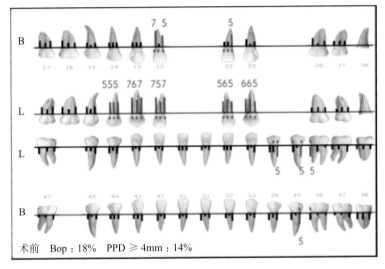

图1-1-11　牙周检查示意图

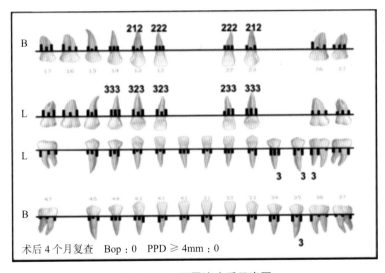

图1-1-12　牙周治疗后示意图

过渡义齿修复及口腔卫生宣教、调𬌗

11、21过渡义齿修复，12、13、22、23调𬌗，避免前伸𬌗及侧方𬌗早接触。教患者正确刷牙方法及正确使用牙线。

药物辅助治疗

牙周袋使用盐酸米诺环素软膏（派丽奥），每次15ml，1次/周，共4次。

疗效再评估

基础治疗4个月后复查，牙龈无红肿，牙周袋消失，牙齿无松动，X线片：12根尖暗影明显缩小（图1-1-13、图1-1-14）。

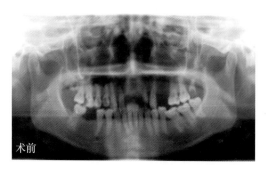

图1-1-13　术前曲面断层片

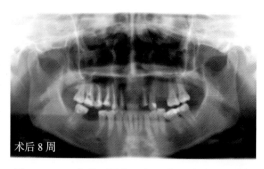

图1-1-14　术后8周曲面断层片（疗效再评估）

修复治疗

方案设计，见图1-1-15～图1-1-18。

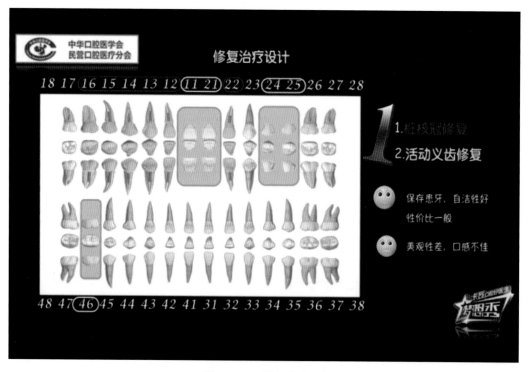

图1-1-15　修复方案一

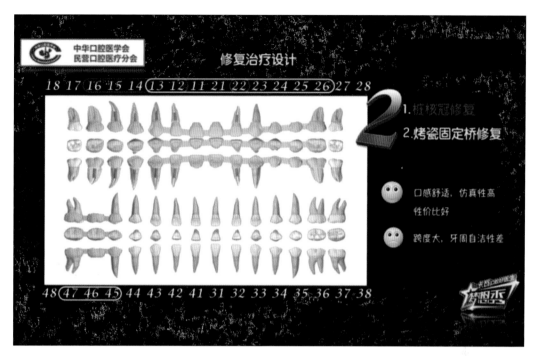

图1-1-16 修复方案二

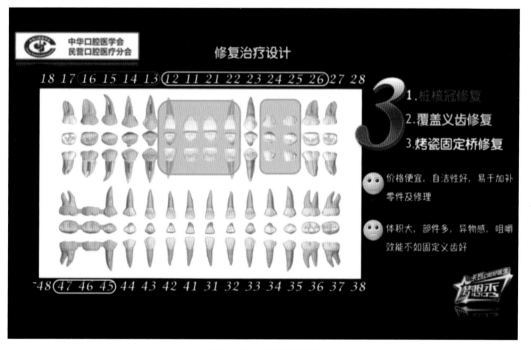

图1-1-17 修复方案三

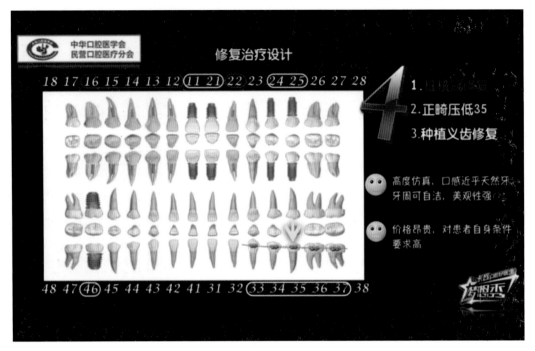

图1-1-18　修复方案四

正畸治疗

24、25缺失，35因无对𬌗，伸长约2mm，𬌗间距离窄，36近中倾斜，通过33～37直丝弓技术3个月后压低35，扶正36，𬌗间距离约为5mm，为修复24、25提供必要的空间（图1-1-19、图1-1-20）。

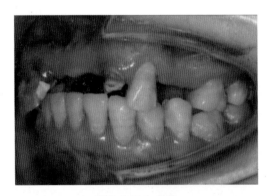

图1-1-19　术前

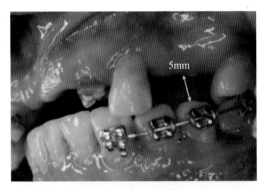

图1-1-20　3个月后

种植治疗

11、21因牙槽嵴呈刃状，行牙槽嵴劈开术，加Bio-Oss人工骨粉，Bio-Gide膜覆盖，3.5mm×13mm groove种植体两枚植入。24、25间隙偏小，仅余一颗半双尖牙近远中径宽度之和，故偏远中定位，4.3mm×13mm groove replace种植体一枚植入（图1-1-21～图1-1-24）。

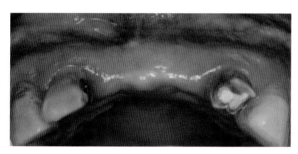
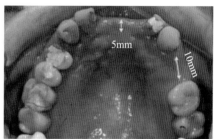

图1-1-21 术前

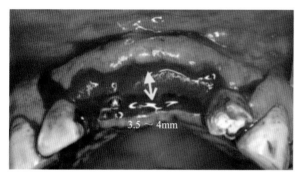
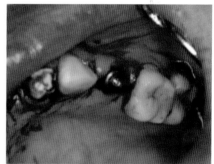

图1-1-22 术中

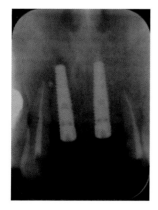
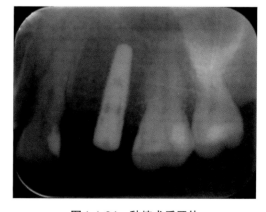

图1-1-23 种植术后牙片　　　　图1-1-24 种植术后牙片

软组织形成术

种植术后3个月行种植二期软组织形成术（图1-1-25）。

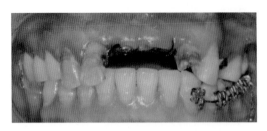

图1-1-25 种植二期软组织形成术

烤瓷冠修复

12、13、15、16、22纤维桩树脂核，14金钯桩，12、13、14、15、16、22金铂烤瓷冠修复恢复右侧咀嚼功能（图1-1-26）。

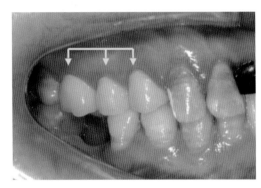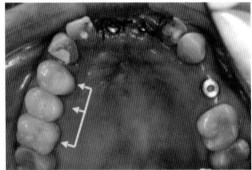

图1-1-26 14、15、16金铂烤瓷冠修复

种植义齿修复

24、25因间隙偏小行金铂烤瓷单端固定桥修复（图1-1-27、图1-1-28）。

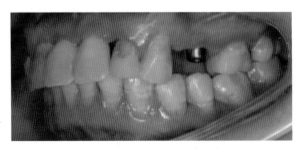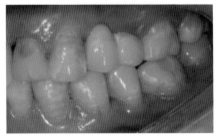

图1-1-27 24、25金铂烤瓷单端固定桥修复

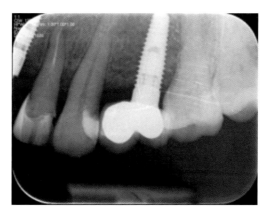

图 1-1-28　14、15 单端固定桥牙片

11、21 戴临时冠引导牙龈形态，3 个月后行金铂烤瓷冠修复，患者满意（图 1-1-29 ～图 1-1-34）。

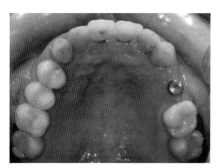 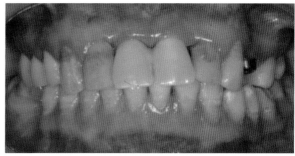

图 1-1-29　11、21 临时冠

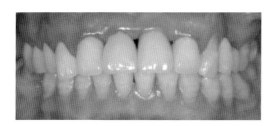

图 1-1-30　冠修复后（口内正位像）

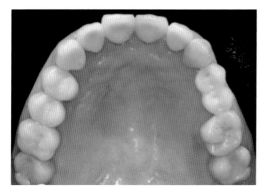

图 1-1-31　冠修复后（上牙列像）

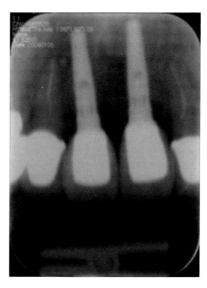

图 1-1-32　冠修复后（11、21 牙片）

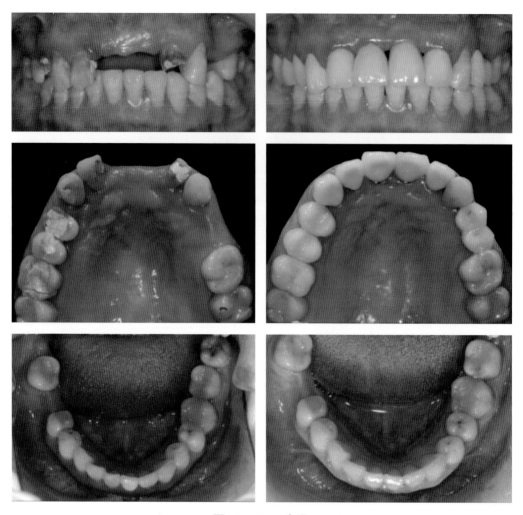

图1-1-33　口内照

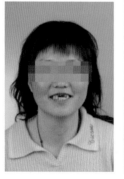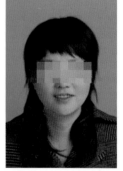

术前　　　　　　　　术后

图1-1-34　正面微笑像

复查

术后2年，口腔卫生维护好，龈色粉，无退缩，无牙周袋，探诊无出血，种植体不松，无种植体周围炎。X线片：种植体与骨结合良好。见图1-1-35～图1-1-41。

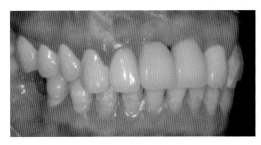
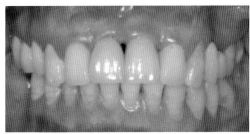
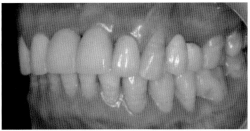

图1-1-35　口内正侧位像

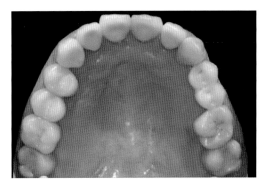
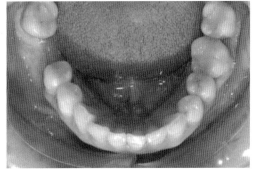

图1-1-36　上下牙列像

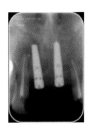
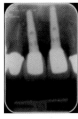
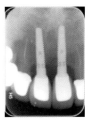
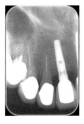
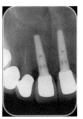
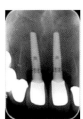

术后3个月　　术后6个月　　术后2年　　术后3年　　术后4年　　术后6年

图1-1-37　种植复查牙片

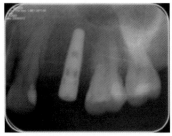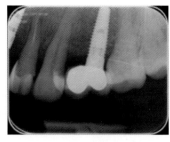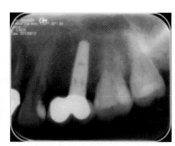

| 术后3个月 | 术后4个月 | 术后2年 |

图1-1-38 种植复查牙片

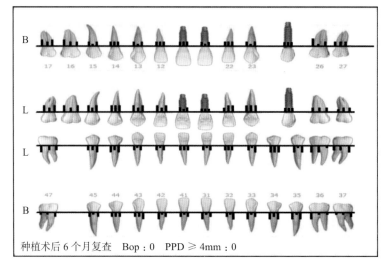

种植术后6个月复查 Bop：0 PPD≥4mm：0

图1-1-39 种植术后6个月牙周复查示意图

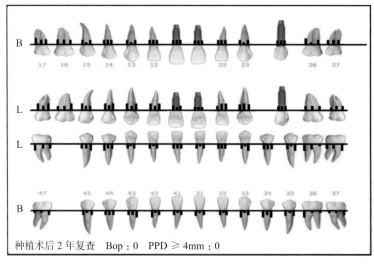

种植术后2年复查 Bop：0 PPD≥4mm：0

图1-1-40 种植术后2年牙周复查示意图

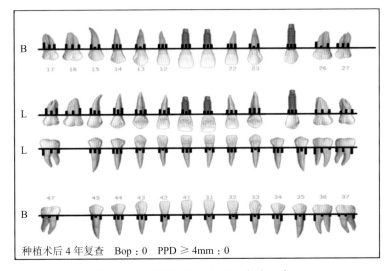

图1-1-41　种植术后4年牙周复查示意图

种植术后牙周复查健康。

说明：因患者舌咽反射异常敏感，上述根管治疗及充填治疗均在非正常体位下进行操作，上颌冠修复取模时患者多次呕吐，故46的修复治疗暂缓，患者正在积极地努力调整状态。

讨论

复杂病例的设计应遵循一定的诊疗原则和程序，这样即可方便病程管理，又不会遗漏细节，合理安排治疗次序。复杂病例的特点：多数是因为某些（心理、生理）原因延误最佳治疗时机，而导致成为复杂病例，并涉及多个专科介入。患者并不了解什么是合理的就诊程序，面对多专科，患者无从选择。多层次的治疗需要有先后次序，分阶段进行。本病例就是参考了牙周病四阶段治疗程序，按阶段性进行有序治疗。这样制订出有针对性的、有步骤的全面计划，能使治疗最终达到牙周组织健康、行使功能良好、满足美观需要的目标。

多学科综合治疗在提高患者美观与功能上是十分有效的。多学科综合治疗包括综合诊断、制订综合治疗计划及综合治疗过程。由于牙殆问题的复杂性，需要治疗组成员之间良好的沟通协调以使各个方面的问题都能够被考虑到。但大多数文献都是从专科角度出发来谈各专业之间的配合，对病例的筛选性很强。本文着重从全科医生的视角出发，推动复杂病例治疗程序的进展，以利于患者选择更积极的治疗方案，达到巩固疗效的目的。这对在严峻的口腔医疗市场上开发市场，有序地管理患者，稳定病源有着积极的作用。

全科医生在治疗期间不同阶段的定位，对最终治疗结果有一定促进作用，见图1-1-42。

初诊阶段患者的主诉包含很多内容，全科医生要认真分析总结，使之成为有效、可行的主诉，这对整个治疗过程有指导意义。

第一阶段：患者在治疗过程中，情绪可能会有反复，尤其是在治疗遇到难点和病情未得到有效控制出现反复时更甚，我们应多些耐心，采取鼓励的办法，调动患者的积极性，为患者设立的目标应由易到难，治疗也要选择由简到繁，让患者在治疗中减少恐惧，增强

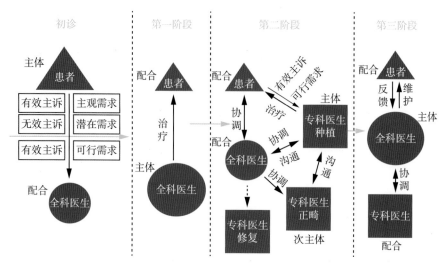

图1-1-42　全科医生在诊疗期间的定位

信心。

第二阶段：由于有专科医生的加入，患者原本建立的简单的心理平衡又要重新建立。这时全科医生应积极主动地帮助患者建立新的平衡。在新的平衡中，专科医生将成为主体，而全科医生则应起到良好的桥梁作用，同时提供有针对性的资料作为参考，节约专科医生适应的时间，以及患者和专科医生沟通的时间，保护患者治疗的积极性，从而降低患者的治疗成本。

第三阶段：复杂病例回到全科医生这里来做综合的口腔卫生指导和维护，全科医生可利用前期和患者建立的默契和全科经验，减轻专科医生的压力，同时又和患者建立长期稳定的联系，便于追踪疗效。

全科医生应加强各专业知识面的广度，提高对复杂病例的敏感度，避免遗漏有价值病例的第一手影像资料，在实际工作中希望能借鉴正畸专科病例的形式，制订复杂病例病程管理表，并对各阶段治疗关键点进行标记，便于纵横向比较与监控，避免遗漏，影响疗效，并作为以后保健与维护的基本依据。

作者简介

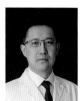

王磊，北京大学口腔医院第二门诊部综合科主治医师，西安交通大学口腔行业校友会秘书长，中国整形美容协会牙颌颜面医疗美容分会青年理事，民建中央助力乡村振兴健康帮扶医疗团副秘书长，民建北京市第十二届医药健康专委会委员，民建北京市西城区参政议政部副部长，民建北京市西城区医疗健康委员会副主任委员。

专长：微创美学树脂修复；英国英舒美美白认证医师，美国3M公司、KaVo集团旗下Kerr品牌、日本GC公司、日本SHOFU公司等国际知名牙科公司特约树脂讲师，美国格理集团（GLG）行业专家顾问。

主要成果：

1.获3M ESPE第一届树脂病例大赛优秀病例。

2.病例报告《口腔多学科综合治疗复杂病例1例报告》获第14届中国国际口腔学术研讨会——口腔临床案例报告修复专业组一等奖。

3.《前牙间隙美容树脂充填病例1例》获第16届中国国际口腔学术研讨会优秀病例奖。

4.《下颌年轻恒牙再植术一例的思考》获第17届中国国际口腔学术研讨会牙体牙髓病学案例大赛二等奖。

5.病例报告《口腔多学科综合治疗复杂病例1例报告》获"口腔好医生·卡瓦梦想秀"中国首届口腔跨学科病例大赛三等奖。

6.获第二届"可乐丽菲露"杯全国美学修复案例大赛一等奖。

参赛体会

我是一名口腔专科医院综合科的医生，以往也多次参加各类病例大赛，但感觉都不能发挥全科医生的优势，"绚彩梦想秀·口腔好医生"病例大赛是口腔跨学科病例大赛，侧重综合治疗设计，能更好地突出全科医生的特点。病例比赛就像爬山一样，必须有毅力和恒心，只有少数人能登顶，当你经历疲惫之后在山顶看到日出的时候，会觉得之前的努力和付出都是值得的。病例比赛的魅力在于它是唯一性的，每一个病例背后都有一段曲折的故事。参赛者要有发散思维，要敢想，敢于打破传统经验，充分利用现代化的技术手段。参赛者也可以锻炼自己的表达能力，演讲能力、应变能力及心理素质。

大病例首先要结构完整，资料齐全，要有完整的治疗及复查流程，寻找病例不同的切入点，不放过病例中的任何细节，在整理病例资料的时候形成一条逻辑主线，向上可以追本溯源，向下可以影响治疗思路。病史资料要翔实，术前术后影像资料要完善，尤其是关键步骤的关键影像资料。

病例比赛最精彩的是评委提问环节，一则需要知识的广度和深度，二则需要回答的技巧，态度要诚恳，不要过多地辩解，遇到答不出的问题要如实回答自身缺陷，并表示对评委的感谢，切忌急躁。完成一份高质量的病例并制作汇报，是每一位年轻口腔科医生成长的必经之路。

糖尿病患者的口腔综合设计与治疗1例

朱曚曚

一般情况：患者，黄某，男，60岁，事业单位职工。

主　诉：全口牙齿松动伴咬物无力3年。

现病史：3年来自觉全口多颗牙松动，伴咬物无力，未做过牙周治疗。刷牙2次/日，每次1分钟，横刷法，无使用牙线及牙间隙刷的习惯。吸烟30年，20支/日。

既往史：10年前曾充填后牙。

家族史：无特殊。

全身情况：高血压病史10年，服药控制达130/90mmHg；糖尿病病史10年，服药控制，空腹血糖7～12mmol/L。

检　查：面部外形协调对称，面部皮肤色泽正常，颞下颌关节区无弹响及压痛（图1-2-1）。唾液腺，淋巴结未触及异常。口内黏膜色泽正常。全口口腔卫生差，牙石（+++），色素、烟斑大量。前牙PD 1～5mm，后牙PD 1～10mm，BI 1～3。牙龈不同程度退缩（图1-2-2）。

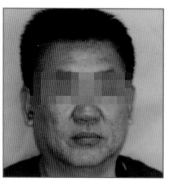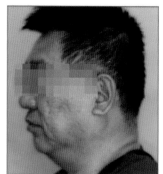

图1-2-1　正侧面像

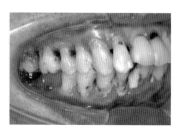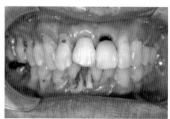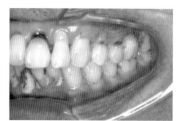

图1-2-2　全口口内情况

41　缺失，未修复。

21^{La}、25^{B}　颈部楔状缺损，21牙髓活力测试为80。X线检查：21根尖正常；25根尖低密度影。

26^{B}　颈部龋坏，近髓，松动Ⅲ°，PD 7 ～ 10mm。X线检查：牙槽骨吸收达根尖区，根尖区大面积低密度影。

27^{MO}银汞充填体，边缘不密。X线检查：根充欠填，三维不满，根尖区未见明显异常。

31、32、42松动Ⅲ°，牙龈退缩3 ～ 5mm。X线检查：牙槽骨吸收达根尖区，根尖区低密度影。

18 46 47　残根。

11^{La}、23^{La}、24^{La}、34^{B}、35^{B}、36^{B}、43^{La}颈部楔状缺损。

38^{BO}、48^{BO}大面积龋坏及髓，残冠，松动Ⅲ°。X线检查：根尖周低密度影（图1-2-3）。

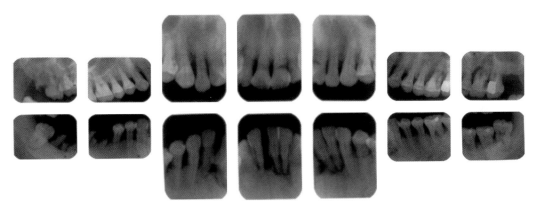

图1-2-3　全口根尖片

诊　断：慢性牙周炎；18、46、47残根；38、48残冠；26、31、32、42牙周牙髓联合症；25慢性根尖炎；21牙髓坏死；27不完善根管治疗；11^{La}、23^{La}、24^{B}、34^{B}、35^{B}、36^{B}、43^{La}楔状缺损；下颌牙列缺损。

按照综合诊疗方案标准程序进行方案的制订：

（1）系统疾病控制阶段：内科就诊，将患者血糖控制在正常范围。

（2）预防阶段：对患者进行口腔卫生宣教，劝戒烟。

（3）疾病控制阶段：拔除46、47、26、31、32、42、18、38、48；进行牙周基础治疗；21、25根管治疗，27根管再治疗，口内多颗楔状缺损的树脂充填。

（4）功能恢复期：21、25、27可选择冠/桩核冠修复，多颗缺失牙可选择种植/可摘局部义齿修复，26还可选择固定义齿修复。

（5）维护期：定期复查，重点在于血糖的控制及牙周、义齿的维护情况。

诊疗经过：当年3月初诊时，空腹血糖水平（FPG）11.58 mmol/L，糖化血红蛋白（HbA1c）9.5%，转入内科调整血糖。

4月复诊时，FPG降至6.8 mmol/L，之后实施口腔治疗的方案。

4 ～ 5月，首先分次拔除无法保留的患牙，下前牙制作即刻义齿恢复美观（图1-2-4）。

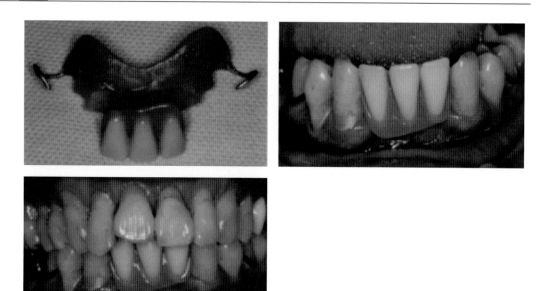

图1-2-4　下前牙即刻义齿

　　6月，完成牙周基础治疗，包括口腔卫生指导（OHI），龈上洁治，记录牙周大表，龈下刮治，根面平整术和抛光（图1-2-5，图1-2-7）。6个月后复查，牙周情况基本稳定，口腔卫生情况较好，牙周大表可见PD均控制在1～3mm（图1-2-6，图1-2-7）。

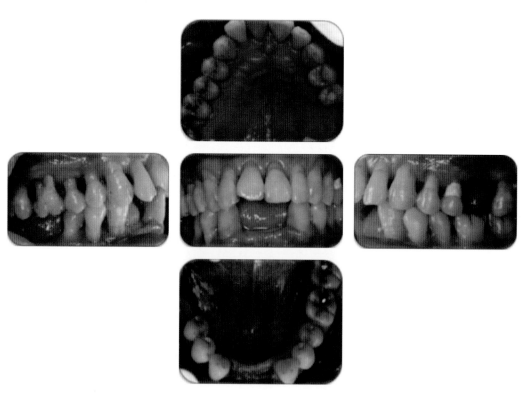

图1-2-5　牙周基础治疗后口内像

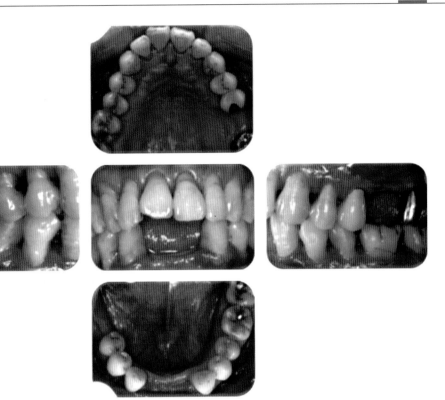

图 1-2-6 牙周基础治疗 6 个月后复查口内像

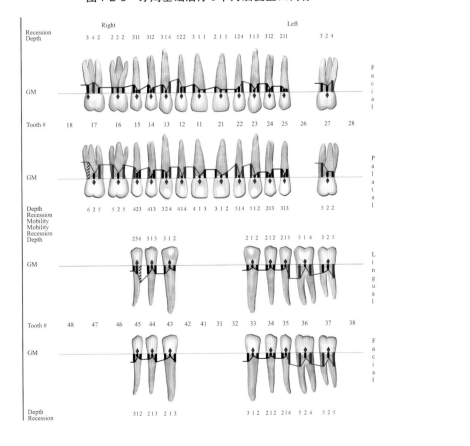

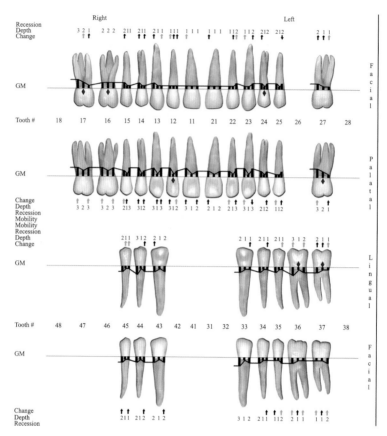

图 1-2-7　牙周基础治疗中及 6 个月后复查的牙周大表对比图

在 5 ～ 10 月，分次实施 21 根管治疗及树脂充填、25 根管治疗和根管显微镜下 27 根管再治疗（图 1-2-8）。完成口内多颗楔状缺损的树脂充填。

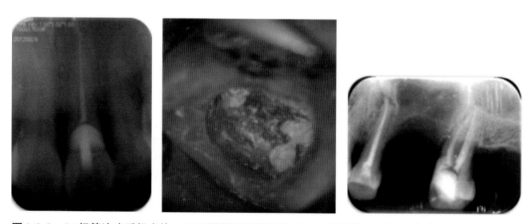

图 1-2-8　21 根管治疗后根尖片，27 显微镜下根管再治疗，25 根管治疗后及 27 根管再治疗后根尖片

11 ～ 12 月，进入功能恢复期，分次完成 25 金合金桩核＋金合金烤瓷冠、27 树脂核＋金合金全冠的修复、上下颌可摘局部义齿的修复（图 1-2-9，图 1-2-10）。

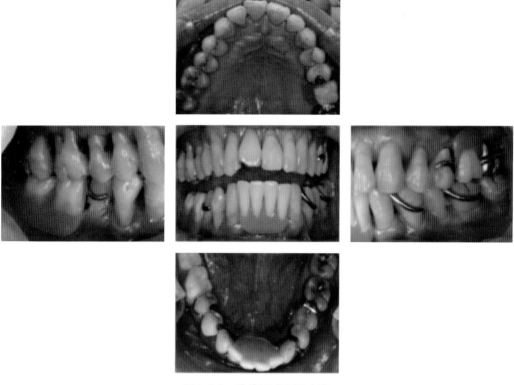

图 1-2-9　治疗完成后口内像

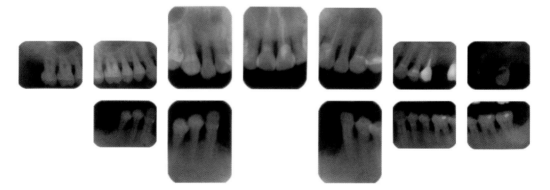

图 1-2-10　治疗完成后全口根尖片

复查：治疗完成后 6 个月，患者因心肌梗死入院并植入心脏支架，术后全身状况欠佳，未能按时复诊。再次复诊是 2 年后：全身情况稳定，已戒烟，FPG 8.1 mmol/L。口腔卫生状况欠佳，PD 2 ～ 4mm，活动义齿固位良好（图 1-2-11）。治疗完成 2 年后全口根尖片对比（图 1-2-12）：全口牙槽骨没有明显的再吸收，牙周炎症控制稳定。21、25、27 根尖周正常。嘱患者控制血糖，进行牙周基础治疗，定期复查。

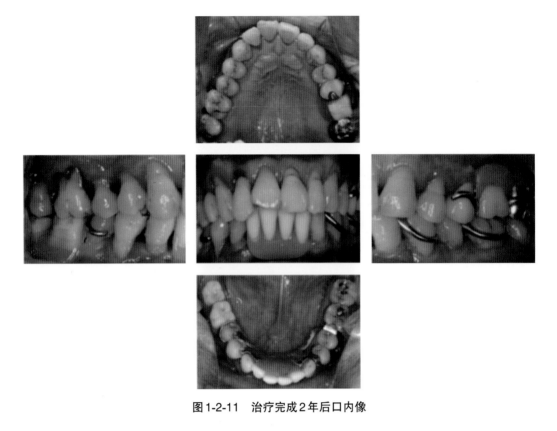

图1-2-11　治疗完成2年后口内像

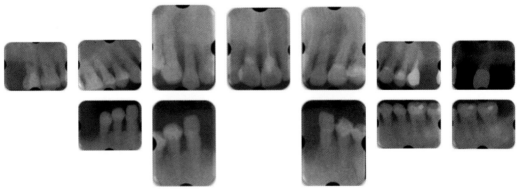

图1-2-12　治疗完成2年后全口根尖片

　　血糖监控情况：当年3月患者初次就诊，FPG高达11.58 mmol/L，HbA1c高达9.5%，经内科诊治，调整了降糖药物，并进行了饮食指导。4月复诊时，FPG降至6.8 mmol/L，之后将近1年的时间，患者一直服用相同的降糖药物，并保持同样的饮食习惯，但自口腔治疗后患者的FPG又有明显地降低并一直稳定到治疗完成，HbA1c也从初诊时的9.5%降至治疗完成后的6.7%（图1-2-13）。该现象引起我的思考，是否口腔治疗对患者血糖的控制水平产生了影响？口腔门诊接诊伴糖尿病的口腔疾病患者非常常见，我们对这类患者进行综合治疗计划的制订及实施时，应该注意些什么呢？

　　口腔治疗后FPG明显下降，且在治疗期间一直稳定在较低水平；HbA1c也从治疗前

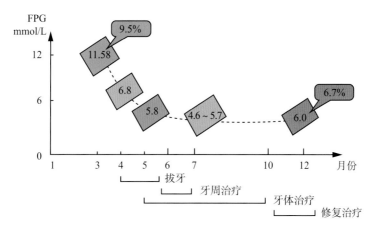

图 1-2-13　治疗前后患者空腹血糖水平控制情况及糖化血红蛋白水平

9.5% 降至治疗完成后的 6.7%

讨论

最新流行病学调查显示，中国患糖尿病（diabetes mellitus，DM）人数居世界第二位，患病率超过 11%。因此门诊接诊这类患者数量大，应引起重视。临床常用血糖测评指标为 FPG 和 HbA1c：FPG 为即时血糖，不稳定，易受前一天进食、运动、情绪等多因素的影响；HbA1c 可反映取血前 2 ～ 3 个月的血糖控制情况，是反映 DM 长期血糖监控的金标准。糖化血红蛋白值的界定：正常人为 4% ～ 6%，DM 患者控制到 6% ～ 7% 较为理想，低于 6% 易出现低血糖，而高于 9% 则出现 DM 慢性并发症的风险会显著增加。该患者治疗前 HbA1c 为 9.5%，为最差级，治疗完成后 HbA1c 降至 6.7%，为最理想级，说明血糖控制相当成功。

因拔牙引起 DM 患者严重并发症的报道较为常见，如海绵窦化脓性血栓静脉炎、细菌性脑膜炎等，据报道 DM 患者创伤情况下感染发病率高达 33% ～ 90%。但该患者应注意了以下几点而未出现拔牙术后的感染：拔牙当天 FPG 严格控制在 8.88mmol/L 以下，选择上午餐后 2 ～ 3 小时进行，术中保证良好的镇痛，每次不宜拔除多颗牙齿。

DM 与慢性牙周炎有双向影响的关系：DM 患者对慢性牙周炎的发病易感性比无 DM 患者的风险高 2 ～ 3 倍，且两种疾病严重程度呈正相关关系；有牙周炎的 DM 患者血糖控制风险可增加 6 倍，大量临床试验也证实，牙周基础治疗可改善 DM 患者的糖代谢水平。因此，在为该患者进行牙周基础治疗时注意了这几点：术前的血糖监测必不可少；避免空腹治疗；缩短就诊时间，动作轻柔减少创伤；必要时术前术后口服抗生素，防止菌血症的发生。该患者进行牙周基础治疗中及治疗后，血糖水平降低并持续稳定，也证实了牙周治疗和血糖水平的双向影响关系。

据文献报道，DM 患者的牙髓感染及根尖周感染的风险均高于普通人群，严重程度也重于普通人群；DM 患者发生根管治疗中疼痛（endodon-tic interappointmentpain，EIP）的可能性是非 DM 患者的 2 倍；对有根尖周病变的 DM 患者根管治疗后 2 年以上的随访发现，根管治疗成功率显著降低。本病例患者根管治疗中未出现 EIP，治疗后 2 年根尖周病变也愈合，分析原因为以下几点：治疗前重视 DM 病史的问诊；治疗中严格无菌操作，防止根管预备器械和根管内容物超出根尖孔；在治疗中及维护期重视血糖的监测及控制效果，将血糖长期控制在了正常范围。

这个病例提示我们，DM与牙体、牙周、外科拔牙均有着密切的联系，血糖监控应贯穿综合治疗始终至维护期。另外这个病例体现了全科医师的优势——由同一位医师完成诊疗全过程，有利于患者全身情况的监控、方案的适时调整，并能获得有临床及科研价值的完整临床数据。

作者简介

朱曚曚，女，口腔临床医学硕士研究生，主治医师，就职于北京大学口腔医院综合科。现为中华口腔医学会全科专业会员。擅长口腔常见病的全科综合诊治、疑难牙体牙髓病的诊治。共发表论文7篇，合作参与国家自然科学基金研究一项。2015年获中华口腔医学会第二届全国口腔跨学科病例展评二等奖及最佳人气奖；2017年获中华口腔医学会第四届全国口腔跨学科病例展评一等奖。

参赛体会

作为一名口腔全科医师，我有幸参与了2015年及2017年两届"绚彩梦想秀·口腔好医生"中华口腔医学会全国口腔跨学科病例展评，并分别获二等奖及一等奖。

非常感谢主办方举办的"绚彩梦想秀·口腔好医生"活动，将一群做全科、爱全科的小伙伴们集合起来，并得到各位国内外专家老师的精彩点评和指导；大赛具有"授人鱼，不如授人以渔"的思想，选手们也在赛后获得了各种精彩课程的培训，我个人获益良多。

口腔全科理念在我国口腔专业人才的培养及临床实践中日益引起重视。全科理念是诊疗实施的基础和保证；全科诊疗亦具优势：由同一位医师完成诊疗全过程，有利于患者全身、全口情况的把控，治疗方案的及时调整，并能获得第一手有科研价值的完整临床数据。

2015年我的展评病例"糖尿病患者的口腔综合设计与治疗1例"，是一次全科理念的临床实践和应用，在诊治全程纳入全身系统疾病管控及血糖检测管理，合理安排诊疗顺序，使病例获得良好且持久的效果。这也体现了全科诊疗的特色：从"治疗人的疾病"到治疗"有疾病的人"。

2017年我的展评病例为"一例慢性根尖周炎伴裂患牙引出的全口综合诊疗"。最初患者就诊只因要诊治一颗患牙，但是经过全科思维的分析后发现，单纯诊治一颗患牙完全不能解决问题，未来还会出现其他口腔问题。这亦是一次全科理念的临床实践和应用。通过该病例的诊治，我体会到全科医师应具有"将简单问题变复杂的能力"，如本病例主诉仅为一颗慢性根尖周炎的患牙，但仍需要对全口情况进行全面分析、对因治疗，才能保证疗效。全科医师还应具有"将复杂问题变简单的能力"，锻炼全科诊疗思维，从临床纷繁复杂的信息中，去伪存真，才能达到令人满意的临床效果。

作为一名全科医师，必须具有全局观和统筹管理的思辨能力，要做到这一点很难。这是一个极具挑战性的职业，它将各口腔专业、全科理念、甚至医德、医患沟通技巧等软硬技术融为一体；同时，这也是一个充满魅力和成就感的职业，在临床工作中遇到的绝大多数患者，均需要专业的全科诊疗模式。

相信在这样精彩的活动举办下，口腔全科理念会更加深入人心，相信会看到未来更多同仁们在全科诊疗中更加精彩的演绎。

最后，感谢主办方及每位工作人员，感谢各位专家教授的点评，感谢中华口腔医学会，感谢参与、关注全科诊疗的每位同仁。未来可期，我们继续努力！

上前牙烤瓷冠桥脱落再修复

韦　健

患者基本信息

姓名：李××　　性别　女　　年龄　23岁　　初诊日期　2011-11-18

主诉：上前牙区烤瓷冠松动2周余，脱落1天。

现病史：患者左上颌尖牙一直未萌。一年半前，因缺牙间隙影响美观，于某口腔机构就诊，行上前牙多单位镍铬烤瓷联冠修复。义齿粘固后自觉美学效果欠佳，基牙刷牙有出血症状。约2周前义齿开始出现明显松动，昨日脱落。

既往史：否认系统疾病史。

全身状况：良。

检查：23牙体口内缺失；11、21𬌗面见开髓孔，牙髓暴露，叩痛（＋）；22𬌗面龋坏穿髓，探痛（－），叩痛（＋）；24𬌗面部分脱矿、龋坏，探痛（＋），叩痛（－）；全口余留牙未查及明显异常，牙周状况良好。面部发育协调、对称，开闭口正常，关节区无症状。

X线检查：11、21根管内高密度影，欠致密，根尖区暗影；23埋伏阻生。

诊断：

（1）11、21、22根尖周炎。

（2）11、21、22、24牙体缺损。

（3）23埋伏阻生。

（4）龈炎。

治疗计划：

（1）完善11、21、22根管再治疗，控制根尖周炎症。

（2）上前牙区行龈上、龈下洁治，局部手工刮治，修整初次修复时因基牙边缘预备过深导致的根面粗糙。

（3）暂时冠修复，观察至牙周愈合无炎症。

（4）美学修复设计。

（5）取模，制作烤瓷修复体。

（6）完成修复体粘结。

（7）定期复查。

治疗过程

术前信息

11-24烤瓷固定桥，松动并可自行取下（图1-3-1，图1-3-2）。上颌前牙区根尖片显示11、21根管内高密度影，欠致密，根尖区暗影；23埋伏阻生（图1-3-3）。

将患者转诊牙体牙髓专科行11、21根管再治疗，22根管治疗（图1-3-4）。同期行上前牙区龈上、龈下洁治，局部手工刮治，高速车针修整初次修复时过深及不规则边缘线及共同就位道（图1-3-5、图1-3-6），制作树脂暂时冠等待牙周愈合（图1-3-7）。

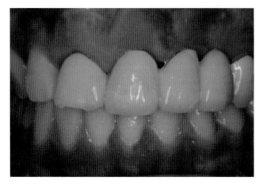

图1-3-1　术前原烤瓷桥口内照

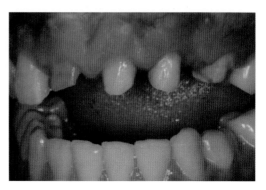

图1-3-2　取下原烤瓷桥口内照

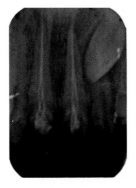

图1-3-3　术前上颌中切牙根尖片

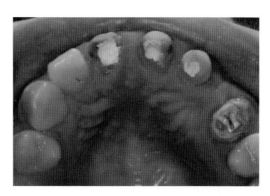

图1-3-4　行11、21根管再治疗，22根管治疗

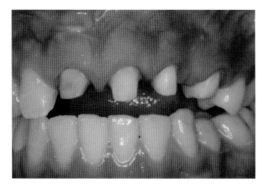

图1-3-5　修整初次修复时过深及不规则边缘线

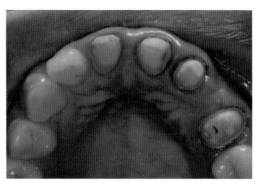

图1-3-6　修整共同就位道

暂时冠修复约3个月后复诊，牙周状况良好（图1-3-8，图1-3-9）。但美学分析发现上颌中切牙高、宽比例不协调（图1-3-10）。通过调整中切牙边缘嵴形态可部分弥补美学缺陷，但效果仍不太理想（图1-3-11）。

为了获得更好的修复效果，取模进行美学蜡型分析，最终决定将上前牙区间隙进行重新分配（图1-3-12）。经与患者沟通预期效果并确认后，将诊断蜡型翻制石膏模型，用于医技沟通（图1-3-13、图1-3-14）。

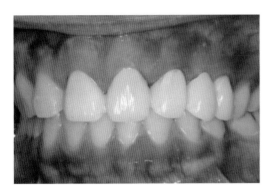

图1-3-7　树脂暂时冠修复

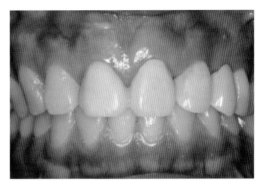

图1-3-8　暂时冠修复后3个月复诊口内正面观

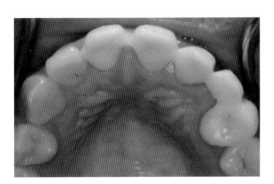

图1-3-9　暂时冠修复后3个月复诊口内𬌗面观

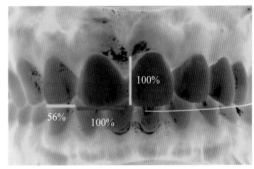

图1-3-10　照片反向处理后分析上前牙区牙冠及牙列美学效果

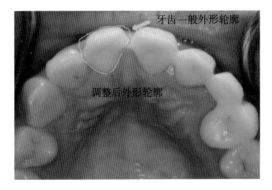

图1-3-11　调整中切牙边缘嵴形态以弥补美学缺陷（𬌗面观）

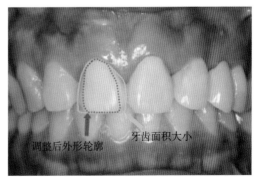

图1-3-12　调整中切牙边缘嵴形态以弥补美学缺陷（正面观）

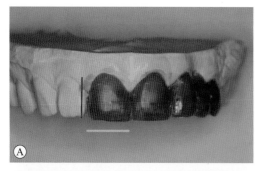
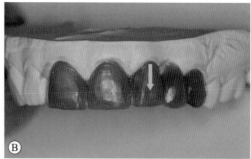
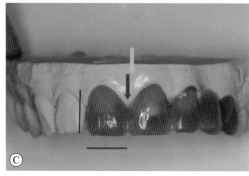
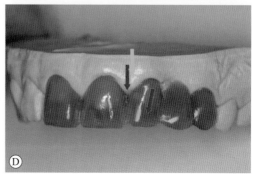

图1-3-13　美学蜡型分析

A.蓝竖线为中切牙高度，绿箭头为原上颌牙列中线，绿横线为原牙冠修复宽度；B.左上绿箭头为调整修复间隙时21、22邻面接触位置，右下绿箭头为22牙长轴走向；C.红色箭头示重新调整上颌中切牙修复宽度后中线位置，红色横线示调整后11牙冠宽度；D.左上红色箭头示重新调整修复间隙后21、22邻面接触位置，右下红色箭头示调整后22牙长轴走向

　　拆下暂时冠后，见基牙牙周状况良好（图1-3-15），于是计划进行最终修复。排龈后对基牙边缘线进行再次修整、抛光，以期获得最佳边缘封闭效果（图1-3-16）。最后使用硅橡胶进行两步法取模（图1-3-17），加工中心完成最后烤瓷冠、桥制作（图1-3-18～图1-3-21）。11为钴铬烤瓷单冠，21-24为钴铬烤瓷联冠。

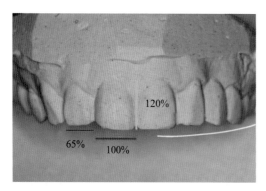

图1-3-14　调整上颌前牙区比例后牙冠及牙列美学分析

红色横线为中切牙宽度，蓝色横线为侧切牙宽度，绿色竖线为中切牙高度。中切牙宽度与高度之比约为83.3%，侧切牙与中切牙宽度比约为65%

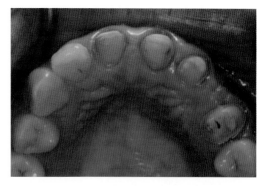

图1-3-15　拆下暂时冠后基牙牙周未查及明显炎症

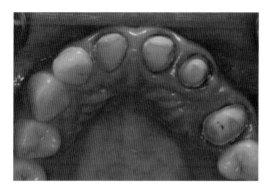

图1-3-16　排龈后对基牙边缘进行再次修整、抛光

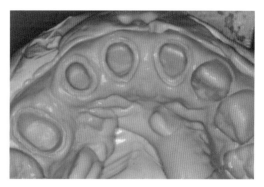

图1-3-17　硅橡胶两步法制取工作模型

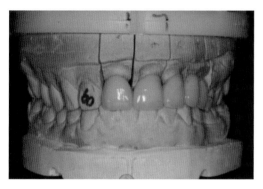

图1-3-18　修复体完成后模型正面观

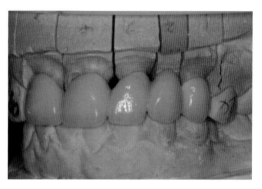

图1-3-19　修复体完成后模型侧面观

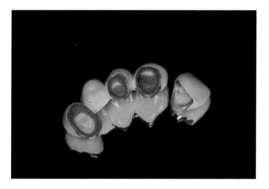

图1-3-20　修复体组织面特写

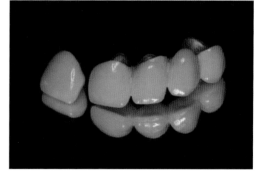

图1-3-21　修复体唇面特写

　　模型制取2周后复诊戴牙。经重衬边缘后的暂时冠形态良好，边缘密合（图1-3-22，图1-3-23）。取下暂时冠后检查发现基牙牙周状况良好，无明显炎症（图1-3-24，图1-3-25）。使用玻璃离子水门汀对修复体进行最终粘固（图1-3-26～图1-3-29）。每年定期复查（图1-3-30～图1-3-36）。

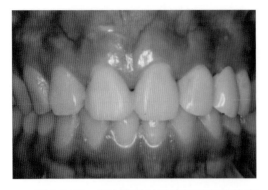

图1-3-22 经边缘重衬后的暂时冠边缘密合，不会对牙龈造成刺激

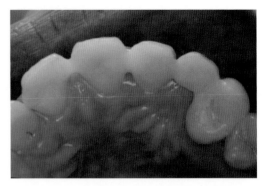

图1-3-23 𬌗面暂时冠边缘与基牙密合情况

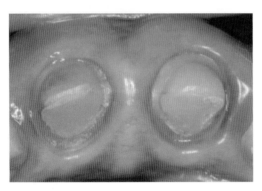

图1-3-24 取下暂时冠后11、21𬌗面局部特写

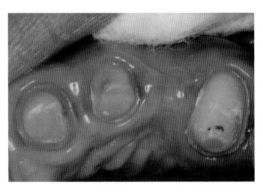

图1-3-25 取下暂时冠后22、24𬌗面局部特写

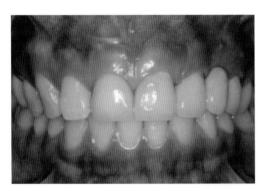

图1-3-26 玻璃离子水门汀粘固修复体后正面观

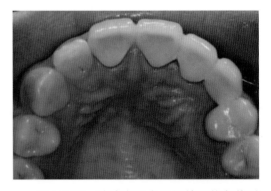

图1-3-27 玻璃离子水门汀粘固修复体后𬌗面观

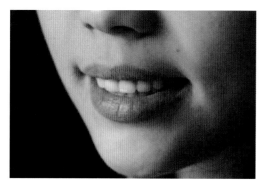

图1-3-28　修复后即刻微笑照

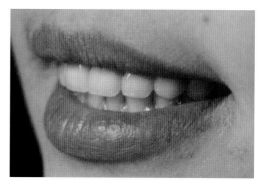

图1-3-29　修复后即刻侧面微笑特写

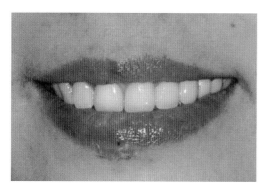

图1-3-30　修复1年后复查微笑照

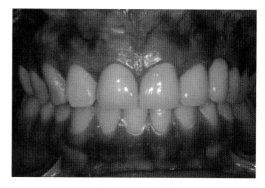

图1-3-31　修复1年后复查口内正面观

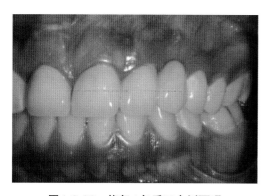

图1-3-32　修复1年后口内侧面观

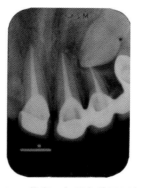

图1-3-33　修复1年后上前牙区根尖片

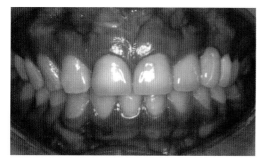

图1-3-34　修复2年后复查口内正面观

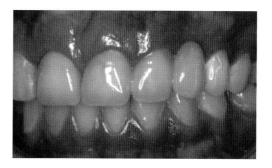

图1-3-35　修复2年后口内侧面观

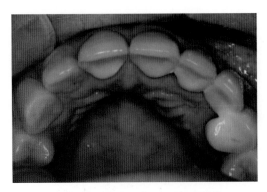

图 1-3-36　修复 2 年后口内𬌗面观

作者简介

韦健，华中科技大学同济医学院附属同济医院口腔修复科主治医师，2013 年毕业于武汉大学口腔医学院口腔八年制专业。2012 年获第一届"登士柏"杯维他灵局部义齿制作技术展评活动三等奖；2012 年获第十一届"贺利氏"杯可摘局部义齿修复疑难病例点评活动优秀作品奖，2014 年参加首届卡瓦跨学科病例展评活动入围前 10 名。现受聘义获嘉树脂讲师、义获嘉 CAD/CAM 讲师、登士柏树脂讲师。

参赛体会

这是一例本人在武汉大学口腔医学院学习期间独立完成的修复案例，患者是一位就读临床医学专业的女大学生。因为初次治疗不当，她一年多来一直饱受口腔异味和牙龈出血的痛苦。首次交流中，我感受到了她内心深处对口腔医生的失望，甚至是怀疑。进一步沟通过程中，因她提出的各种功能、美学及健康需求而倍感压力。对于当时的我，一个口腔医学生来说，如果对自己"宽容"一些，可以循规蹈矩简单完成病例"交差"，而针对患者提出的美学问题也可使用"你口腔现有条件如此"敷衍了事，然而为了不辜负患者的信任，我反复地查阅资料，并多次向导师寻求帮助并制订治疗方案。10 年前，美学修复的理念并没有得到今天这般普及，也没有"DSD"那些成熟的软件可供使用。要想获得较为先进的治疗方式和理念，需要查阅很多的教材、译作及外文原版著作。裘法祖院士曾说过，"做人要知足，做事要知不足，做学问要不知足"。医生背后哪怕多一点点的努力，也可能会给患者带来更多的健康。医生需要常常对自己多严格"一点点"，追求也要高"一点点"。

在学习生涯中，跨学科病例展评活动让我养成了收集病例资料的好习惯。在此要特别感谢我的博士研究生导师王贻宁教授，临床带教老师李智勇教授和陈冬平教授，感谢他们在我求学之路上的悉心指导！今天看来这个案例并不复杂，甚至很多细节之处可能存在问题。但正是因为有了完整的病例资料可以回顾，我才能有机会重新审视自己的每一份案例，去发现自己的不足，去努力做到更好，去追求成为一名更优秀的口腔医生。

第2章

牙外伤综合修复治疗

上前牙外伤修复治疗的病例报告

沈利芳

患者基本信息

姓名：孙×× 性别 女 年龄 32岁 初诊时间 2013年3月18日

主诉：上前牙外伤1周。

现病史：1周前，患者骑车不慎摔倒致颌面部擦伤伴多数牙折断，即就诊于当地医院，行颌面部清创术，近来进食时前牙疼痛且影响美观，故来我院就诊。

既往史：前牙外伤史，否认全身疾病史及其他既往疾病史、否认药物过敏史及牙科材料过敏史、有牙科治疗史。

口外检查：颜面部擦伤创面愈合良好，面部基本对称，颞下颌关节运动良好，开口度42mm，开口型未见明显异常，无弹响，关节肌肉无压痛。

专科检查：11、21对刃𬌗（图2-1-1）；松动Ⅲ°；12冠折，唇侧断面位于龈上2～3mm，露髓；22唇侧断面位于龈上1～2mm，近中牙龈覆盖断面，腭侧见近远中向劈裂线，斜行至腭侧龈沟下3mm，劈裂片已松动；13残根，断面位于龈下3～4mm，叩痛（＋）；切缘连线不协调，长宽比不协调，前伸无𬌗接触（图2-1-2）；48近中倾斜，对颌牙萌出位置正常；磨牙中性关系，余牙未见龋病及明显异常，牙周状况良好，牙龈呈粉红色。全景及X线检查：13根折；11、21根周膜增宽影像（图2-1-3，图2-1-4）。

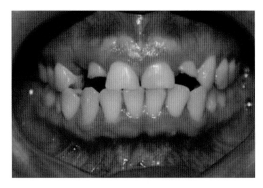

图2-1-1　牙尖交错位

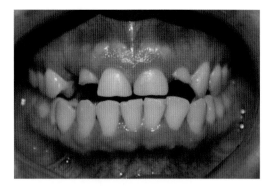

图2-1-2　前伸咬合

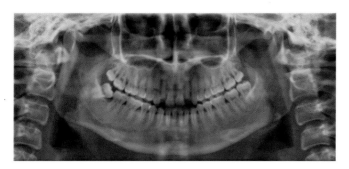

图2-1-3 全景片

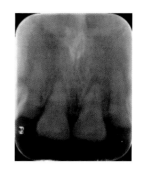

图2-1-4 根尖片

诊断

1. 11、21半脱位。

2. 12冠折。

3. 22冠根折。

4. 13根折。

5. 48阻生齿。

分析

1. 11、21半脱位——超强纤维夹板＋流动树脂固定。

2. 12冠折——根管治疗＋纤维桩＋冠修复。

3. 22冠根折——拔除？正畸牵引或冠延长？根管治疗＋纤维桩＋冠修复？

4. 13根折——拔除？正畸牵引？冠延长？

5. 48阻生齿——拔除。

美学分析

1. 白色美学 切缘连线不协调，长宽比不协调。

2. 红色美学 双侧牙龈龈缘弧度、最高点不协调。

3. 咬合分析 平面不平整，对刃𬌗，前伸无切牙引导（图2-1-5）。

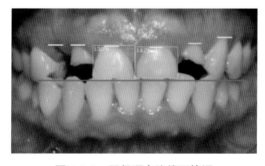

图2-1-5 牙龈顶点连线不协调

存在问题分析：13唇腭缺损断面位于龈下3～4mm，根长12～13mm，若牵引则冠根比不协调，若冠延长则龈曲线不协调。最终考虑拔除13种植修复。12、11、21、22行冠延长术改变龈曲线问题。后期冠修复形成浅覆𬌗，浅覆盖，前牙前伸时切牙引导的轨迹。

治疗方案

方案一：11、21超强纤维夹板＋流动树脂固定；12、11、21、22行冠延长术，12、22行根管治疗术，玻璃纤维桩树脂核修复；11、21观察牙髓活力，是否行根管治疗术（若牙髓无活力则行根管治疗术）；12、11、21、22行氧化锆联冠修复；13微创拔牙即刻种植；18、48拔除。

方案二：11、21超强纤维夹板＋流动树脂固定；12行根管治疗术，22拔除，行种植修复，12、11、21行冠延长术，11、21观察牙髓活力，是否行根管治疗术（若牙髓无活力则行根管治疗术），12行玻璃纤维桩树脂核修复，12、11、21行氧化锆全瓷联冠修复；13微创拔牙即刻种植；18、48拔除。

方案三：11、21超强纤维夹板＋流动树脂固定；12行根管治疗术，12、11、21行冠延长术，11、21观察牙髓活力，是否行根管治疗术（若牙髓无活力则行根管治疗术），12行玻璃纤维桩树脂核修复，22拔除，12、11、21、22、23行氧化锆全瓷联冠修复；13微创拔牙即刻种植；18、48拔除。

医患沟通后，患者最终选择方案一。

治疗过程

1. 14、11、21、23超强纤维夹板＋流动树脂固定11、21（图2-1-6）。

2. 12、22根管治疗（图2-1-6）。

3. 13微创拔除即刻种植（图2-1-7）。

2013年4月23日（治疗4周后）：

（1）拆除纤维夹板。

（2）11、21牙髓活力测试：无反应，11、21 WL：10～12mm，进行根管充填（图2-1-8）。

（3）拔除22腭侧残片。术中见残片断端位于龈下3mm，同期12、11、21、22行冠延长术。

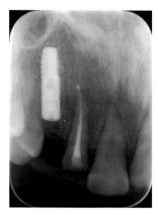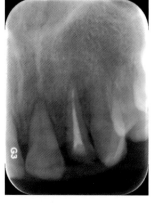

图2-1-6　超强纤维夹板固定14-23

2013年11月1日（治疗7个月后）：

（1）12、11、21、22 PD纤维桩＋树脂核修复。

（2）戴13种植修复体及12、11、21、22氧化锆全瓷联冠（图2-1-9，图2-1-10）。

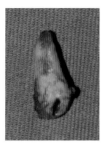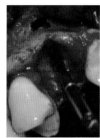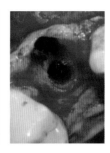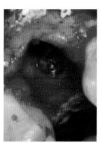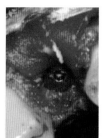

图2-1-7　13拔除即刻种植

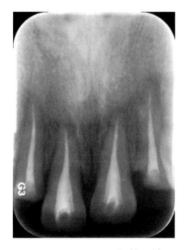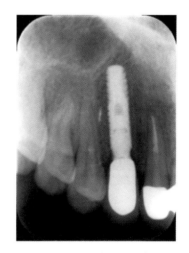

图2-1-8　11、21根管充填　　　　　　图2-1-9　13种植冠修复后

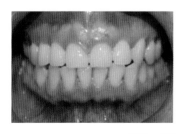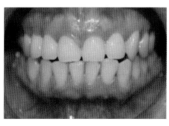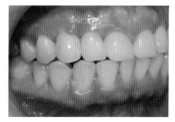

图2-1-10　前伸时切牙引导；13未形成良好牙龈乳头

术后回访

修复后第1年、第3年、第4年进行复查，患者主观满意度高，13种植体红色美学和白色美学指数较高，种植体未出现松动，牙龈未见红肿出血，12、11、21、22冠边缘密合，前伸时切牙引导，无殆干扰（图2-1-11～图2-1-14）。对术前术后进行对比，修复完成后4年整体美学效果较好（图2-1-15）。

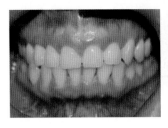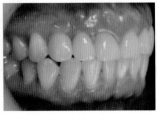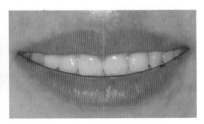

图2-1-11　1年复查：13牙龈乳头形成良好，微笑时曲线良好

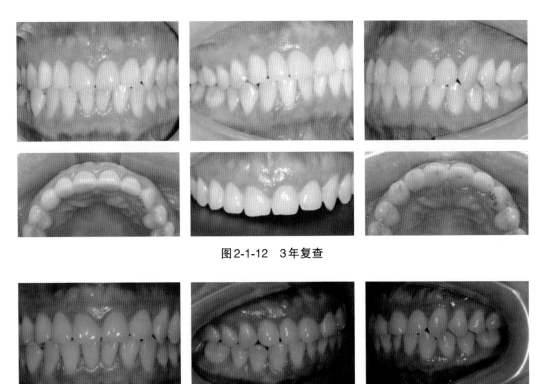

图2-1-12　3年复查

图2-1-13　4年复查：13牙龈乳头与邻牙协调一致

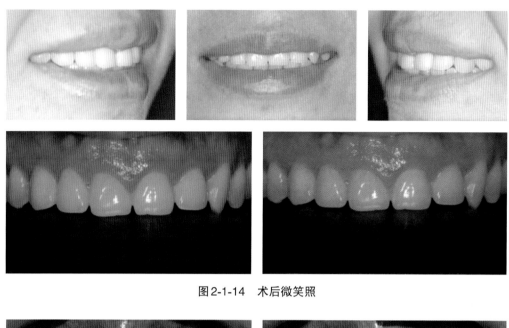

图2-1-14 术后微笑照

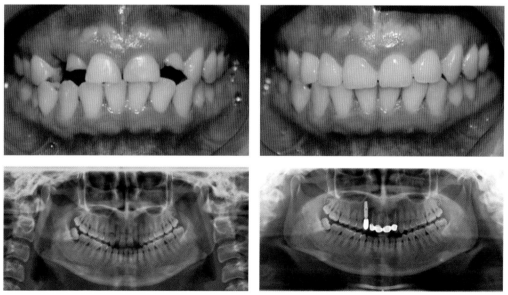

图2-1-15 术前与术后对比

讨论

1.超强纤维是一种新型材料,它能与复合树脂形成化学结合,能够很好地分布和传导应力,有利于牙周组织修复和再生,而且操作简便,粘结性和生物相容性优良,对牙龈组织刺激性小,且与牙齿贴合紧密,易于抛光,较美观。

2.即刻种植在拔除患牙的同时植入合适的种植体,尽可能地保存了唇侧骨壁的完整性和减少邻牙牙槽嵴的损伤,使种植体骨结合与牙槽窝的骨改建同时进行,可在种植体周围保存较多的致密骨组织而使骨丧失量降至最低 。同时,软组织外形取决于其下面的骨组织外形，骨量的保存也避免了软组织萎缩。本病例13种植体戴入口内后牙龈乳头随时间改变有一定程度的改建。

3.联合应用玻璃纤维桩和全瓷冠治疗前牙牙体缺损可修复残根残冠，减少牙周组织的刺激。本病例前牙使用纤维桩是因为纤维桩弹性模量与牙本质接近且美观，根折概率较低；而铸造桩弹性模量大且美观差，根折概率大；最终选用纤维桩和全瓷联冠获得良好的生物相容性和美学性。

4.冠延长术可以改善残根或残冠龈下的断端，或改善过短的牙冠、露龈笑等问题，通过骨切除术显露断端边缘，重新获得健康生物学宽度。本病例前牙牙冠过短，龈曲线不协调，但前牙牙根短，不能进行足够的冠延长，最终通过少量的冠延长术后制作全瓷冠冠修复，美牙效果较理想，全瓷冠能够逼真地再现天然牙的颜色和半透明特性，是美观效果最好的修复体。

作者简介

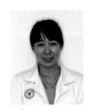

沈利芳，大同美源口腔医院副主任医师，大同市口腔医学会民营分会常务委员；山西省口腔医师协会大同民营口腔医疗工作委员会常务委员。

参赛体会

2017年我报名参加"绚彩梦想秀·口腔好医生"跨学科病例大赛，有幸获得跨学科病例十强荣誉称号。参加病例比赛的有全国知名医院的医生，他们的病例内容丰富，资料翔实；国内外知名专家直接、到位的点评，使我受益匪浅。本次展出的病例是众多病例中的精华，每份病例术语准确，脉络清晰，逻辑性强，检查项目完整，病例图片清晰完整，专科情况详细准确重点突出，手术过程精彩，能够反映手术的全过程。我通过参加这次病例大赛学到了很多，在病例的记录过程中，要能尽可能体现病例的发生、发展、诊断、治疗及治疗过程中存在的问题，相关处理要尽可能详细，对病例的检查结果要全面考虑，逐个分析，提前预设计，把可能存在的问题做到心中有数，对病史、症状、体征要进行归纳总结，拟定诊治方案的全部过程。把术后复查做好，观察术后1年、2年、3年及更长时间，对比其中有无变化，长期的稳定（无论是硬组织还是软组织还是咬合功能的稳定）才是我们追求的目标。

最后感谢"绚彩梦想秀·口腔好医生"这个大平台给予了医生们展现自己的机会，感谢评委老师的精彩点评，我也会继续努力，不断学习、不断进步，再接再厉，为更多的患者提供更好的医疗技术医疗服务。谢谢！

前牙外伤综合诊疗1例

葛雯姝

患者，男性，26岁，因"上前牙及颏部外伤1小时"于我院急诊就诊。患者1小时前不慎摔于地面，上前牙松动移位，牙齿折断，遇冷风敏感。颏部撕裂，少量出血。无头晕、恶心、呕吐。患者体健，否认既往史及家族史。

患者步入诊室，神清语利，查体合作。面部未见明显肿胀，面型对称。下颏部挫裂伤，长约2cm，深约0.5cm，无活动性出血。开口度正常，开口型↓，双侧关节区无压痛，颞下颌关节无弹响及杂音。

12冠根折，唇侧断端至龈下2mm，露髓，叩痛（＋），不松，龈缘渗血；11冠折，未露髓，部分脱出，叩痛（＋），松Ⅲ°，近中龈乳头撕裂，长约1.5cm；21挫入，切端折断，位于22冠中部，叩诊高调金属音，不松，近中龈乳头撕裂，长约1.5cm；22见釉质裂纹，叩痛（＋），不松，龈缘渗血（图2-2-1）；以上牙齿X线均未见明显根折线（图2-2-2）。后牙区未见错𬌗，前牙区无异常骨动度。全口卫生状况差，菌斑软垢大量，牙石（＋＋＋），主要位于下前牙舌侧；龈缘及龈乳头红肿，质地松软；牙周检查PD4～5mm，BI 3～4，AL1～2mm。

根据临床检查诊断为12冠根折；11部分脱出，冠折（未露髓）；21挫入，冠折（未露髓）；22牙震荡，釉质裂纹；上牙龈撕裂伤；下颏部挫裂伤；慢性牙周炎。

患者的整体治疗计划分为5个阶段：①急症处理阶段，进行前牙的复位固定，露髓牙的拔髓。②预防阶段，口腔卫生指导（OHI）。③治疗阶段，12、21根管治疗；11、22定期观察牙髓活力（若死髓则根管治疗）；牙周基础治疗；12冠延长术。④功能恢复阶段，12桩核冠；11若活髓，可行充填或贴面修复；若死髓，可行充填，贴面或桩核冠修复；21充填，贴面或桩核冠。⑤维护阶段。

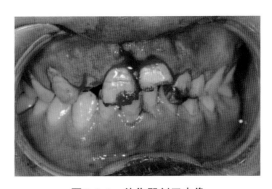

图2-2-1　外伤即刻口内像

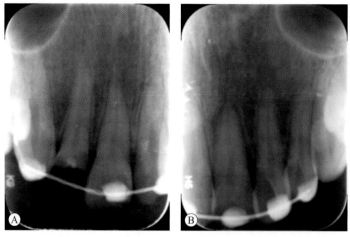

图2-2-2　外伤牙钢丝＋釉质粘接剂固定术后根尖片

A. 12，11根尖片；B. 21，22根尖片

在外伤当天，行11、21复位，13—23钢丝＋釉质粘接剂固定术；12拔髓；上牙龈，下颏部清创缝合；医嘱患者勿用前牙咬物，注意口腔卫生。

外伤后1周复查，电活力测试11：47，21：80，22：50，23：50，行12、21根管治疗，根充恰填（图2-2-3）。

外伤后1个月拆除固定（图2-2-4），电活力测试11：45，22：50，23：49。检查发现11、21、22均为叩痛（±），松Ⅰ°，12叩痛（−），不松。

患者口腔卫生状况差，开始牙周基础治疗（龈上洁治、龈下刮治和根面平整）。治疗前牙周检查记录表见图2-2-5，治疗后牙龈的色形质有了明显的改善（图2-2-6），前牙区龈缘仍略有水肿，嘱患者注意口腔卫生。1周后行12牙冠延长术（术前，图2-2-7），拆线后见清晰显露12的龈下边缘（图2-2-8）。嘱患者8周牙龈位置稳定后行最终修复。

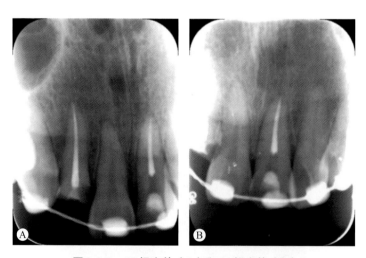

图2-2-3　12根充片（A）和21根充片（B）

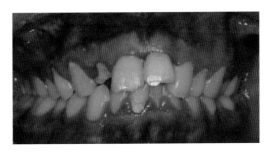

图2-2-4 拆除固定后即刻口内像

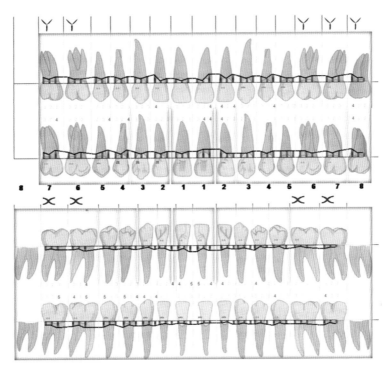

图2-2-5 牙周基础治疗前牙周检查记录表

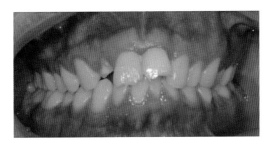

图2-2-6 牙周基础治疗后即刻口内像

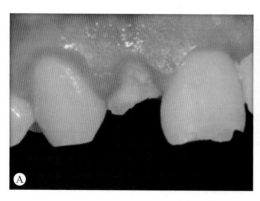
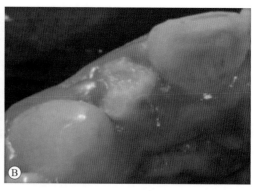

图2-2-7 12冠延长术前口内像

A.12唇面观；B.12殆面观

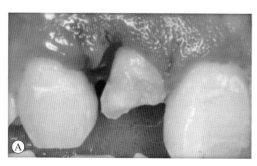
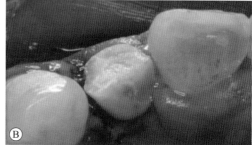

图2-2-8 12冠延长术后拆线即刻口内像

A.12唇面观；B.12殆面观

2个月后复诊，患者主诉1个月前右上前牙曾起肿包，现消失。检查发现11切端缺损，叩痛（－），松Ⅰ°，龈未见肿包。电活力测试无反应，CBCT示根尖区低密度影，未见根折影像（图2-2-9）。此时，11已发展为慢性根尖周炎，行11根管治疗，X线示根充恰填（图2-2-10）。

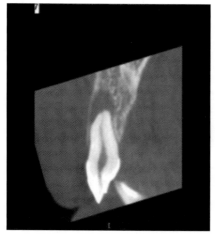

图2-2-9 11 CBCT

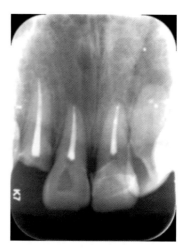

图2-2-10 11根充片

　　患者最终修复方案选择12、11、21的桩核冠修复。首先制作诊断蜡型，临时罩面（mock-up），让患者对最终的修复体有一个预估，满意后进行常规的牙体预备、取模、戴牙。治疗前后对比口内像见图2-2-11，图2-2-12。

　　6个月后复查，美学效果稳定，牙龈的色形质健康（图2-2-13），牙周检查（图2-2-14）可见深袋（PD≥4）位点明显减少。X线检查：11根尖区低密度影明显减小，根周膜清晰连续（图2-2-15）。2年复查，前牙美学效果稳定（图2-2-16）。

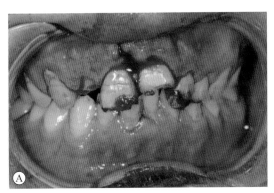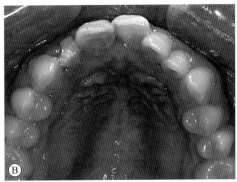

图2-2-11　治疗前口内像

A.正面观；B.𬌗面观

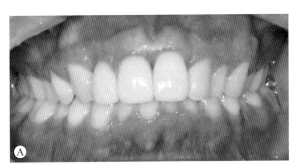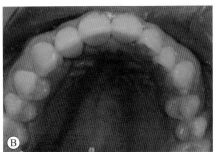

图2-2-12　治疗后口内像

A.正面观；B.𬌗面观

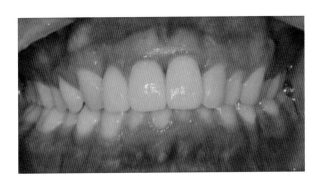

图2-2-13　6个月复查口内咬合像

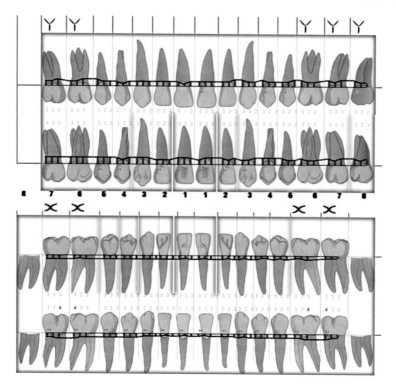

图2-2-14　6个月复查牙周检查记录表

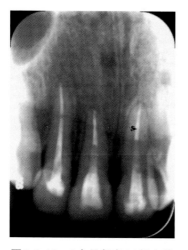

图2-2-15　6个月复查11根尖片

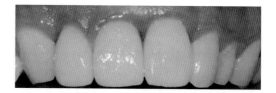

图2-2-16　2年复查前牙正面观

　　该前牙外伤病例为一跨学科的综合病例，涉及外伤牙的复位固定，根管治疗，牙周基础治疗，冠延长手术，树脂罩面，前牙美学修复等多种操作技术。所有操作均在同一位医师处完成，避免了多科的转诊，为患者提供了很大的方便。

　　外伤牙的治疗时序性非常重要，现将本病例整个治疗过程总结如下（图2-2-17）。

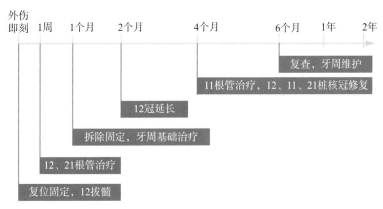

图2-2-17　病例治疗过程图

外伤牙的治疗应强调规范化，国际牙外伤协会（International Association of Dental Traumatology，IADT）对每一种外伤类型的处理都有非常详尽的治疗流程。其中，挫入这种外伤类型有较多我们需要学习和注意的地方。

挫入指牙齿受外力后，沿牙长轴嵌入牙槽骨，伴有牙槽窝骨壁骨折。恒牙挫入的治疗原则应根据患者的年龄，牙根的发育期及挫入深度来选择治疗方案，年轻恒牙应尽可能保存患牙。具体方案的选择见表2-2-1。

表2-2-1　恒牙挫入的治疗方案选择

挫入深度		复位方法		
		自然萌出	正畸牵引	外科手术复位
根尖孔未闭合	≤7mm	首选		
	>7mm		可选	可选
根尖孔闭合	≤3mm	首选		
	3～7mm		可选	可选
	>7mm			首选

对于自行萌出的牙齿，要在2～4周后进行临床和影像学的评估，如果仍没有开始萌出，需要通过正畸或外科的手段干预防止牙根固连。对于正畸牵引的病例，需要在2周后评估。如果还没有开始萌出，需要在局部麻醉下将牙齿松解。当牙齿复位后，弹性固定4～8周使其稳定。外科手法复位需在局部麻醉下轻晃患牙解除患牙的锁结状态。如果有牙龈撕裂，严密缝合。弹性固定4周。本病例21挫入的深度约5mm，采用外科手术的复位方法，钢丝＋釉质粘接剂固定4周。

术后软食1周，软毛牙刷刷牙，0.1%醋酸氯己定溶液含漱，口腔卫生的保持对于良好的预后非常重要。根尖孔闭合对的牙齿，没有牙髓再血管化的可能性，建议在外伤后3～4周内进行根管治疗，推荐氢氧化钙根管内封药。2周、4周、6～8周、6个月、1年，之后每年直至5年，定期常规临床检查并拍摄X线片。

　　根据该外伤指南，本病例的处理基本符合规范，但仍有些值得注意和提高的地方。我在2周、4周通过电活力测试检查了11的牙髓活力，之后没有在6～8周检查牙髓活力，导致12周复查时已发展为慢性根尖炎。严格定期进行牙髓活力测试，可及时发现牙髓坏死，进行根管治疗，防止病情的恶化。另外，对于外伤牙，良好的口腔卫生保持对预后非常重要，本患者因前牙为外伤区域曾一度不敢刷牙清洁，多次强调后才认识到口腔卫生的重要性。这也应该是我们应向患者强调的方面。

　　本病例涉及多个学科，作为全科医生，应为患者制订全面的治疗方案，严格按照规范的诊疗流程进行处理，为患者提供高质量的服务。

作者简介

　　葛雯姝，副主任医师，副教授，硕士研究生导师，口腔综合专业。2016～2017年赴美国罗切斯特大学临床培训1年，获美国高等口腔综合医师培训项目（Advanced Education of General Dentistry，AEGD）认证。海淀区口腔医疗质量控制和改进中心委员，全国执业医师资格考试考官，北京市住院医师规范化培训临床实践能力考核考官。主持多项国家自然科学基金及北京市教改课题。文章发表于 *Stem Cells*，*Biomaterials* 等权威杂志。曾获IADR中国青年学者一等奖，北京大学口腔医院先进工作者，北京大学口腔医院教学优秀奖等。

参赛体会

　　2015年有幸参加"绚彩梦想秀·口腔好医生"口腔跨学科病例展评，是非常好的学习和交流的机会。口腔科医师若想展现好一个完整的病例，需要平时认真地收集积累临床资料，包括病史、临床彩照、影像学资料等，还需要仔细梳理，把病例展示好，讲清楚，让大家有所收获。这整个参赛过程，对于年轻医师是非常好的锻炼机会。

　　外伤牙的治疗应强调规范化，国际牙外伤协会对每一种外伤类型的处理都有非常详尽的治疗流程。根据该外伤指南，本病例的处理基本符合规范。另外，对于外伤牙，良好的口腔卫生保持对预后非常重要，本患者因前牙为外伤区域曾一度不敢刷牙清洁，多次强调后才认识到口腔卫生的重要性。这也是我们应向患者强调的方面。本病例涉及多个学科，作为全科医生，应为患者制订全面的治疗方案，严格按照规范的诊疗流程进行处理，为患者提供高质量的服务。

上前牙外伤伴后牙牙体缺损的多学科综合治疗

芮宇欣

患者资料：任某，男，20岁，学生。

就诊时间：2010年8月10日。

主诉：双侧上前牙外伤折断1周。

现病史：患者1周前因外伤造成双侧上前牙折断，遇冷敏感，未曾治疗。

既往史：既往体健，无药物过敏史及牙科材料过敏史。

家族史：父母体健，否认家族中有高血压、糖尿病等病史。

全身状况：体温36.8℃，脉搏68次/分，血压114/82mmHg。发育正常，神志清醒，言语清晰，呼吸正常，肤色红润。

个人史：否认吸烟饮酒史，否认夜磨牙等习惯。

口外检查：双侧颌面部左右对称，皮肤完整，肤色正常，开口度、开口型正常，双侧颞下颌关节无弹响疼痛（图2-3-1）。

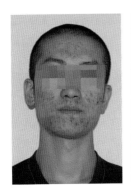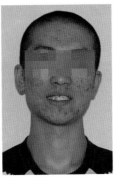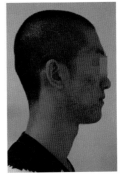

图2-3-1　面型照

口内检查：11、21牙冠切1/3折断，无松动，叩痛（－），11探诊敏感，21探诊无反应；12过小牙，向近中倾斜，距离13约3mm间隙，颈缘低于对侧同名牙约2mm，不松动，叩（－）；46远中邻面可见金属充填物，远中邻面齐龈，充填物边缘不密合，松动Ⅰ°，叩痛（＋）；26、36殆面可见充填物，无松动，叩痛（－），见图2-3-2～图2-3-6。

口腔卫生一般，全口牙石Ⅰ°，软垢（＋＋），牙龈略红肿，BOP（＋），PD1～3mm，未见附着丧失，舌腭及口底黏膜完整，未见肿物或溃疡。上下前牙牙列拥挤，第一磨牙近中错殆畸形。

影像学检查（图2-3-7）：

26充填物达髓腔，根管内未见根充物，根尖未见异常。

36根管内可见根充物，根充未完善，根尖未见异常。

46根分叉破坏，近远中根尖根周骨质低密度影像，近中根纵裂，根壁不连续。

28远中阻生，38、48近中阻生。

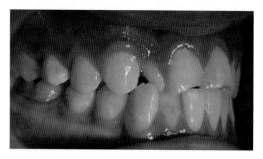

图2-3-2　右侧侧面照

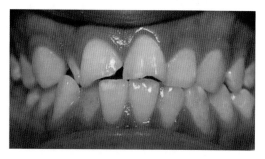

图2-3-3　正中照

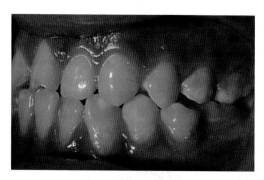

图2-3-4　左侧侧面照

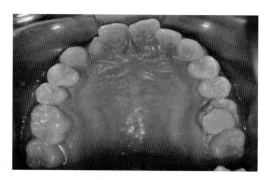

图2-3-5　上颌𬌗面照

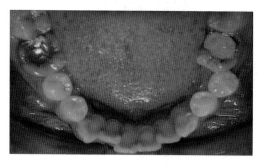

图2-3-6　下颌𬌗面照

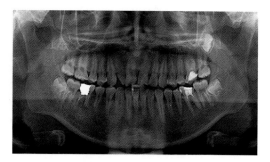

图2-3-7　影像学检查

诊断：慢性龈炎。

上下牙列不齐

12过小牙

11、21、26、36、46牙体缺损

28、38、48阻生齿

治疗计划：

1.全口龈上洁治。

2.上下颌牙列正畸治疗。

3.46拔除后种植固定修复。

4.12牙周冠延长手术后11、12联冠修复（表2-3-1）。

5.21贴面修复（表2-3-1）。

6.26、36根管再治疗后高嵌体修复（表2-3-2）。

7.择期拔除28、38、48。

治疗过程：

1.全口龈上洁治术后开始正畸治疗，正畸治疗2年后，牙齿排列整齐，拔除46（图2-3-8～图2-3-10）。

2.2012年11月18日46行种植手术，植入软组织水平种植体4.1mm×12mm。2012年11月，46拔除3个月后，CBCT检查：46嵴顶宽7.6mm，管嵴距16.9mm（图2-3-11）。

表2-3-1　11、12、21修复方案

	创伤	固位	美观
瓷贴面	★★	★★	★★★
全瓷冠	★	★★★	★★★

表2-3-2　26、36修复方案

	创伤	固位	美观
瓷嵌体	★★	★★	★★
全瓷冠	★	★★★	★★★

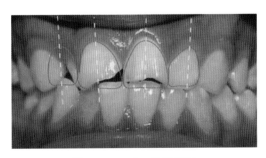

图2-3-8　DSD美学设计

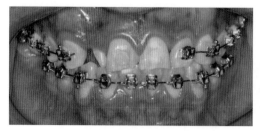
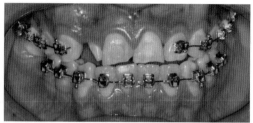

图 2-3-9　正畸治疗结束

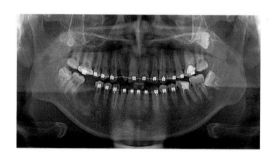

图 2-3-10　46 拔除

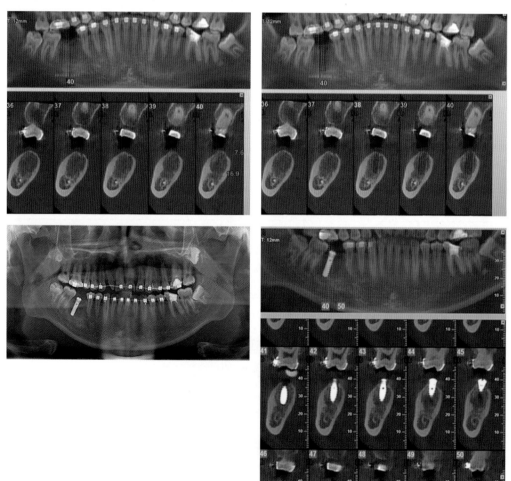

图 2-3-11　种植术后当日全景片及 CT

3.种植术后3个月，先拔除48阻生齿，28、38延期拔除；11牙髓活力测试无反应，12牙轴倾斜，11、12行根管治疗术（图2-3-12）。26、36根充不完善重新根管治疗（图2-3-13）。

4. 12根管治疗术后2周行牙冠延长手术，戴临时冠2个月后11、12、21牙体预备，11、12纤维桩＋全瓷联冠修复，21瓷贴面修复（图2-3-14，图2-3-15）。

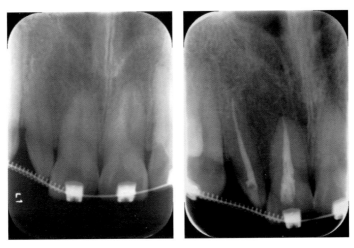

图2-3-12　种植术后3个月

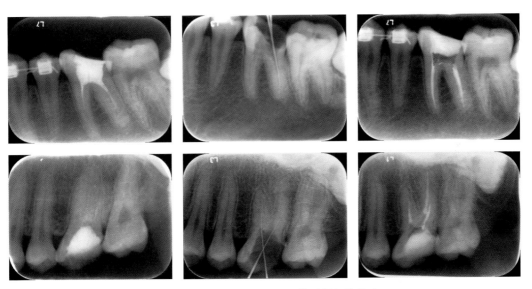

图2-3-13　26、36根充不完善重新根管治疗

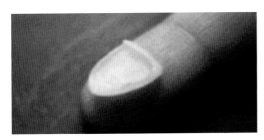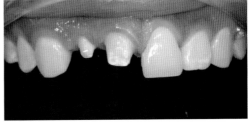

图2-3-14　21 CAD/CAM瓷贴面修复

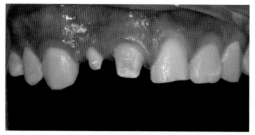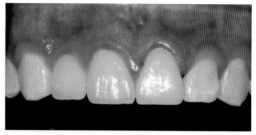

图2-3-15　11、12 CAD/CAM氧化锆全瓷联冠修复

5. 2013年9月10日46行种植术后6个月全瓷冠修复（图2-3-16～图2-3-24）。

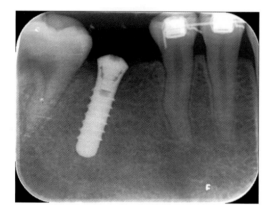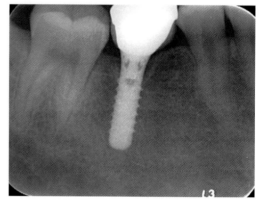

图2-3-16　种植术后6个月根尖片　　　　　图2-3-17　种植术后6个月全瓷冠修复

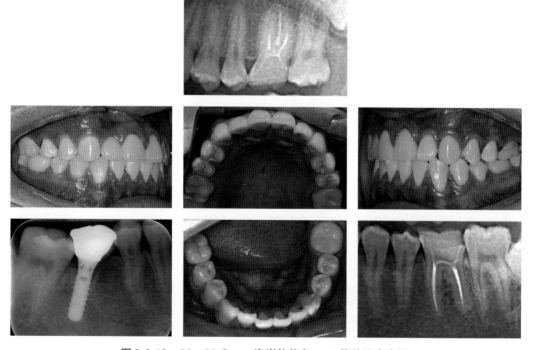

图2-3-18　26、36 Cerec瓷嵌体修复，46戴种植全瓷冠

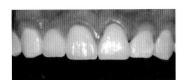
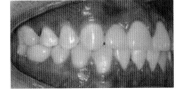
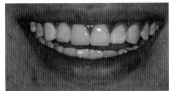
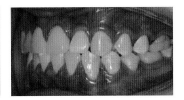
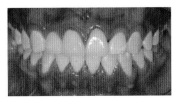

图2-3-19 全部治疗结束后口内照

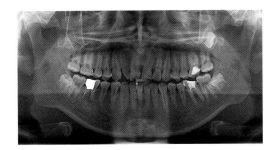

图2-3-20 治疗前曲面断层片

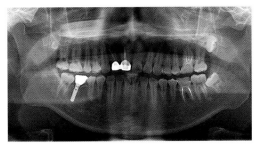

图2-3-21 治疗后曲面断层片

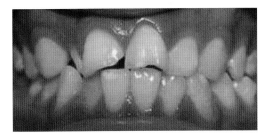

图2-3-22 治疗前

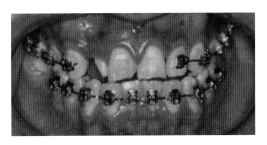

图2-3-23 治疗中

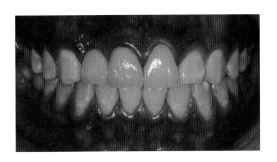

图2-3-24 治疗后

修复后1年随访：修复体形态完整，色泽自然，口腔卫生良好，牙周组织健康（图2-3-25、图2-3-26）。

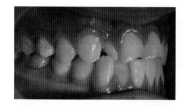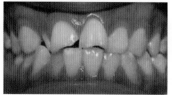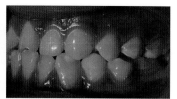

图2-3-25　术前口内彩照

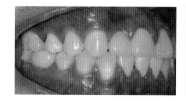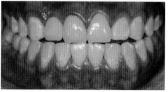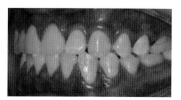

图2-3-26　治疗后12个月复查

前牙美学的改善，极大地提高了自信，患者终于露出了自信的微笑（图2-3-27、图2-3-28）。

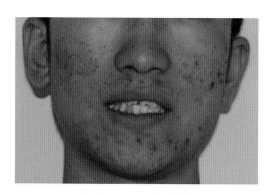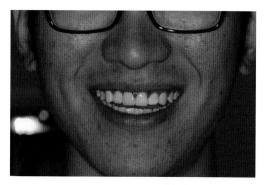

图2-3-27　术前面型照　　　　　　　　图2-3-28　术后面型照

体会及讨论

本病例为年轻患者，前牙外伤折断伴错𬌗畸形，美学要求较高，首先应进行正畸治疗，纠正咬合关系，排齐牙列，调整间隙大小，为美学修复提供良好的基础。46无法保留需拔除，种植修复为首选修复方式，其拥有微创、舒适、美观、成功率高等诸多优点。对于无法保留的牙齿要选择合适的时机拔除，并在合适的时机进行种植修复，年轻恒牙过早地拔除将会引起牙槽嵴的快速吸收。本病例在正畸治疗2年后，牙列位置稳定时拔除46，并在3个月后进行种植，最大程度上保留了骨量，保证了远期效果。

前牙美学修复技术逐步发展，现在更提倡微创化，对于牙体缺损不大的病例，尤其是前牙外伤致切角缺损优先选择贴面修复体，在尽可能保留牙体组织的前提下取得了理想的稳定的美学效果。本病例中对21进行了瓷贴面修复，而对于12、11，考虑到12为过小牙，固位力不佳及11牙髓坏死后牙体容易变色，而瓷贴面由于厚度所限遮色效果有限等原因没有选择瓷贴面，而是采用了12、11全瓷联冠修复，取得了令人满意的美学效果。随着粘接技术的不断发展，未来瓷贴面的固位形将不是问题，适应证范围将会越来越广。

随着椅旁CAD/CAM系统的普及，后牙牙体缺损修复方式的选择更加多样化，而Cerec嵌体（或高嵌体）从口内扫描数字化印模到数控铣床制作修复体，既能够满足微创精确修复的要求，又能为医生和患者节省时间成本，逐渐成为后牙牙体缺损的主要修复方式之一。

作者简介

芮宇欣，口腔医学硕士，首席种植医师，主任医师。恒伦口腔医院特诊科主任、种植中心主任，中国医药教育协会口腔医学委员会委员，中国整形美容协会口腔整形美容分会美容修复学术委员会委员，山西省口腔医学会理事、种植专业委员会常务委员，修复专业委员会常务委员，山西省口腔医学会、山西省口腔医师协会继续教育云课堂专家委员会委员。2020年8月被授予医师行业最高荣誉"太原医师奖"。2015年荣获中国首届口腔种植病例大赛季军。2018、2016、2011年荣获山西恒伦口腔集团跨学科病例展评冠军。2016、2018年中华口腔医学会跨学科病例总决选20强。2012年世界牙科论坛—诺贝尔口腔种植病例大赛10强。德国登士柏西诺德种植学院官方认证讲师。瑞典诺贝尔口腔种植系统特聘讲师。2013年赴韩国国立庆北大学口腔医院访问学习。多次赴美国、欧洲、日本及国内参加学术交流和培训。主持山西省口腔种植课题一项；在国家级及省级核心期刊发表论文20余篇，2017年在中华口腔医学会种植学术会发表论文获奖并授予"优秀青年研究奖""学术交流贡献奖"。

参赛体会

2016年"绚彩梦想秀·口腔好医生"是我参加跨学科病例大赛的开始。一次次病例的回顾与梳理，一场场学术的探讨与交流，以及病历的展评，都让我看到了口腔治疗的新角度、新方案，学到了不同医者治疗时的技巧心得，更能聆听专家们对口腔问题的独到见解，整个过程让我受益匪浅。

时隔6年，回头再看自己病例的整个治疗方案，不禁会有一些新的思路和想法，比如如何做好彩照的收集与影像学资料的完善；随着粘结技术的不断发展，修复适应证的放宽，是否可以考虑11、12贴面修复这种更微创的治疗方法等。正是因为病历展评大赛，让我不再局限于专科的知识领域，能够综合运用各专业知识为患者制订一套以终为始、适合患者的个性化治疗方案，让我逐渐向全能的专科口腔医生的目标迈进。

医学之旅一直在路上，愿我们跨越空间的距离，保有温度，持续热爱，一路并肩同行！

第3章

根尖周病综合治疗

知其不可而为之

——上前牙陈旧外伤继发大面积根尖周病变残根的多学科联合治疗

白艳杰

患者基本信息

年龄：19。性别：女。

主诉：5年前外伤，近6个月时有肿痛，外院转诊。

现病史：5年前外伤致前牙折断，当时行根管治疗，但未修复，近6个月时有肿痛，外院检查断面位于龈下5mm以下，X线示根尖病变，考虑拔除，患者强烈希望保留，并期望能恢复美学外观，转诊至我院咨询有无保留可能。

家族史：父母体健，龋齿少，口腔健康状况可。

全身病史：体健。

口腔习惯：儿时舔牙。

主诉牙检查

左上2冠根联合折，唇侧剩余1/3牙冠，牙冠变色、扭转、外翻，腭侧断端位于龈下5mm，腭侧牙龈肿胀，pd $\frac{2|2|3}{4|5|5}$，叩诊（±），不松动，冷测无反应。X线示根充不致密，根尖欠填，根尖7mm×9mm椭圆形低密度影，边界清晰，骨白线不连续。

左上1远中切角缺损，冠变色，叩诊（-），不松动，冷测无反应。X线示根尖低密度影，约5mm×7mm，边界较清楚。

右上1近中切角缺损，叩诊（-），不松动，冷测正常（图3-1-1）。

其他检查

牙体检查（图3-1-2A）：

$\frac{2\ 1\ 1}{}$ 牙体缺损，全口牙列未见龋齿。

牙周检查（图3-1-2B）：

全口口腔卫生情况尚可，牙石0～＋，PLI 1～2牙龈色粉红、质较韧，BI 1～2，余牙PD普遍2～3mm。

牙列检查（图3-1-2C）：

$\frac{2}{\quad}$ 牙体缺损，修复间隙偏小 $\frac{8}{8}\Big|\frac{8}{8}$ 阻生。

咬合检查（图3-1-2D）：

磨牙、尖牙中性关系，覆𬌗、覆盖正常，前伸、侧方咬合无干扰，切导，尖牙保护正常。颞下颌关节、咀嚼和肌肉检查：未查及异常。

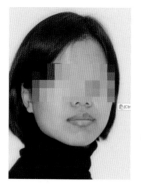

女，19岁，大学二年级

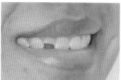

侧貌微笑像

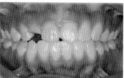

外伤牙唇侧像

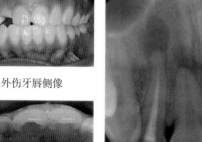

根尖片

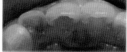

口内像

外伤牙腭侧像

图3-1-1 患者主诉牙情况

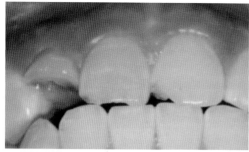

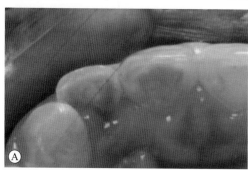

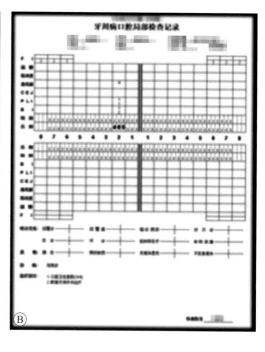

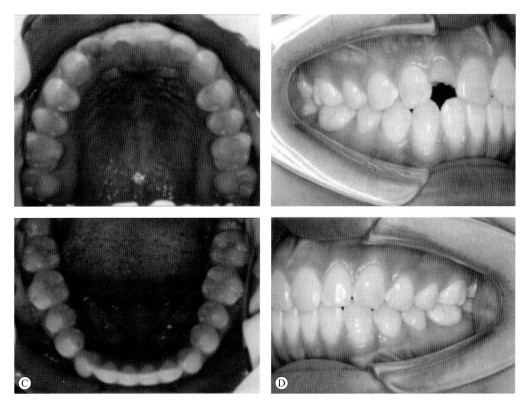

图3-1-2 患者的口腔临床检查

A.牙体检查；B.牙周检查；C.牙列检查；D.咬合检查

诊断

1. $\frac{2|}{\ }$ 冠根折；根尖囊肿；根尖外吸收。

2. $\frac{1|}{\ }$ 冠折，根尖周炎。

3. $\frac{1|}{\ }$ 冠折。

4. $\frac{8|8}{8|8}$ 阻生齿。

病情分析

1.患牙陈旧外伤继发大面积根尖病变，根尖囊肿，腭侧断面位于龈下5mm以上，首选拔除后种植。

2.辗转多家医院，保留意愿强烈。

3.患者19岁，年轻，愈合能力强。

4.牙长20.55mm，根尖到牙槽嵴顶长约15mm，根长可。

5.即刻种植的感染控制风险；延期种植美学修复风险。

6.冠延长后修复的可能性，如失败，仍可种植。

治疗方案

第一阶段：治疗 $\frac{2\,|\,1}{\quad}$ 根尖病变。

1. $\frac{2}{\quad}$ 根管再治疗，必要时根尖手术，尝试保留。

2. $\frac{1}{\quad}$ 根管治疗。

第二阶段：完成前牙的美学修复。

方案一：保留 $\frac{2}{\quad}$ 。

1. $\frac{1\,|\,1}{\quad}$ 充填或贴面修复。

2. $\frac{2}{\quad}$ 视预后情况，如预后理想，冠或者桩冠修复。

3. 择期拔除 $\frac{8\,|\,8}{8\,|\,8}$ 。

方案二：拔除。

1. $\frac{1\,|\,1}{\quad}$ 充填或贴面修复。

2. $\frac{2}{\quad}$ 如预后不理想则拔除后永久修复（种植修复、固定修复、活动义齿）。

3. 择期拔除 $\frac{8\,|\,8}{8\,|\,8}$ 。

与患者商议治疗方案

患者由外省到本地读书，3年后毕业，提出以下几个要求。

1. 因现阶段时间问题，要求目前只处理 $\frac{2}{\quad}$ 的肿痛问题，其他治疗暂时延后，忙过此阶段以后再继续进行其他治疗。

2. 患者要求尽最大努力保留自己的天然牙，愿意付出财力并愿意尽全力配合治疗。在患牙没有确定无法保留之前，不考虑拔除后修复的方案建议。

3. 患者希望尽可能得到美学修复。

4. 为得到以上结果，患者可以接受长的疗程，在大学剩余3年期间均可配合治疗，但希望全部治疗能在3年内完成。

商议后的治疗方案

经与患者充分交换意见，在患者的强烈要求下： $\frac{1}{\quad}$ 根管治疗暂缓，首先进行 $\frac{2}{\quad}$ 的根管再治疗、控制感染，消除患者的肿痛症状，并观察疗效。视 $\frac{2}{\quad}$ 的预后情况决定后续治疗方案的选定。待患者时间宽松时尽快进行后续治疗。

治疗过程

急症治疗：根管再治疗，2013年4～10月。

根管再治疗过程：相比初次治疗，根管再治疗难度加大，通过对根管的重新清理和消毒，对根管系统内的牙本质小管、侧支根管、根尖分叉及根管峡部等部位进行机械与化学清理，消毒，争取有效地控制整个根管系统中的感染。术后即刻根尖片显示根充完好，术后3个月及术后6个月根尖片显示根尖病损区域骨密度仍然较低（图3-1-3）。

　　在观察6个月根尖病变仍未好转的情况下，拍摄了CBCT，进一步明确了病变范围和病损程度。从CBCT影像看出 $\frac{2}{\ }$ 根尖区大面积暗影，周围骨白线界限清晰，病变区唇侧骨皮质膨隆，$\frac{1}{\ }$ 根尖病变周围骨白线，界限清晰，根尖孔粗大，提示为根尖区的囊性病变（图3-1-4）。

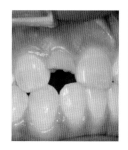 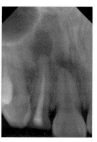 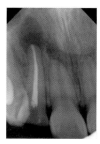 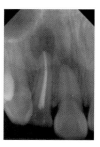 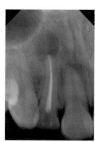

根管再治疗前口内像　　术前片　　根管再治疗术后片　　再治疗术后3个月　　再治疗术后6个月

图3-1-3　根管再治疗及术后6个月复查根尖片

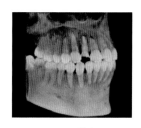 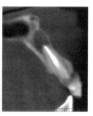 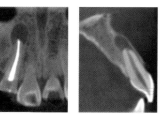

CBCT 检查　　　　$\frac{2}{\ }$ 根尖大面积暗影　　　　$\frac{1}{\ }$ 根尖病变周围骨白线，
　　　　　　　　　周围骨白线界限清晰　　　　　界限清晰，根尖孔粗大

图3-1-4　根管再治疗术后6个月复查CBCT，显示根尖区域囊性病变

多学科会诊并征询患者诉求

　　面对如此复杂的问题，我们组织了一次口腔多学科会诊，经过分析和探讨，形成了会诊意见。意见一：继续观察，根管再治疗需观察2年以上才能最终判断是否有效。意见二：拔除后修复，首选种植修复，次选活动义齿或固定桥修复。理由：断端位于龈下5mm，即使根尖病变得到控制，修复远期效果仍难以预料。意见三：根尖手术，控制感染，尝试保留患牙。理由：患者年轻，机体修复能力强；患者保留天然牙根意愿强烈；种植、活动义齿和固定桥修复的利弊综合考量后，优先选择保留天然牙。持此多学科会诊意见，再次与患者交流沟通病情、商讨下一步治疗方案，患者倾向于积极治疗 $\frac{2}{\ }$ ，先行试保留的治疗方案，愿意尝试根尖手术，愿意花时间配合治疗。

修正后的治疗方案

　　1. $\frac{2}{\ }$ 根管治疗。

2. $\underline{2\ 1}$ 同期行根尖手术。

3. 观察 $\underline{2\ 1}$ 根尖病变的愈合情况，根尖病变愈合后择期行牙周冠延长术，桩冠修复。

4. $\underline{2\ 1}$ 贴面修复。

疾病控制

为了控制炎症进展，2013年10月进行了根尖手术，必兰局部浸润麻醉下，采用三角瓣翻开黏骨膜，去骨开窗，显露根尖病损区及根尖，根尖周搔刮，切除根尖约3 mm达到健康根尖周组织，超声根管倒预备，iRoot BP根尖倒充填（图3-1-5）。

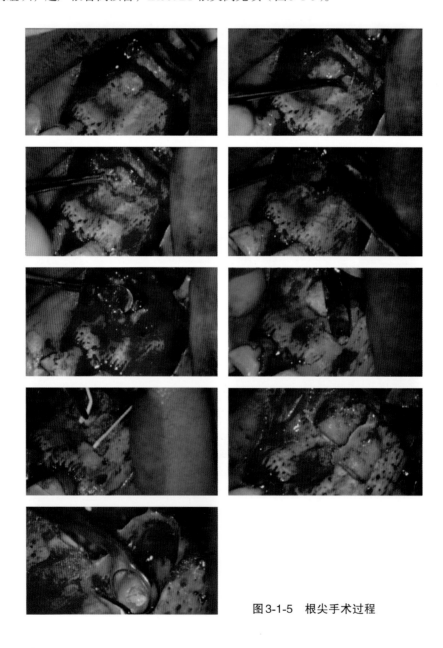

图3-1-5 根尖手术过程

$\frac{2\ 1}{}$ 根尖手术术后观察6个月，临床无不适症状。在术后3个月时根尖片上即可见 $\frac{2\ 1}{}$ 的根尖骨缺损区周围有新生骨迹象，仅骨缺损的中心区域尚显示有低密度影像，根周膜已再生；术后6个月时的根尖片显示根尖区骨缺损已完全骨修复，根周膜完好（图3-1-6）。

功能及美观恢复

$\frac{2}{}$ 及 $\frac{1\ 1}{}$ 的修复，2013年5月起为恢复患者的功能和美观，对患者的唇形、牙冠形态、冠根比例、修复间隙等进行考量（图3-1-7）。

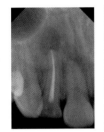 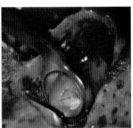 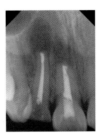 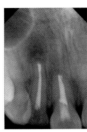 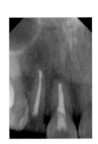

根尖手术术前　　　　根尖手术术中　　　$\frac{1}{}$ 根管治疗＋　　　术后3个月　　　术后6个月

$\frac{2\ 1}{}$ 根尖手术术后

图3-1-6 根尖手术术后3个月和6个月复查根尖片

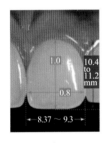 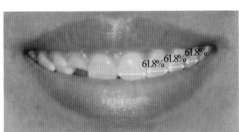 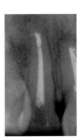

示意图　　　　　　　牙冠大小与比例；唇形态　　　　　　模拟及推测断面位置

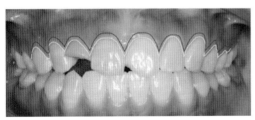 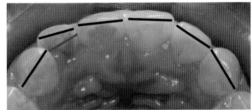

模拟牙冠延长术　　　　　　　　牙齿排列与修复间隙考量

图3-1-7 为恢复患者的功能和美观，对患者的唇形、牙冠形态、冠根比例、修复间隙等进行考量

考虑到断面位于龈下5mm以上，前牙区冠延长手术范围较大，患者不同意对多颗牙进行冠延长手术，使治疗再一次陷入停顿。为了实现更好的治疗效果和使患者满意，我们再一次组织了口腔多学科会诊，讨论控制根尖病变之后如何进行修复治疗，最终与患者共同决定采用正畸牵引和改良牙周冠延长手术的方式尝试修复 $\overline{2|}$ 。通过3个月的正畸牵引， $\overline{2|}$ 牙根向冠向移动超过3mm，腭侧断面位于龈下2mm，根尖区域CBCT对比显示感染控制，愈合良好，此时患者情绪明显好转，对治疗效果的信心增强（图3-1-8～图3-1-10）。

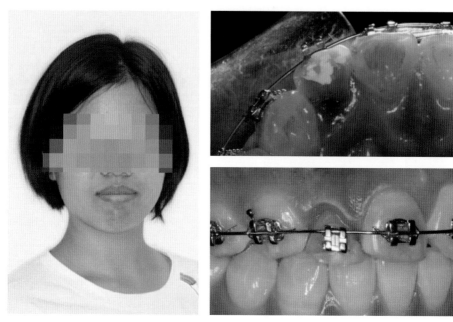

图3-1-8　正畸开辟修复间隙，牵引患牙后，患者情绪好转，信心增加

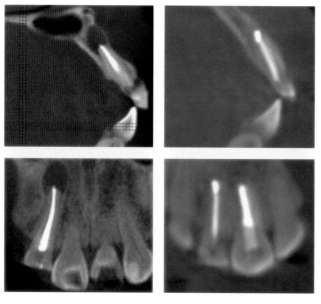

图3-1-9　根尖手术前后感染区域对比

继续牵引，会导致 2| 牙根过短，影响修复的远期预后，采用改良冠延长的方法对 2| 腭侧牙周组织进行修整，暴露腭侧断端（图3-1-11）。正畸保持3个月，软组织稳定之后进行后续修复（图3-1-12）。

随访

经过5年多的随访， 2| 及 1|1 的修复效果稳定，患者满意，如图3-1-12、图3-1-13。

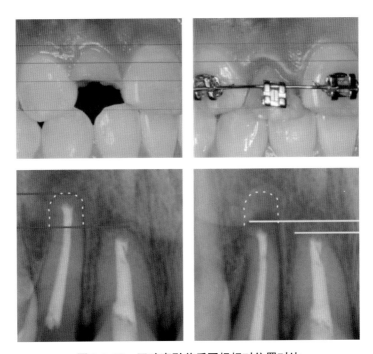

图 3-1-10　正畸牵引前后冠根相对位置对比

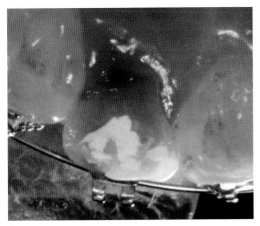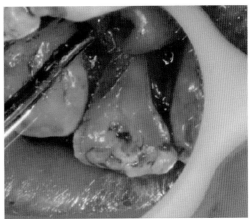

图 3-1-11　改良冠延长手术，暴露腭侧断面

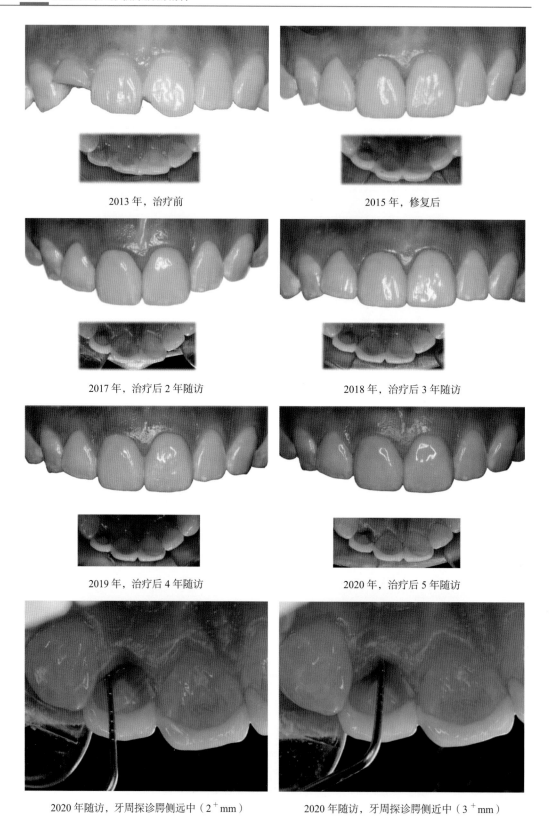

2013 年，治疗前

2015 年，修复后

2017 年，治疗后 2 年随访

2018 年，治疗后 3 年随访

2019 年，治疗后 4 年随访

2020 年，治疗后 5 年随访

2020 年随访，牙周探诊腭侧远中（2$^+$mm）

2020 年随访，牙周探诊腭侧近中（3$^+$mm）

图 3-1-12　治疗后的 5 年随访

讨论

讨论一：种植思考贯穿于本病例治疗始终。

现代口腔治疗的目标是恢复正常的轮廓、功能、舒适性、美学、语言和健康，随着新的技术，新材料的发展，医生的注意力被吸引到提供牙齿替代品上，这种替代品通常被吹捧为等同于甚至优于天然牙齿，许多口腔医生迅速学习和开展种植牙治疗，推动了口腔医学的发展，然而，最近一些年，保护天然牙成为越来越多医生的关注的焦点。Rita Chandki比较了天然牙和种植牙的区别，详见表3-1-1。虽然种植牙确实有很多优势，但当在牙髓治疗和种植体之间做出选择时，必须审慎选择，特别是因为种植牙是一种侵入性手术，在经济上对患者要求更高，并且会涉及患者的心理健康活动。

表3-1-1　天然牙与种植牙对比

参数	天然牙	种植体
组成成分	钙和磷（羟基磷灰石）	主要是钛和钛基合金
生物属性	有活性的	非活性的
龈沟深度	浅	取决于基台长度到修复边缘的深度
结合上皮结缔组织	结缔组织附着在牙釉质上；垂直于牙齿表面	在纯钛或钛基材料上；平行和环形纤维；没有附着在植入物或骨骼上的结缔组织
牙龈纤维	复杂排列的牙龈纤维深入到牙槽骨上方牙本质内	胶原纤维无规则的附着
牙槽骨边缘	釉牙骨质界根方 1～2mm	取决于种植体的设计
神经支配	有神经支配	无神经支配
本体感觉	高度敏感	没有韧带感受器
物理特性	附着韧带的弹性导致的生理动度	与骨的刚性连接，就像骨粘连一样
适应性改建	附着韧带的宽度可以改变，以适应咬合力增加引起的牙齿移动；可进行正畸移动	没有允许移动的适应能力；不可进行正畸移动
连接	牙骨质，骨，牙周韧带	骨整合；骨功能性粘连
结合上皮	透明板、致密层	致密层，半透明层
结缔组织	13组，垂直于牙齿表面；胶原蛋白减少，成纤维细胞增多	2组，平行或环形纤维；胶原蛋白增多，成纤维细胞减少
生物学宽度	2.04～2.91mm	3.08mm
血管分布	骨膜上和牙周韧带上分布着丰富的血管网络	骨膜上分布着少量血管
探诊深度	健康情况2～3mm	2.5～5mm
探诊出血	稳定，不易出血	稳定性差，易出血

2016年，西班牙巴塞罗那大学牙科学院的Anna等学者在Cochrane、MEDLINE和ScienceDirect数据库中进行了检索，把60篇随机临床试验、前瞻性或回顾性队列研究，以及对至少随访1年的横断面研究进行对比总结。他们认为，短期内天然牙的保守治疗和单颗牙种植牙的存活率相差不多，至少要8年以上才会观察到两种治疗方法之间的重要差异，现有的关于种植牙的文献多数只报告了存活率，牙髓治疗和种植修复两者都是恢复口腔健康的有效方法，因此他们呼吁治疗应符合患者的喜好。

Rodrigo和George等学者认为前牙区种植修复存在较大的美学风险。

讨论二：根尖手术后正畸牵引，根尖成骨分析。

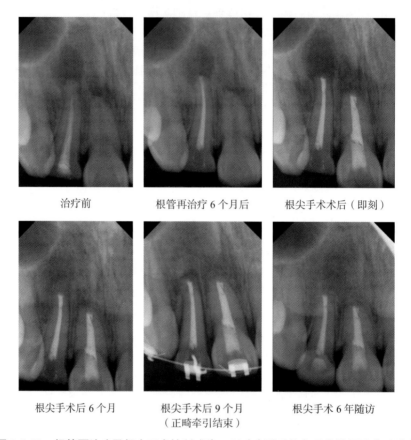

治疗前	根管再治疗6个月后	根尖手术术后（即刻）
根尖手术后6个月	根尖手术后9个月（正畸牵引结束）	根尖手术6年随访

图3-1-13   根管再治疗及根尖手术控制感染，正畸牵引后修复牙体缺损及术后随访

作者简介

白艳杰，博士，北京大学第三医院口腔科主治医师。2006年获重庆市精神文明建设先进个人，2014年获重庆医科大学优秀青年教师演讲比赛三等奖，2017年获第四届全国口腔跨学科病例大赛三等奖，2018年入选全国口腔跨学科病例大赛百强，2020年入选"今日口腔"年度最佳病例。中华口腔医学会正畸专业委员会会员，全科口腔医学专业委员会会员，北京口腔医学会社区分会委员。

参赛体会

在准备比赛的过程中，会发现缺少这样那样的资料，其实，这体现的正是日常工作中临床思维不够严谨，当再次学习"绚彩梦想秀·口腔好医生"病例提交的要求时，才体会到做一个完整病例最重要的就是思考方式和严谨的思维模式，具体来说，就是要有全科口腔的思维，从患者步入诊室的那一刻开始，了解患者的诉求，制订方案时需要全面考虑，详细的治疗计划有赖于缜密的逻辑思维和过硬的专业背景，更离不开不同亚专业的交流与讨论。还记得比赛当天我非常紧张，总想表达更多细节，却又担心把控不好时间，专家们的提问环节是高光时刻，那是拨开浓云画龙点睛的时刻，回想起来既紧张刺激又终身受益。病例展评，更多的是考验一位医生的临床思辨能力。

自从参加"绚彩梦想秀·口腔好医生"跨学科病例展评之后，我的思考方式有了转变，我学习的是正畸专业，以前只注重自己专业领域的思考，相对缺少全科诊疗的经验，现在面对每一位患者，都会提醒自己考虑问题要全面，不要单单看正畸的问题，我会经常向同事长辈们请教相关问题，同时也提高自己的认识。交流方案过程中，当我能替患者做一个全面细致的治疗计划时，通常会收获患者更多的信任，这也鼓励我更加努力地学习和进步。这就是人生中最宝贵的一笔财富，感谢卡瓦"绚彩梦想秀·口腔好医生"，祝越办越好。

慢性根尖周炎引出的全口综合诊疗1例

朱曚曚

一般情况：周某，女性，52岁，汉族，出生日期：1965.11.30，公司职员，已婚。

主　诉：右上后牙牙龈反复肿痛1年。

现病史：多年前右上后牙"杀神经"充填，后充填体脱落再次充填。1年前右上后牙牙龈反复肿痛。6个月前曾于外院"洗牙"，刷牙2次/日，每次1～2分钟，竖刷法。无使用牙线习惯。

既往史：拔牙史，补牙史，幼时服用"四环素"药物史。

家族史：无特殊。

全身情况：体健，无药物过敏史，无酗酒吸毒史，无饮食不良习惯。

检　查：患者面部皮肤色泽正常，面部外形不对称，左侧咬肌区略肥大。唾液腺，淋巴结未触及异常（图3-2-1）。

15^{MO}树脂充填体，近中边缘龋坏，叩痛（±），松动Ⅱ°，功能性动度Ⅱ°，颊侧可见窦道开口，$PD = \dfrac{4\ 3\ 3}{4\ 2\ 6}$。2014年X线：15近中龋坏，根充恰填，根尖及根尖近中侧低密度影。2015年X线：15根尖周低密度影明显扩大（图3-2-2）。

14^{DO}牙色充填体，继发龋坏，冷测迟钝。X线：远中龋坏近髓，根管内未见根充影像，根尖周未见明显异常（图3-2-2）。

CBCT：15根充恰填，根尖及根尖近中侧低密度影（图3-2-3）。

全口口内黏膜色泽正常。四环素牙。

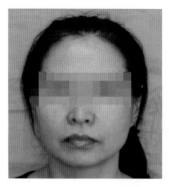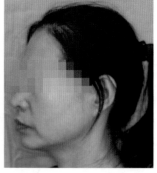

图3-2-1　正侧面像

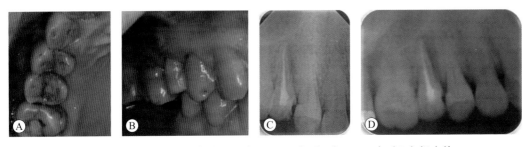

图3-2-2　14、15口内像（A、B）及2014年（C）、2015年（D）根尖片

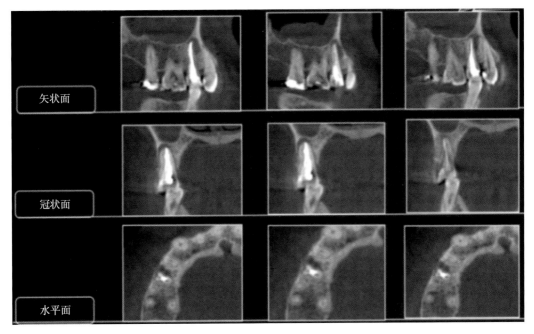

图3-2-3　15 CBCT截图

口腔卫生一般，牙石（＋），色素少量。PD普遍1～5mm，BI＝1～3（图3-2-4）。

27、36、46、47缺失，未修复。

16、17、26过长1～2mm，右下牙槽嵴黏膜增厚。

16°　牙色充填体，边缘继发龋坏。

37^M　龋坏。

25　叩痛（－），松动Ⅰ°，功能性动度Ⅱ°，牙龈未见红肿窦道，X线：未见明显异常（图3-2-4，图3-2-5）。

全口根尖片示全口牙槽骨普遍吸收达牙颈部（图3-2-5）。

诊断：15慢性根尖周炎（根裂？）；14慢性牙髓炎；37^M深龋；16^O继发深龋；慢性牙周炎；四环素牙；上下颌牙列缺损。

15病变的可能相关因素分析（包括牙体、牙周及咬合方面的分析）如下所述。

（1）牙体方面

冠部微渗漏：15冠部的继发龋可能导致冠部微渗漏，引起根尖周炎。对策是根管再治疗。

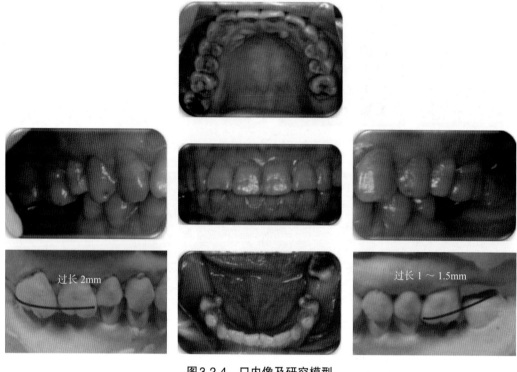

图3-2-4 口内像及研究模型

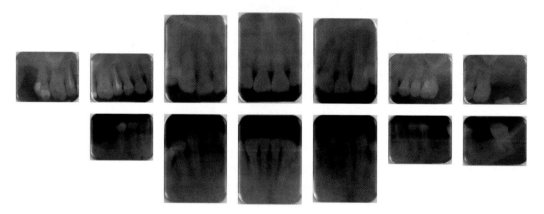

图3-2-5 全口根尖片

不完善根管治疗：上颌前磨牙的根管形态为扁圆形，根管形态复杂，据Ingle报道，前磨牙约60%会发生根充缺陷；同时不排除一些特殊微生物的感染，导致了难治性根尖周炎。对策是根管再治疗。

带状侧穿：上颌前磨牙的根管形态为扁圆形，近中及远中侧根管壁薄，在根管预备过程中易发生带状侧穿。对策是显微镜下确定是否侧穿，如有，进行MTA或iROOT BP修补或拔除。

根裂：据报道，牙根在根管治疗中易产生微裂，在口内长期应力的作用下，微裂纹发展为根裂，时间为根管治疗后5～10年。如为根裂，对策是拔除患牙。

（2）牙周方面：15近中舌侧牙周袋为6mm，推测原因：14、15邻面充填体的继发龋，引起食物嵌塞及牙龈红肿，对策是牙体治疗恢复邻接关系，并进行牙周基础治疗及教会患者使用牙线清洁，长期观察；另一个可能原因是根裂，对策是拔牙。

（3）咬合方面：追问病史发现，患者于2000年拔除智齿及46、47，治疗15；2007年27、36因劈裂拔除；2014年15出现窦道，2015年于我科就诊。据病史推断，双侧后牙10余年未修复，咬合负重长期位于前磨牙区，15可能因咬合负重过大出现根裂，同时25出现松动。提示：在全口方案制订时，对患者宣教，并及时修复后牙，平衡全口咬合负重极为重要。

方案的制订及诊疗经过：

（1）急症控制期：建议患者进行15根管再治疗，同期进行根尖手术探查，术中发现根裂则拔除患牙，未发现则完成根管再治疗及复查。但患者要求先进行无创保守治疗。因此先完成15的根管再治疗。

诊疗经过：15根管治疗后9个月，窦道未闭合（图3-2-6），根尖周病变未好转（图3-2-7）。说服患者同意对15行根尖手术探查，术中在根管显微镜下经染色，发现15近中根根面极其微小的裂纹，拔除患牙（图3-2-8）。

完善诊断：15慢性根尖周炎（伴根裂）。

（2）疾病控制期：OHI，牙周基础治疗；14根管治疗；37^{M}充填；16°充填或修复前牙髓治疗。

诊疗经过：在牙体充填恢复14、15邻接关系后，15近中舌侧6mm牙周袋恢复正常，提示该6mm牙周袋由食物嵌塞引起。继续完成牙周基础治疗，14根管治疗；37^{M}充填；16°充填或修复前牙髓治疗（图3-2-9，图3-2-10）。

（3）功能恢复期：对四环素牙行全牙列漂白或贴面（患者拒绝）；右下牙槽嵴修整术（图3-2-11）；之后提供下述两套方案。

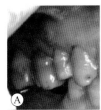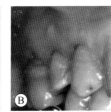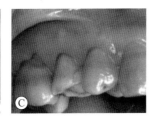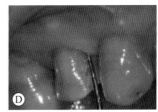

图3-2-6　15根管治疗及复查的口内像（窦道未闭合）

A.15根管治疗后；B.3个月后；C.6个月后；D.9个月后

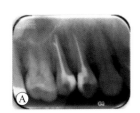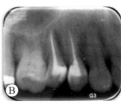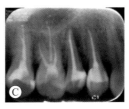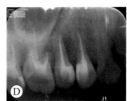

图3-2-7　15根管治疗及复查的根尖片（根尖周病变无好转）

A.15根管治疗后；B.3个月后；C.6个月后；D.9个月后

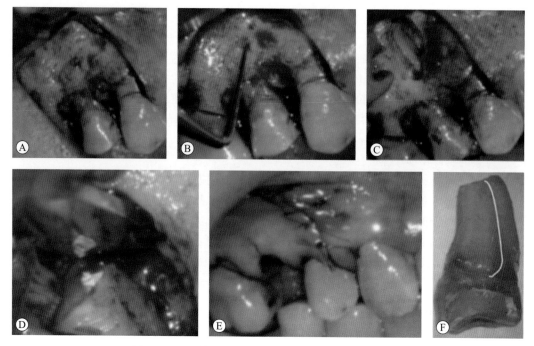

图3-2-8　15的显微根尖手术过程及15离体牙的裂纹

A.翻瓣；B.探查；C.去骨；D.截根并染色；E.缝合；F.离体牙及裂纹

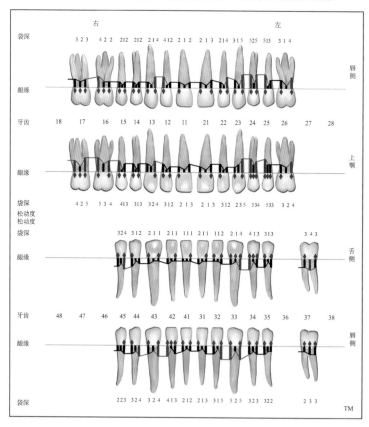

图3-2-9　牙周大表

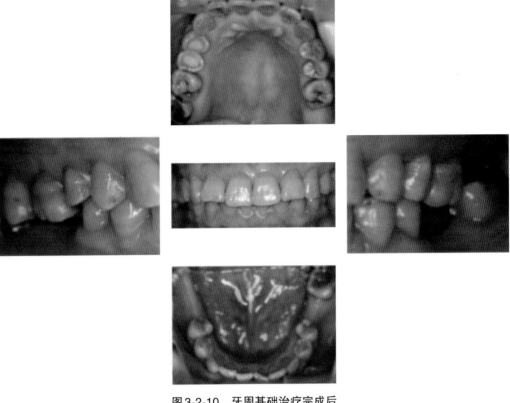

图3-2-10 牙周基础治疗完成后

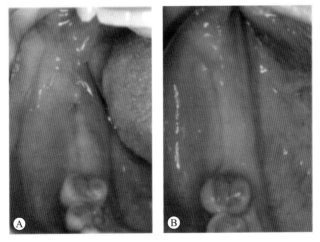

图3-2-11 右下磨牙区牙槽嵴修整术术前（A）和术后
（B）口内像

　　方案一：16、17、26、37正畸压低；15种植，14桩核冠修复，或14-16固定桥修复；27种植或不修复；36、46、47种植或可摘局部义齿。

　　方案二：16、17修复前牙髓治疗；15种植，14、16冠修复，或14-16固定桥修复；17冠修复（酌情冠延长术）；27种植或不修复；36、46、47种植或可摘局部义齿；如下颌选择可摘局部义齿，17可直接充填。

患者最终选择方案二：16、17修复前牙髓治疗；14-16固定桥修复；27不修复；36、46、47可摘局部义齿修复；17充填。

诊疗经过：右下牙槽嵴修整术；16、17修复前失活，并调整骀曲线；14-16固定桥修复；27不修复；36、46、47可摘局部义齿修复；17充填（图3-2-12，图3-2-13）。

（4）维护期：定期复查，重点在于口腔卫生维护，牙体、牙周及修复体使用情况的复查。

牙体方面：12个月后，14、16、17口内检查及根尖周均未见异常（图3-2-14）。

牙周方面：牙周基础治疗完成后12个月及18个月复查，并记录牙周大表，可见牙周情况控制良好（图3-2-15）。

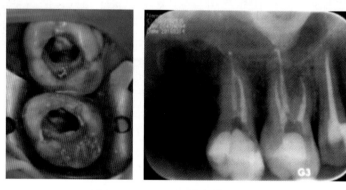

图3-2-12　16、17修复前牙髓治疗

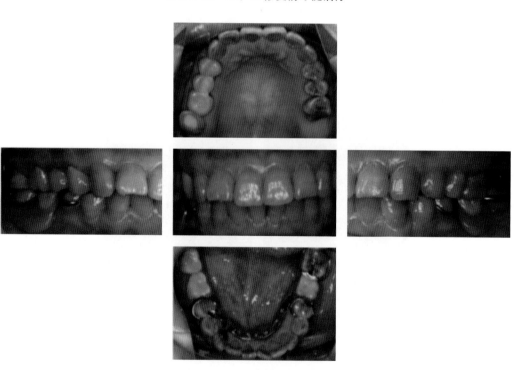

图3-2-13　治疗完成后口内像

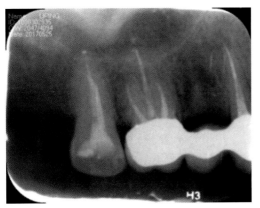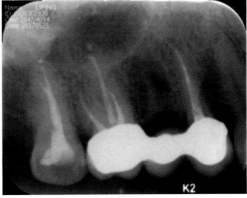

图3-2-14 14、16、17根管治疗后1年的根尖片

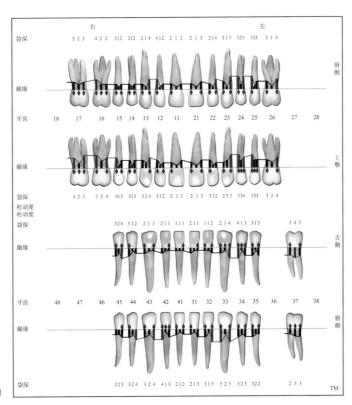

Ⓐ

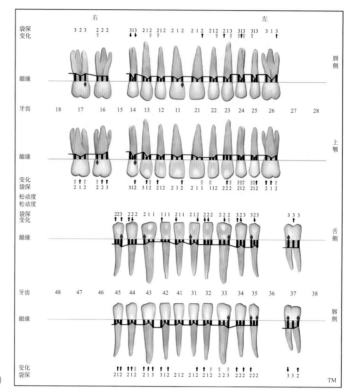

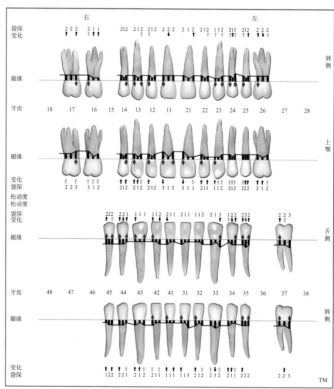

图3-2-15 牙周治疗中及治疗后12、18个月的牙周大表

A.治疗中；B.治疗完成后12个月；C.治疗完成后18个月

口腔卫生状况及修复体使用情况：3个月、6个月复查，患者口腔卫生状况良好，修复体使用良好。患者对治疗效果非常满意（图3-2-16，图3-2-17，图3-2-18）。

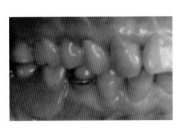
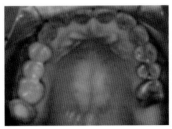
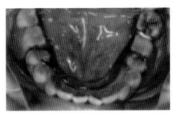
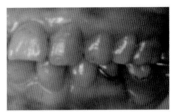

图3-2-16 治疗完成后3个月复查的口内像

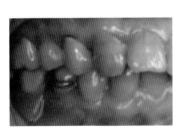
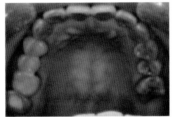
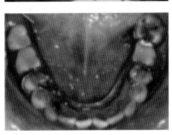
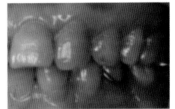

图3-2-17 治疗完成后6个月复查的口内像

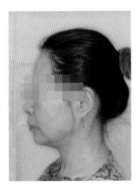
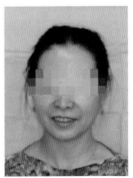
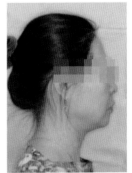

图3-2-18 治疗完成后患者正侧面像

讨论

本病例的主诉牙15是由根裂导致的持续的慢性根尖周炎。在临床上如何判断哪些患牙可能出现根裂呢？首先从病史上考虑，根裂的患牙通常有根管治疗的经历；好发牙位通常为后牙区，前磨牙多于磨牙；患牙常伴有长期慢性炎症，并有窦道；在牙周检查时，有时可探查到深窄牙周袋，与根裂位置一致；影像学表现的特点是常见根尖及根旁的低密度影，与根裂裂纹位置一致。

针对本病例，根裂的诱因有哪些呢？本病例主诉牙15为前磨牙，近远中径小；根管治疗对根管壁的清理和成形，使根管壁更为薄弱；而且患者在10余年时间内，未及时修复双侧缺失磨牙，使前磨牙区咬合负担长期过重，最终导致根裂的发生。

而临床拍摄的CBCT未能发现根裂，可能与裂纹极其微小有关。在临床中，及时发现根裂，才能保证有效的诊疗效果及后续全口治疗方案的确定。发现根裂的措施包括冠部裂纹观察法、折裂线的染色法、光导纤维透照法、根尖片及CBCT等影像学的手段，以及虽有创伤但确诊率最高的外科手术探查的方法。

本病例最初的诊疗目标为寻找证据，对因治疗，控制疾病的发展；强调宣教，平衡全口咬合力，恢复口腔功能。治疗完成后均已达到。因此，笔者认为，全科诊疗并不容易，需要全科医师有将简单问题变复杂的能力：如本病例主诉牙仅为一颗慢性根尖周炎的患牙，但仍需要对全口情况进行全面分析、对因治疗，才能保证治疗的成功率；另外，还需要全科医师具有将复杂问题变简单的能力：锻炼全科诊疗的思维，从临床纷繁复杂的信息中，去伪存真，才能达到令人满意的临床效果。

作者简介和参赛体会见第1章病例2。

第4章

牙周病综合治疗

慢性牙周炎伴牙列缺损综合治疗1例

王红梅

基本信息

患者：武某（图4-1-1，图4-1-2）

年龄：47岁　性别：男　职业：自由职业者

初诊日期：2013.5.17.

主诉：牙齿松动，咀嚼困难1年余，要求修复。

现病史：15年前因外伤致口内数个牙齿拔除，在本院行活动义齿修复，后因余牙陆续松动缺失在外院修复3～4次。现自觉牙齿松动，咀嚼困难，要求拔除口内余留牙齿。未做过牙周治疗，每日刷牙1～2次，每次1～2分钟，横刷为主，不使用牙线。吸烟饮酒史30年，2年前开始控烟，戒酒。控烟后4～5支/日。

既往史：无特殊。

家族史：无特殊。

全身情况：心肌梗死2年余，心脏支架术后2年余口服抗凝血药物，玻利维1片/日，目前病情平稳，口服阿司匹林0.25mg/d，否认高血压、糖尿病，否认肝炎结核，否认药物过敏史。

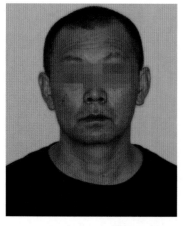

图4-1-1　正面照

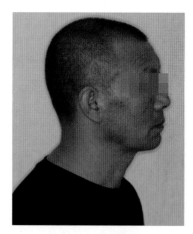

图4-1-2　侧面照

口内照：见图 4-1-3 ～图 4-1-7。

检查

右上 1、2、4，左上 1、2、5、6、7、8 缺失（图 4-1-8）；右下 1、2、7、8，左下 1、2、5 缺失图。

15 松动 Ⅲ°，叩痛（－），16、17、18 松动 Ⅱ°～ Ⅲ° 叩痛（－）AL 4 ～ 5mm，PD 6 ～ 8mm

X 线：15、16、17 牙槽骨吸收至根尖区，根尖区见低密度影（图 4-1-9）。

36、37 松动 Ⅱ°，AL 5 ～ 6mm，PD 6 ～ 8mm。

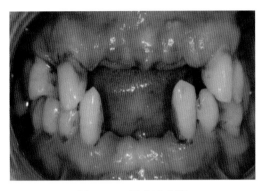

图 4-1-3　正中咬合照

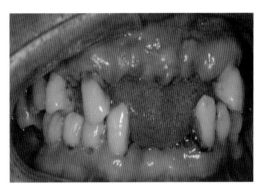

图 4-1-4　右侧咬合照

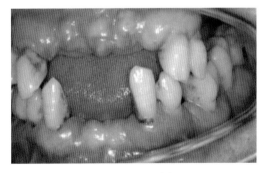

图 4-1-5　左侧咬合照

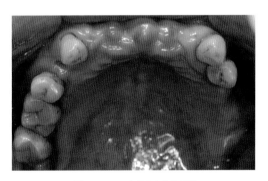

图 4-1-6　上颌咬合面照

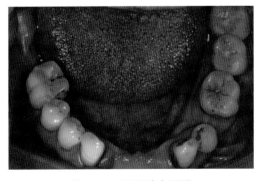

图 4-1-7　下颌咬合面照

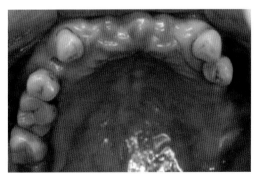

图 4-1-8　上颌咬合面照

X线：36、37牙槽骨吸收至根尖1/3（图4-1-10）。17、18临床牙冠过长，咬合时接近对殆黏膜。

13，23，24，33，34颊侧楔状缺损，探不敏感，叩痛（－）松动Ⅱ°、Ⅲ°

PD 5～8mm，AL 2～5mm。

X线：牙槽骨吸收至根尖区，根尖区略见低密度影像（图4-1-11～图4-1-13）。

38松动Ⅰ° 叩痛（－），龈退缩3mm，PD 3～6 mm（图4-1-14，图4-1-15）。

X线：牙槽骨水平吸收根长1/2，根分歧阴影，根尖区未见明显异常。

46松动Ⅰ°，叩痛（－），AL 3mm，PD 3～6mm（图4-1-16，图4-1-17）。

X线：牙槽骨吸收大于根长1/2，根分歧阴影，根尖周未见明显异常。

43松动Ⅰ°，叩痛（－），PD 2～5mm，临床牙冠过长。

X线：牙槽骨吸收根长1/3，牙周膜增宽，根尖区未见明显异常（图4-1-18，图4-1-19）。

44、45颊侧楔状缺损，探不敏感，不松动、叩痛（－），PD 2～3mm。

X线：骨内根长正常，根尖区未见明显异常（图4-1-18，图4-1-19）。

口腔卫生差，菌斑软垢中量，牙石（＋），BI 2～3，AL2～8mm，咬合关系未见明显异常，双侧颞下颌关节未见明显异常。

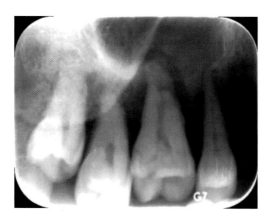

图4-1-9　15，16，17根尖片

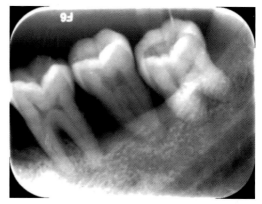

图4-1-10　36，37根尖片

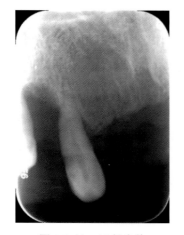

图4-1-11　13根尖片

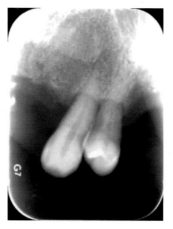

图4-1-12　23，24根尖片

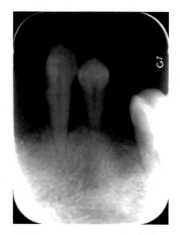

图4-1-13　33，34根尖片

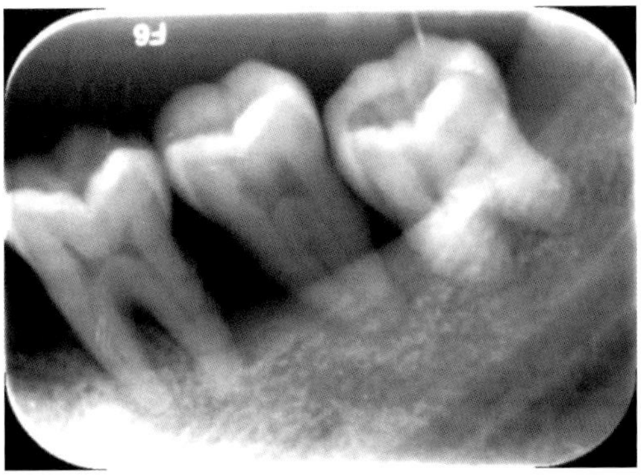

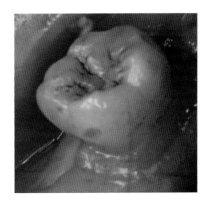

图 4-1-14　38 根尖片

图 4-1-15　38 口内照

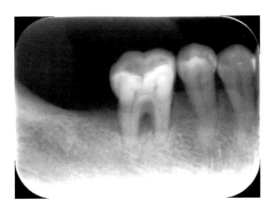

图 4-1-16　46 根尖片

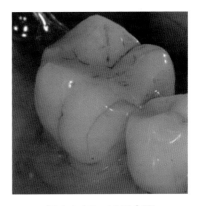

图 4-1-17　46 口内照

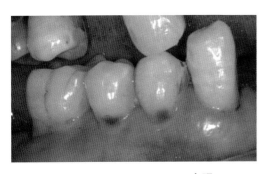

图 4-1-18　43、44、45 口内照

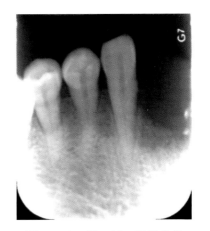

图 4-1-19　43、44、45 根尖片

诊断

慢性牙周炎。

上下颌牙列缺损。

44、45 楔状缺损。

慢性牙周炎的分型和分度：≤ 30% 者为局限型；> 30% 者为广泛型。

慢性牙周炎根据附着丧失和骨吸收的范围及严重程度分型：全口牙中有附着丧失和骨吸收的位点数占总位点数≤30%者为局限型，若＞30%者为广泛型（表4-1-1，此患者诊断为重度、广泛型牙周炎）。

表4-1-1　慢性牙周炎的分型和分度

项目	轻度	中度	重度
牙龈炎症	牙龈有炎症和探诊出血	牙龈有炎症和探诊出血	牙龈炎症明显或发生牙周脓肿
牙周袋深度	PD≤4mm	PD≤6mm	PD＞6mm
附着丧失	1～2mm	3～5mm	≥5mm
X线片	牙槽骨吸收不超过根长的1/3	牙槽骨吸收超过根长的1/3不超过根长的1/2	牙槽骨吸收超过根长的1/2

分析病例，制订治疗计划：

1.教会患者正确的刷牙方法，让患者意识到长期控制菌斑对于慢性牙周炎治疗的重要性，同时消除局部危险因素，劝患者戒烟。

2.为了避免牙槽骨的进一步吸收，消除菌斑微生物的堆积，使邻牙得到彻底治疗，对于有深牙周袋、过于松动的严重患牙要及时拔除。

3.为了消除菌斑、牙石等局部刺激因素，恢复健康的牙龈组织，对口内余留牙进行龈上洁治术及龈下刮治和根面平整术。

4.重度牙周炎伴牙列缺损患者后期常发生继发性咬合创伤，须通过调𬌗消除早接触，修复缺失牙，恢复正常咬合关系。

5.多数慢性牙周炎患者经过治疗后，炎症消退，病情得到控制，但疗效的长期保持却有赖于患者长期有效的菌斑控制，以及定期的复查、监测和必要的重复治疗，否则病情容易复发，因此要让患者意识到定期复查的重要性。

1.OHI（劝戒烟）。

2.外科拔除 $\frac{8\ 7\ 6\ 5\ 3}{}\Big|\frac{3\ 4}{3\ 4\ 6\ 7}$。

3.牙周基础治疗。

4.充填治疗（44、45楔状缺损）。

5.择期修复缺失牙。

方案一：种植义齿修复（拔除38）。

上颌2～4颗种植体，覆盖义齿修复或6～8颗种植体，固定义齿修复，下颌4～6颗种植体，固定义齿修复。

方案二：上颌总义齿修复，下颌活动义齿修复，43根管治疗后考虑磁性附着体修复。

6.定期复查。

处置

1.向患者详细告知病情，告知各种修复方案的优缺点，费用及修复效果，患者选择修复方案二，签知情同意书。

2.制取模型，记录拔牙术前咬合记录及垂直距离（图4-1-20～图4-1-22）。

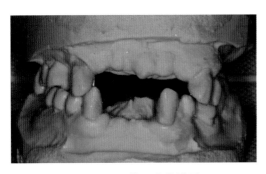

图4-1-20 拔牙术前模型

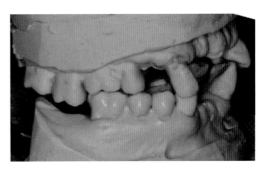

图4-1-21 模型右侧咬合照

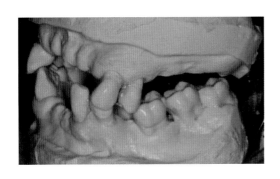

图4-1-22 模型左侧咬合照

3.咨询专科医师，停用抗凝药物1周后，检查凝血功能（图4-1-23），进入拔牙阶段。

2013.5.30 拔除 36、37。

2013.6.7 拔除 16、17、18。

2013.6.21 拔除 33、34。

2013.6.27 拔除 23、24。

2013.7.1 拔除 13、15。

2013.7.10 洁治术。

2013.7.16 牙周刮治。

2013.7.24 44、45楔状缺损充填治疗（图4-1-24，图4-1-25）。

2013.7.30 43修复前RCT治疗（图4-1-26，图4-1-27）

姓　　名：		科　　别：			样本编号：常 81	
性　　别：男		病床号：			采样时间：2013-5-29	
年　　龄：46岁		临床诊断：慢性牙周炎			标本种类：全血	
病历号：1000211710		送检医师：			流水号：130529042	
序号	中文名称	项目简称	结果	单位	参考值	
1	凝血酶原时间	PT	10.7	秒	10~14	
2	凝血酶原活动度	PA	91.3	%	70~130	
3	凝血酶原比值	PTR	0.9		0.85~1.15	
4	凝血酶原INR值	INR	0.9		0.8~1.5	
5	活化凝血活酶时间	APTT	28.0	秒	23~35	

图4-1-23 凝血功能化验单

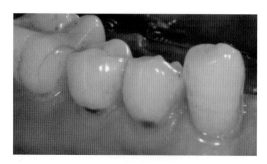

图4-1-24　充填术前

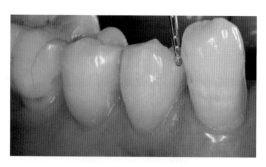

图4-1-25　充填术后

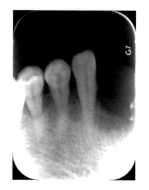

图4-1-26　根管治疗术前根尖片

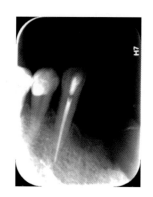

图4-1-27　根管治疗术后根尖片

2013.9 .4　牙周复查（图4-1-28，图4-1-29）。

2013.9 .20　拔牙术后2月余复查，左侧前磨牙区及左侧上颌结节区有明显骨隆突，行骨隆突修整术（图4-1-30，图4-1-31）。

2013.11 .30　修复阶段（图4-1-32 ～图4-1-56）

1.修复前外科的手术时机的选择：拔牙术后2 ～ 3个月，也可以拔牙同期骨修整。

2.手术小结

（1）上颌结节倒凹修整：术前拍曲面断层片或CBCT了解上颌结节与上颌窦的位置关系以防术中可能发生与上颌窦的穿通，慎重考虑手术的可行性。

（2）切口设计：应位于牙槽嵴顶偏唇颊侧处，避免修剪软组织时去除过多的承托区角化黏膜。

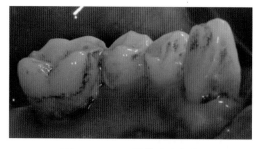

图4-1-28　牙周基础治疗前

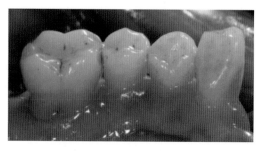

图4-1-29　牙周基础治疗后

（3）翻瓣：应从唇颊侧骨板光滑处开始，尽量少显露骨面，更不能越过移行沟底，以减少术后水肿。

（4）去骨量：应该适度，仅去除过高过突的骨尖骨嵴，在尽量不降低牙槽嵴高度的基础上，保持牙槽嵴的圆弧形外形。

（5）软组织瓣：在处理软组织瓣时，先进行复位，触摸检查骨面是否平整，过多的软组织应当修剪，然后缝合。

（6）复位缝合：不要影响前庭沟的深度。

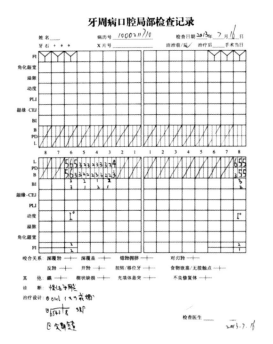

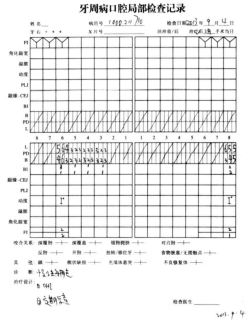

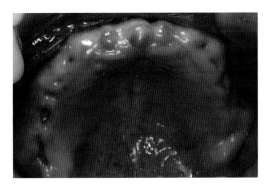

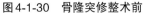

图4-1-30　骨隆突修整术前

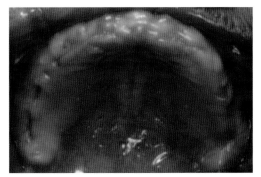

图4-1-31　骨隆突修整术后

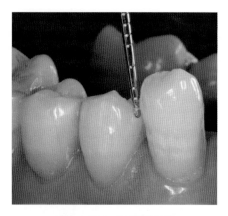

图 4-1-32　43 修复术前

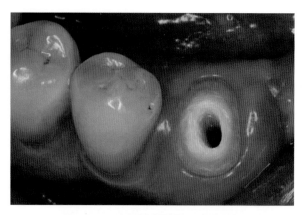

图 4-1-33　43 磁性附着体桩道预备

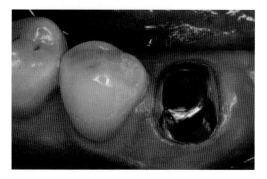

图 4-1-34　43 磁性附着体粘结 1

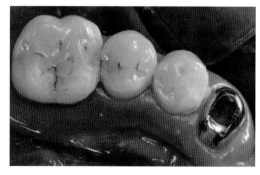

图 4-1-35　43 磁性附着体粘结 2

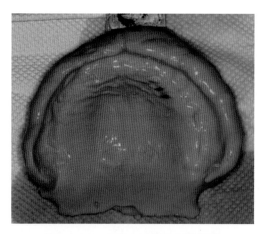

图 4-1-36　上颌个别托盘制取印模

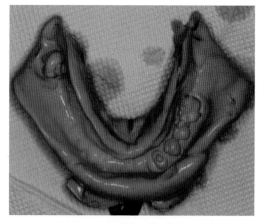

图 4-1-37　下颌个别托盘制取印模

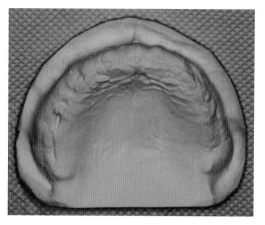

图 4-1-38　上颌终印模

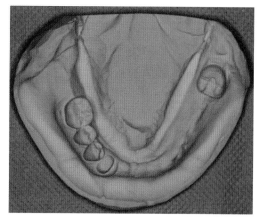

图 4-1-39　下颌终印模

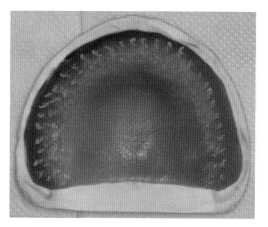

图 4-1-40　上颌树脂基托

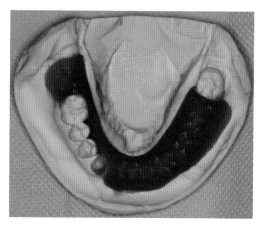

图 4-1-41　下颌树脂基托

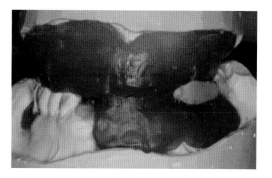

图 4-1-42　颌位关系 1

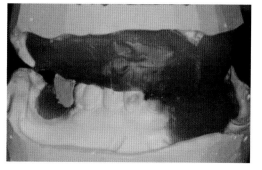

图 4-1-43　颌位关系 2

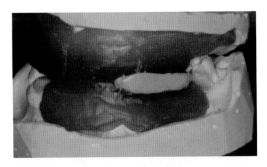

图 4-1-44 颌位关系 3

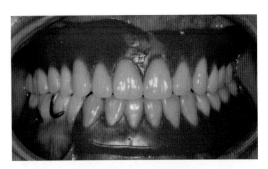

图 4-1-45 上颌试排牙

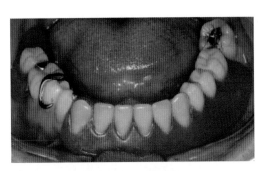

图 4-1-46 下颌试排牙

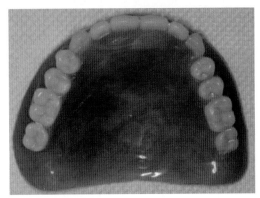

图 4-1-47 上颌义齿

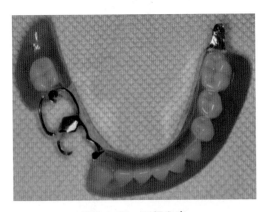

图 4-1-48 下颌义齿

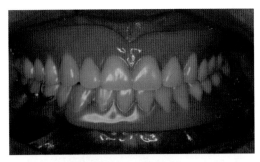

图 4-1-49 戴入义齿 1

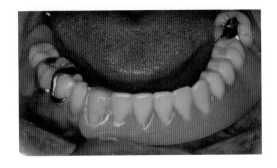

图 4-1-50 戴入义齿 2

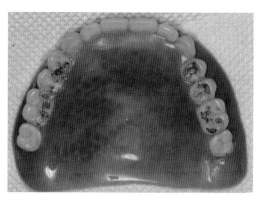

图4-1-51 调𬌗1

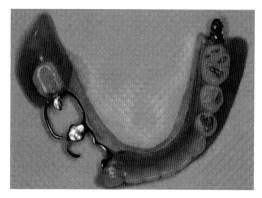

图4-1-52 调𬌗2

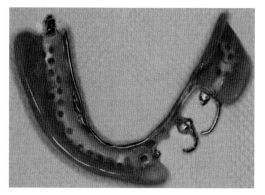

图4-1-53 磁性附着体粘结前

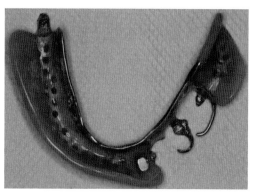

图4-1-54 磁性附着体粘结后

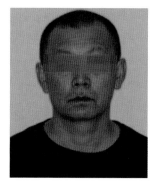

图4-1-55 修复前

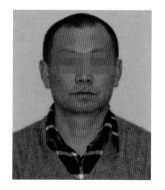

图4-1-56 修复后

作者简介

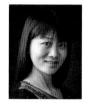

王红梅，女，火箭军特色医学中心口腔科主治医师，毕业于首都医科大学。擅长前牙美学修复CAD/CAM全瓷冠、瓷贴面、超薄瓷贴面等美学修复；各种阻生齿及微创拔牙术；口腔种植及修复；从事口腔临床全科诊疗工作15余年，于2013年在北京大学口腔医院综合科进修，尤其擅长全口牙齿序列设计与系统治疗。

参赛体会

非常高兴参加首届"绚彩梦想秀·口腔好医生"活动，这种参赛模式非常好，可以有效地调动临床医生的工作积极性，促进临床医生更科学、更全面地为患者提供全面、科学、合理的诊疗方案，希望一直保持下去。我的参赛病例相对比较简单，是一例慢性牙周炎伴牙列缺损的综合治疗病例，在全面细致的检查之后进行病例分析，提出序列治疗计划，在其中强调了预防治疗贯彻始终，同时提出多个治疗计划供患者选择，之所以入围得益于全面地收集病例资料和相对比较全面的诊疗方案及后续的综合治疗，从病例接诊开始到治疗全部结束均由我一人单独完成了分阶段的序列治疗，希望在以后的临床工作中充分的发挥一名全科医师的优势，为患者提供科学、合理、全面的诊疗方案，并不断地提高临床技术，为每一位患者提供质量更优的临床服务。

牙周病患者的综合治疗1例

申元源

一般情况：姓名：李某。

年龄：58岁。

职业：财务工作，现已退休。

主诉：上下前牙松动及外突加重3年。

现病史：3年来上下前牙出现松动外突，并逐渐加重影响美观；多颗牙齿敏感不适，数颗后牙缺失，影响咀嚼。

既往史：5年前曾行简单洁治，左下后牙拔除及右下后牙全冠修复。否认颌面部外伤史及手术史。

家族史：患者母亲的牙齿脱落较早。

全身情况：无特殊。

过敏史：未发现。

检查

（一）口内整体情况

口腔卫生条件差，有牙列缺失、牙体缺损、残根及不良修复体（图4-2-1）。

（二）咬合情况

中线偏移，正常的咬合关系丧失（图4-2-2）。

（三）口内详细检查

1. $\frac{}{5\ 6\ 7}$ 缺失。

2. 口腔卫生差，菌斑大量，牙石（＋＋＋），色素（＋＋），牙龈红肿。普遍探查：PD 5～7mm，BI 2～4（图4-2-3）

3. $\frac{2^{\text{La}}\ 1^{\text{La}}\ 1}{2^{\text{La}}\ 1^{\text{La}}\ 1}\bigg|\frac{\ 1^{\text{La}}\ 2^{\text{La}}}{1\ 1^{\text{La}}\ 2^{\text{La}}}$ 楔状缺损＋龋坏，探诊不敏感，龋坏部位探质软，叩（±），牙龈红肿，松动Ⅱ°＋，冷测一过性敏感，X线片：牙槽嵴吸收至根尖1/3处（图4-2-4）。

4. $\frac{5}{}$ 残根，腐质大量。

5. $\frac{8^{\text{MO}}\ }{8}\bigg|\frac{8^{\text{O}}}{8^{\text{O}}}$ 龋坏，18大面积银汞充填体，叩诊（－），松动Ⅱ°。

X线：牙槽嵴吸收达根长的1/2。

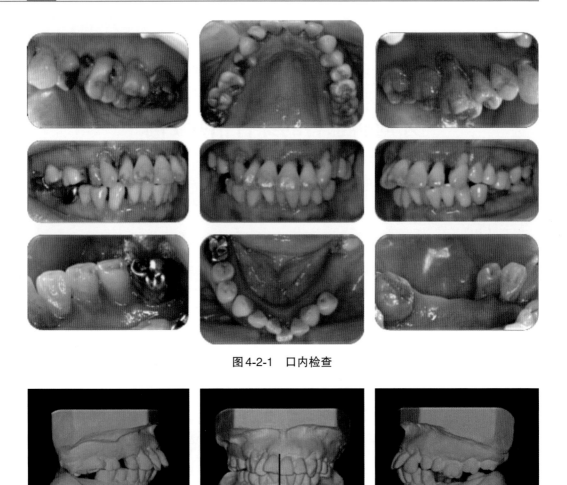

图 4-2-1　口内检查

图 4-2-2　咬合检查

6. $\dfrac{4^{DO}}{4^B}$ 14牙冠变色，大面积银汞充填体，不密合，叩诊（-），不松动；34颊侧龋坏达根管，叩诊（±），松动Ⅱ°，颊侧牙龈退缩4mm，X线：牙槽嵴吸收达根长的1/2，根尖低密度影像。

7. $\dfrac{7^{\ 6^{O,\ P,\ B}}3^{MD}}{3^{La}}\Big|5^B$ 龋坏，叩诊（±），松动Ⅰ°，冷测疼痛持续4～5秒，X线：根尖未见异常。

8. $\dfrac{}{6}$ 金属全冠修复，边缘不密合，叩诊（+），松Ⅰ$^+$，远中牙周探查深度8mm，X线：充填体达髓腔，近中根管影像不清，远中根管低密度影像（图4-2-5）。

9. $\dfrac{}{3^{M,\ D}}$ 龋坏，探质软，叩诊（±），松动Ⅰ°，冷测一过性敏感，X线：龋坏达牙本质深层，根尖未见异常。

10. $\dfrac{6^B7^B}{}$ 楔状缺损，探不敏感，叩诊（±），牙龈红肿，松动Ⅱ$^+$度，26腭侧牙龈退缩7mm，冠伸长；27颊侧牙龈退缩4mm，X线：牙槽嵴吸收达根长的1/3。

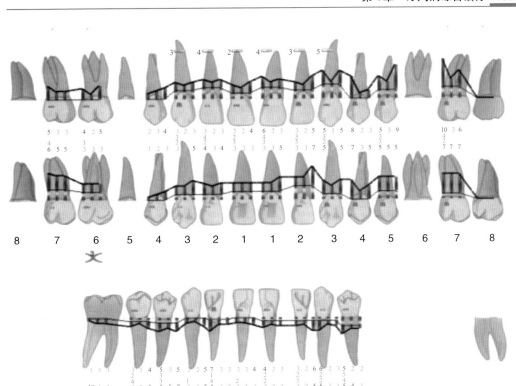

图 4-2-3 全口牙周探查

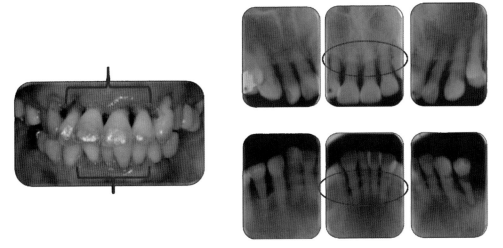

图 4-2-4 前牙区检查及全口根尖片

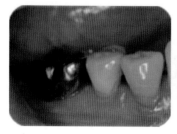 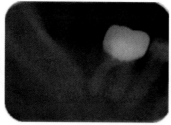 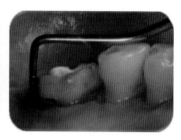

图 4-2-5　下颌右侧第一磨牙检查

诊断

慢性牙周炎

$\dfrac{4}{6|4}$ 慢性根尖周炎　　　$\dfrac{|3^{\text{M, D}}}{\quad}$ 深龋

$\dfrac{7\ 6\ 3|5}{3}$ 慢性牙髓炎　　$\dfrac{2^{\text{La}}1^{\text{La}}|1^{\text{La}}2^{\text{La}}}{2^{\text{La}}1^{\text{La}}|1^{\text{La}}2^{\text{La}}}$ 楔状缺损

$\dfrac{8|8}{\quad}$ 正位智齿　　　$\dfrac{5|}{\quad}$ 残根

$\dfrac{\quad}{8}$ 近中阻生齿

上、下颌牙列缺损

治疗方案

（一）沟通阶段

由于患者十分纠结，与患者充分沟通十分必要。通过沟通了解到患者有如下诉求：

1. 经济情况一般。

2. 对前牙美观有一定要求，希望恢复后牙咀嚼功能。

3. 要求在较短时间内完成治疗，赶在孩子结婚前。

4. 要求牙齿全部拔除，做修复。

（二）给予患者选择的方案

1. 疾病治疗期

方案一（图 4-2-6）

$\dfrac{8\ 5\ 2\ 1|1\ 2\ 6\ 7\ 8}{8\ 2\ 1|1\ 2\ 4\ 5\ 8}$ 外科拔除

$\dfrac{\quad|3}{5\ 4|}$ 充填治疗

$\dfrac{7\ 6\ 4|5}{6\ |3}$ 根管治疗

方案二（图 4-2-7）

$\dfrac{8\ 5\ 3\ 2\ 1|1\ 2\ 3\ 6\ 7\ 8}{8\ 2\ 1|1\ 2\ 4\ 5\ 8}$ 外科拔除

$\dfrac{\quad}{5\ 4|}$ 充填治疗

$\dfrac{7\ 6|5}{6\ |}$ 根管治疗

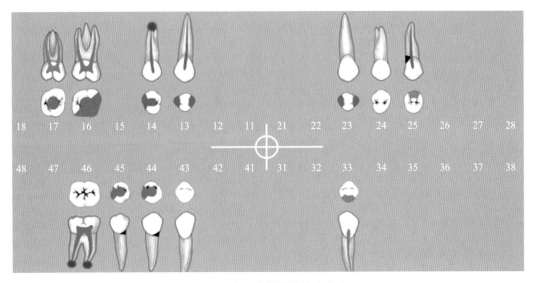

图 4-2-6 为患者提供的治疗方案一

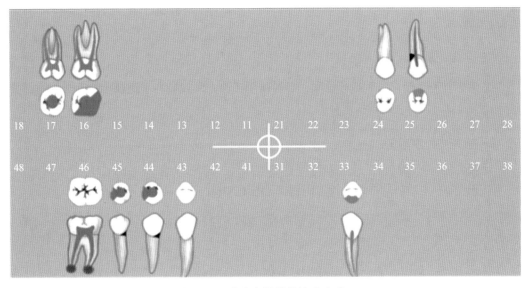

图 4-2-7 为患者提供的治疗方案二

2.功能与美观恢复期

方案一

$\dfrac{7\ 6\ 4\ 3}{6}\bigg|\dfrac{5}{3}$ 全冠修复

$\dfrac{2\ 1}{2\ 1}\bigg|\dfrac{1\ 2}{1\ 2}$ 可摘局部义齿修复

$\dfrac{5}{7}\bigg|\dfrac{6\ 7}{4\ 5\ 6\ 7}$ 种植体修复

方案二

$\dfrac{7\ 6\ 4\ 3}{6}\bigg|\dfrac{5}{3}$ 全冠修复

$\dfrac{5\ 2\ 1}{7\ 2\ 1}\bigg|\dfrac{1\ 2\ 6\ 7}{1\ 2\ 6\ 7}$ 可摘局部义齿修复

（三）最终患者选择的治疗方案（图4-2-8）

1.疾病治疗期

全口牙周基础治疗

$\dfrac{8-4\ 2\ |\ 2\ 6\ 7\ 8}{2\ |\ 2\ 4\ 8}$ 外科拔除

$\dfrac{3\ |\ 3\ 5}{3\ |}$ 根管治疗

$\dfrac{\quad}{6\ |}$ 拆冠后＋根管治疗

2.功能与美观恢复期

$\dfrac{3\ |\ 3}{\quad}$ 磁性附着体修复

$\dfrac{\quad |\ 5}{\quad}$ 覆盖修复

$\dfrac{\quad}{6\ |\ 3}$ 烤瓷全冠修复

可摘局部义齿设计修复缺失牙列（图4-2-9）

3.治疗维护期　教会患者正确的口腔卫生维护方法，并且定期复查。

治疗过程

（一）拔牙阶段

考虑患者美观性，先做后牙拔除，后做前牙拔除。常规局麻下拔牙，搔刮牙槽窝，冲洗，牙槽骨复位，缝合，嘱注意事项。

（二）牙周基础治疗

对患者进行牙周洁治、牙周刮治等基础治疗，2%双氧水含漱1分钟，记录牙周大表，超声龈上洁治＋手动刮治，并进行定期复查（图4-2-10）。

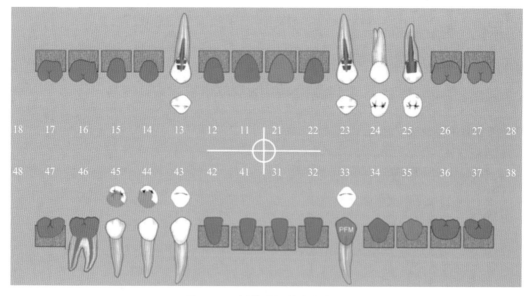

图4-2-8　最终选择的治疗方案

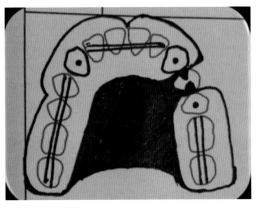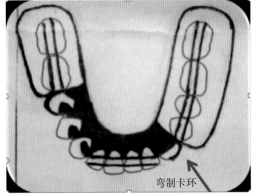

弯制卡环

图4-2-9　可摘局部义齿设计图

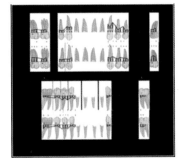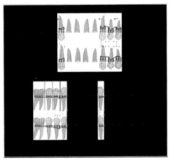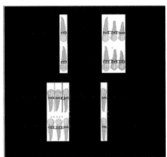

初诊　　　　　　　　　3个月复查　　　　　　　　6个月复查
牙周序列治疗　　　　　　二次刮治　　　　　　　　卫生宣教

图4-2-10　定期牙周复查

（三）根管治疗

$\frac{3|3\ 5}{\ \ 3\ \ }$局部麻醉下去腐开髓，上橡皮障后，揭髓室顶，开髓探查根管，拔髓，C锉畅通根管，1%次氯酸钠冲洗，吸干后，测量工作长度并记录，确定初锉为15#，G钻扩大上半部，1%次氯酸钠冲洗，核对工作长度，Protaper根管预备至06锥度30#。1%次氯酸钠与生理盐水交替超声荡洗，纸尖吸干，试主尖，大锥度牙胶尖＋AHPlus糊剂＋热牙胶根充。暂封后拍X线片显示根充恰填。上橡皮障，去除暂封，磷酸酸蚀，涂布粘接剂，吹均匀，光照20秒，流动树脂＋3MS树脂充填，调整咬合，抛光。嘱患者注意事项（图4-2-11，图4-2-12）。

$\frac{\ \ \ \ }{6}$拆除金属冠后，发现隐裂纹达根管内，考虑远期效果不确定，选择拔除（图4-2-13）。

（四）牙列修复

$\frac{3|3\ 5}{\ \ 3\ \ }$磁性附着体＋根帽覆盖＋全冠修复（图4-2-14）。

$\frac{3|3\ 5}{\ \ \ \ }$截牙冠，磁性附着体外形预备，桩核牙体预备，排龈，聚醚取印模。

全冠牙体预备，舌侧预留贯通舌隆突支托窝，排龈，取印模，做临时冠，暂粘。

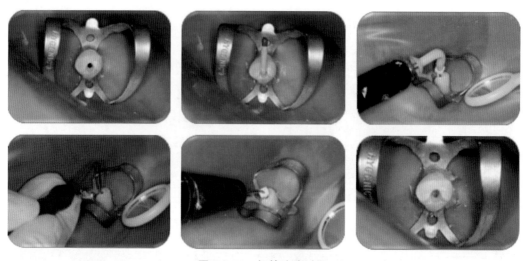

图 4-2-11　根管治疗过程

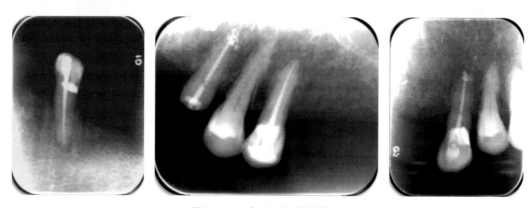

图 4-2-12　根充后 X 线片检查

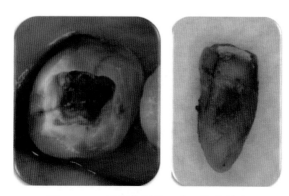

图 4-2-13　下颌右侧第一磨牙见隐裂纹

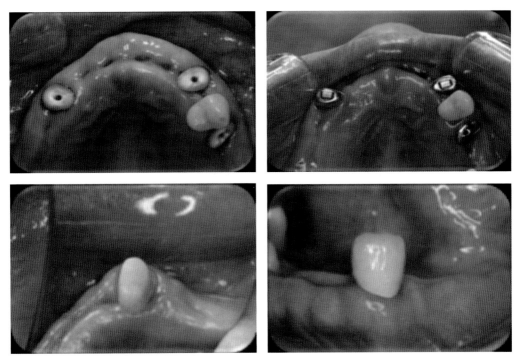

图4-2-14　修复效果

（五）上下颌可摘局部义齿修复

制作个别托盘和暂基托，制取颌位关系。试排牙，试戴时缓冲就位，义齿稳定，固位良好，患者对牙齿颜色及形态表示满意（图4-2-15）。

戴上、下局部可摘义齿，缓冲就位，义齿稳固，固位相互，卡环、支托及基托贴合，咬合略高，调𬌗抛光。教患者摘戴，嘱注意事项，约复查（图4-2-16）。

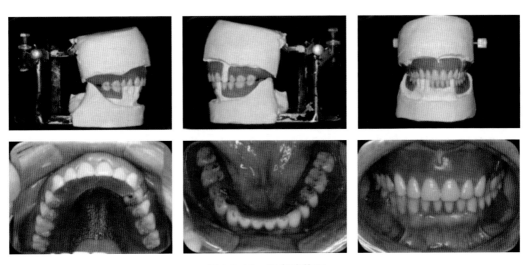

图4-2-15　患者试戴牙

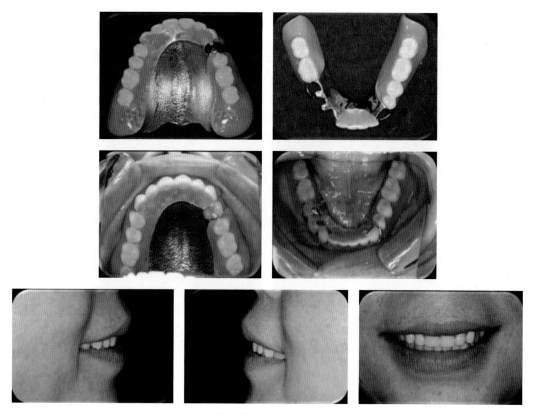

图4-2-16 患者戴牙后口内情况及面型改变

治疗维护

患者医从性较好，能掌握良好的口腔维护方法，定期复查，PD 2～3mm，BI 1～2（图4-2-17），修复体复查：固位情况良好，咬合稳定，未出现压痛、松动等不适情况（图4-2-18）。

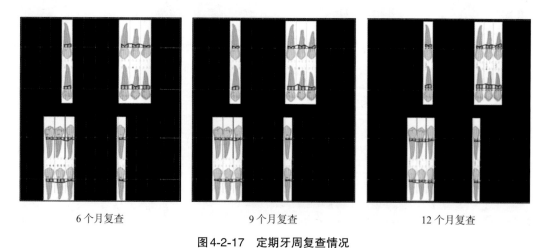

6个月复查　　　　　　　　9个月复查　　　　　　　　12个月复查

图4-2-17 定期牙周复查情况

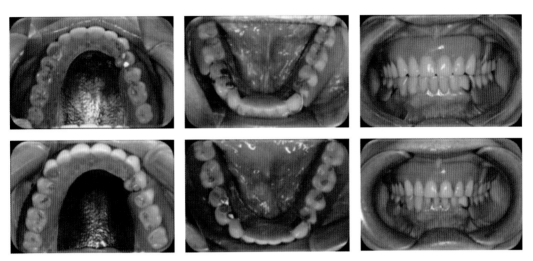

图 4-2-18　口内修复体 6 个月和 12 个月复查情况

心得体会

在日常工作中通常会遇到一些自身口腔问题较多，但又很纠结犹豫的患者。在这样的情况下，对于患者的口腔全面检查是极其重要的。在全面检查的基础上，一定要给予患者多种方案的选择，充分考虑患者的诉求。有可能医生看来最优的方案，从患者自身的角度考虑，会因为各种原因而并不能获得患者的认同。这就需要与患者充分沟通，让其主动参与进来，在多种方案中，综合选择，最后制订适合的治疗方案及实施计划。只有这样，后续的治疗过程才会能稳定推进，最终达到医生患者双满意的效果。

作者简介

申元源，女，副主任医师，中共党员，北京市丰台区蒲黄榆社区卫生服务中心口腔科主任。北京口腔医学会社区分委会青年委员，丰台区口腔质控委员会成员。

2010年毕业于南方医科大学口腔临床专业，硕士研究生。十余年来，始终坚持因病施治，严格落实规范诊疗。2016年，参加第三届全国口腔综合病例大赛，是唯一一位进入全国20强总决赛来自社区医院的口腔医生，并且获得总决赛三等奖。

在自身学习成长的过程中，立足社区的功能定位及百姓需求，也更加关注社区口腔卫生健康的发展。在实际工作中将口腔预防与治疗整合，推广"全生命周期口腔健康维护"理念，通过为准妈妈开设口腔健康维护课堂，建立儿童社区口腔健康档案，以及带动科室同仁为患者提供"口腔全科"治疗方案等措施，将"医疗是为健康服务"的理念深入到社区口腔诊疗的各个环节，用实际行动践行着，作为百姓身边"口腔健康守护人"的职责。

参赛体会

自2014年首届"绚彩梦想秀·口腔好医生"口腔跨学科病例大赛成功举办以来，此大赛就成为吸引全国口腔医生交流、学习的一个重要平台。通过参赛前病例收集、整理、展示，使我能更加全面审视自己的专业能力。在参赛的过程中，能看到更多同仁的案例分享、讲解，能聆听到口腔顶级专家的现场指导。这既是口腔医师自我展示的平台，更是口腔医师从设计理念到专业技术全面获得提高的平台。

通过准备自己参加比赛的病例，我深刻体会到，作为一名来自基层口腔医师，不仅需要建立严谨的口腔全科诊疗思维，为患者提供全面检查，进而提供全面的治疗方案；更需要掌握扎实的基础治疗技术，为患者提供与治疗方案相匹配的治疗计划，保障最终的治疗效果。同时也感受到，医师在与患者的交流中需要更加关注患者的心理感受，要将患者从被动的治疗接受者，引导为治疗的参与者，结合患者自身的生活方式、工作情况、美学需求等各个方面，与患者一起商讨确定治疗方案，在治疗的全过程中注重沟通，在治疗结束后注重随访。

口腔医学是预防与治疗并重的医学，口腔医师可以成为患者一生的好朋友。

口腔跨学科治疗中的规范化牙周治疗程序

——一例重度慢性牙周炎患者的治疗之路

黄　振

病例摘要

1.病例资料

（1）一般情况：患者费女士，41岁，因多颗后牙松动缺失伴刷牙出血2年余，于2011年6月就诊于北京大学口腔医院牙周科。就诊5年前曾因双侧上后牙缺失于外院行烤瓷固定桥修复，就诊前2年来陆续出现后牙松动、咀嚼无力、前牙移位出现间隙。刷牙出血伴牙龈反复肿痛，出血中等量，漱口可止。否认夜磨牙、张口呼吸等不良习惯，每天刷牙2次，每次1分钟，横刷法。未使用牙线、牙间隙刷等口腔清洁工具，不吸烟。否认牙周系统治疗史，要求制订治疗计划并最终完善修复。患者父母年轻时有牙齿松动或失牙情况。

（2）临床检查：口腔卫生状况较差，大量菌斑、软垢，牙石＋＋～＋＋＋，可探及大量龈下牙石；牙龈普遍暗红色，龈缘圆钝，质地松软；全口牙邻面PD普遍6～9 mm，BI4，双侧上后牙伴探诊溢脓，可及附着丧失；全口牙龈退缩3～5 mm；16、15、25、26、42缺失；18、47 Ⅲ°松动；14—17固定桥，边缘不密合，松动Ⅲ°；23、24—27固定桥，边缘不密合，27松动Ⅱ°；12、11、21、22、31、32、36、41、45、46松动Ⅰ°，46 FI3度，电活力测试58，对照牙电活力测试56。全口根尖片见图4-3-1，牙周检查见图4-3-2。全口牙列不齐，上下前牙散在间隙，12、11间隙2 mm，43、41间隙3mm。前牙Ⅱ°深覆𬌗，Ⅰ°深覆盖，上颌中线左偏2 mm，上下颌骨位置正常，面部对称。关节检查未见明显异常。

（3）诊断：慢性牙周炎（重度）；错𬌗畸形；上下牙列缺损。

2.病例分析
本病例是一个典型的重度慢性牙周炎病例，患者曾于外院行固定修复，由于未经系统的牙周治疗，导致修复失败。患者初诊时牙周病变范围广、牙槽骨吸收严重、有多颗松动牙，且伴有咬合问题，与患者沟通后得知，患者期望值较高，要求彻底治疗牙周疾病，改善前牙间隙问题，采用种植方式修复缺失牙。面对这种较复杂和棘手的病例，应按照牙周病系统治疗的基本思路和步骤，即牙周基础治疗、手术治疗、正畸和修复治疗、维护治疗4个阶段，将每个阶段都做到尽可能完善，才能最大程度地达到最终的治疗目的，满足患者对健康、功能与美观的需求。

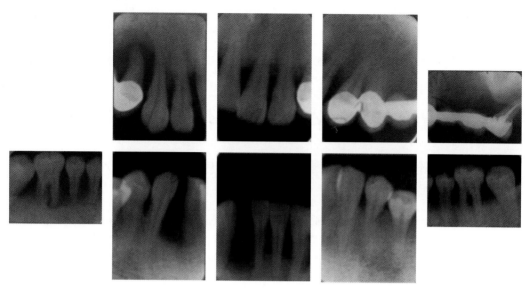

图4-3-1 2011年6月初诊时全口根尖片

北京大学口腔医学院牙周检查记录

姓名：费　　　　　　　　　　　　　　　　　　　记录时间：2011-06-11

上颌（Maxilla）

项目	8	7	6	5	4	3	2	1	1	2	3	4	5	6	7	8
FI																
角化龈宽																
溢脓	1	1			1	1	1	1								
动度	3	3			3	1	1	1	1	1	1				2	
PLI																
龈缘-CEJ																
BI	4/4	4/4			4/4	4/4	4/4	4/4	4/4	4/4	4/4	4/4			4/4	
PD(B)	7 7 9	8 6 6			8 8 10	7 3 8	7 8 8	8 4 5	7 3 9	9 3 9	9 4 8	7 4 5			5 7 7	
PD(L)	8 8 10	10 10 10			10 10 10	7 8 7	8 7 7	8 7 6	8 4 8	7 5 8	8 6 8	5 4 5			7 10 9	
状态（上）	拔	拔	缺	缺	拔								缺	缺		缺
状态（下）	缺	拔					缺									缺

下颌（Mandible）

项目	8	7	6	5	4	3	2	1	1	2	3	4	5	6	7	8
PD(L)		8 10 9	7 7 7	7 7 7	6 5 5	6 4 5		5 5 7	7 5 7	7 6 7	7 4 5	7 4 5	5 4 7	5 7 8	7 5 6	
PD(B)		7 9 8	5 5 7	7 7 7	7 4 7	7 4 4		5 4 5	5 6 8	8 8 8	8 4 7	7 4 4³	4 3 7	7 4 8	7 4 5	
BI		4/4	4/4	4/4	4/4			4/4	4/4	4/4	4/4	4/4	4/4	4/4	4/4	
龈缘-CEJ																
PLI																
动度		3	1	1				1	1	1				1		
溢脓																
角化龈宽																
FI		3/3												3/3		

图4-3-2 2011年6月，初诊洁治后1周，龈下刮治前，牙周系统检查记录

3.治疗计划 ①口腔卫生指导；②18、17、14及47拔除；23、24—27拆除固定桥后拔除27；23、24酌情RCT，临时冠修复；上后牙过渡义齿修复；③洁治、刮治及根面平整后6～8周再评价，酌情行牙周手术；④炎症控制良好后行正畸治疗，关闭前牙间隙，维持后牙修复空间；⑤种植修复缺失牙；⑥牙周维护治疗。

4.治疗过程

（1）基础治疗阶段：2011年6至12月，于局部麻醉下行彻底龈下刮治及根面平整。拔除18、17、14、47（图4-3-2，图4-3-3）。

（2）牙周手术阶段：2012年2至3月，行13、12、11翻瓣骨成形术，21、22、23引导性组织再生术＋牙周植骨术（图4-3-4～图4-3-7），35、36、37、44、45、46翻瓣骨成形术。牙周手术后3个月复查（图4-3-8，图4-3-9），见21、23近中植骨区有高密度影形成。拆除23、24—27固定桥，拔除27，临时冠修复。

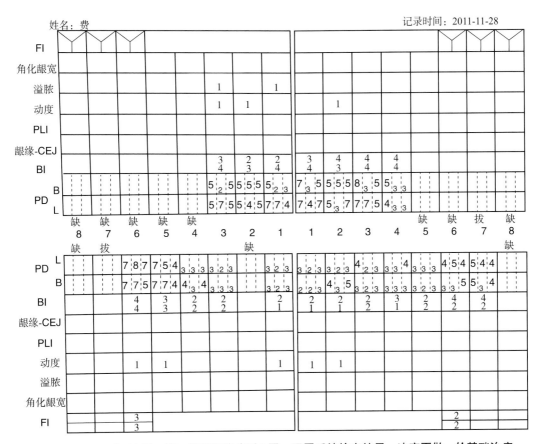

图4-3-3 2011年11月，第一轮基础治疗后8周，牙周系统检查结果，决定再做一轮基础治疗

北京大学口腔医学院牙周检查记录

姓名：费兰凤　　　　　　　　　　　　　　　　　记录时间：2012-02-03

	18	17	16	15	14	13	12	11	21	22	23	24	25	26	27	28
FI	∨	∨	∨											∨	∨	∨
角化龈宽																
溢脓																
动度						1			1							
PLI																
龈缘-CEJ																
BI						4/4	4/4	4/4	2/4	4/4	4/4	3/4				
PD　B			3 2 3	3		7 6 5	2		3 2 3	5 5 6 8	3 3 3	3 3 3				
PD　L			5 7 5	5 3		5 6 7	4		7 6 6	3 3 6 6 6	3 3 3	3 3 3				

	缺8	拔7	缺6	5	4	3	2	缺1	1	2	3	4	缺5	缺6	缺7	缺8
PD　L		6 7 7 5 5	3 3 3	3 3 3	3 3 3				2 2 3	2 3 3	3 3 3	3 3 3		5 3 3 3		
PD　B		5 5 5 6 5	3 3 2	3 3 3	3 2 2				2 2 3	2 3 3	3 3 3	3 3 3		7 5 3 3		
BI		4/4	4/4	3/2	3/2				2/2	2/2	2/3	3/2		4/3	4/3	
龈缘-CEJ																
PLI																
动度		1	1			1										
溢脓																
角化龈宽																
FI		3/3												2		

图4-3-4　2012年2月，两轮基础治疗后，牙周系统检查情况，准备进入牙周手术阶段，拟行13、12、11翻瓣骨成形术，21、22、23引导性组织再生术＋牙周植骨术，35、36、37、44、45、46翻瓣骨成形术

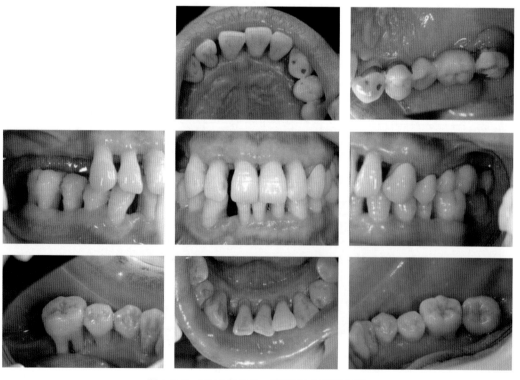

图4-3-5　2012年2月，牙周手术前口内照

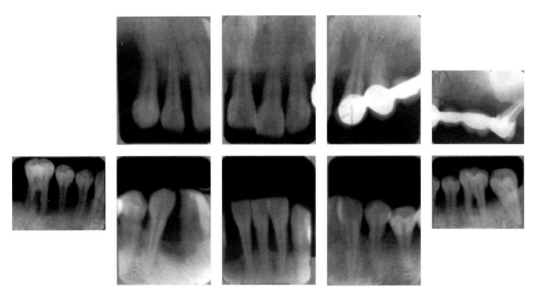

图4-3-6　2012年2月，牙周手术前全口根尖X线片情况，可见21、23近中牙槽骨角型吸收

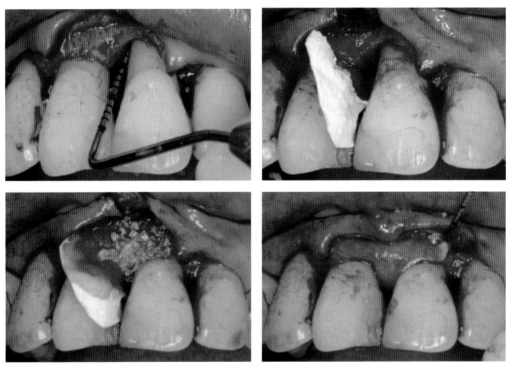

图4-3-7　2012年2月，牙周手术情况

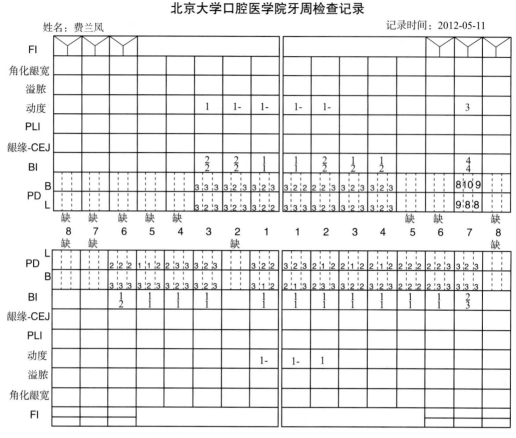

图4-3-8　2012年5月，牙周手术后3个月，牙周系统检查情况

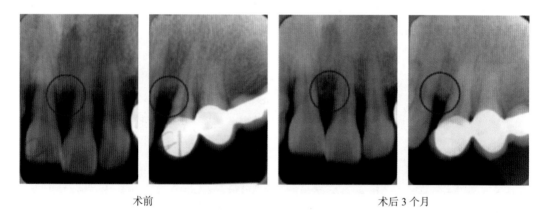

术前　　　　　　　　　　　　　　　　术后3个月

图4-3-9　2012年5月，牙周手术后3个月，X线片显示21、23近中植骨区有高密度影形成

（3）正畸阶段：2012年7月至2013年11月，开始正畸加力（图4-3-10～图4-3-13），期间每3个月进行一次牙周维护。

（4）种植阶段：2013年11月，牙周复查显示牙周状况稳定，开始行16、15、14、25、26种植术，植入4.3 mm×10.0 mm植体5枚（Nobel Replace，瑞典），15、14同期GBR植骨（图4-3-14～图4-3-21）。2014年2月，取模，以种植体为支抗进一步正畸（图4-3-22，图4-3-23）。2014年11月，拆除固定矫治器，制作保持器，牙周复查情况稳定（图4-3-24，图4-3-25）。

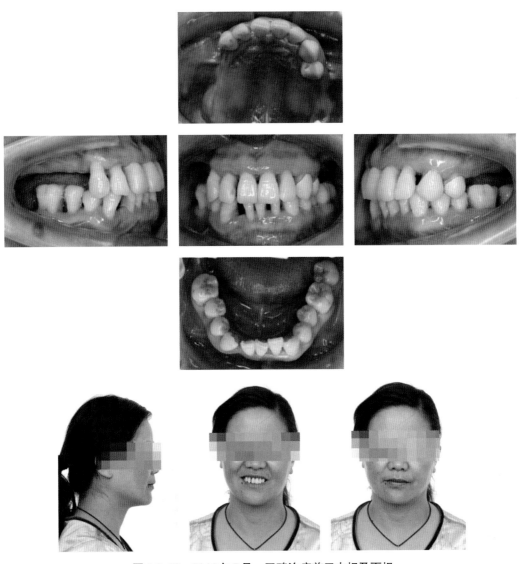

图4-3-10 2012年5月，正畸治疗前口内相及面相

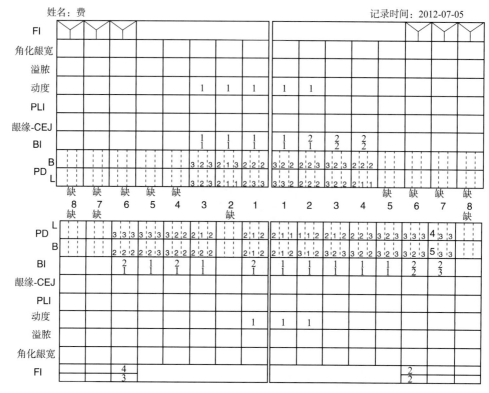

图4-3-11　2012年7月，准备正畸之前，牙周系统检查情况

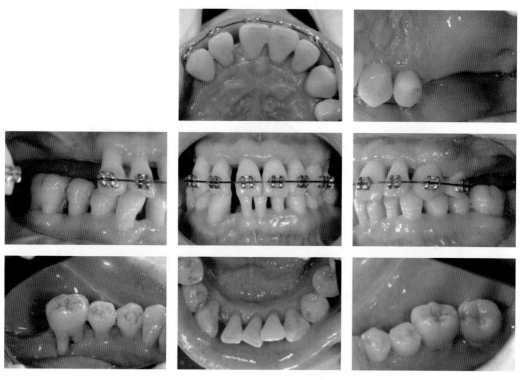

图4-3-12　2013年3月，上颌牙齿正畸加力过程中

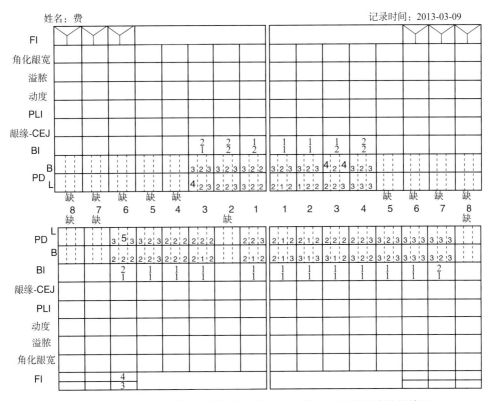

图4-3-13　2013年3月，上颌牙齿正畸加力过程中，牙周系统检查情况

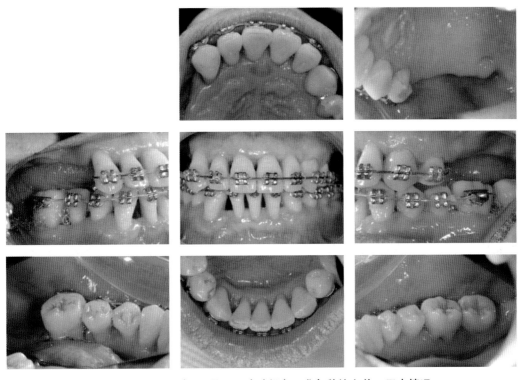

图4-3-14　2013年11月，正畸过程中，准备种植之前，口内情况

姓名：费　　　　　　　　　　　　　　　　　记录时间：2013-11-05

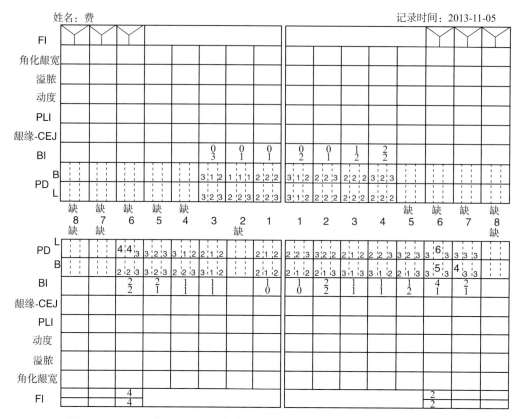

图4-3-15　2013年11月，正畸过程中，准备种植之前，牙周系统检查情况

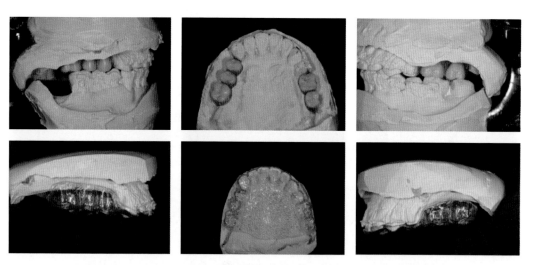

图4-3-16　2013年11月，种植前取研究模型，试排牙，制作简易导板

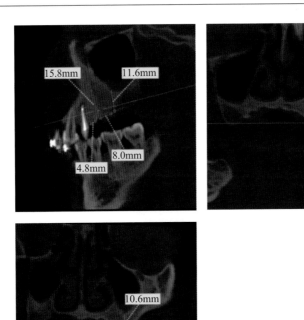

图4-3-17　2013年11月，25、26种植前CBCT检查情况

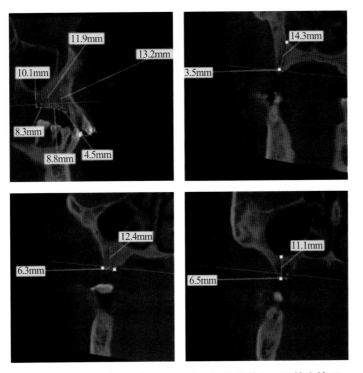

图4-3-18　2013年11月，16、15、14种植前CBCT检查情况

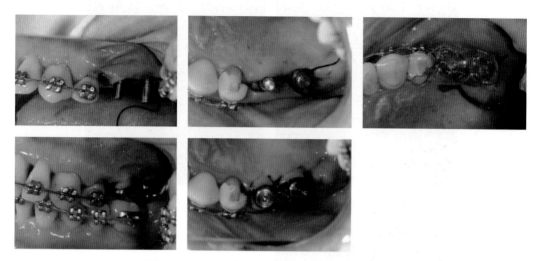

图4-3-19　2013年11月，25、26种植术中情况

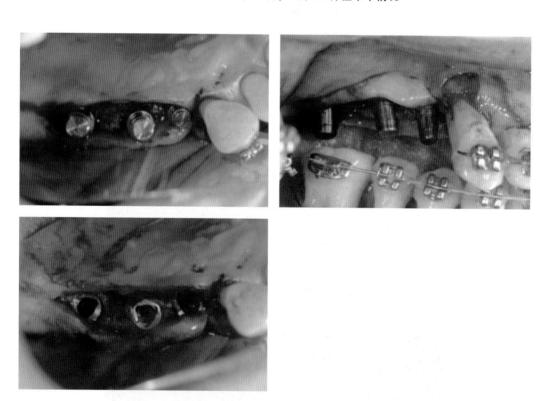

图4-3-20　2013年11月，16、15、14种植术中情况

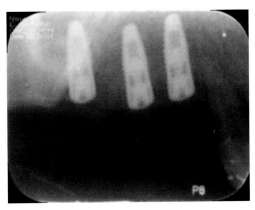
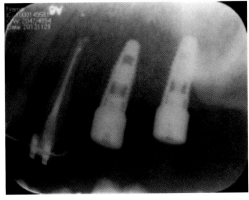

图4-3-21 2013年11月，种植术后即刻X线片

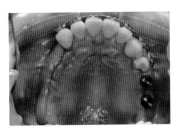
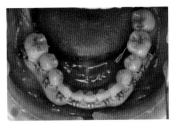

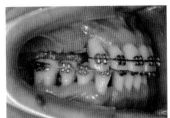
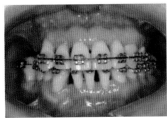
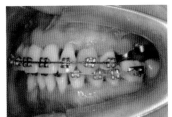

图4-3-22 2014年2月，正畸过程中，准备以种植体为支抗进一步正畸

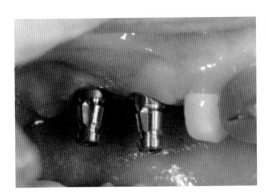
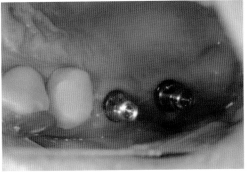

图4-3-23 2014年2月，取模制作临时冠，作为支抗继续正畸

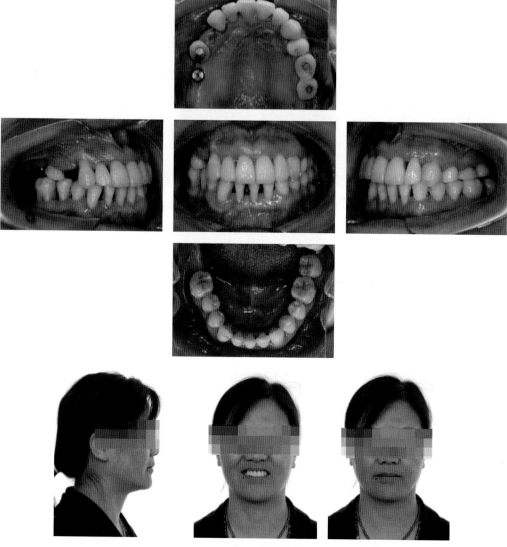

图4-3-24　2014年11月，正畸结束后口内相及面相

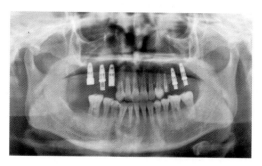

图4-3-25　2014年11月，正畸结束拆除矫
治器即刻曲面断层片，牙周状况稳定

（5）修复阶段：2014年12月，16、15、14、25、26制作氧化锆全瓷冠（图4-3-26）。2015年1月，戴牙完成（图4-3-27，图4-3-28）。2015年4月，23、24完善根管治疗后，氧化锆全瓷冠修复。

（6）维护治疗阶段：戴牙完成后每半年规律复查及牙周维护治疗（图4-3-29～图4-3-34）。

5.治疗效果　末次复查结果显示患者口腔卫生状况良好，牙周状况稳定，解决了前牙间隙问题，恢复了后牙的咀嚼功能，患者对疗效满意。

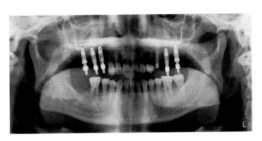

图4-3-26　2014年12月，戴入转移杆，确认就位，取开窗式印模，永久修复

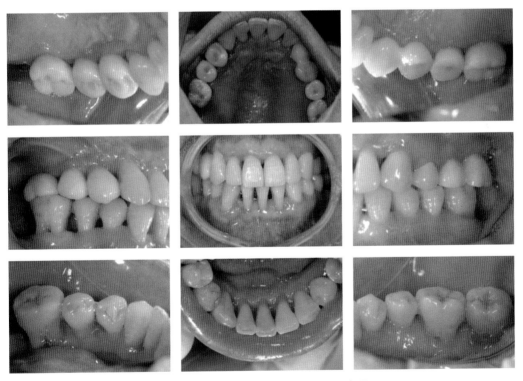

图4-3-27　2015年1月，戴牙即刻口内照

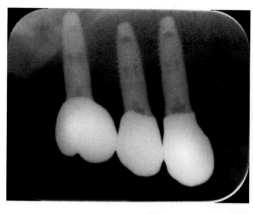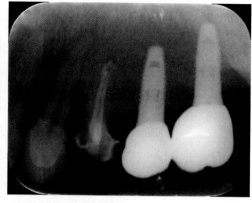

图4-3-28　2015年1月，戴牙即刻X线片

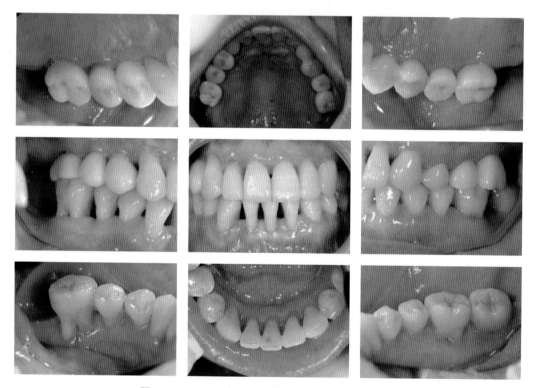

图4-3-29　2015年7月，戴牙后6个月复查口内照

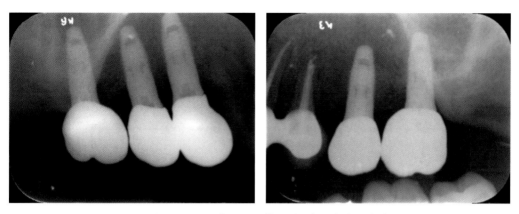

图4-3-30 2015年7月，戴牙后6个月复查X线片

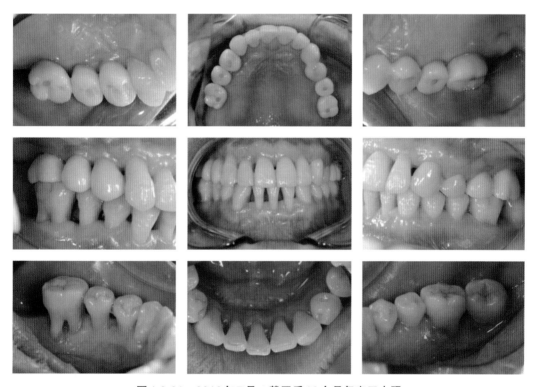

图4-3-31 2016年7月，戴牙后18个月复查口内照

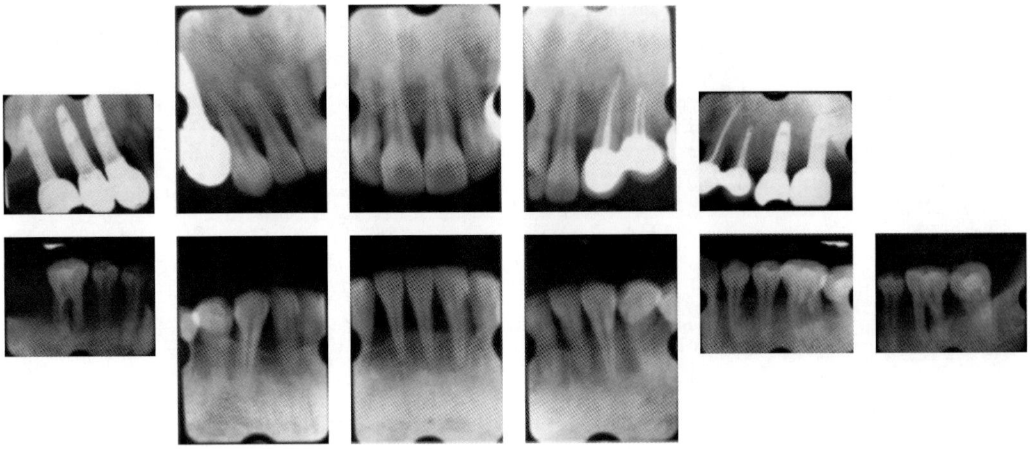

图4-3-32 戴牙后18个月全口根尖片情况

北京大学口腔医学院牙周检查记录

姓名：费　　　　记录时间：2016-04-22

	8	7	6	5	4	3	2	1	1	2	3	4	5	6	7	8
FI																
角化龈宽																
溢脓																
动度																
PLI																
龈缘-CEJ																
BI			0/1	0/1	0/1	0/2	0/2	0/2	0/2	2/2	0/2	0/2	2/2	0/2		
PD B			2 2 1	2 2 3	3 1 3	3 1 2	3 2 2	2 1 2	3 2 3	3 1 3	3 2 3	3 2 2	3 1 2	2 1 3		
PD L			2 2 2	2 3 3	2 2 3	3 3 3	3 2 3	3 2 3	3 2 3	2 2 2	3 2 3	3 2 2	3 3 3	2 2 2		
	缺	缺	缺	缺	缺								缺	缺	缺	缺
	8	7	6	5	4	3	2	1	1	2	3	4	5	6	7	8
	缺	缺					缺									缺
PD L			3 3 3	3 2 3	3 2 2	2 2 2		3 2 3	3 2 3	3 2 3	3 2 3	3 3 3	3 2 3	3 5 3	3 3 3	
PD B			3 3 2	2 2 2	2 1 2	2 2 3		3 3 3	3 2 3	3 3 3	3 3 3	3 2 3	3 3 3	3 2 3	3 2 3	
BI			2/2	1/1	2/0	1/0		1/1	2/0	2/0	1/0	1/0	1/0	3/0	3/0	
龈缘-CEJ																
PLI																
动度			1					1	1	1						
溢脓																
角化龈宽																
FI			4/4											4/4		

图4-3-33 戴牙后18个月牙周系统检查情况

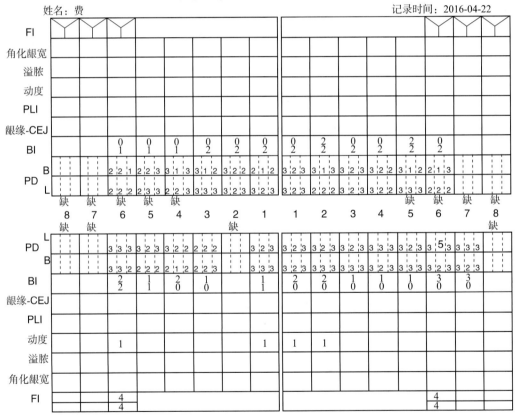

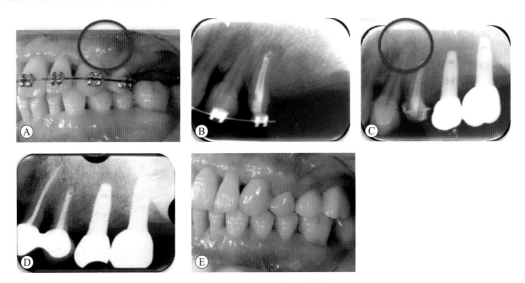

图4-3-34　牙体治疗及随访情况

　　A.2013年4月，正畸过程中发现24根方出现脓肿，测24牙髓电活力无反应，行24根管治疗；B.24根管治疗后X线片；C.2015年1月，X线片显示23根尖周低密度影，行23根管治疗；D、E.2016年4月，23、24根管治疗后复查情况，X线片显示根尖周低密度影消失，临床照片显示牙龈无异常

病例回顾分析

　　在本病例中，患者初诊时牙周状况较严重，经过系统、规范的牙周基础治疗，牙周炎症状况得到有效控制。经过正畸、种植及修复等口腔多学科的进一步联合治疗，最终取得较为满意的效果，达到了口腔多学科联合治疗的目的，从本病例中我来为大家梳理一下牙周治疗的思路和正畸、种植时机的把握。

　　就本病例而言，患者牙周状况差，又有很多牙齿位置不理想，医生会设计全口种植的治疗方案，但40余岁的患者接受得了拔除所有牙齿的事实吗？大量的回顾分析表明，在一定条件下这些预后存疑的患牙中有相当一部分可以长期保留。研究表明，45%预后存疑的患牙可存留10年以上。侵袭性牙周炎患者在5年的维护治疗中，88%预后较差的患牙得以保留。这些研究结果的首要前提都是患者能进行良好的菌斑控制，并且经过了规范的牙周系统治疗。我们对患者进行了细致的牙周检查之后，首先做出危险因素评估。不利因素：牙周破坏严重；牙齿松动移位；龈下牙石多；探诊出血溢脓；上颌磨牙区不良修复体；下颌第一磨牙根分叉区受累；下颌第二磨牙牙根呈锥形。相对有利因素：患者尚年轻；全身尚健康；依从性尚可；经济状况良好；无吸烟等不良嗜好。从而做出初步的预后判断：整体预后尚可；18、17—14及47周围牙槽骨吸收殆尽，松动度大，无保留希望；23、24—27需拆除修复体后决定是否留存；12、11、21、22、31、32、36、41、45、46预后存疑。与患者沟通治疗计划后开始漫漫的治疗之路，基础治疗阶段，反复强化OHI，经历一轮SRP之后，6～8周复查，情况不满意，再经历一轮OHI和SRP，6～8周复查，患者口腔卫生达到一个崭新的高度，开始进入牙周手术阶段，进一步消除牙周袋。术后3个月复查结果显示，患者的牙周状况得到明显改善，为后续的正畸和种植修复创造了有利条件。研究显示，只要经过彻底的牙周治疗，高度降低但是健康的牙周组织在正畸治疗过程中并不会发生进一步的附着丧失。本病例经过规范的牙周基础治疗，并进行了磨牙区的翻瓣骨成形术，在有牙周再生性手术条件的上前牙区进行了牙周植骨术＋引导组织再生术。探诊深度普遍降至2～3mm。正畸过程中分上下颌逐步加力，对于双侧下第一磨牙过长的问题，由于有较为严重的根分叉病变，加之舌侧骨板较薄，牙龈退缩较重，软硬组织支持均不理想，故没有采用正畸压低的做法，而建议患者调𬌗，必要时根管治疗后大量调磨，冠修复。正畸期间每3个月定期牙周复查，最终纠正了中线，改善了患者的前牙间隙和咬合关系，获得了较好的效果。正畸治疗后复查牙周状况稳定，曲面体层片示牙槽骨高度稳定。健康的牙周组织是种植成功的保证，牙周炎并非种植的禁忌证，只要经过治疗进入静止性的修复期，口腔环境改善之后即可进行行种植体植入。接受种植的患者必须达到全口菌斑指数＜20%，全口出血指数＜25%，全口探诊深度＞4 mm位点应该至少控制在8个以下。要达到这个目标固然很难，但我们要无限接近这个目标，就必须由医师与患者共同努力，医师应反复加强口腔卫生指导，患者须有较好的依从性。本例患者很快掌握并坚持使用包括牙线、间隙刷等必要的菌斑控制工具，主动预约定期复查，种植前患者的自我菌斑控制能力已提升至较理想的水平。

此病例治疗过程历时将近4年，又经过将近2年的定期复查维护，患者目前牙周状况较理想，种植体周围牙槽骨稳定。该病例再次提示：在复杂牙周病治疗过程中一定要充分考虑各方面问题，按部就班地进行治疗，在规范的牙周治疗基础上，尽最大可能保留患者的天然牙，为患者提供更好的治疗。

参与该病例治疗的医师贡献声明　黄振（北京大学口腔医院牙周科）：病例的首诊医师，制订总体治疗计划，完成全程牙周治疗、种植治疗及后期修复，并负责定期复查随访；施捷（北京大学口腔医院正畸科）：正畸治疗设计及前半程正畸治疗；陈贵（北京大学口腔医院正畸科）：后半程正畸治疗；朱笑菲（北京大学口腔医院特诊科）：23、24根管治疗。

附孟焕新教授点评：这是一例由黄振医生和他的同事共同努力、精心治疗6年的重度牙周炎系统治疗病例。该患者的牙周病情严重、引发了一系列问题，如刷牙出血伴牙龈反复肿痛、后牙松动、前牙间隙增宽，因此治疗过程复杂、治疗难度加大。从2011年6月接诊至2015年4月历时近3年完成了牙周前三阶段的治疗即非手术治疗和手术治疗、种植与修复治疗，并于正畸治疗阶段就进入了牙周维护期。从这个病例我们可以看到牙周炎患牙是否经过周围组织的彻底清创、菌斑是否得到有效控制，其结局大不一样。在牙周初诊前患者曾因上后牙缺失在外院进行了双侧后牙的固定修复，然而固定义齿仅用了5年就不堪重负，究其最主要的原因就是未经牙周治疗未能控制感染，而经过牙周彻底治疗的上下前牙和下后牙虽然周围骨吸收达根长的2/3或1/2但牙周组织健康已继续使用了6年，种植修复牙的周围组织在积极维护下也很健康，真正达到了健康、咀嚼、美观的治疗效果。面对患牙的取舍、先做种植修复还是先做牙周治疗的问题方面，这个病例给予我们深刻的启示，即在口腔所有治疗前都应在口腔和牙周的详细检查、危险因素评估的基础上做出全口牙和个别牙的预后判断，拔除不能保留的患牙，认真治疗余留牙的牙周问题，才能做到精准治疗，正如黄医生所说："在复杂牙周病治疗过程中一定要充分考虑各方面问题，按部就班地进行治疗，在规范的牙周治疗基础上，尽最大可能保留患者的天然牙，才能为患者提供更好的治疗。"

作者简介

黄振，口腔医学博士，副主任医师，硕士研究生导师，中华口腔医学会牙周病专委会青年委员。

毕业于北京大学，获口腔医学博士学位，就职于北京大学口腔医院牙周科工作至今，是牙周病学与口腔种植专业专科医师。2018～2019年，作为访问学者，赴美国宾夕法尼亚大学牙医学院进行为期一年研修工作。

2020～2021年，作为中央组织部"第十批中央和国家机关、企事业单位援疆干部人才"，赴新疆维吾尔族自治区人民医院口腔科工作，挂职科室副主任。新疆医科大学口腔医学院硕士研究生导师。曾获北京大学优秀共产党员、北京大学口腔医院优秀员工及临床先进工作者、北京大学口腔医院优秀医疗工作奖、北京大学医学部青年岗位能手、新疆维吾尔族自治区人民医院优秀援疆专家等。

参赛体会

随着我国人民生活水平的提高，患者的诉求也越来越广，要求越来越高，这就需要口腔医师掌握多学科的治疗理念，严格把控标准，以解决患者的诸多口腔问题。从2015年以来，每年一度举办的"绚彩梦想秀·口腔好医生"口腔跨学科病例展评活动，从一定程度上，促进了口腔多学科的联合治疗理念的推广，使各个专业出身的口腔医生有全局观念。同时，此类展评活动也促进了全国各大院校口腔医生之间的交流切磋，使大家能时刻保持用最前沿的理念和技术解决复杂的多学科病例，提高诊疗水平。另外，此类赛事的开展和推广，也可以督促口腔医师在平日工作中注意收集和整理病例资料，保存临床照片，便于日后总结回顾，提高自我，服务患者。衷心祝愿"绚彩梦想秀·口腔好医生"活动越办越好，成为口腔病例大赛的标志品牌！

当今，随着种植修复治疗的兴起，大部分可留可不留的牙齿，即牙周判定为预后存疑患牙，或可能在医师的劝说之下，拔掉后做了种植修复。尤其在all-on-4理念兴起之后，很多医生对适应证把握不到位，使得很多不该拔除的天然牙为种植牙"让路"。作为牙周医生，我认为，这是极其危险的，不负责任的。尤其是大学院校，应当做好讲解和宣传，以免社会上的口腔医生盲从，过度宣传，虚假扩大适应证，给患者造成不必要和无法挽回的后果。我国牙周病发病率高，重度慢性牙周炎患者通常伴随多牙缺失、松动、牙齿移位、牙列不齐等问题，其治疗需要团队合作，进行口腔各专业联合治疗，其中，贯穿始终的规范化牙周系统治疗是最重要一环。本文以1例重度慢性牙周炎患者为例，介绍其经过完善的牙周治疗后联合正畸治疗，最终完成种植修复的诊疗思路及具体治疗过程。

1例磨牙重度牙周炎正畸牙周联合治疗后的思考

蔡森鑫　许潾于

病例资料

患者，女，18周岁。主诉：右上前牙未萌出8年余。否认家族有类似畸形及正畸治疗史。无口腔不良习惯。

（一）临床检查

1.颌面部检查　正面观基本对称，唇闭合情况良好。侧面观直面型，下颌平面角陡。

2.口内检查　恒牙列，13牙未萌，其前庭沟区触及无痛性肿胀。46牙探诊深度（PD）：$\frac{4}{3}\left|\frac{5}{3}\right|\frac{9}{8}\left(D\frac{L}{B}M\right)$ mm，叩诊及松动（−）。前牙浅覆𬌗、浅覆盖，12牙为过小牙。上下中线不齐。左侧尖牙及磨牙为中性关系。上下牙弓中度拥挤（图4-4-1）。

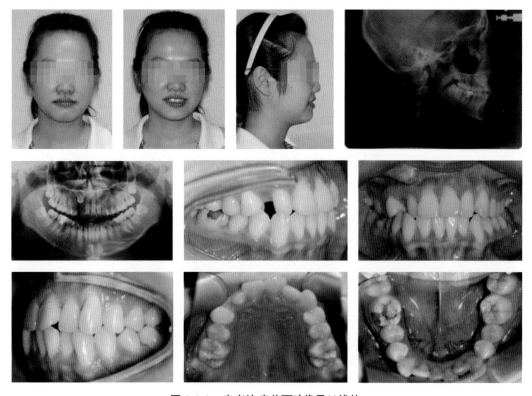

图4-4-1　患者治疗前面𬌗像及X线片

3.颞颌关节检查　关节区无弹响、压痛，张口型、张口度正常。

（二）影像学检查

全口曲面断层片：13牙及上下颌第三磨牙埋伏阻生。46牙近中牙槽骨明显吸收至根尖1/3，髓室内高密度影像。双侧颞颌关节左右对称、形态正常。头颅侧位片测量结果见表4-4-1。

表 4-4-1　患者治疗前后 X 线头影测量值

测量项目	术前测量值	术后测量值	正常值
SNA（°）	80.4	79	82±3.5
SNB（°）	77.3	76.4	77.7±3.2
ANB（°）	3.1	2.6	4±1.8
MP-SN	40.9	40.9	33±6
IMPA（°）	87.4	83.7	96.8±6.4
U1-SN（°）	111.9	100.2	102.3±5.5
U1-NA（°）	31.5	21.2	22.8±5.7
L1-NB（°）	25.7	21.1	25.3±6
U1-L1（°）	119.8	135.1	124±6

（三）临床诊断

安氏Ⅰ类，骨性Ⅰ类；13牙阻生；46牙牙周-牙髓联合病变。

治疗经过

（一）矫治计划

先行13牙导萌，视导萌情况及全口牙周情况决定拔牙矫治模式，并建议术后恢复12牙外形。

（二）治疗过程

阶段一：矫治前治疗

口腔卫生宣教后转牙周科、牙体牙髓科治疗。治疗后46牙PD：$\frac{4|5|8}{3|3|5}$ $\left(D\dfrac{L}{B}M\right)$ mm，观察3个月后待牙周情况稳定，开始正畸矫治。

阶段二：正畸治疗

1.上颌粘结0.022 in（1in＝25.4mm）MBT固定矫治器托槽，排齐整平。更换不锈钢丝后，切开导萌13牙，轻力牵引拉向牙弓。

2.导萌情况良好，为解除牙列拥挤，与患者沟通后，保留牙周情况尚稳定的46牙，拔除14、24、34、44牙。拔牙后，下颌粘结托槽，继续牵引13牙。

3. 第11个月，13牙到位后上下颌换0.019×0.025 in不锈钢丝关闭间隙。

4. 第16个月，46牙松动，检查示口腔卫生情况较差，46牙松动度Ⅲ°、叩痛（＋＋），PD：$\dfrac{5}{3}\Big|\dfrac{>10}{3}\Big|\dfrac{>10}{5}$（$D\dfrac{L}{B}M$）mm。暂停加力，转牙周科会诊。牙周科建议拔除患牙，但患者已行减数治疗，保留患牙意愿强。沟通后，拟尝试性保留46牙，待牙周症状改善后轻力治疗（图4-4-2）。

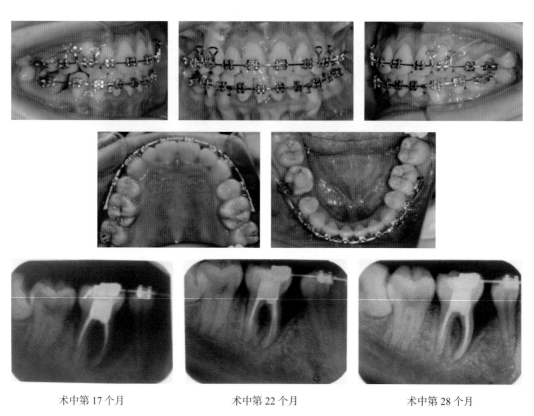

术中第17个月　　　　　　　术中第22个月　　　　　　　术中第28个月

图4-4-2　患者治疗中殆像及46牙根尖片

5. 第22个月，46牙牙周症状改善，观察3个月无明显变化后，轻力关闭剩余间隙。注意加强口腔卫生意识，每月牙周监测维护。

6. 第32个月，上下颌间隙已关闭（患者不愿修复12牙外形），精细调整后拆除矫治器，Hawley保持器保持。

（三）治疗结果

治疗后前牙覆殆、覆盖正常，拔牙间隙关闭，牙齿排列整齐，上下中线居中，Ⅰ类磨牙关系。46牙牙周状况与术前相当，PD：$\dfrac{4}{3}\Big|\dfrac{4}{2}\Big|\dfrac{9}{8}$（$D\dfrac{L}{B}M$）mm。术后侧貌美观，鼻唇颏关系协调。全口曲面断层片：拔牙间隙两侧牙根基本平行直立（图4-4-3）。治疗前后头影测量值变化见表4-4-1，头影测量重叠图见图4-4-4。

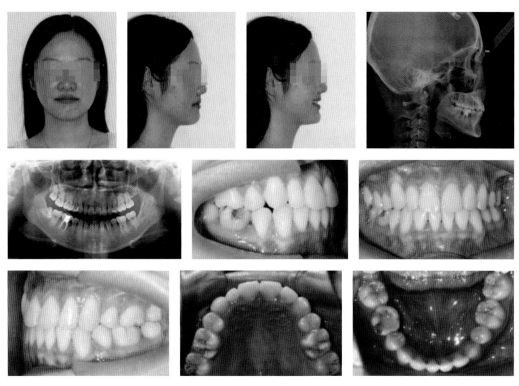

图 4-4-3 患者治疗后面𬌗像及 X 线片

治疗前 ▬▬
治疗后 ▬▬

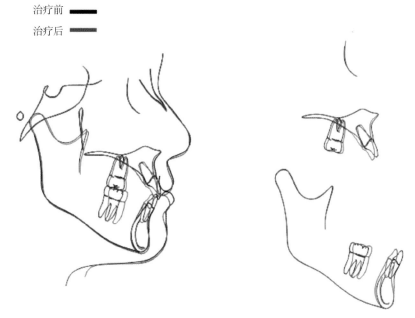

图 4-4-4 患者治疗前后头影测量重叠图

（四）随诊

正畸术后3年疗效稳定，46牙根分叉及近中骨质恢复明显（图4-4-5）。为实现长期稳定功能，转牙周科行46牙牙周植骨手术。手术顺利，术后3个月复诊，46牙牙周情况良好，PD：$\frac{2}{2}\left|\frac{3}{2}\right|\frac{3}{3}$（$D\frac{L}{B}M$）mm，根尖片可见近中原骨下袋骨密度增高，骨小梁影像形成（图4-4-6）。

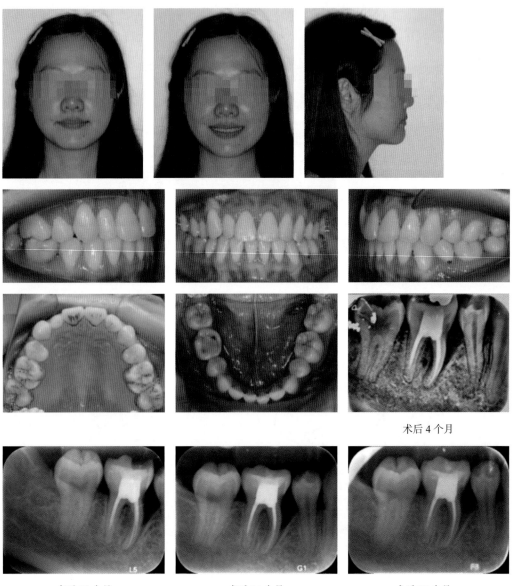

术后 4 个月

术后 10 个月　　　　　　术后 16 个月　　　　　　术后 37 个月

图4-4-5　患者治疗后3年面𬌗像及46牙根尖片随访

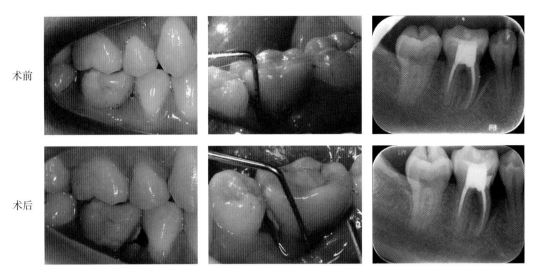

术前

术后

图4-4-6 牙周植骨术前后对比（牙周术后3个月）

讨论

对于牙周病患者，在制订正畸方案和治疗时需特别关注牙周状况。减数拔牙时常策略性拔除牙周病患牙。若考虑保留患牙，应首先转牙周科及相关科室，去除如创伤殆、牙髓病等可能加剧牙周炎的病理性因素。

本病例由于对46牙牙周情况术前预后评估不准确，在减数治疗时没有选择拔除46牙。术中由于患者及正畸医生对口腔卫生维护意识不足，加之过大的矫治力，导致出现了治疗中患牙牙周情况加重甚至无法保存的情况。这提示若患牙原有牙周情况未得到充分控制，正畸治疗中容易发生快速而严重的骨吸收。

由于患者保留患牙意愿强，正畸医生与牙周医生合作，在恢复其牙周稳定情况下，轻力治疗，实现46牙的正畸性牙齿移动。治疗结果提示，评估术中患牙保留与否应当是一个动态的过程，若患牙能长期得到有效菌斑控制，处于牙周炎静止期，那么即使存在牙周部分骨丧失，仍可以实现不引起进一步附着丧失的正畸性牙齿移动。

牙周病患者正畸治疗前，应对PD≥5mm或Ⅱ°以上根分叉病变患牙进行牙周手术以降低治疗风险。若患者尚不愿牙周手术，正畸医生应于病历首页上注明部位，每次复诊做牙周检查，病变处于静止期才可正畸治疗，否则应停止加力，先行牙周治疗。建议每3个月进行一次牙周维护与监测。

虽有报道正畸治疗可以改善牙周病缺损区域局部血流情况，从而利于成骨，但本例矫治前后46牙牙周检查基本相同，显示正畸治疗并无明显促进牙周修复。牙周炎患牙正畸治疗的明确益处之一在于使咀嚼力正常传递至牙周，恢复正常功能刺激。本例矫治后随着正常咬合功能的建立，46牙牙周状况稳定，部分骨质修复。为实现长期稳定功能，患者矫治后行46牙牙周植骨手术。牙周术后结果与其他学者报告基本一致，显示植骨术在获得成骨效果的同时，还可以改善牙周附着水平，减少牙周袋深度。

作者简介

蔡森鑫，口腔临床医学博士，福建医科大学附属口腔医院正畸科住院医师，院团委副书记，中华口腔医学会口腔生物医学专业委员会会员，现主持多项省厅级课题，发表SCI文章多篇，曾获第二届全国口腔跨学科病例展评全国20强、华东六省一市青年医师病例比赛二等奖。

参赛体会

因为偶然的机遇，本人2015参加了"绚彩梦想秀·口腔好医生"跨学科病例展评，并入围全国总决选。通过参加"绚彩梦想秀·口腔好医生"的比赛，既让我们在工作之余静下心来整理病例的"得与失"，也能在比赛现场看到与国内优秀同行的差距，还可以有机会认识很多优秀的同行，确实收货满满，受益匪浅。感谢"绚彩梦想秀·口腔好医生"跨学科病例展评给了像我一样年轻医生的成长舞台。

关于此病例的临床体会主要是在对于牙周病患者进行正畸方案制订和治疗时需特别关注牙周状况。本病例由于对46牙牙周情况术前预后评估不准确，在减数治疗时没有选择拔除46牙，给正畸治疗增加了一个本可以在初始就避免的隐患。幸运的是，在患者、正畸医生与牙周医生的共同合作下，牙周系统治疗＋轻力治疗，实现了46牙的正畸性牙齿移动。治疗结果提示若牙周病患牙能长期得到有效菌斑控制，处于牙周炎静止期，那么即使存在牙周部分骨丧失，仍可以实现不引起进一步附着丧失的正畸性牙齿移动。

第5章

牙列缺损修复

保留下颌第三磨牙的综合治疗病例

邢海霞

关于下颌第三磨牙拔除还是保留这个问题，临床上通常有不同的观点。这里介绍一例保留下颌第三磨牙的综合治疗病例。

病例资料

女性患者，55岁。主诉右下后牙部分牙组织劈裂2周，否认疼痛。现病史：患者2周前进食时右下后牙部分牙体组织劈裂，否认冷热痛、自发痛、咬合痛，自述患牙多年前曾于外院行"杀神经"治疗。未曾进行修复治疗。现刷牙每日2次，每次2～3分钟，改良Bass刷牙法。使用牙线。全身情况：原发性高血压病史10余年，药物控制于120/80mmHg；糖尿病史10年，药物控制于空腹血糖6～7mmol/L。既往史，家族史均无特殊。

临床检查：患者的口外、颞下颌关节及口内软组织检查均未见明显异常。

主诉牙为右下7，劈裂后仅剩余颊侧壁，高约2mm，近中断端达龈下2mm，余断端齐龈，表面可探及大量腐质，叩痛（-），不松动，牙龈未见明显异常（图5-1-1～图5-1-3）。X线：47充填体已达髓腔，根管内未见高密度根充物影像，冠根比约1∶1，根尖周未见明显异常（图5-1-4）。

牙周检查：口腔卫生状况可，菌斑少量，探诊深度2～5mm，主要位于后牙区，出血指数2～3。

牙列检查：36、46及41缺失，未修复。16，26下垂，36相应牙槽嵴顶中度吸收。

牙体检查：48°深龋坏，正位，与对颌牙有咬合接触，叩痛（±），不松动，冷测敏感。X线：48根尖周未见明显异常（图5-1-5）。

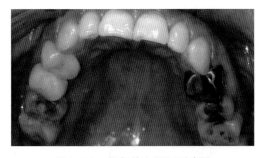

图5-1-1 修复前上颌牙列𬌗面

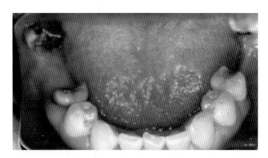

图5-1-2 修复前下颌牙列𬌗面

45^{DO}银汞充填体，边缘欠密合，继发龋坏达龈下2mm，叩痛（－），不松动，X线：45充填体已达髓腔，根长度短，根管内根尖1/3处可见一处点状高密度影像，远中牙槽骨吸收至根上1/3处，根尖区未见明显异常（图5-1-4）。

24，25间大量食物嵌塞。24金属全冠修复，远中边缘探及悬突，叩痛（－），不松动，龈乳头充血，PD3～5mm，BI 4（图5-1-1）。X线：24单一根管内高密度根充物影像，远中牙槽骨水平吸收至根中1/3，根周膜增宽（图5-1-6）。25^{MOD}银汞充填体，近中边缘探及悬突、腐质，叩痛（－），不松动，近中龈乳头充血，冷测无反应。X线片示：25充填体近髓腔，根管内未见高密度根充物影像，近中牙槽骨水平吸收至根中1/3，根周膜明显增宽（图5-1-6）。

14，15烤瓷冠修复，边缘可，叩痛（－），不松动，牙龈未见明显异常。X线片示14，15根充可，根尖区未见明显异常，骨嵴顶模糊（图5-1-7）。

16^{MO}银汞充填体，边缘少许悬突，叩痛（－），不松动，牙龈未见明显异常。X线：16充填体已达髓腔，根管内未见高密度根充物影像，根尖未见明显异常，近中牙槽骨骨嵴顶模糊（图5-1-7）。

咬合情况：46重度磨耗。前牙浅覆𬌗，浅覆盖，中线偏左。正中及前伸均无𬌗干扰，息止𬌗间隙2mm，垂直距离无丧失。

诊断：47残冠；慢性牙周炎；48、25慢性牙髓炎；45继发龋，牙髓治疗后；16、24牙体缺损；下颌牙列缺损。

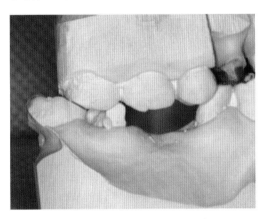

图5-1-3　修复前研究模型局部

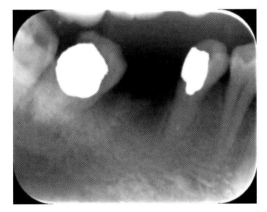

图5-1-4　45、47根尖片

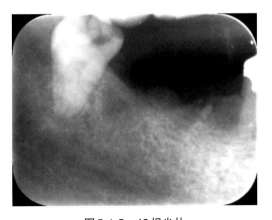

图5-1-5　48根尖片

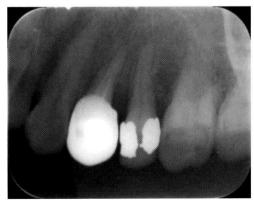

图5-1-6　24、25根尖片

治疗计划与治疗过程

（一）治疗计划

1. 拔除47。

2. 口腔卫生宣教，改良巴氏刷牙法及使用牙间隙刷。

3. 牙周基础治疗。

4. 48根管治疗＋冠修复或拔除。

5. 45做覆盖义齿基牙或拔除。

6. 25根管治疗＋桩核冠修复。

7. 24拆冠后重新根管治疗＋桩核冠修复。

8. 建议16全冠修复或重新充填。

9. 下颌缺失牙的修复方案有如下几个：方案一，保留右下5、8，进行可摘局部义齿修复；方案二，拔除右下5、8，进行可摘局部义齿修复，或者进行种植义齿修复，以及左下5—7的固定桥修复。经过与患者的充分沟通后，患者最终选择了保留右下5、8后的可摘局部义齿修复。

10. 定期复查，注意口腔和义齿的卫生，以维护口腔的健康。

（二）治疗经过

首先拔除右下7，然后进行龈上洁治，对探诊深度超过4mm的位点进行了龈下刮治和根面平整。

关键的一步是对下颌第三磨牙进行根管治疗。在显微镜下开髓，可见根管为C形根管，根尖孔为一个，镍钛Protaper器械预备至F3后拍摄主尖片，0.25%次氯酸钠溶液冲洗，超声荡洗，最后用0.06锥度的牙胶尖作为主尖，蘸AH plus糊剂，热牙胶垂直加压充填。术后X线片示根充恰填。根充后9个月复查，根尖未见明显异常（图5-1-8～图5-1-11）。

24拆冠后与25进行根管治疗，观察3个月后进行了桩核冠修复（图5-1-12，图5-1-13）。

45根尖处钙化不通，根管治疗后进行截冠至齐龈，根面树脂充填（图5-1-14）。

最终患者48没有进行冠修复，45截冠后行下颌可摘局部义齿修复。修复体为肯氏三类义齿，在右下8近中放置支托（图5-1-15，图5-1-16）。

复查：治疗结束后6个月复查，义齿固位良好，稳定，患者无不适（图5-1-17，图5-1-18）。

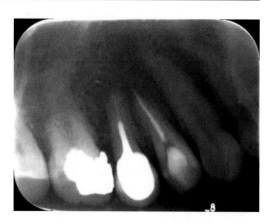

图5-1-7　14、15、16根尖片

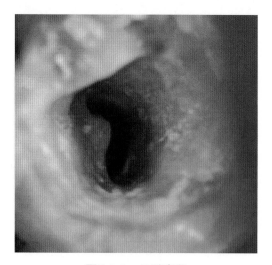

图5-1-8　48髓底照

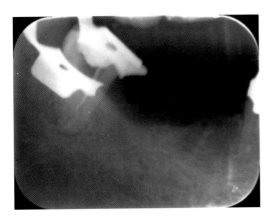

图 5-1-9　48 主尖片

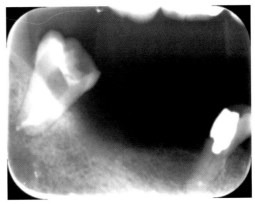

图 5-1-10　48 根充后即刻

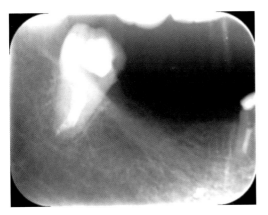

图 5-1-11　48 根充后 9 个月复查

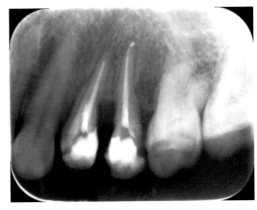

图 5-1-12　24，25 根充后即刻

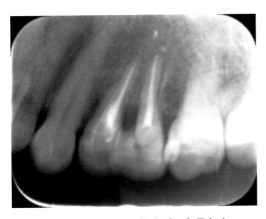

图 5-1-13　24，25 根充后 3 个月复查

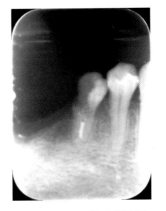

图 5-1-14　45 根充后即刻

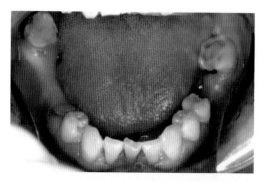

图5-1-15　下颌牙列缺损修复前口内照

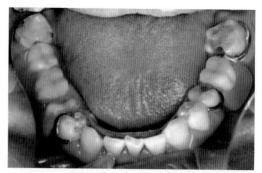

图5-1-16　戴牙后即刻

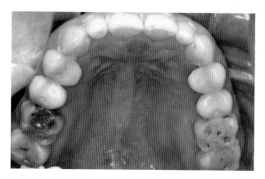

图5-1-17　6个月复查时上颌𬌗面相

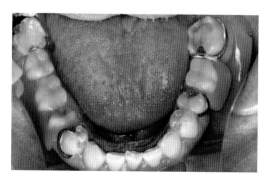

图5-1-18　6个月复查时下颌𬌗面相

讨论

　　下颌第三磨牙阻生率为31%～76%，其中近中阻生比较常见，通常因为阻生及导致一系列的问题而被拔除。保留下颌第三磨牙的适应证：完全埋伏阻生；有正常咬合关系；可通过正畸手段复位；用作自体牙移植供牙。尤其是邻牙缺失，下颌第三磨牙前倾阻生不超过45°时，可用作义齿基牙。这也是本病例最终决定保留下颌第三磨牙的原因。

　　后牙远中游离缺失的可摘局部义齿，行使咀嚼功能时，义齿下沉，末端基牙受到扭力，易造成基牙牙周组织创伤。若下颌第三磨牙存在并且条件良好，可作为基牙，将混合支持式义齿转变为牙支持式义齿，减轻末端基牙所受的扭力。本病例保留下颌第三磨牙，避免了下颌牙列的游离缺失，义齿可以设计为牙支持式义齿，从而增加了义齿的固位、支持和稳定。当然，保留下颌第三磨牙也有一定弊端，如该牙局部菌斑很难清洁及需要对下颌第三磨牙进行难度较高的根管治疗。

　　而下颌第三磨牙的根管治疗是有一定难度的。首先，下颌第三磨牙根管系统比较复杂。根管系统Vertucci分类将根管分为8型，下颌第三磨牙的根管类型从Ⅰ型到Ⅷ型都有可能出现，根管间交通、C形根管的发生率都比较高。下颌第三磨牙根尖孔类型也比较复杂。即使融合根中，有2个根尖孔的比例也占33.3%；同时侧孔发生率高。

　　下颌第三磨牙根管治疗在采用完善的镍钛预备，NaCl冲洗，超声荡洗＋冷侧压充填之后，文献报道成功率可达86.36%。影响下颌第三磨牙根管治疗成功率的因素主要包括根管遗漏、根管弯曲和C形根管的狭区。本病例下颌第三磨牙为融合根，C型根管，单一根尖孔，为了保证治疗的成功，辅助显微镜，采用了 Ni-Ti 器械根管预备，大量次氯酸钠冲洗，超声荡洗，热牙胶垂直加压充填。目前该牙观察的时间为9个月，虽然还需要更长的时间来判断治疗是否成功，但是目前该牙根尖周没有明显病变，根管治疗的成功是可以预期的。

　　短冠基牙是指平齐龈缘或在龈上3mm以内的基牙。本病例保留了45作为覆盖义齿基牙，可减少牙槽骨的吸收，保留牙周膜本体感受器，并可增加义齿的支持。保持口腔卫生对于预防覆盖义齿基牙周围黏膜发炎至关重要。医师能够做到的是高度抛光根管口的充填物，在暴露的根面涂擦防龋药物，合理调整基托与龈缘之间的接触关系，嘱患者夜间停戴义齿。对患者3～6个月进行定期复查，加强对患者的口腔卫生指导。

作者简介

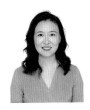

　　邢海霞，女，主治医师，2010年毕业于北京大学口腔医院八年制口腔医学专业，获得博士学位。2014年起作为国内最早一批接受口腔全科训练的口腔医生，开始从事口腔常见疾病的综合诊疗工作。完成的口腔多学科综合诊疗病例多次参加全国性比赛并获奖。2017～2019年赴美国印第安纳大学做访问学者。主要研究方向为干燥综合征患者的口腔综合管理。主持国家自然青年科学基金一项，发表SCI论文和中文论文多篇。

参赛体会

　　该病例是2015年参加"绚彩梦想秀·口腔好医生"跨学科病例展评时展示的病例。非常感谢跨学科病例展评这一活动，它一方面给年轻医生提供了展示自己优秀病例的机会，另一方面也在全国范围内推广了口腔综合治疗的理念。好病例如同好文章一样，都是不断修改打磨出来的。准备展示病例的过程是对自己病例的总结和提升的过程。在这个过程中，既能发现病例的亮点，也能反思总结自己的不足之处。口腔综合诊疗的原则就是要全面检查患者的口腔状况，制订全面的诊疗计划。为了增加患者下颌可摘局部义齿的稳定性，本病例保留了下颌第三磨牙作为可摘局部义齿的基牙。其难点主要在于下颌第三磨牙复杂根管系统的根管治疗。通过回顾文献，掌握根管系统的解剖形态，配合显微根管治疗术，是保证疗效的基石。这个病例也提示我们，不一定所有的第三磨牙都要拔除，在保证疗效的前提下，可以保留第三磨牙。

磁性附着体可摘局部义齿修复上颌多牙缺失1例

门永锋

基本信息：

姓名：陈某　　年龄：65岁　　性别：男　　初诊日期：2015-10-10

主诉：右上前牙疼痛1周。

现病史：1周前右上前牙出现自发性疼痛，咬合加重。现双侧上后牙多牙缺失，咬合不适。

既往牙科病史：右上前牙2年前曾在外院"根管治疗"，并且上颌活动义齿修复。

全身疾病情况：原发性高血压（服药控制良好），室性心动过速（服药控制良好），糖尿病（血糖稳定）。

家族史：无特殊。

口腔卫生状况：每日刷牙2次，每次1分钟，不用牙线。

吸烟史：每天吸烟10支。

口腔检查：面部对称，张口度正常（图5-2-1）。

17—14、25—27、37缺失，36、46、47过长，22、33反𬌗。

13^{MD}大面积牙色充填体，边缘继发龋，叩诊疼痛，不松，龈无红肿，X线见根充欠填，根尖低密度影（图5-2-2，图5-2-4，图5-2-10，图5-2-11）。

12^{D}龋坏，近中牙色充填体，边缘密合，无探痛，叩诊（－），不松，龈无红肿，冷侧同对照牙。

11远中牙色充填体，叩诊（－），松动Ⅱ°，龈无红肿。

21^{D}22^{M}牙色充填体，状态良好。

23唇侧颈部牙色充填体，有悬突，叩诊（－），不松，龈缘略红肿。

24颊颈部楔状缺损，远中邻面牙色充填体，边缘密合，叩诊（－），不松，龈无红肿，23、24间有原义齿隙卡沟。

36^{MD}龋坏，颊颈部楔形缺损，无探痛，叩诊（－），不松，牙龈红肿，冷侧疼痛不持续（图5-2-3，图5-2-5，图5-2-7）。

35^{D}龋坏，无探痛，叩诊（－），不松，龈略红肿，冷侧疼痛不持续。

34^{B}颈部楔形缺损。

33与22反𬌗。

44与13反𬌗。

45舌倾，远中龋坏墨浸状，叩诊（－），不松，龈略红肿，冷测同对照牙（图5-2-4，图5-2-6）。

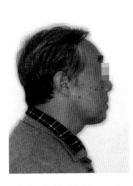
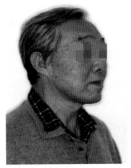
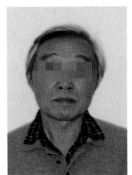
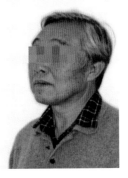
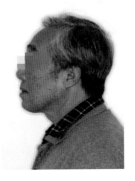

图 5-2-1　术前面部对称

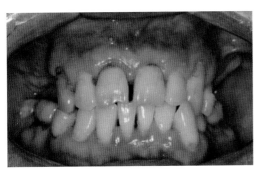

图 5-2-2　牙尖交错𬌗正面观

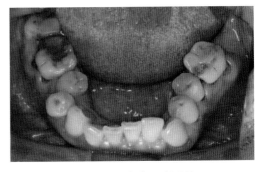

图 5-2-3　术前下𬌗面观

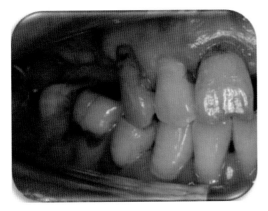

图 5-2-4　右侧咬合照

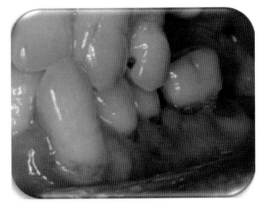

图 5-2-5　左侧咬合照

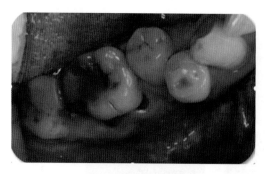

图5-2-6　右下后牙𬌗面观

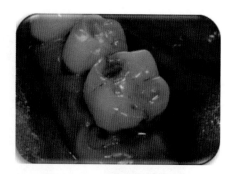

图5-2-7　左下后牙远中观

46^{DO}银汞充填边缘密合，D颈部有悬突，叩诊（－），不松，D牙龈红肿，有大量食物嵌塞，X线示根充恰填。47^{MO}牙色充填体，边缘密合，颈部悬突，冠远中向倾斜，叩诊（－），不松，近中牙龈红肿，两牙间有2mm间隙。

X线示48横位阻生于47远中（图5-2-9）。

牙周、牙列检查：口腔卫生一般，菌斑中量，牙石中量，PD 5～8mm　BI 2～4（图5-2-8）。

影像学检查：13根管内充填物影，欠填约4mm，根尖低密度影（图5-2-11）。

诊断：

（1）慢性牙周炎。

（2）13慢性根尖周炎。

（3）12、35、36、45深龋。

（4）24、36楔状缺损。

治疗计划：

（1）急性期阶段：13根管再治疗。

（2）预防控制阶段：口腔卫生宣教、劝戒烟、氟化物应用。

（3）疾病控制阶段：牙周基础治疗、牙体充填治疗。

（4）功能恢复阶段：修复缺失牙（提供可摘局部义齿修复方案和种植修复方案，患者选择局部义齿方案）。

（5）维护阶段：牙周支持治疗、定期复查。

治疗过程：

（1）13根管再治疗（图5-2-12，图5-2-13）。

（2）牙周基础治疗。

（3）牙体充填治疗（图5-2-17，图5-2-18）。

（4）修复缺失牙（图5-2-14～图5-2-21）。

（5）牙周支持治疗、定期复查（图5-2-22，图5-2-23）。

随访：6个月后随访患者使用正常，除右下后牙仍有部分食物嵌塞，PD仍旧4～5mm以外，其他位点均较为稳定（图5-2-22，图5-2-23）。

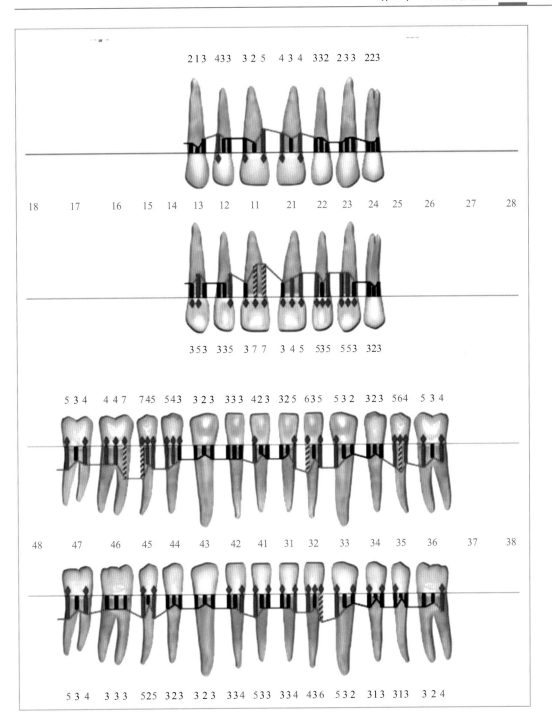

图 5-2-8　初诊牙周记录表

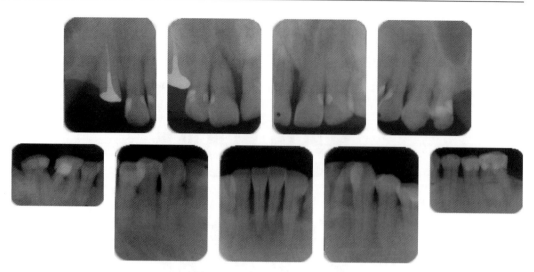

图5-2-9 全口X线牙片检查

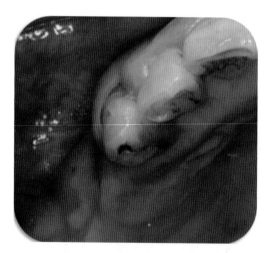

图5-2-10 右上前牙殆面照

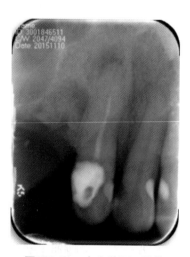

图5-2-11 右上前牙X线片

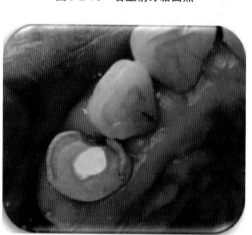

图5-2-12 13根管治疗后殆面照

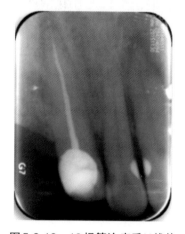

图5-2-13 13根管治疗后X线片

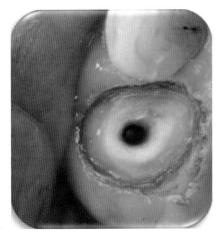

图 5-2-14　13 磁性附着体牙体预备后𬌗面照

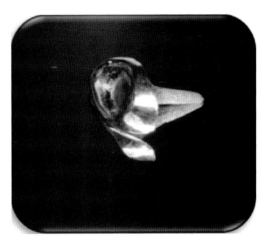

图 5-2-15　磁性附着体衔铁桩照

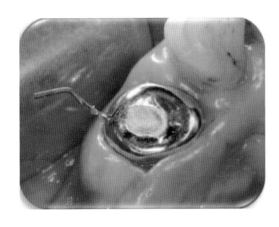

图 5-2-16　磁性附着体衔铁桩试戴照

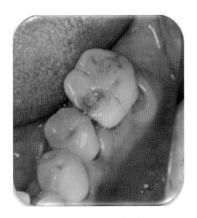

图 5-2-17　35、36 术前𬌗面照

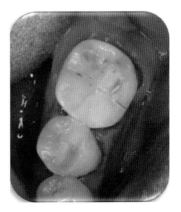

图 5-2-18　35、36 治疗后𬌗面照

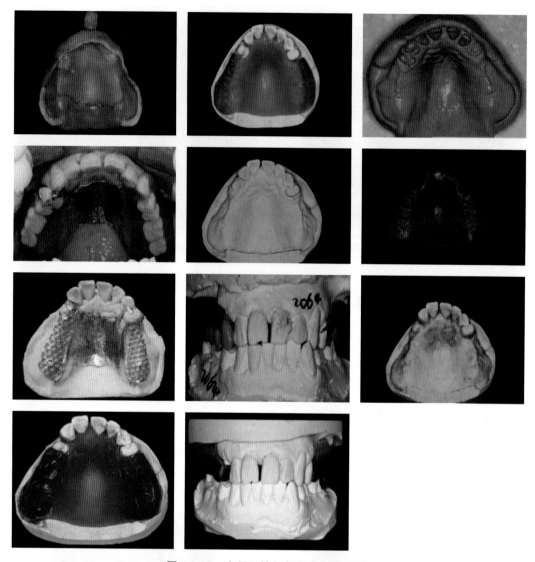

图5-2-19　上颌可摘局部义齿制作过程

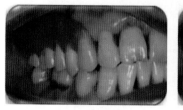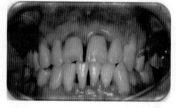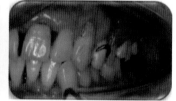

图5-2-20　上颌局部义齿试戴

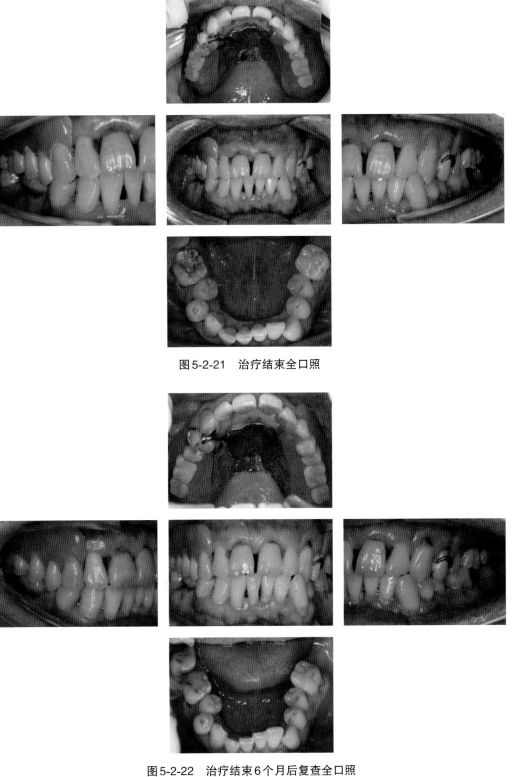

图5-2-21　治疗结束全口照

图5-2-22　治疗结束6个月后复查全口照

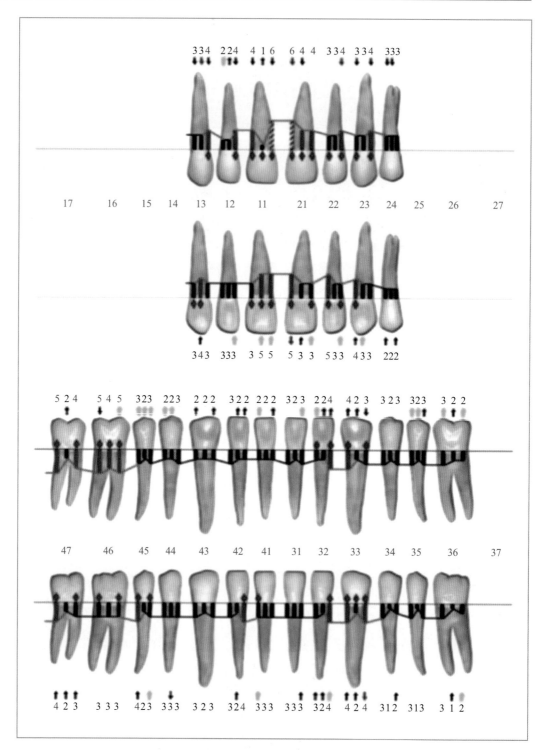

图5-2-23 复诊时牙周记录表

问题与心得

该患者由于自身有多种基础疾病，平日每天需要服用7种不同药物，包括硝苯地平控释片、单硝酸异山梨酯片、阿伐他汀钙片、琥珀酸美洛托尔缓释片、阿司匹林肠溶片、盐酸二甲双胍片、格列美脲片，因此对于治疗方案的选择我们尤其需要谨慎，同时也需要关注由于服药造成的一些副作用，有些也会影响到我们的治疗。

讨论

磁性附着体固位力衰减的影响因素如下。

1.影响固位力的因素

（1）磁体与衔铁间隙大小。

（2）磁体的密封性能（抗腐蚀性）。

（3）受力方向：研究表明，磁性附着体的磁体与支撑板之间侧移距离达到0.3 mm或两者间夹角达0.3°时固位力下降10%。

2.有学者经过试验总结与临床观察后认为造成磁性附着体磁力下降外界因素如下所述。

（1）磨损导致磁体与衔铁接触面积减小。

（2）永磁体局部腐蚀造成磁力衰减。

（3）永磁体进入强磁场造成磁力消失。

3.临床指导意义

（1）磁性附着体与衔铁接触平面与𬌗平面平行。

（2）避免打磨附着体与衔铁表面。

（3）尽量减小义齿水平移动幅度，降低磨耗。

（4）避免接触强磁场。

（5）永磁体温度超过120℃磁性会消失。

作者简介

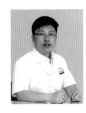

门永锋，副主任医师，口腔临床医学硕士。中国妇幼保健协会口腔专委会委员，辽宁省儿童口腔专委会委员，大连市妇幼保健院口腔科主任。学习进修经历：2002年毕业于吉林大学口腔临床医学专业，2015 ～ 2016年于北京大学口腔医院进修学习。

参赛体会

我非常怀念当年参加"绚彩梦想秀·口腔好医生"的这段经历，参赛的经历让我重新审视自己的执业生涯，对自己的工作有了重新的认识，对比之前的自己技术水平更是有了很大的提高。

当时为了准备参赛病例，我把过往自己的好多病例资料都翻出来过了一遍，发现很多曾经较为满意的病例都存在这样或那样的问题，能拿得出手的病例并不多，参赛的经历让我从此以后更注意病例资料的收集和复杂病例的计划设计。赛后经过一段时间对自己的严格要求，我明显感觉自己的技术水平有了进步，因此可以说"绚彩梦想秀·口腔好医生"让我进步。在"绚彩梦想秀·口腔好医生"的赛场上，我还见到了很多非常优秀的选手，从病例资料采集、治疗设计到治疗结果都非常完美，他们的优秀让我看到了自己的差距和未来前进的方向，因此参加"绚彩梦想秀·口腔好医生"也让我大开眼界；同时，评审老师犀利的提问让我发现了自己的不足，也给了我继续前进的动力和学习的方向。

我的这个病例是几年前做的，现在回看起来还是有一些问题的，患者由于有一些基础性疾病，因此没有选择种植修复缺失牙，而是经过基础治疗后采用磁性附着体的可摘局部义齿修复，修复的结果还算满意，这个病例给我们的启示是即使在种植义齿十分流行的当下，传统可摘局部义齿结合磁性附着体技术仍然可以取得令人满意的修复效果，其实面对每一个患者，我们不仅需要"秀"出我们的技术水平，同时也要关注患者的需求，为患者提供一套适合的治疗方案。

多学科联合治疗牙列缺损

王春先

患者基本信息

性别：女性，年龄：30岁。

主诉：下颌后牙缺失多年。

现病史：患者于10余岁时双侧下后牙因龋而拔除，未曾修复，现要求种植固定修复。

既往史：否认全身系统疾病史，否认吸烟史，否认药物过敏史。

口腔检查：36、46缺失，颊侧附着龈宽度不足，37、38、47、48近中倾斜并移位，致使36、46水平修复空间不足。16、26伸长，造成下颌缺牙区垂直修复空间不足，局部颌关系紊乱（图5-3-1～图5-3-6）。

初步诊断：牙列缺损（36、46缺失），Angle Ⅱ类。

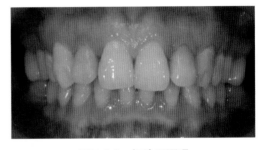

图5-3-1　初诊正面观

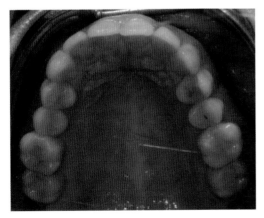

图5-3-2　初诊上颌𬌗面观

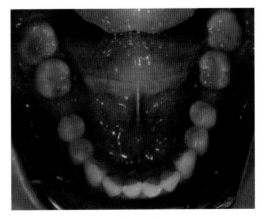

图5-3-3　初诊下颌𬌗面观

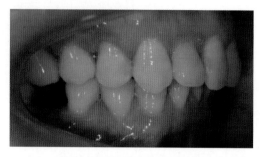

图 5-3-4 初诊咬合右侧面观

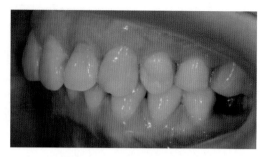

图 5-3-5 初诊咬合左侧面观

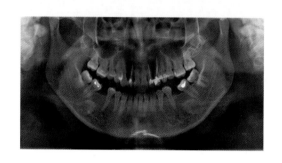

图 5-3-6 初诊全景片

治疗计划

牙周治疗：16、17、26、27、37、47牙周基础治疗。

正畸治疗：直立缺隙两侧牙齿37、47，压低伸长的16、26，纠正不正常的咬合关系，拓展修复空间。

外科治疗：拔除38、48，拔牙时机与正畸医生协商。

种植治疗：种植Ⅱ期前行附着龈增宽术。

种植支抗植入——植入位点按照正畸医生要求植入。

最后种植修复缺失牙——36，46种植修复。

治疗过程（图5-3-7～图5-3-15）及复查情况（图5-3-16～图5-3-18）如下。

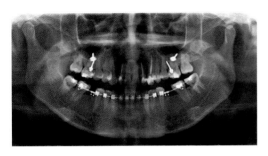

图5-3-7 下颌放置正畸固定矫治器，上颌于16、26颊、腭侧分别植入种植支抗钉

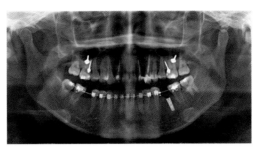

图5-3-8 下颌矫治8个月后，37、38直立效果良好，36修复间隙拓展良好，植入种植体1枚。47、48直立效果欠佳，拟拔除48，以减少47直立阻力

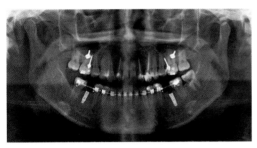

图5-3-9 下颌正畸矫治1年后，46修复间隙拓展良好，植入种植体1枚。16、26压低已到位，控制压低力量，保持目前状态

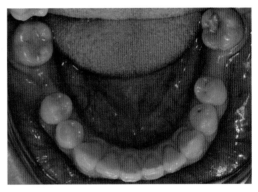

图5-3-10 缺牙区附着龈宽度不足𬌗面观

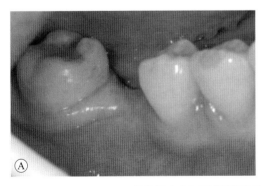

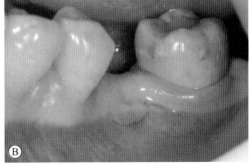

图5-3-11 46附着龈宽度不足颊侧面观（A）；36附着龈宽度不足颊侧面观（B）

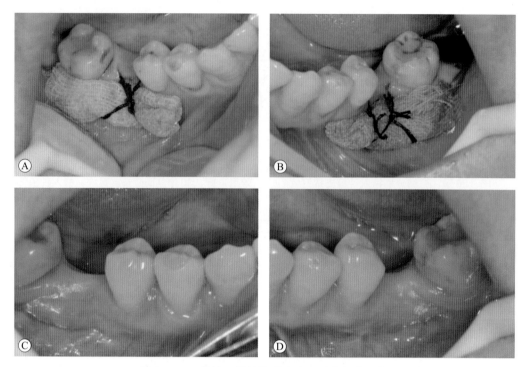

图5-3-12　种植Ⅱ期前外科治疗—附着龈增宽术

A.46附着龈增宽术，创面碘仿纱打包缝合；B.36附着龈增宽术，创面碘仿纱打包缝合；C.46附着龈增宽术后；D.36附着龈增宽术后

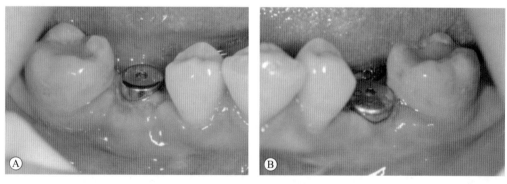

图5-3-13　种植Ⅱ期手术

A.46Ⅱ期手术，放置愈合基台；B.36Ⅱ期手术，放置愈合基台

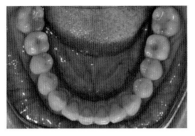

图5-3-14　完成修复，采用粘结固位，颌面预留粘结剂排溢孔

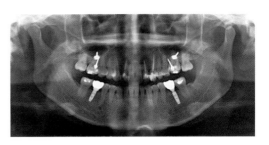

图5-3-15　完成修复全景片

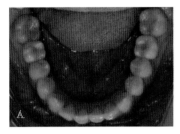 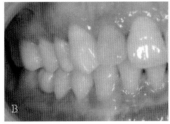 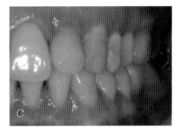

图5-3-16　完成修复6个月复查

A.完成修复6个月复查，下颌𬌗面观；B.完成修复6个月复查，右侧下颌颊面观；C.左侧下颌颊面观

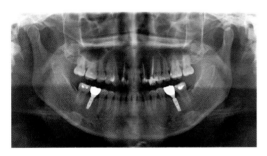

图5-3-17　完成修复6个月复查全景片

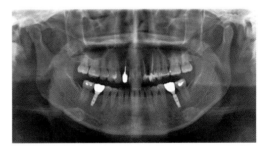

图5-3-18　完成修复3年复查全景片

讨论

修复空间不足的最常见原因：牙齿长期龋坏或缺失未行治疗或修复；牙周病性失牙，未行修复治疗。造成的后果：邻牙倾斜、移位或扭转，对颌牙伸长，咬合关系紊乱，修复空间不足。通过多学科联合治疗，使咬合关系异常的缺失牙患者修复治疗简单化，而且使修复治疗效果更加理想。所以，临床医生应重视学科间的合作，应注重多学科联合治疗的理念。

致谢：病例中牙周治疗为徐琛蓉主任完成，正畸治疗为段培佳主任完成，特此致谢！

作者简介

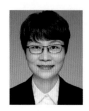

王春先，主任医师，口腔医学博士，广东省医学教育协会口腔种植学专业委员会常委，广东省口腔种植专业委员会委员。硕士专业领域为口腔种植修复学，博士专业领域为牙周病学，注重多学科联合治疗的理念。致力于口腔种植教育及临床培训工作。

参赛体会

我参加了"绚彩梦想秀·口腔好医生"跨学科病例展评活动，现在回想起来对我仍是一种鞭策。首先，这个病例展评活动为广大中青年医生搭建了一个很好的平台，通过病例的收集、整理、分享过程，锻炼临床医生的临床思维能力；通过展评活动的交流，使医生对规范化治疗、临床问题的解决思路有更进一步的认识；通过"跨学科"的研讨，提高了临床医生对临床治疗整体理念的认识，加强了学科间的合作与交流。其次，该次展评，评委们点评犀利而激烈，学术氛围浓厚，使中青年医生受益匪浅。这样的病例展评活动对中青年医生整体素质和专业水平的提升有很大的帮助和促进。

从我自身来说，这个病例从最初的临床设计，与正畸医生的多次沟通，到分阶段治疗，最后完成缺失牙种植修复，使我对临床的整体性治疗理念有了更深层次的理解。病例的收集、整理、分享的过程本身就是一个反复琢磨，思考与经验总结的过程。能使我在临床工作中不断提高自我，超越自我。

第6章

前牙美学修复

前牙美学修复合并后牙功能修复

张艳泽

患者一般情况：徐女士，43岁，企业高管，健康状况良好。

主诉：上下颌牙齿多部位缺失，要求恢复咀嚼功能。

上颌前牙烤瓷冠修复不美观，要求重新美学修复。

现病史：口内多颗牙曾行根管治疗术。

5年前13—17于外院行烤瓷桥修复，2周前修复体脱落。

5年前12—21外院金属烤瓷冠修复，21烤瓷冠瓷层崩脱，患者对前牙修复体不满意，美学要求较高。

既往史：否认全身系统性疾病史。

否认传染性疾病史。

否认药物过敏史及牙科材料过敏史。

家族史：否认家族史。

全身情况：否认吸烟、酗酒史。

临床检查：牙龈红肿，探诊出血，牙石（＋），松动（－）（图6-1-1）。

11、12、21烤瓷冠边缘不密合，松动（－）（图6-1-1）；21唇面大范围崩瓷，暴露金属（图6-1-2）。

13、14、15、26残根，17残冠（图6-1-1），叩（－），松动（－）；14、26残根位于龈下，软组织包围；13、15根面于龈上约1mm（图6-1-1）。

16、25、27、36、46牙齿缺失；16间隙不足，17近中位移；25、27附着龈量足（图6-1-1）。

22舌侧24远中面充填物部分脱落并可见继发龋，松动（－），叩诊（－），22牙体变色（图6-1-2）。

37近中颈部龋，探诊（－），冷热（－），过萌（图6-1-3，图6-1-4）。

47残冠，𬌗面大面积树脂充填物，叩诊（－）（图6-1-5，图6-1-6）。

下颌Spee曲线不协调。

辅助检查

11、12、13、14、15、21、22、47根管内可见充填材料影像，充填不完善；22根尖可见小范围低密度影，余牙根尖未见明显密度减低影（图6-1-7）。

13、14、15、26残根，17残冠，14、26根面位于骨下，根长过短（图6-1-7）。

24龋损及髓，根管空虚，根尖未见明显密度减低影（图6-1-7）。

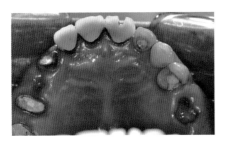

图6-1-1　11、12、21烤瓷冠边缘不密合；13、14、15、26残根、17残冠；22、24牙体缺损；16、25、27牙齿缺失

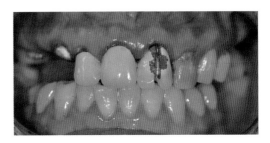

图6-1-2　21烤瓷冠崩瓷；11、12、21烤瓷冠边缘不密合；22牙体变色

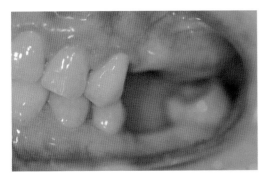

图6-1-3　37伸长，无对殆修复空间，下颌Spee曲线不协调

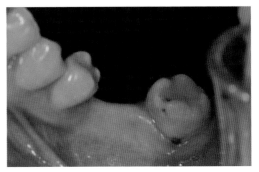

图6-1-4　36缺失；37近中颈部龋

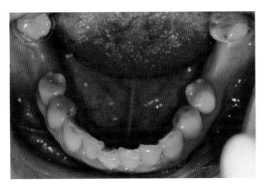

图6-1-5　36、46牙齿缺失；47残冠

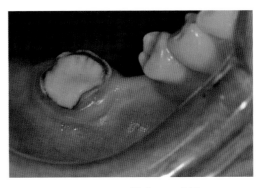

图6-1-6　46缺失；47残冠

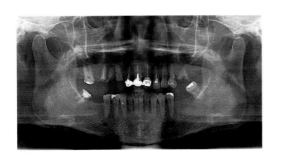

图6-1-7　初诊曲面断层片

诊断及问题列表

详见表6-1-1。

表6-1-1 诊断及问题列表

诊断	问题列表	诊断依据
牙龈炎		牙龈红肿，探诊出血，牙石（＋），松动（－）
12、11、21不良修复体	需拆除，根管再治疗后重新制作修复体	修复体边缘不密合，根充不完善
13、15、17残根残冠	根管再治疗后可暂时保留的残根残冠，13、15需进行冠延长术形成牙本质肩领	根充不完善，根尖未见明显密度减低影，松动（－），13、15根面于龈上1mm
14、26残根	无保留价值的残根	根面位于骨下，根长过短
22欠充	再治疗后全冠修复	牙体变色，充填物部分脱落，根充不完善，松动（－）
24深龋	根管治疗后全冠修复	充填物部分脱落，继发龋，远中深龋及髓，松动（－）
25、27、36、46缺失	25、26、27、36、46种植修复	多颗后牙缺失造成咀嚼功能不良
下颌Spee曲线不协调	恢复下颌Spee曲线	17、37过长，47过短

治疗方案

第一阶段：基础治疗。

全口洁治，14、26残根拔除。

12、13、15、17、21、22、24、37、47根管治疗（图6-1-8～图6-1-13）（11需要拆除铸造桩核，存在造成根折的风险，患者要求不治疗）。

15、13牙冠延长术，形成牙本质肩领（图6-1-14）。

第二阶段：固定修复，恢复正常曲线。

13—17固定桥修复（图6-1-17～图6-1-23）。

11、12、21、22，24全瓷单冠修复（图6-1-15～6-1-17）。

47残冠CEREC高嵌体修复，恢复正常𬌗曲线（图6-1-18）。

37正畸压低或根管治疗降底冠高度，恢复正常𬌗曲线（患者不接受正畸治疗）。

第三阶段：种植修复。

25、26、27、36、46种植修复。

治疗步骤和结果

第一阶段：基础治疗（2011年11月14日～2011年12月20日）。

牙周部分：全口洁治；2周后15、13牙冠延长术，形成牙本质肩领（图6-1-14）。

口外部分：14、27残根拔除。

牙体部分：分次完成12、13、15、17、21、22、24、37、47根管治疗（图6-1-8～图6-1-13）。

第二阶段：固定修复（2012年1月18日～2012年2月18日）。

前牙美学修复：12、11、21、22、24全瓷单冠修复（图6-1-15～图6-1-17）。

恢复下颌Spee曲线（图6-1-18）。

37降低牙冠。

17降低牙冠，47残冠CEREC高嵌体修复（图6-1-19～图6-1-23）。

第三阶段：种植修复（2012年1月18日始）。

（1）预计给予25、26、27、36、46进行种植修复。

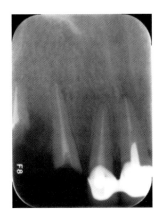

图6-1-8　13根管治疗后

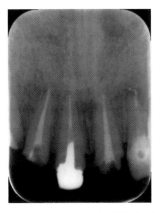

图6-1-9　12、21根管治疗后

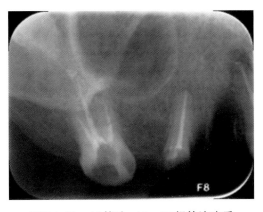

图6-1-10　14拔除；15、17根管治疗后

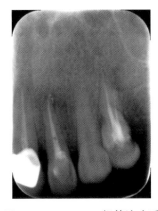

图6-1-11　22、24根管治疗后

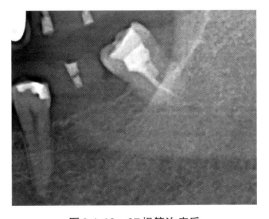

图6-1-12　37根管治疗后

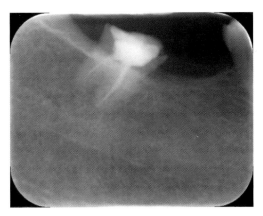

图6-1-13　47根管治疗后

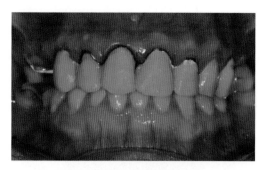

图6-1-14　13、15牙冠延长术，形成牙本质肩领，临时冠佩戴2个月

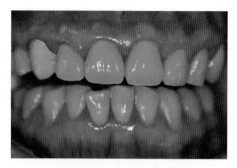

图6-1-15　12、11、21、22、24 lava全瓷冠修复后；13—17临时冠桥修复，等待牙龈愈合

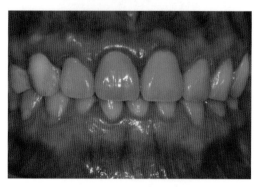

图6-1-16　12、11、21、22戴牙后唇面观

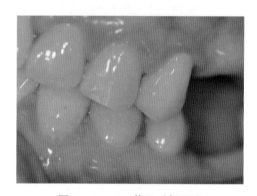

图6-1-17　24戴牙后颊面观

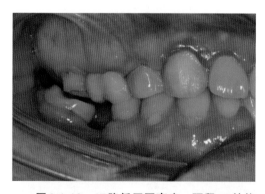

图6-1-18　17降低牙冠高度，预留47的修复空间；47Cerec高嵌体修复，恢复牙冠高度，形成正常的右侧下颌Spee曲线

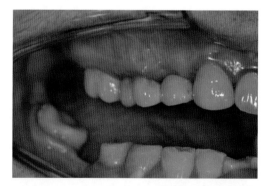

图6-1-19　13—17固定桥修复；16缺牙间隙过小，15、16修复体合面制作成16骀面的形态

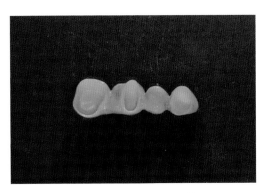

图6-1-20 右侧上颌后牙修复体组织面

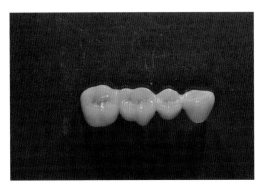

图6-1-21 右侧上颌后牙修复体𬌗面观

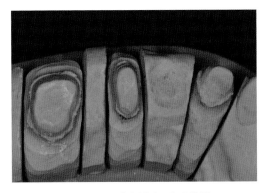

图6-1-22 右侧上颌后牙模型

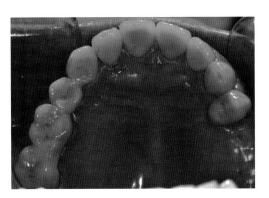

图6-1-23 右侧上颌后牙冠桥戴牙后𬌗面观

术前行临床及辅助检查（图6-1-24～图6-1-33）。

（2）#25、26、27种植方案

制作种植手术导板，戴入导板拍摄X线片、CT片。

25：Nobel Replace 4.3mm×10mm（RP）。

26、27：上颌窦内提升术，Nobel Replace 5.0mm×10mm（WP）。

4个月后行二期手术。

2周后全瓷冠修复。

粘接固位。

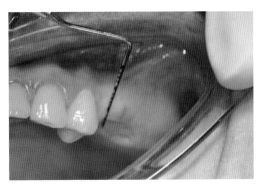

图6-1-24 25牙槽骨宽度＞7mm

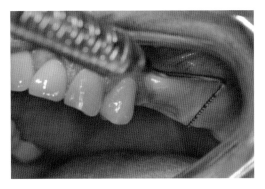

图6-1-25 27牙槽骨宽度＞9mm

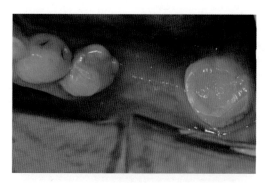

图6-1-26　36附着龈充足，缺牙间隙正常

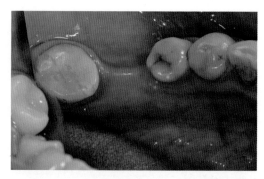

图6-1-27　46附着龈充足，缺牙间隙正常

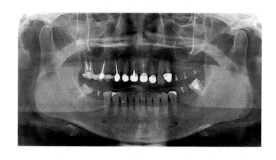

图6-1-28　戴手术导板后曲面断层片

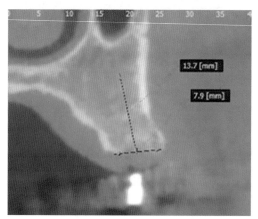
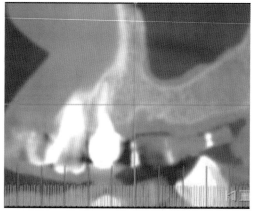

图6-1-29　25 CT检查，宽度7.9mm，高度＞13mm

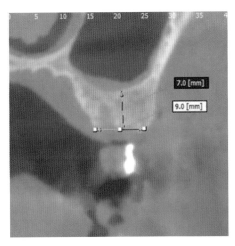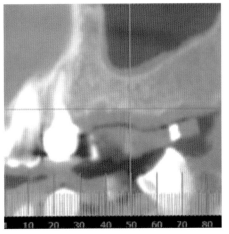

图6-1-30 26 CT检查，宽度9mm，牙槽嵴顶距上颌窦底7mm

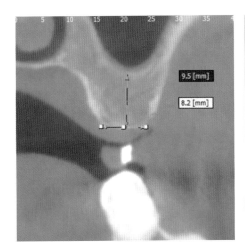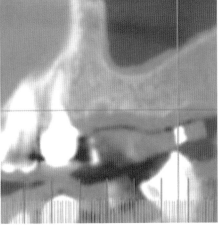

图6-1-31 27 CT检查，宽度8.2mm，牙槽嵴顶距上颌窦底9.5mm

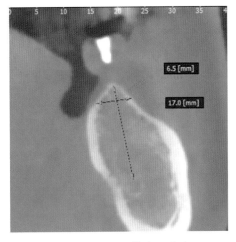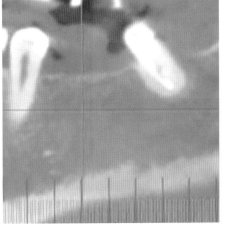

图6-1-32 36 CT检查，宽度6.5mm，牙槽嵴顶距下颌神经管上缘＞15mm

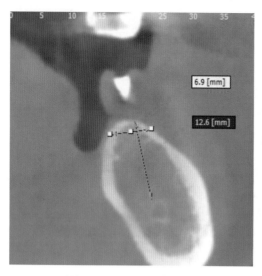
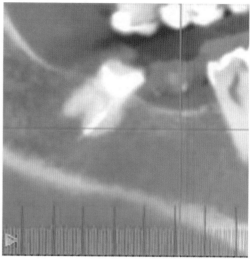

图6-1-33　46 CT检查，宽度6.9mm，牙槽嵴顶距下颌神经管上缘＞12mm

（3）36、46种植方案

制作种植手术手术导板，戴入导板拍摄X线片、CT片。

36、46 Nobel Replace：4.3mm×10mm（RP）。

2个月全瓷冠修复。

粘接固位。

左侧上颌后牙种植手术过程（2012年1月21日）见图6-1-34 ～图6-1-44。

双侧下颌后牙种植手术过程（2012年3月25日）见图6-1-45 ～图6-1-47。

上下颌种植修复过程见图6-1-48 ～图6-1-54。

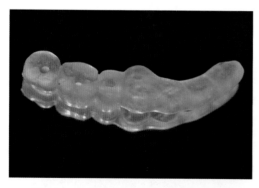

图6-1-34　左侧上颌后牙种植手术导板

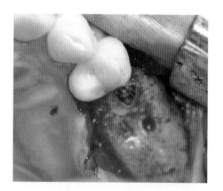

图6-1-35　25种植体植入后

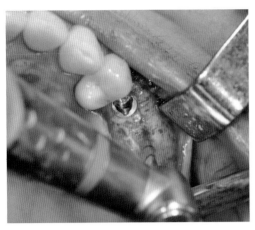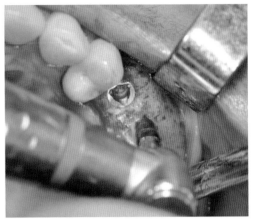

图6-1-36 26按照手术导板定位逐级备洞至8mm直径钻

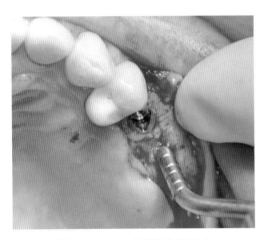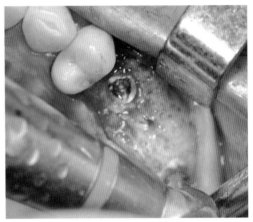

图6-1-37 26上颌窦内提升术

图6-1-38 27按照手术导板定位逐级备洞至8mm直径钻

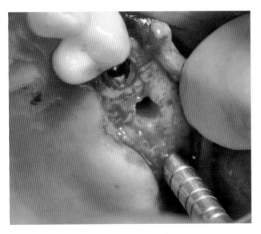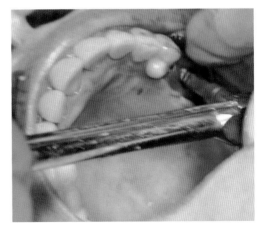

图6-1-39 27上颌窦内提升术

图6-1-40 26植入5.0mm×10mm（WP）植体

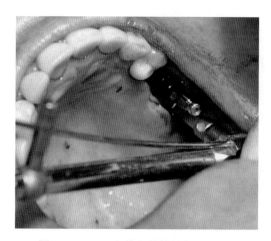

图6-1-41　26安装印模转移杆，引导27与26植体平行植入5.0mm×10mm（WP）植体

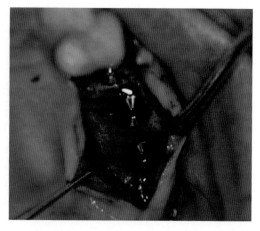

图6-1-42　3颗种植体植入后，检查可见颊舌侧骨量充足

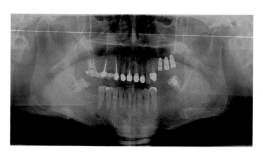

图6-1-43　左侧上颌后牙种植术后曲面断层片

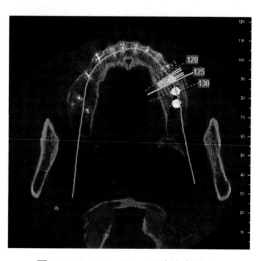

图6-1-44　25、26、27种植术后CT

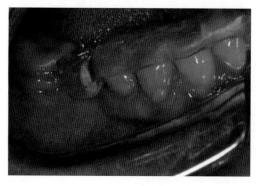

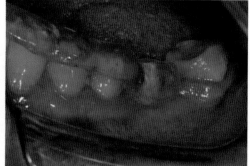

图6-1-45　46（左图）、36（右图）种植手术导板

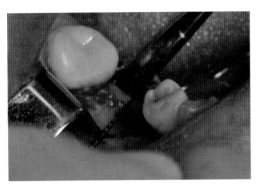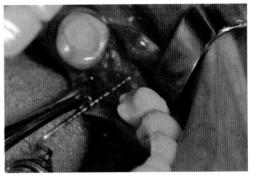

图6-1-46 46牙槽骨宽度9mm（左图），36牙槽骨宽度6～7mm（右图）

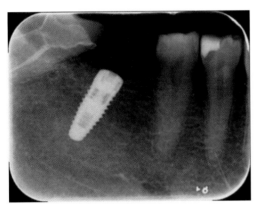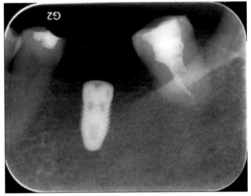

图6-1-47 46（左图）、36（右图）种植后即刻X线片

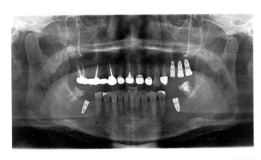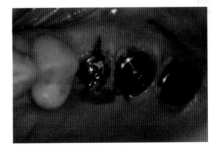

图6-1-48 2012年5月16日下颌后牙种植2个月后复诊曲面断层片

图6-1-49 2012年5月16日左侧上颌后牙种植二期手术

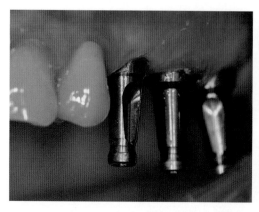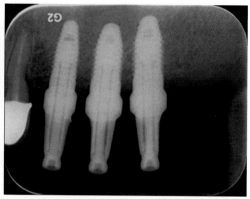

图6-1-50　2周后左侧上颌后牙取修复印模

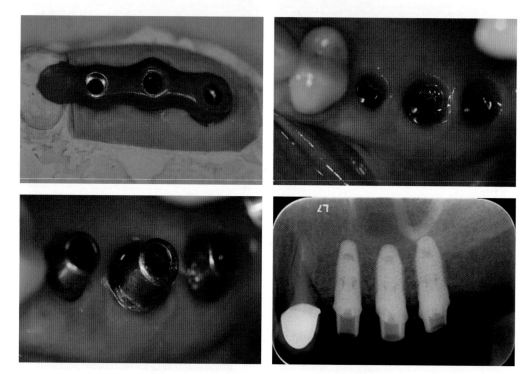

图6-1-51　2012年6月18日左侧上颌后牙戴牙

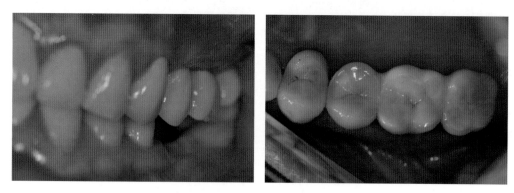

图6-1-52　左侧上颌后牙戴牙完成

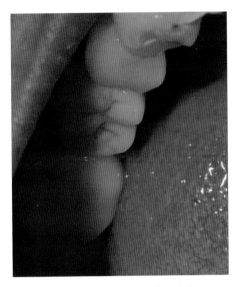

图6-1-53 46修复完成口内观

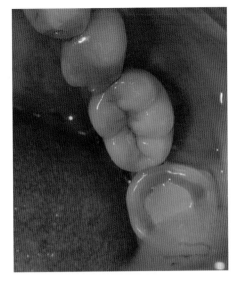

图6-1-54 36修复完成口内观

随访

2014年1月9日回访（图6-1-55～图6-1-61）。

2015年4月25日回访（图片6-1-62～图6-1-73）。

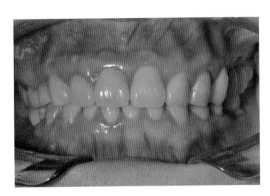

图6-1-55 全牙弓咬合正面照

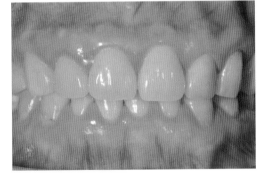

图6-1-56 前牙咬合正面照

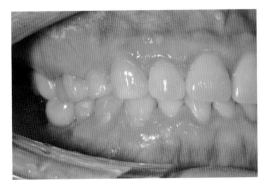

图6-1-57 全牙弓咬合右侧面照

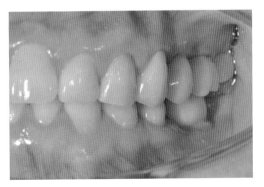

图6-1-58 全牙弓咬合左侧面照

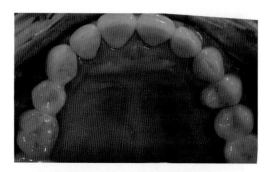

图6-1-59　上颌牙弓船面照

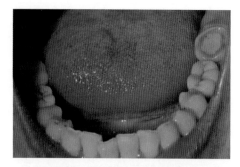

图6-1-60　下颌牙弓船面照

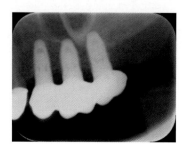

图6-1-61　左侧上颌根尖片

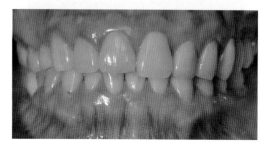

图6-1-62　全牙弓咬合正面照（11切端瓷层崩脱，牙龈健康）

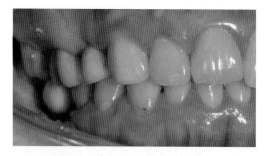

图6-1-63　全牙弓咬合右侧面照

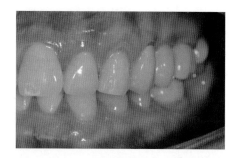

图6-1-64　全牙弓咬合左侧面照（24牙龈健康，龈缘退缩1mm，修复体边缘密合）

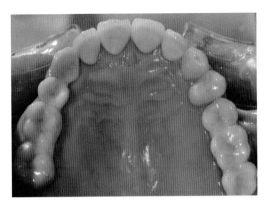

图6-1-65　上颌牙弓殆面照

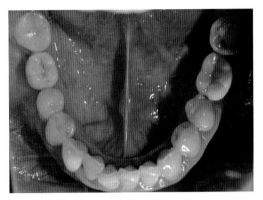

图6-1-66　下颌牙弓殆面照

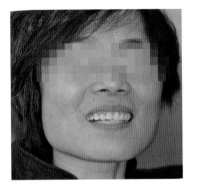

图6-1-67　微笑照

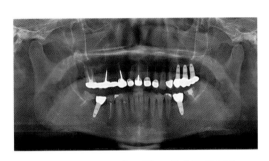

图6-1-68　2015年4月25日曲面断层片

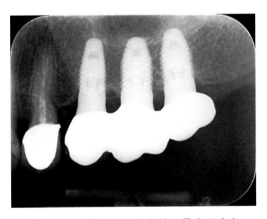

图6-1-69　左侧上颌根尖片，骨水平稳定

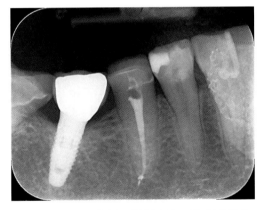

图6-1-70　右侧下颌根尖片，骨水平稳定；45因急性牙髓炎于外院行根管治疗术＋高嵌体修复

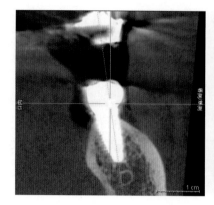
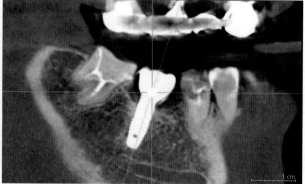

图6-1-71 右侧下颌CT片，骨水平稳定

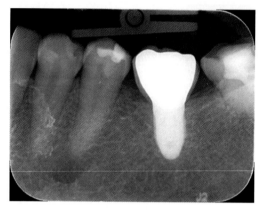

图6-1-72 左侧下颌根尖片，骨水平稳定

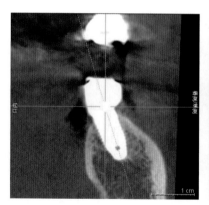
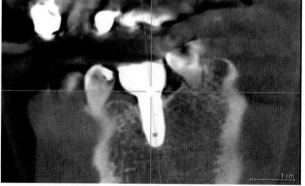

图6-1-73 左侧下颌CT片，骨水平稳定

讨论

1. 关于修复中的牙本质肩领问题　随着根管治疗技术和牙周治疗技术的发展，大量的残冠、残根都得以保留，在残根残冠上制作桩核修复体成为恢复患牙功能与美观的重要手段。桩核冠修复因其固位良好，外形和牙冠色泽接近天然牙，支持与受力形式合理而为广大患者所喜爱。然而由于死髓牙牙体组织水分含量减少，质地变脆；冠部组织破坏或缺失，致使根部承受应力较大；内科及修复治疗削弱了过多的健康牙体组织；死髓牙牙周触压觉敏感度降低，导致咀嚼过程中牙体承担超负荷的𬌗力等原因，导致了桩核修复后的常见并发症之一——根折。而根折后常不容易重新修复，尤其是牙体长轴方向上的根折，临床上一般采取拔除牙根的方法，给患者生理与心理上带来了较大的痛苦。所以现在桩核冠修复的重点已经由原来的片面强调固位能力，转向了在提高桩冠修复体固位力的同时能提高残余牙体组织抗折能力这一方面，因此牙本质肩领的作用被逐渐重视。

牙本质肩领的英文是ferrule，ferrule的本意是360°环绕的金属箍，或是"箍效应"，从桩核-牙体交界处扩展至牙体预备颈缘肩台处的一段为全冠所包绕的平行牙本质壁，这部分360°包绕于牙体上的颈环才能取得箍效应。Libman等和Pereira等发现，对桩核修复至少设计不少于1.5mm的箍结构能显著增强牙体组织的抗折强度。Gómez-Polo等也表明，牙本质肩领能有效提高桩核修复后的抗折强度，减少桩核修复后的失败病例。牙本质肩领能够明显减少根管治疗牙根折事件的发生，是因为它增强了牙齿外表的抗力，而且当某一点应力集中时它能够将此力重新分配到牙齿的各部分。Ferrari等还认为，在残根颈部保留至少一面的牙本质壁，预备不完整的牙本质肩领，与完全无牙本质肩领相比，也能显著地减低修复的失败率。这与Pereira等的研究结果相似，即在临床治疗时应尽可能保留更多的牙本质肩领，尤其是唇舌侧，有助于提高其抗折强度，减少牙根或桩核的折断，改善远期桩核修复效果。

本病例中患牙13、15为龈上约1mm残根，不足以形成至少1.5mm的牙本质肩领，因此采取了冠延长术以获得牙本质肩领。但是在做此之前，必须评估根的长度，如果根长过短或冠根比不协调，这颗牙就不适合做桩核冠修复和作为基牙。

2. 关于种植手术过程中使用种植导板的问题　1987年，Edge首次应用种植导向模板辅助种植体的植入，改变了之前仅凭借种植医生临床经验和仅有的术前影像学信息来完成种植牙手术。随着计算机断层扫描技术、种植设计软件、数字加工技术在口腔种植领域迅速发展，数字化种植导板在临床上的应用越来越成为一种常规技术。数字化种植导板作为一个虚拟到现实的信息载体，可使种植体精确地植入术前设计好的位点，避免了损伤邻牙牙根、神经血管束及周围的重要解剖结构，保证了植入角度和深度的理想，有利于种植体的长期稳定性，并使得后期修复能够兼顾到生物力学与美学的效果。

数字化种植导板是基于计算机断层扫描数据，由专业的种植软件设计，利用工业成型技术加工而成。可分为牙支持式导板，适用于缺牙较少的牙列缺损患者；骨支持式导板，适用于缺牙较多的牙列缺损或牙列缺失患者；黏膜支持式导板，适用于无牙颌患者。其中牙支持式导板稳定性最好，无须额外的固位装置，而骨支持式和黏膜支持式导板，都需要固定钉辅助固位。

本病例中，使用的种植导板为自制的牙支持式种植导板，可以在种植过程中起到定位种植位点的作用，然而方向的确定完全凭借经验判断，故在25种植中，出现了种植体根部偏颊的问题。

目前市场上，数字化种植导板中的导向管结构可以同时确定种植位点和方向，将预先设计的种植方案精确地转移到实际手术操作中。多篇研究报道证实，在种植导板引导下进行的种植手术要比仅凭经验种植误差小，精确度高，因为种植钻倾向于向阻力小的方向偏移，特别是在骨密度不高的骨质上种植容易导致严重偏差。然而由于计算机辅助种植外科也是由一套系统程序来完成的，所以其中每一个环节中的误差都可能影响种植导板引导种植手术的精度。Sarment等报道，Simplant系统的偏离角度误差为$4.5°±2.0°$，种植体头部和尾部分别有（$0.9±0.5$）mm和（$1.0±0.6$）mm的偏离值。Assche等研究显示，Nobel Guide系统的角度偏离值为$2.0°±0.8°$，种植体头部和尾部分别有（$1.1±0.7$）mm和（$2.0±0.7$）mm的偏离值。Ozan等的临床试验，对110枚种植体进行了评价，其中50枚应用骨支持式导板、30枚应用牙支持式导板、30枚应用黏膜支持式导板，经测量得出，角度偏差值在骨支持组为$4.63°±2.6°$，牙支持组为$2.91°±1.3°$，黏膜支持组为$4.51°±2.7°$，头部与尾部偏差值在骨支持组分别为（$1.28±0.90$）mm和（$1.57±0.90$）mm，牙支持组分别为（$0.87±0.40$）mm和（$0.95±0.60$）mm，黏膜支持组分别为（$1.06±0.60$）mm和（$1.60±1.00$）mm。因此，如何提高精确性即成为目前种植导板研究的主要内容。

同时，目前的种植导板在应用过程中确实存在一定的局限性和弊端，如受到患者张口度和缺牙间隙的影响、增加就诊次数、延长就诊周期、无法在术中随时更改方案、干扰医生视野而影响判断等。故在未来的种植导板设计领域，尚有很多亟待解决和需要不断改进完善的问题。

3.关于前牙崩瓷的考虑　11在修复3年后出现切端瓷层崩脱，寻其原因，为患者不自觉上下颌前牙间相互摩擦不良习惯导致。结合本例病例，考虑可从两方面改进。

（1）初次问诊及每次就诊过程中，一定要对患者的不良口腔习惯方面做到充分了解、仔细观察，并及时帮其纠正。

（2）取模型时使用面弓，将患者上颌对颞下颌关节的固有位置关系精准地转移至𬌗架上，避免造成义齿佩戴后出现前伸𬌗干扰或者侧方𬌗干扰。

4.关于牙龈退缩的考虑　健康的牙龈应该覆盖整个牙根的表面，牙龈向根方退缩导致牙根暴露称牙龈退缩，主要为牙周炎的伴发病变，牙龈退缩处同时也发生牙槽骨相应的吸收。牙龈退缩可以局限于单个牙或多个牙，也可以全口牙普遍发生；退缩的牙龈可以色粉质韧、健康无炎症，也可以充血红肿。

牙龈退缩的病因一般主要有以下几个方面：①牙周炎治疗后；②解剖因素（骨开窗、骨裂开）；③刷牙不当；④正畸力和过大的𬌗力；⑤不良修复体。

结合本例病例，患者24牙龈健康，根向退缩1mm，修复体边缘密合，否认不当刷牙方式。然而由于前后留存的曲面断层片和根尖片没有按照保准一致的角度进行投照拍摄，因此无法对牙槽骨是否吸收进行精确的对比评价，进而无法对患者出现牙龈退缩做出准确判断。

因此，对于病例影像资料的收集和保存上，应当在两方面进一步细化：①资料的完整性；②资料的可对比性。

作者简介

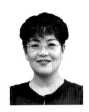

张艳泽，副主任医师，恩典口腔门诊部创始人。2012年毕业于美国UCLA大学牙科学院，并获得美国UCLA大学口腔种植硕士学位。华人美学牙科学会会员，中华口腔医学会会员，山西省口腔医师协会委员，隐适美矫正认证医生。师从国际美学大师Dr.Mauro Fraddeani，Dr.andrea Ricci。擅长前牙美学修复，微创种植，即刻种植。熟练掌握上颌窦内外提升植骨，GBR植骨等多种植骨技术。从事口腔工作20余年，口腔临床经验丰富，先后多次赴美、韩等地进行学术交流。获中华口腔医学会全国口腔跨学科病例展评全国20强，2017年华人美学牙科学会会员病例大赛三等奖，2018年12月当选为华人美学牙科学会第三届理事。

参赛体会

时光流逝，6年前我参加卡瓦"绚彩梦想秀·口腔好医生"比赛获得全国20强。通过这次比赛，培养了我整体思维的模式。以前的临床工作中患者牙齿缺失就直接取模做假牙，如果想把前牙做漂亮就做全瓷冠或者瓷贴面修复。思维简单局限，没有考虑颞下颌关节是否紊乱，牙周组织是否健康，红白美学是否协调。当看到"绚彩梦想秀·口腔好医生"病例提交的相关要求时，决心按着要求去踏踏实实做一个完整病例。通过收集，整理病例这样一个过程，逐步改变我固有模式，建立了口腔全科思维的模式。

参加"绚彩梦想秀·口腔好医生"跨学科病例比赛是我专业素养提升的一个催化剂，它使我的专业技能有了质的飞跃。从那以后，我所有的患者都会有全科的检查和记录及完整有序的治疗计划。6年做下来，我积累了大量的病例和经验，也帮助患者解决了各种口腔疾病，让患者拥有了自信的微笑。

参赛病例的患者从第一次治疗到如今已经有11年了，每年定期复查，其牙周健康，修复体稳定。这些都是从参加"绚彩梦想秀·口腔好医生"跨学科病例比赛中得到的宝贵财富，这样的财富将伴随我口腔医疗服务的始终。

上下颌前牙美学修复1例

张 晓

患者基本信息

姓名：×× 　性别：女 　年龄：27岁

主诉：上下颌前牙烤瓷冠崩瓷伴牙龈出血3个月，要求重新修复。

现病史：患者4年前因自觉前牙排列不整齐，于外院行上下颌前牙烤瓷冠修复。近3个月来经常出现牙龈出血现象，又因不满意烤瓷冠材质，而要求拆除旧烤瓷冠，重新行全瓷冠修复。

既往史：无特殊。

全身情况：体健。

药物过敏：否认。

检查

11、12、13、21、22、23、31、32、33、41、42、43烤瓷冠修复体，其中11、12，21，22，31、32，41、42为联冠（图6-2-1），叩痛（−），松动（−），上前牙腭侧部分区域崩瓷，边缘密合性不佳（图6-2-2）。前牙区牙龈略红肿（图6-2-3）。11、21、22颈部预备体边缘位于龈上。22龈缘形态较平坦，23龈缘位置较

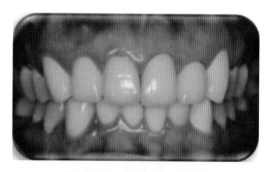

图6-2-1　牙尖交错位正面观

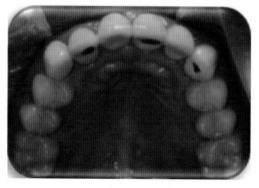

图6-2-2　上颌牙列

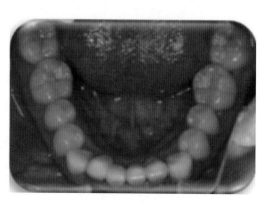

图6-2-3　下颌牙列

高（图6-2-4，图6-2-5）。上下颌中线不对称。后牙咬合关系未见明显异常（图6-2-6）。

X线片：根长可，均未见根充影，根尖未见可疑低密度影（图6-2-7）。

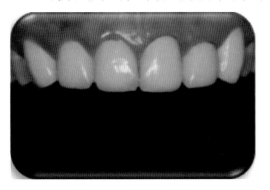

图6-2-4　上前牙正面观

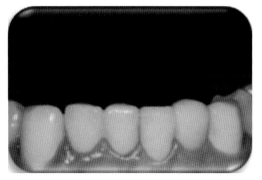

图6-2-5　下前牙正面观

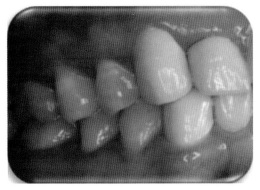

图6-2-6　后牙咬合关系

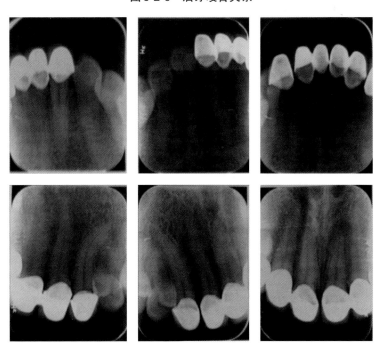

图6-2-7　X线根尖片

诊断

11、12、13、21、22、23、31、32、33、41、42、43牙体缺损。

治疗计划

针对患者主诉，结合临床检查，需拆除上下颌，前牙烤瓷冠，拆冠后视预备体情况决定进一步的治疗计划。

拆冠后检查

拆除上下颌前牙烤瓷冠，未见明显露髓点，预备体周围牙龈红肿、出血，PD 2～5mm，BI 2～3，AL 1～2mm。除11、21、22唇侧边缘位于龈上外，余边缘位置均位于龈下，个别位点的位置较深，已位于龈下约4mm（图6-2-8）。牙髓活力测试结果显示，上下颌前牙预备体的牙髓活力异常。

病例分析

1.上下颌前牙预备体的牙髓活力异常，需要进行根管治疗后再行二次修复。

2.牙周基础治疗。

3.由于预备体边缘位于龈下较深位置，加之患者前牙区的龈缘曲线形态不佳，同时X线片见其根长足够，具备冠延长术的指征和条件。因此建议患者在牙周系统治疗的基础上，进一步行牙龈成形术或冠延长术，一方面减少预备体边缘的龈下深度，有利于以后的牙周组织健康和维护；另一方面改善前牙区的龈缘曲线形态，获得更佳的软组织美学效果。

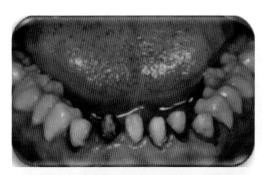
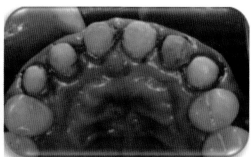
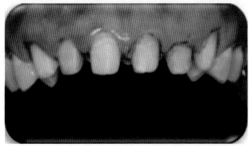

图6-2-8　拆冠后的上下颌前牙

进一步的治疗计划

1. 进行11、12、13、21、22、23、31、32、33、41、42、43根管治疗。

2. 牙周基础治疗。

3. 制作诊断蜡型及牙周导板。

4. 进行上下颌前牙牙龈成形术或冠延长术。

5. 制作并戴用诊断性临时冠。

6. 择期行全瓷冠修复。

制作牙周导板

画线—诊断蜡型—翻制模型—压硬垫（图6-2-9）。

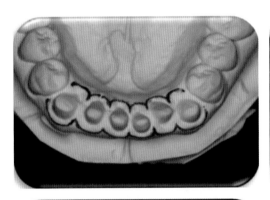
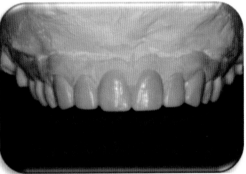
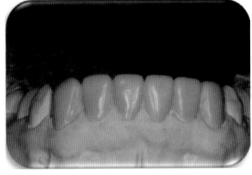
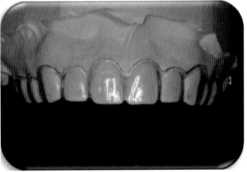
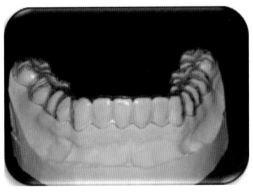

图6-2-9　制作牙周导板

牙周基础治疗

牙周检查记录表见图6-2-10。

牙周基础治疗后见图6-2-11。

牙周手术

上颌前牙：显微翻瓣＋牙龈成形术（图6-2-12）。

上颌前牙沿牙周导板标记位置，在龈缘下1～1.5mm处做内斜切口，切除牙龈。自13颊侧近中至23颊侧近中做沟内切口，探诊示牙槽骨嵴顶至龈缘达3mm以上。刮治＋根面平整，刮净肉芽组织。术中观察上颌前牙预备体边缘自近远中轴角处向邻面中央走行，渐不清晰。修剪龈瓣，生理盐水冲洗，压迫止血，间断缝合，上牙周保护剂。

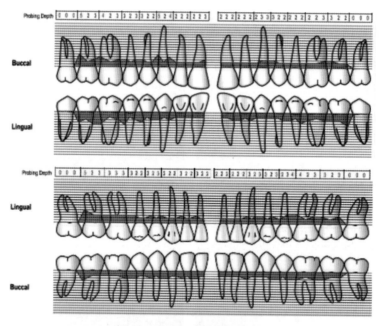

图6-2-10 牙周检测记录表

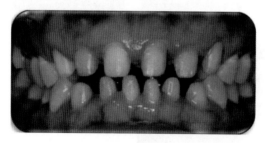

图6-2-11 牙周基础治疗后的上下颌前牙

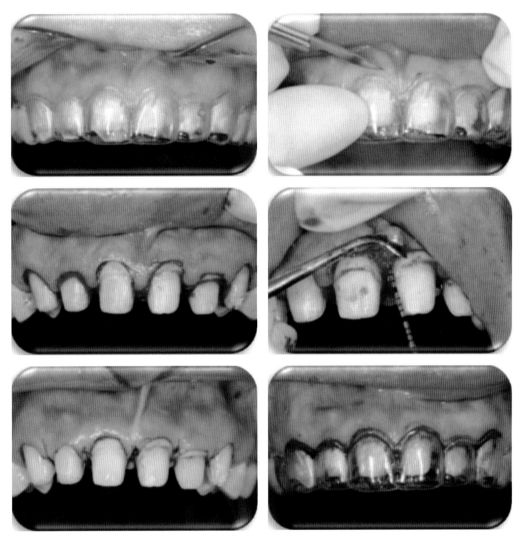

图6-2-12　上颌前牙牙周手术

下颌前牙：冠延长术（图6-2-13）。

下颌前牙沿导板标记位置，于龈下1mm处做内斜切口，切除牙龈。自44近中至34近中做沟内切口，翻黏骨膜瓣。刮治＋根面平整，刮净肉芽组织。术中观察下颌前牙预备体颊舌侧边缘距牙槽骨嵴顶约3mm，近远中边缘位置不齐，与牙槽骨嵴顶距离为1～2.5mm。涡轮修整牙槽骨外形，使预备体边缘均位于牙槽骨嵴顶冠方3mm。

术后2个月复查（图6-2-14）：上下颌前牙牙龈组织愈合良好；上颌前牙颊舌侧边缘均已暴露；下颌前牙颊侧边缘均位于龈上1～2mm；下颌前牙舌侧边缘齐龈。

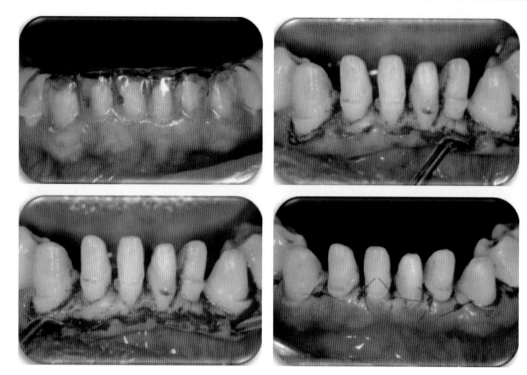

图6-2-13 下颌前牙牙周手术

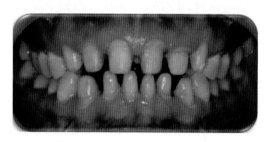

图6-2-14 牙周术后2个月复查

上下颌前牙根管治疗见图6-2-15。

制作及戴用临时冠，精修临时冠边缘。患者戴用2个月，期间多次复查，调整临时冠形态及咬合关系，患者最终对临时冠满意，无不适主诉（图6-2-16，图6-2-17）。

根管及牙体预备（图6-2-18）。

面弓转移及蜡型制作（图6-2-19）。

试基底冠（图6-2-20）。

修复体完成（图6-2-21）。

修复完成（图6-2-22）。

1个月后复查（图6-2-23）。

9个月后复查（图6-2-24）。

12个月后复查（图6-2-25）。

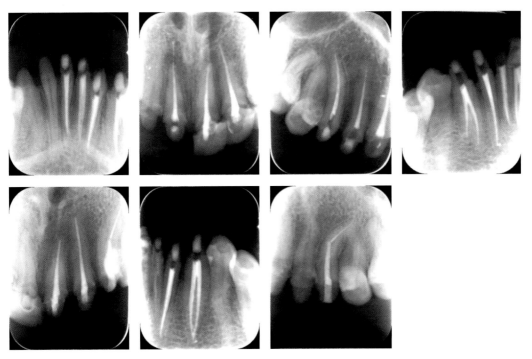

图6-2-15 上下颌前牙根管治疗后X线片

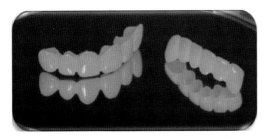

图6-2-16 制作上下颌前牙临时冠

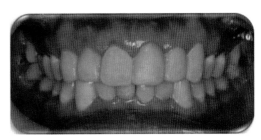

图6-2-17 戴用临时冠2个月

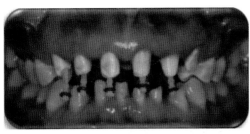

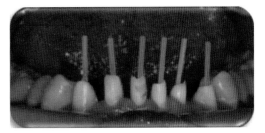

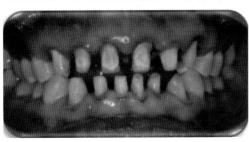

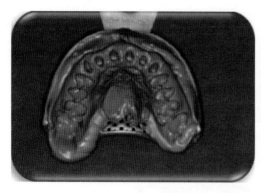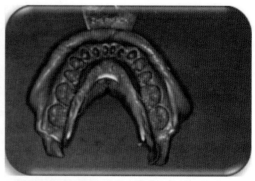

图6-2-18 根管、牙体预备及制取印模

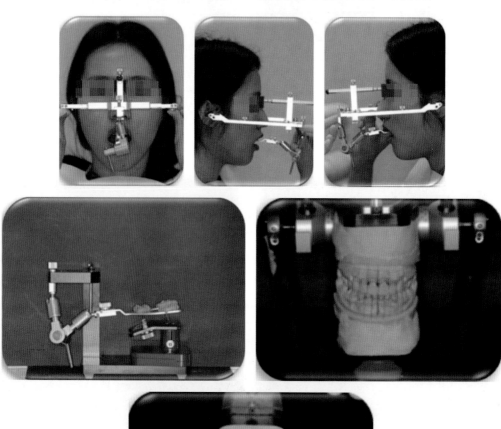

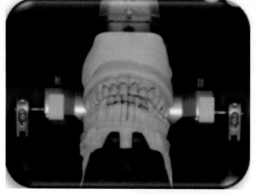

图6-2-19 面弓转移及蜡型制作

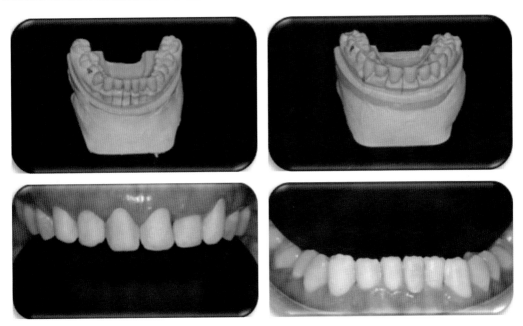

图6-2-20　试戴基底冠

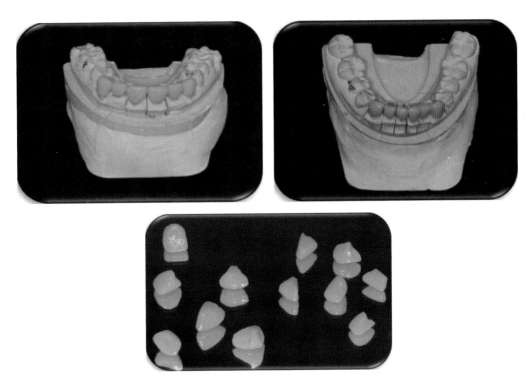

图6-2-21　修复体制作完成

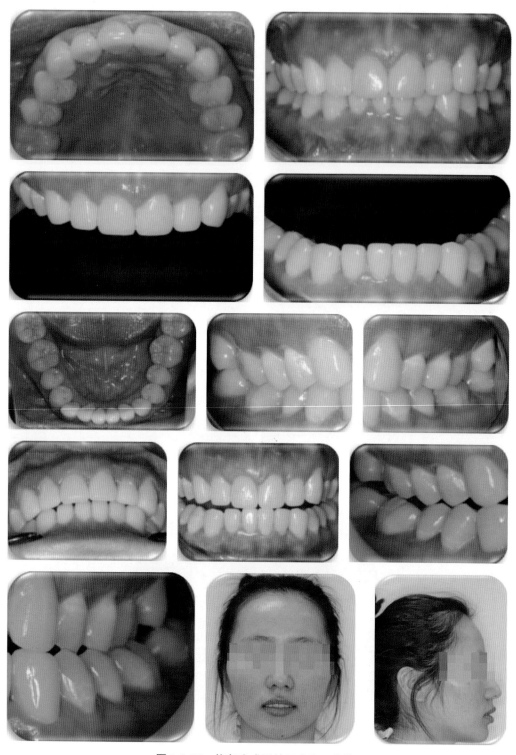

图6-2-22 修复完成后的口内和口外像

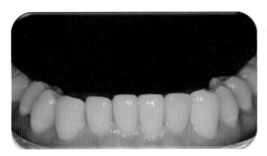
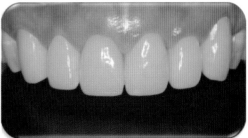

图6-2-23 1个月后复查

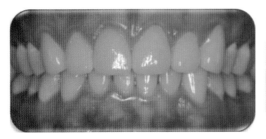
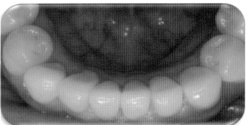

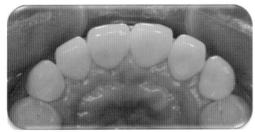

图6-2-24 1个月后复查

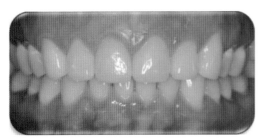
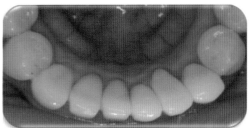

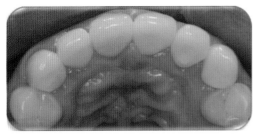

图6-2-25 12个月后复查

本病例涉及的操作技术：根管治疗、牙周基础治疗、牙龈成形术、牙冠延长术、前牙美学修复。

讨论

牙冠延长术后的修复时机如下。

（1）牙冠延长术一般4～6周组织愈合，龈缘位置稳定。在术后6周至6个月期间，仍可有＜1mm的变化（继续龈退缩或冠向移动）。

（2）永久修复体建议在术后6周以后再开始，涉及美容的修复则建议在术后2个月后开始。

（3）如果过早修复，常会干扰组织的正常愈合，并在组织充分愈合后导致修复体边缘的暴露。

作者简介

张晓，北京大学口腔医学院口腔修复科，博士，主治医师。2015年毕业于北京大学口腔医学院，获口腔修复学博士学位，毕业后留院工作。从事口腔美学修复和种植修复的临床和科研工作多年。曾赴荷兰阿姆斯特丹大学牙科种植中心进修学习一年，美国宾夕法尼亚大学牙科学院进修学习两年。主持国家自然科学基金项目1项，北京市自然科学基金项目1项，发表SCI收录及中文核心期刊论文20余篇。现为国际牙科研究协会（IADR）会员，中华口腔医学会口腔修复学专委会会员，口腔生物医学专委会会员。

参赛体会

通过参加"绚彩梦想秀·口腔好医生"跨学科病例展评，极大地开阔了我的临床视野和思路。各位评委老师的精准点评，对未来临床工作具有重要的指导意义。该临床病例涉及上下颌前牙的功能和美学修复，体现了跨学科的特点，经过了修复、牙体、牙周等多学科的通力合作，最终获得了比较理想的治疗效果，为患者解除了功能和美观上的困扰。临床工作中，患者的病因、临床表现、预后等因人而异，变化多样。在今后的临床工作中，应该以正确而全面的临床思维来考虑问题，制订最合理的治疗策略，以最小的代价获取最佳的修复效果。在整个治疗过程中，良好的医患沟通和高度的团队协作精神是至关重要的。

多学科联合塑造粉白美学与功能重建：
上前牙二次美学修复1例

梁珊珊　周　颖　王贻宁

病例具体内容

患者基本情况：姓名：×××　性别：女　年龄：25岁　职业：公司职员　居住地：武汉

主诉：上前牙不美观10年余。

现病史：患者10年前因外伤导致上前牙折断，曾于外院行上前牙金属烤瓷冠修复，但自觉修复效果不佳，影响面部美观。近6个月来，右上前牙唇侧黏膜有脓包并偶有流脓，但未行任何处理。今就诊，要求改善上前牙美观。

口腔病史

牙周病史	√是	□否	正畸治疗史	□是	√否
修复治疗史	√是	□否	口腔外科治疗史	√是	□否
牙体牙髓治疗史	√是	□否	颞下颌关节治疗史	□是	√否
磨牙症	□是	√否	口腔黏膜治疗史	□是	√否
其他	无				

个人社会史

吸烟	□是____	√否	饮酒	□是____	√否
职业	公司职员（文秘）				
其他	无特殊				

系统病史及全身情况

心脏病	□是	√否	肝炎		□是	√否
高血压	□是	√否	是否长期应用抗凝药物		□是	√否
血液病	□是	√否	激素治疗		□是	√否
糖尿病	□是	√否	肿瘤		□是	√否
甲状腺功能亢进	□是	√否	急性感染		□是	√否
肾病	□是	√否	月经、妊娠		□是	√否
神经精神疾病	□是	√否	梅毒		□是	√否
癫痫	□是	√否	艾滋病		□是	√否
药物过敏史	无					
医用材料过敏史	无					
其他	淋巴结增生					

口腔检查

1. 口外检查

● 颌面部检查

面部对称性	√是	□否	
面部比例协调性	√是	□否	
面部轮廓	√直面形	□凸面型	□凹面型
笑线高低	□低位	□中位	√高位
面部肤色、营养状态	□差	□一般	√好

● 颞下颌关节区检查

颞下颌关节活动度	左右对称
关节弹响	无关节弹响和杂音
开口型	无偏斜
开口度	42mm
外耳道前壁检查	无压痛，双侧关节头动度协调
下颌侧颌运动检查	组牙功能殆，无侧方殆干扰
咀嚼肌检查	无异常

2. 口内检查

● 软组织检查

11根尖区唇侧黏膜处有窦道，溢脓（图6-3-1）。

上唇系带附丽略低。

12、11、21、22、23唇侧牙龈缘略呈灰色。

舌、口底、前庭沟、唇颊、软硬腭、腺体等软组织未见异常。

● 牙列检查

12、11、21、22、23烤瓷联冠修复（图6-3-1），冠边缘适合性不佳，修复体松动，修复体颜色不佳；12、11、21、22、23牙冠宽长比不佳；11、21、22叩痛（＋＋）；23颈部牙本质暴露，探诊（＋）。术前全口牙列情况见图6-3-2。

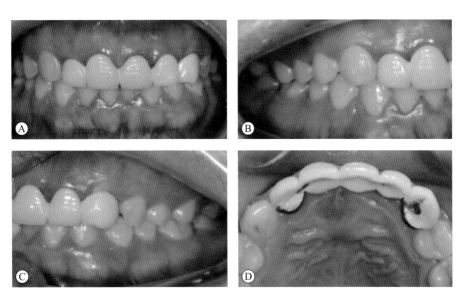

图6-3-1　术前口内照
A.正面观；B.侧面观（右侧）；C.侧面观（左侧）；D.上前牙区殆面观

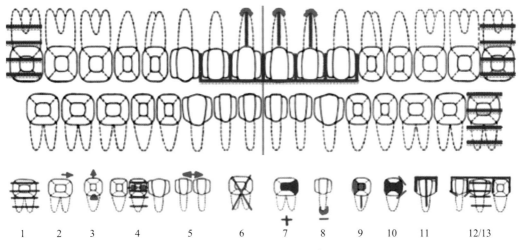

图6-3-2　术前全口牙列情况
1.缺失；2.移动；3.伸长；4.间隙减小；5.间隙增大；6.严重缺损，无法保留；7.窝沟封闭；8.根尖疾病；9.龋病，根管；10.充填；11.桩冠；12/13.全冠/固定桥

● 咬合检查

前牙覆殆、覆盖正常；牙尖交错位稳定，双侧咬合对称。

双侧侧方运动均为组牙功能殆，无侧方殆干扰。

前伸运动时接触牙位为11、21、31、32、42、41，无前伸殆干扰。

● 口腔卫生一般情况

√菌斑　　　　　√结石　　　　　□口臭　　　　　□溃疡/红肿/脓肿

● 牙周检查

采用Florida Probe进行牙周检查，见图6-3-3。

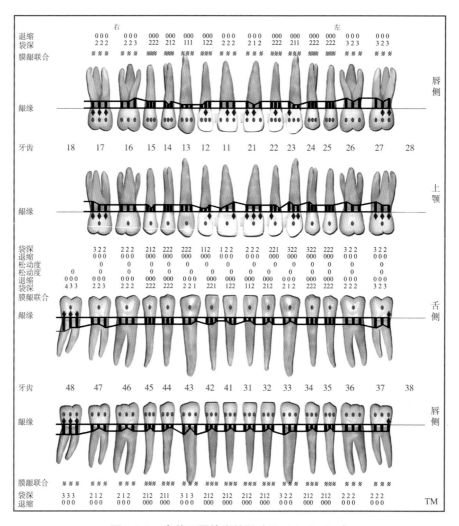

图6-3-3　术前牙周检查结果（Florida Probe）

影像学检查

术前X线检查见11、21、22根管内充填物，充填致密性欠佳，根尖可见明显暗影，可见桩核影像；12、23根管及髓腔内未见充填物（图6-3-4）。

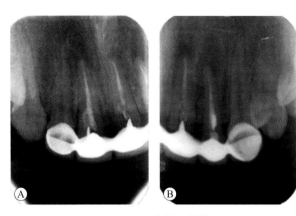

图6-3-4　术前X线片

A.右侧；B.左侧

诊断

1. 11、12、21、22、23牙体缺损。

2. 11、21、22根尖周炎。

3. 牙龈炎。

美学分析及美学设计

患者：×××

美观自评：患者自觉上前牙烤瓷修复体形态不佳，颜色与天然牙不协调。

患者的要求和期望：患者希望去除上前牙原有修复体并重新修复，改变上前牙牙齿颜色。

偏好：√白而整齐的牙齿　　□轻微不齐的牙齿

既往资料：微笑照片　　√有　　□无

研究模型：√有　　□无

X线片：√有　　□无

面部分析		
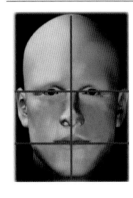	**瞳孔连线与水平线** √平行 □右倾斜 □左倾斜 **口角连线与水平线** □平行 √右倾斜 □左倾斜 **面中线** √居中 □右偏斜 □左偏斜	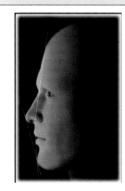　**侧面像** √正常 □凸面型 □凹面型 **E线** 上颌5mm下颌3mm **唇** □厚 √中等 □薄

唇齿分析

■息止颌位时牙齿暴露

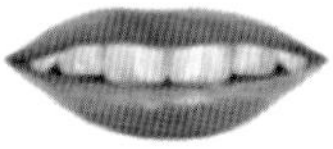

□A　　　　　　　　√B　　　　　　　　□C 上颌 _2_ mm
　　　　　　　　　　　　　　　　　　　　　下颌 ＿＿ mm

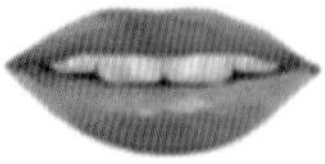

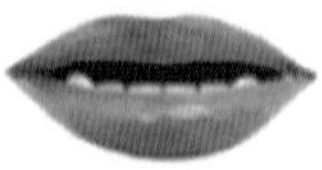

A　　　　　　　　　B　　　　　　　　　C

■切缘曲线与下唇关系

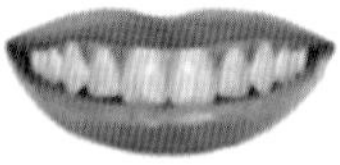

√圆凸型 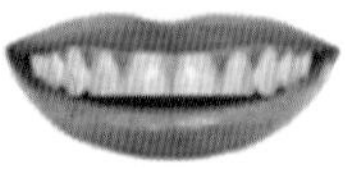　　　　　　□平坦型 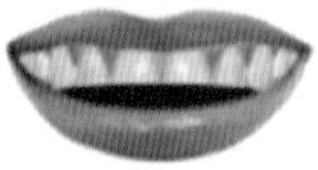　　　　　　□反切缘凸度

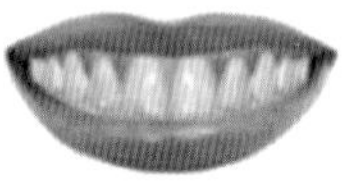

□接触型 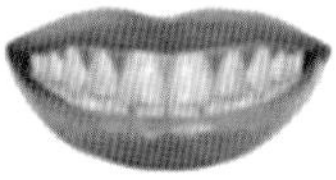　　　　　　√不接触 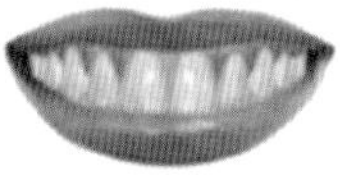　　　　　　□覆盖型

■笑线

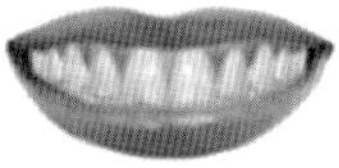

□中位 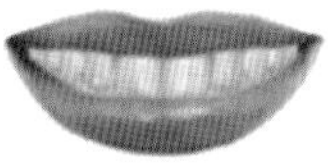　　　　　　　□低位 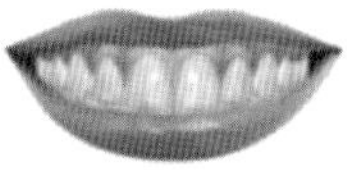　　　　　　　√高位

■微笑宽度与牙齿暴露量

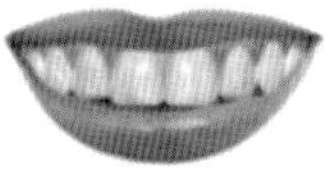

□6～8 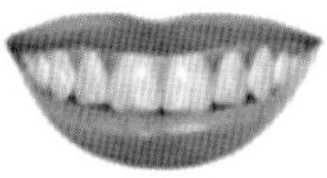　　　　　　　√8～10 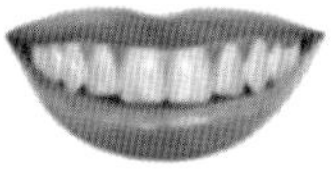　　　　　　□10～12

■唇廊

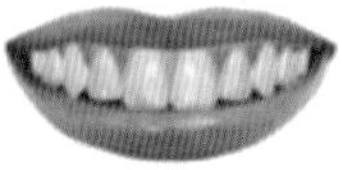

√正常 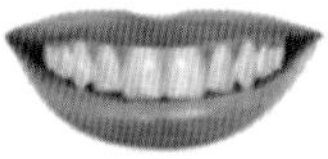　　　　　　　□宽　　　　　　　　□缺失
　　　　　　　　　　右侧＿＿mm
　　　　　　　　　　左侧＿＿mm

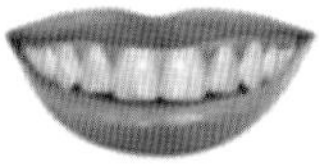

■上中切牙与面中线的关系

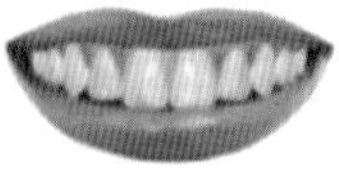

√居中 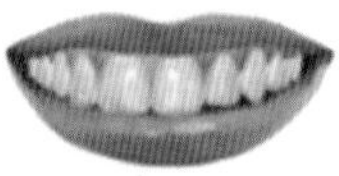　　　　　　　□右偏＿＿mm 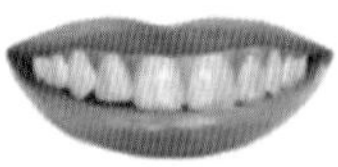　　　　□左偏＿＿mm

■平面与口角连线的关系

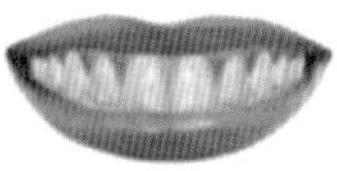

√平行 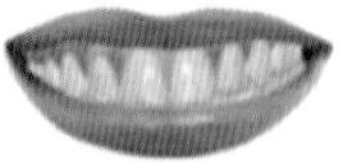　　　　　　　□右偏斜 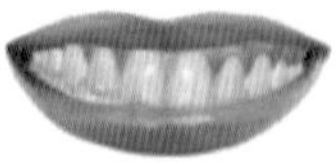　　　　　　□左偏斜

牙齿分析

按牙位写出多年来牙齿的美学变化（自然改变或医源性改变）

提示：○＝修复体；×＝缺失；A＝磨损；D＝变色；E＝前伸；F＝折断；R＝旋转

18̸	17	16	15	14	13	⑫	⑪	㉑	㉒	㉓	24	25	26	27	28̸
48	47	46	45	44	43	42	41	31	32	33	34	35	36	37	38̸

■上颌与下颌切牙中间线关系

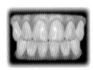 √居中　　　　　　 □右偏＿＿mm　　　　　　 □左偏＿＿mm

■牙齿类型

 □卵圆形　　　　　　 □尖圆形　　　　　　 √方圆形

■牙齿质地

裂纹	√无	□轻微	□明显
细纹	□无	√轻微	□明显

■上颌中切牙形状、轮廓、长宽比

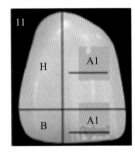

11正面外形：
宽长比＿93.9＿%

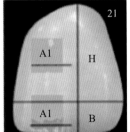

21正面外形：
宽长比＿97.9＿%

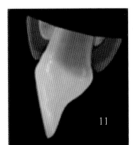

11侧面外形：
√正常
□颊侧
□舌侧

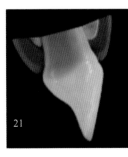

21侧面外形：
√正常
□颊侧
□舌侧

　　备注：上前牙宽长比严重失调，根据上前牙切端位置分析，需要改变牙龈高度来调整宽长比；修复体设计可选择卵圆形牙齿外形。

齿龈分析

牙齿分析		牙龈分析
轮廓外形 □正常 √异常 长宽比例 □正常 √异常 切牙间角 □正常 √异常 牙长轴 □正常 √异常 牙齿排列 √正常 □拥挤 □稀疏	画出异常情况 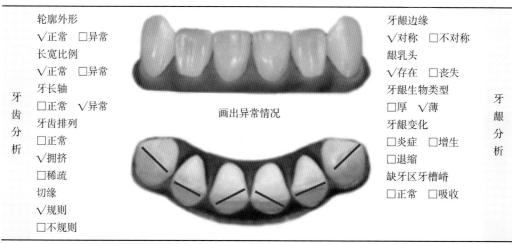	牙龈边缘 □对称 √不对称 龈缘顶点 □正常 √异常 龈乳头 √存在 □丧失 牙龈生物类型 □厚 √薄 牙龈变化 √炎症 □增生 □退缩 缺牙区牙槽嵴 □正常 □吸收

备注：根据分析，修复体设计需调整22和23牙齿排列和牙长轴方向。

牙齿分析		牙龈分析
轮廓外形 √正常 □异常 长宽比例 √正常 □异常 牙长轴 □正常 √异常 牙齿排列 □正常 √拥挤 □稀疏 切缘 √规则 □不规则	画出异常情况 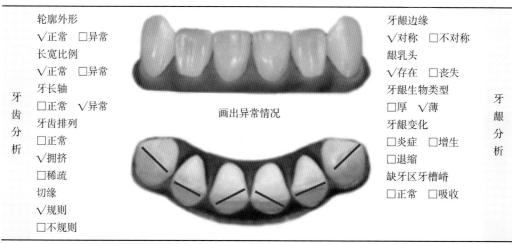	牙龈边缘 √对称 □不对称 龈乳头 √存在 □丧失 牙龈生物类型 □厚 √薄 牙龈变化 □炎症 □增生 □退缩 缺牙区牙槽嵴 □正常 □吸收

备注：患者不要求修复下颌牙

美学设计

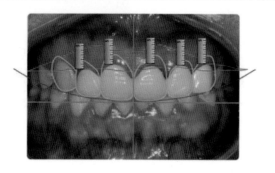

待解决问题

1. 12、11、21、22、23 修复体冠边缘密合性差。

2. 上前牙区的美学缺陷。

3. 11、21、22 根尖周炎。

4. 牙龈炎。

5. 上唇系带附丽位置略低。

治疗计划

经医患充分沟通交流，患者期望在尽可能保留牙齿的前提下解决美观问题，暂不考虑种植义齿及活动义齿等修复方式。在充分了解患者的意愿后，拟定治疗计划如下：

1. 拆除旧有修复体，充分判断基牙情况（能否保留）及缺损程度。

2. 基础治疗阶段

（1）11、21、22：行根管再治疗（如无法保留，考虑择期拔除）。

（2）制作暂时修复体，暂时恢复前牙区美观。

（3）牙周洁治及口腔卫生指导。

3. 完善根管治疗后，根据美学设计进行牙周手术方案设计并制作牙周手术导板。

4. 行美学牙冠延长术改善上前牙区"粉白美学"，解决上前牙牙冠宽长比例失调问题及调整牙龈缘位置，并为冠修复获得足够的牙体组织和牙本质肩领，根据基牙情况及缺损程度选择合适的桩核修复材料（纤维桩树脂核、金属桩核或氧化锆桩核等），并制作暂时修复体。

5. 观察及维持期（牙周手术后 6 个月内），期间定期复诊，调整暂时修复体。

6. 根据基牙情况选择单冠修复、联冠修复或固定桥修复，最终修复体选择全瓷材料。

7. 修复后维护阶段，定期随访。

治疗过程

1. 拆除旧有修复体。拆除 12、11、21、22、23 旧冠，见 12、23 已行牙体预备；11、21、22 为残根；12、11、21、22、23 冠周牙龈略红肿（图 6-3-5，图 6-3-6）。11 牙体组织颊侧边缘位于龈上 1～3mm，腭侧边缘位于龈下 2～3mm，21 牙体组织颊侧边缘位于龈上 1mm，

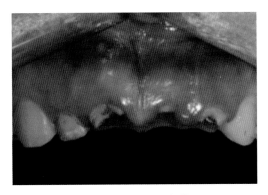

图6-3-5　拆除修复体

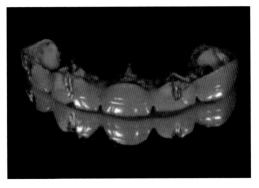

图6-3-6　拆除的不良修复体

腭侧边缘位于龈下3mm，22牙体组织颊侧边缘位于龈上1～3mm，腭侧边缘位于龈下3mm。

2. 11、21、22行根管再治疗（图6-3-7）。

3. 全口牙周洁治及口腔卫生指导。

4. 制作诊断蜡型（Wax-up）。患者接受上前牙的牙冠延长手术，结合美学分析及设计，制作Wax-up（图6-3-8），使得切缘曲线左右对称，呈海鸥型；11、21宽长比尽量接近78%。调整牙体长轴和牙体形态，使左右中切牙呈镜像对称。

5. 制作牙冠延长术外科导板。将Wax-up复制到患者口内制作诊断饰面（Mock-up）进行美学信息的转移，与患者交流确定最终修复效果并据此制作出牙冠延长术的手术导板（图6-3-9）。

6. 牙冠延长术及上唇系带修整术。根据外科导板确

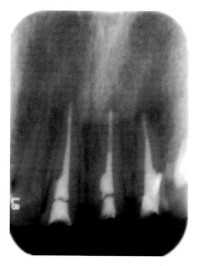

图6-3-7　根管治疗后X线片

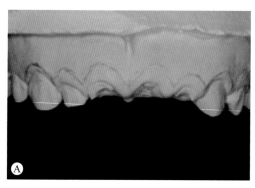
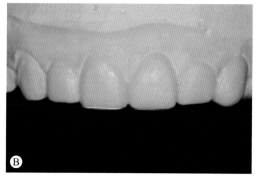

图6-3-8　制作诊断蜡型

A.诊断模型上确定龈缘位置；B.Wax-up

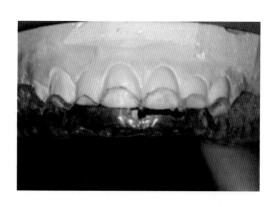

图6-3-9　牙冠延长术外科导板

定的龈缘位置，评估术后角化龈宽度及龈缘到牙槽嵴的高度，经研究模型分析和试戴导板（图6-3-10A），可知完全按照导板指示来切除牙龈，将去除过多的角化龈，此处采用美学牙冠延长术。尽可能地保留角化龈，实现微创，因此，将切口位置平行下移（图6-3-10B）。切除牙龈后翻瓣，用导板复位后再次确定患牙的去骨量，去骨（图6-3-10C、D、E），修整骨缘，龈瓣根向复位后显微缝合（6-0缝线），完成牙冠延长术（图6-3-10F）。同时，修整上唇系带。

7. 11、21、22纤维桩树脂核修复并制作暂时修复体。牙冠延长术后10天后拆线（图6-3-11A），行11、21、22的玻璃纤维桩及树脂核修复，进行初步的牙体预备（图6-3-11B），并制作12、11、21、22、23暂时修复体（图6-3-11C）。

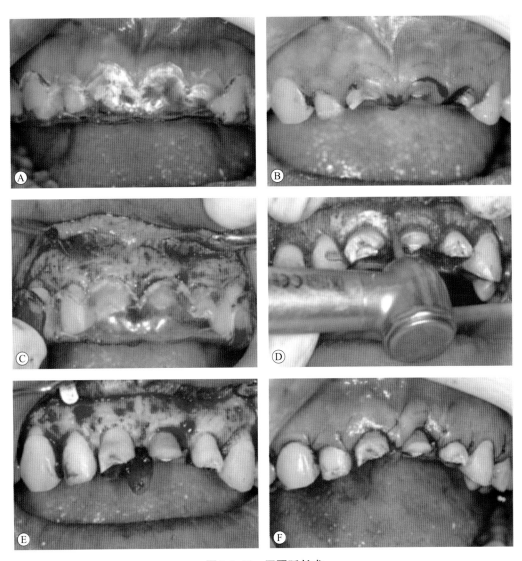

图6-3-10　牙冠延长术

A.口内试戴导板；B.设计切口；C.确定去骨量；D.去骨术；E.去骨后正面观；F.缝合

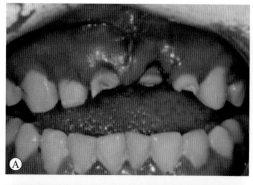
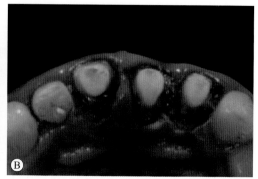
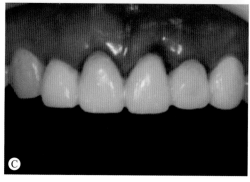

图6-3-11 纤维桩树脂核修复及暂行修复体制作

A.术后10日；B.纤维桩和树脂核修复；C.制作暂时修复体

8.牙周监测及暂时修复体对牙龈塑形。患者术后定期复诊，进行口腔卫生指导与维护及牙周监测与评估，同时调整暂时修复体颈部突度及接触点的位置诱导牙龈成形（图6-3-12）。

9.牙体预备及制取印模。6个月后牙周再评估，全口牙周健康、稳定（图6-3-13A、B），以暂时修复体制作硅橡胶导板指导牙体预备（图6-3-13C～H），显微镜下超声器械精修肩台；双线排龈法制取印模（图6-3-13I～J）；以VITA 3D比色板比色（图6-3-13K、L）。

10.制作Cercon HT氧化锆修复体（图6-3-14）。

11.试戴修复体（图6-3-15A），检查冠边缘密合性等（图6-3-15B）及并初步调整咬合后采用3M RelyX™ Unicem透明色树脂粘接剂进行粘接（图6-3-15C、D）。

12.调𬌗。牙尖交错位（ICP）时前牙轻接触（图6-3-15E、F）；前伸运动时前牙接触牙位11、21、32、31、41；双侧的侧方运动均为组牙功能𬌗（图6-3-15G、H）。

13.戴牙后美观及功能评价。修复体切缘弧度与下唇曲线相协调，切端位置位于下唇干湿唇分界处，修复体形态及颜色自然逼真（图6-3-16）。

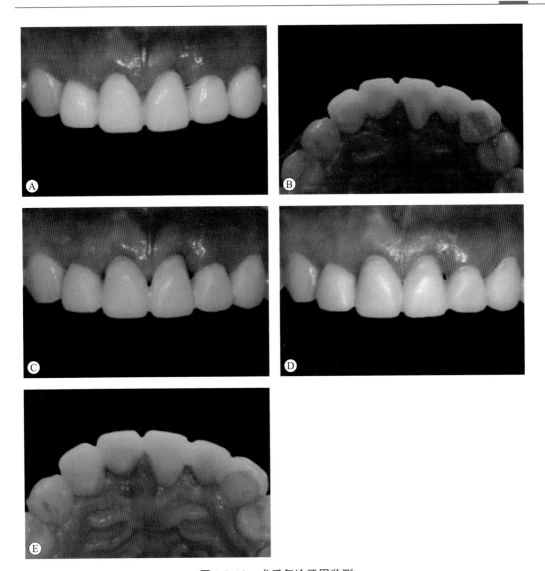

图6-3-12 术后复诊牙周监测

A.术后3周正面观；B.术后3周舌侧观；C.术后3周调整暂时修复体邻接区位置；D.术后2个月正面观；E.术后2个月舌侧观

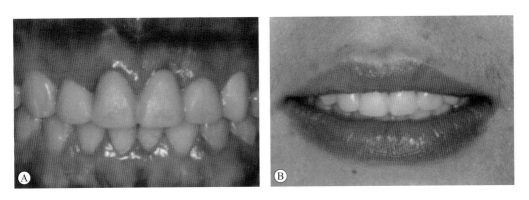

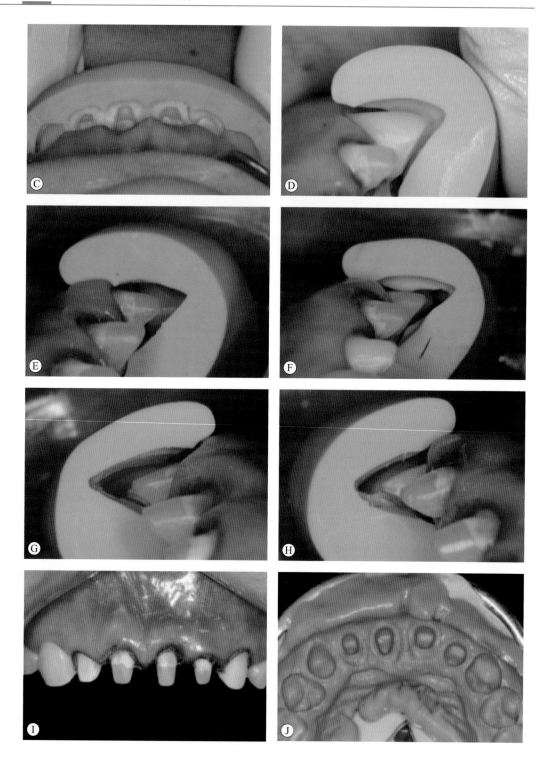

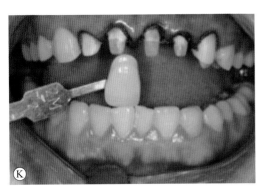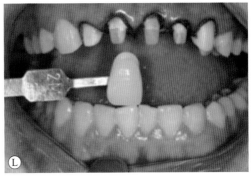

图6-3-13　牙体预备、制取印模及比色

A.术后6个月正面观；B.术后6个月，暂时修复体美学效果；C.水平向硅橡胶导板指示切端的牙体预备量为2.0～2.5mm；D.纵向硅橡胶导板指示23的唇舌侧牙体预备量；E.纵向硅橡胶导板指示22的唇舌侧牙体预备量；F.纵向硅橡胶导板指示21的唇舌侧牙体预备量；G.纵向硅橡胶导板指示11的唇舌侧牙体预备量；H.纵向硅橡胶导板指示12的唇舌侧牙体预备量；I.牙体预备后；J.双线排龈后制取硅橡胶印模；K及L比色（VITA 3D比色板，2M2及2M3）

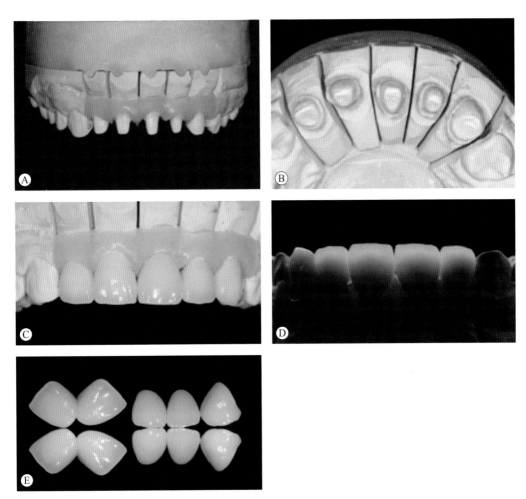

图6-3-14　制作Cercon HT氧化锆修复体

A.工作模型正面观；B.工作模型𬌗面观；C、D. Cercon HT氧化锆修复体；E. Cercon HT氧化锆修复体

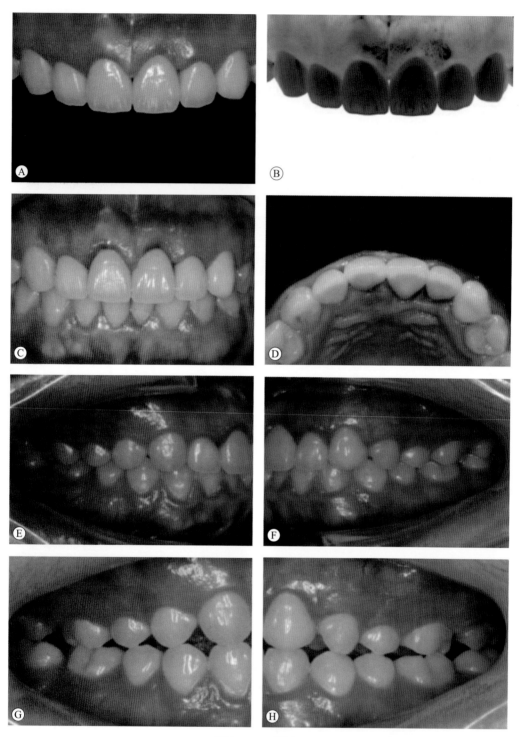

图6-3-15　调𬌗

A.试戴修复体；B.检查冠边缘线及颜色匹配情况；C.修复体粘接后正面观（ICP位）；D.修复体粘接后即刻局部𬌗面观；E.修复后ICP位侧面观（右侧）；F.修复后ICP位侧面观（左侧）；G.修复后侧方咬合（右侧）；H.修复后侧方咬合（左侧）

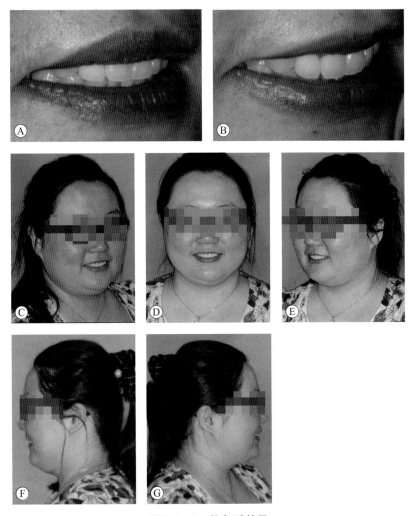

图6-3-16　修复后效果

A.口唇部微笑照（45°观）；B.口唇部大笑照（45°）；C～E.修复后微笑像（正面及45°）；F、G.修复后微笑像侧面观（左侧、右侧）

随访

1.修复完成2周后回访　修复体良好，牙体牙周情况无异常，患者对治疗效果表示满意（图6-3-17）。

2.修复完成8周后回访　修复体良好，牙体牙周情况无异常（图6-3-18）。

3.修复完成6个月后　修复体良好（图6-3-19），牙体牙周情况无异常，复查牙周情况（图6-3-20）。

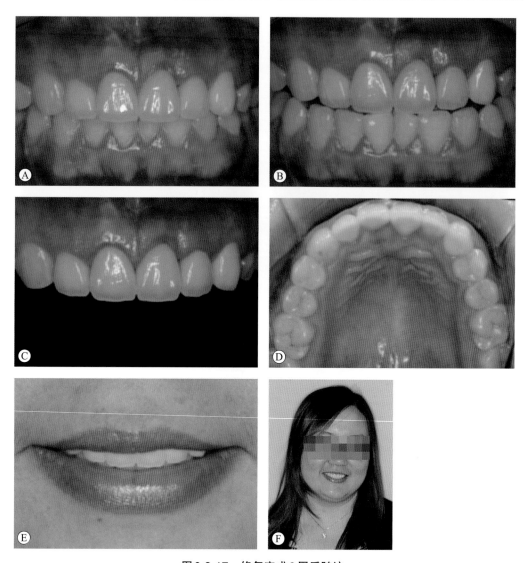

图6-3-17 修复完成2周后随访

A、B.修复后2周回访（口内照）；C、D.修复后2周回访（口内照）；E、F.修复后2周回访（口唇部及面部微笑像），绽放自信笑容

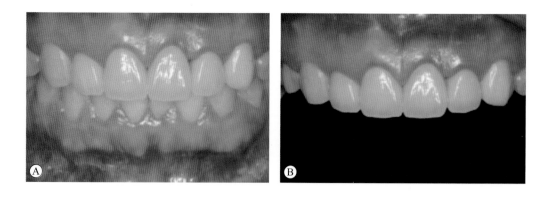

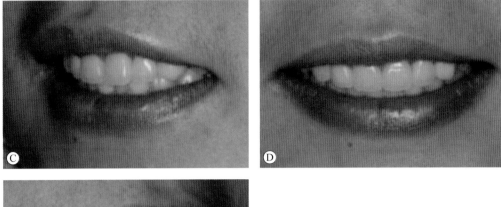

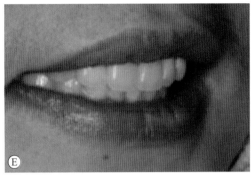

图6-3-18 修复后8周随访

A、B.修复后8周回访（口内照）；C～E.修复后8周回访（口外照）

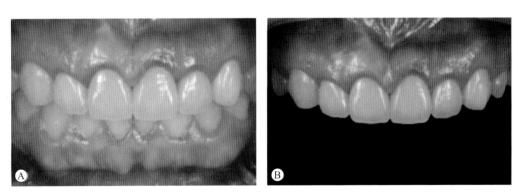

图6-3-19 修复后6个月口内照

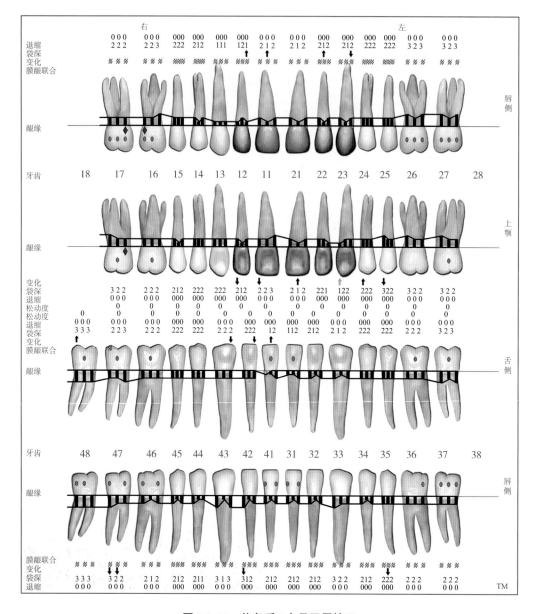

图6-3-20　修复后6个月牙周情况

讨论

1.全瓷修复体的优势及材料选择　全瓷材料因其机械强度、抗疲劳性能、耐磨损性近似于牙体硬组织，生物相容性高、菌斑聚集少，而被越来越广泛地应用于口腔临床修复。本病例选择了泽康氧化锆底冠及高透饰瓷进行修复。高透饰瓷具有较高透明度是由于入射光发生散射，其光线透射量和散射量较大，且瓷层厚度越大，散射越明显，越透明。因此，全瓷修复体给人以柔和的感觉。此外，与金属烤瓷修复体相比，选用氧化锆底冠，没有金属底冠对光线的阻挡作用，当入射光照射到修复体上时，复杂的散射和折射作用使全瓷修复体成为一个次级发光体，照亮颈缘区根方的牙体组织和颈缘区的牙龈组织，光在牙体中的路径与天然牙极为相似，因此修复体颈缘区及其周围组织与天然牙相近，富有活力。

2.牙冠延长术的术式选择与考量　牙冠延长术需要考虑角化龈宽度、牙槽嵴顶与釉牙骨质界关系及龈缘的位置等。根据本病例的美学分析设计，如果按照预期的龈缘位置来切除牙龈，将去除过多的角化龈。为了保留至少3mm的角化龈宽度以利于牙周的维护与稳定，采用部分角化龈切除术＋去骨术＋根向复位瓣术可以在实现美学效果的前提下达到牙周组织健康的要求。

3.暂时修复体对牙龈塑形的作用　暂时修复体对于维护牙周组织的生物学完整性具有重要意义，并且暂时修复体的形态与牙周组织的愈合及塑形密切相关。暂时修复体的边缘适合性有利于维护基牙的生物学宽度和牙周环境的健康，如果暂时修复体的边缘适合性不良，会引起颈部菌斑的聚集，甚至导致上皮在间隙内卷曲生长，最终导致软组织炎症的产生。对于薄龈生物型，暂时修复体的颈部形态设计应略为平坦以避免牙龈退缩，而对于厚龈生物型则应考虑设计为略凸的形态为牙龈提供良好的支持作用。暂时修复体的邻面形态影响龈乳头的成型，Tarnow等研究指出邻面接触点与牙槽嵴顶之间的距离在5mm以内时可以避免"黑三角"的出现。暂时修复体的邻面建议设计成半桥体状，以支撑和诱导邻面的软组织，同时注意调整邻面接触点的位置，避免过早关闭"黑三角"，而干扰龈乳头的冠方生长。

作者简介

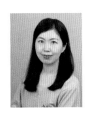

梁珊珊，武汉大学口腔医院修复科副教授，副主任医师，口腔修复学博士，硕士研究生导师。中华医学会口腔美学专委会委员、青年讲师，中华医学会医学美容分会美学牙科组委员，全国卫生产业企业管理协会数字化口腔产业分会（CSDDI）专家委员会委员，湖北省口腔美学专委会常务委员，武汉市中青年医学骨干人才，武汉市医学会医学美学与美容分会委员，武汉大学珞珈青年学者。出版著作《显微牙体预备图谱》（主编），全国高等卫生职业教育口腔医学规划教材《口腔医学美学》（副主编），译著《美容口腔医学》（主译）。获2017年全国口腔医学"青年教师操作技能比赛"修复组第一名，2015年中华医学会"一步一步做好全瓷冠牙体预备"全国展评活动第一名，2015年中华口腔医学会第二届全国口腔跨学科病例展评"全国20强"。

参赛体会

中华口腔医学会"绚彩梦想秀·口腔好医生"口腔跨学科病例展评活动给全国的口腔医生提供了非常好的学习和交流的机会。以赛促评，以评促建，全中国的青年口腔医生可以借助于"绚彩梦想秀·口腔好医生"所提供的良好平台共同成长和进步，建立口腔全科诊疗理念以及临床诊疗共识，进一步推动中国口腔医学事业的发展。

口腔美学修复是口腔医学的重点和难点，前牙美学修复不仅关乎美学，更关乎功能恢复及牙周的健康和稳定。在修复治疗过程中，医生要兼顾美学与功能，并尽可能以微创和精密修复的治疗方式来实现理想的修复效果。本病例是牙体、牙周与修复等多学科联合治疗二次美学修复病例，运用了美学牙冠延长术及显微精密修复技术来实现，取得了令人满意的治疗效果，长期回访的效果依然稳定。

围绕前牙美学种植修复的多学科联合治疗

徐泽倩　周　毅　梁珊珊　刘志坚　王贻宁

摘要

一年轻男性患者上前牙外伤后上颌右侧侧切牙（12）缺损舌侧断至龈下，上颌右侧中切牙（11）脱落。因涉及前牙美学区，经与患者沟通决定采用以美学和功能性修复为导向的种植、正畸、牙周等多学科联合治疗的方案。上颌右侧侧切牙采用金属桩核修复后通过正畸牵引3个月，将上颌右侧侧切牙（12）残根冠向牵引2 mm，同时将上下前牙深覆𬌗关系调整至正常覆𬌗。11植入3.5mm×13mm植体，同时对缺牙区进行软硬组织增量。术后6个月二期手术取出钛网并冠延长12，通过种植临时牙进行牙龈袖口成形诱导3月余，最终达到上颌双侧中切牙、侧切牙牙龈高度、龈缘外形弧度及丰满度，龈乳头高度的相互协调，诱导完成后，个性化印模杆制取印模，CAD/CAM设计制作个性化氧化锆基台及最终修复体。12制作全冠，21制作超薄贴面加宽近中，12至21的最终修复效果达到较为理想的"白色美学"和"红色美学"的协调性。

病例简介

1.基本情况

姓名：×××　性别：男性　年龄：22岁　职业：自由职业

2.主诉　上前牙外伤后影响美观、发音1月余。

3.现病史　患者1个月前因前牙外伤导致上前牙缺损及缺失，影响美观和发音，曾于外院行上前牙松动固定术但未修复，今来我院求诊。

4.既往史

（1）系统病史：否认系统病史。

牙周病史	□是 √否	正畸治疗史	□是 √否
修复治疗史	□是 √否	口腔外科治疗史	□是 √否
牙体牙髓治疗史	□是 √否	颞下颌关节治疗史	□是 √否
磨牙症	□是 √否	口腔黏膜治疗史	□是 √否
其他	无特殊		

（2）牙科病史：外伤后于外院行松牙固定术。

（3）个人社会史：患者不吸烟，不嗜酒。

（4）家族史：无特殊。

5.口腔检查

（1）口外检查

颌面部检查：面部比例协调，直面型，面部肤色正常。

颞下颌关节区检查：双侧关节活动度较对称，无疼痛及偏斜，开口型无偏斜，肌肉无压痛，开口度4.5cm。

（2）口内检查

牙体及牙列检查：11缺失，唇侧可见明显塌陷；12残根，叩痛（-）舌侧断至龈下2mm；21松动Ⅰ°，叩痛（-），27唇倾，37舌倾。

咬合检查：前牙区Ⅱ度深覆𬌗，27、37锁𬌗。

软组织检查：牙龈颜色粉红色，11残根区牙龈轻度充血红肿，边缘菲薄紧贴牙颈部，质地坚韧富有弹性，中厚龈生物型。舌、口底、系带、唇颊、软硬腭、腺体无明显异常，上唇前庭沟较浅。

牙周检查：患者口腔卫生状况良好，上颌12颊侧牙龈覆盖，全口无明显牙龈充血红肿，菌斑指数Ⅰ度（图6-4-1）。

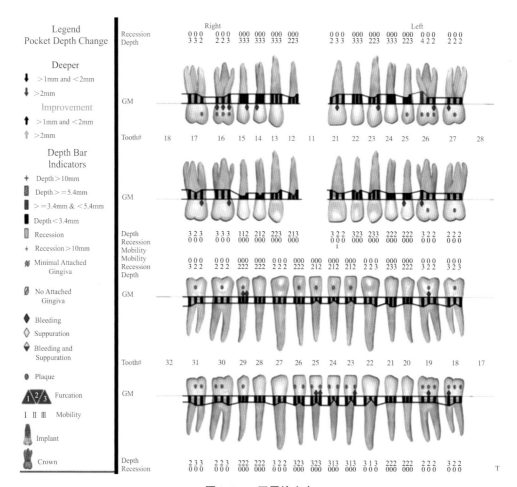

图6-4-1　牙周检查表

6.影像学检查

CBCT片：11缺失，唇舌向骨缺损明显；12根管见充填物，根尖周无暗影。CBCT示12残根，已完善根管治疗，牙根长度14mm；11缺失，唇侧骨壁呈凹陷，牙槽嵴顶宽度约4mm，21短牙根（图6-4-2）。

7.面相及口内照　见图6-4-3。

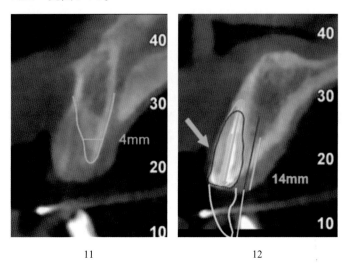

11　　　　　　　　12

图6-4-2　术前影像学检查

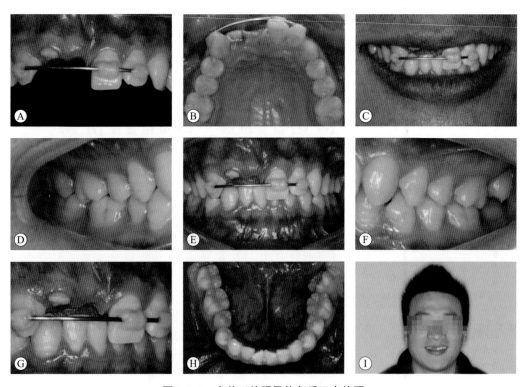

图6-4-3　术前口外照及修复后口内外照

A.正面照；B.上颌𬌗面观；C.局部微笑照；D.右侧方照；E.正面照；F.左侧方照；G.咬合侧面观；H.下颌牙列𬌗面观；I.微笑正面观

8.其他辅助手段

（1）美学分析见图6-4-4，图6-4-5。

面部分析

■ 正面观

| 水平关系 | 瞳孔连线vs水平线 | √平行 □右倾斜 □左倾斜 |
| | 口角连线vs水平线 | √平行 □右倾斜 □左倾斜 |

垂直关系　　　　面中线　　　√居中　□右偏斜　□左偏斜

面部比例　　　　面部1/3的比例基本相等

■ 侧面观

侧面型　　　　　√正常　　　□凸面型　　　□凹面型

E线　　　　　　上下唇位于E线后

唇形　　　　　　√厚　　　□中等　　　□薄

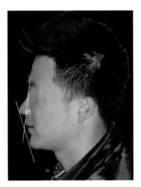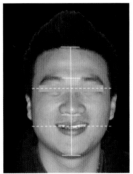

图6-4-4　术前面部分析

患者瞳孔连线与水平面平行，面部比例协调，眉间点、鼻底、颏底三点连线的向后角约170°，为正常面型，嘴唇位于E线后方

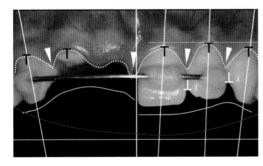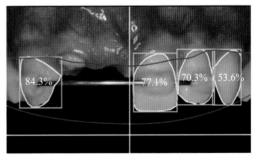

红色美学分析　　　　　　　　　白色美学分析

图6-4-5　术前红白美学分析

前牙宽长比及牙龈曲线不协调

（2）种植美学风险评估

全身状态	免疫性疾病	□是 √否
	不可控制的糖尿病	□是 √否
	服用类固醇类药物	□是 √否
牙周情况	进行性牙周病	□是 √否
	顽固性牙周病	□是 √否
	遗传倾向	□是 √否
口腔卫生	菌斑	√是 □否
	牙石	□是 √否
咬合情况	磨牙症	□是 √否

风险因素	低	中	高
健康状态	健康，免疫功能正常		免疫功能低下
吸烟	不吸烟	＜10支/天	＞10支/天
患者的美学期望值	低	中	高
笑线	低	中	高
牙周生物型	厚龈型	中厚型	薄龈型
牙冠形态	方圆形	卵圆形	尖圆形
位点感染状态	无	慢性	急性
邻面牙槽骨高度	到接触点＜5mm	到接触点5.5～6.5 mm	到接触点＞7.5 mm
缺牙间隙宽度	单牙	单牙（≥7mm）	≥2颗
软组织解剖	软组织完整		软组织缺损
骨组织解剖	无骨缺损	水平向骨缺损	垂直向骨缺损

（3）外科SAC分类评估

因素		评估	备注
全身因素	全身禁忌证	无	
	吸烟	无	
	发育因素	无	
位点因素	骨量	不充足	
	解剖风险	低	
	美学风险	高	低笑线，美学期望中等
	复杂程度	高	正畸治疗，延期种植，辅助性骨增量
	并发症风险	高	正畸效果、软硬增量效果不佳
	负荷方案	延期种植，即刻修复	
	SAC分类	高度复杂	

诊断

上颌肯氏V类牙列缺损（11缺失）；牙体缺损（12残根），前牙深覆𬌗。

综合治疗计划

根据上述检查结果，拟定可选治疗方案如下。

方案一：拔除12、21，种植修复12、21、11为桥体。

方案二：正畸牵引12，压低21，种植修复11。

方案三：12冠延长术，种植修复11。

方案四：覆盖义齿修复11、21。

向患者交代病情及可选治疗方案，同时告知患者相应的治疗程序、可能出现的并发症、预后、费用、治疗过程中及治疗结束后所需的维护及预防等相关问题，患者知情同意，最终选择方案二。

具体治疗计划：口腔卫生宣教；全口龈上龈下洁治；12桩核修复＋正畸牵引，21正畸压低；11延期种植＋钛网辅助GBR＋CTG；11种植二期，12冠延长手术；临时冠修复，软组织基本稳定后行永久修复；定期随访、维护。

治疗流程

1.制作金属桩核　电刀修整12牙龈将位于龈下部分牙体组织暴露，根管预备，制取印模，制作金属铸造桩。该铸造桩舌侧位于龈下部分高度抛光，肩台制作平齐现有龈缘。玻璃离子粘接金属桩及临时冠。

2.正畸治疗　以上颌牙列为支抗将12牙根冠向牵引3个月，随着12牵出不断调短临时冠切缘长度，并完成冠方牵引2mm，在此过程中软组织发生冠方移动，达到软组织垂直向增量。此外，通过正畸将21深覆𬌗调整成正常覆𬌗（图6-4-6）。

3.种植一期手术　局部麻醉下行系带延长术，做牙槽嵴顶偏腭侧水平切口加沟内切口，12远中、21近中分别做垂直向松弛切口，翻开全厚瓣，显露骨面，可见唇侧骨板呈凹陷型，牙槽嵴顶宽度约4mm，于邻牙连线的中点用球钻定点，预备种植窝洞，40N·cm植入Active 3.5mm×13mm植体。植体边缘距离邻牙距离约3mm（图6-4-7）。

4.上皮下结缔组织移植　局部麻醉下，于患者上颌右侧前磨牙区腭侧做信封式切口，分离获得约6mm×15mm上皮下结缔组织瓣，缝合固定于唇侧黏骨膜瓣组织面，进行唇侧

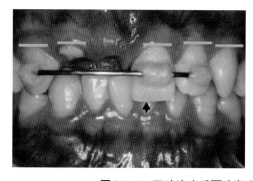
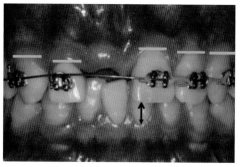

图6-4-6　正畸治疗后覆𬌗发生变化，12，22牙龈高度下降

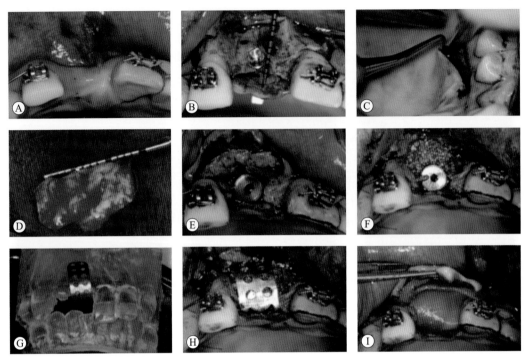

图6-4-7　种植一期手术

A.系带延长术；B.植入植体；C.腭侧做信封式切口；D.上皮下结缔组织游离瓣；E.将游离瓣固定于全厚瓣组织面；F.植入自体骨粉与Bio-Oss骨粉混合物；G.3D打印颌骨模型用于钛网预成形；H.置入钛网；I.置入横向纵向双层Bio-Gide膜

软组织增量，预防后期钛网暴露（图6-4-7）。

5.钛网＋植骨　根据CBCT影像3D打印上颌骨模型，在模型上成形修整钛网大小，植骨区域预备多个小皮质骨穿孔，开放骨髓腔以利于向植骨区生成血管，植体唇侧植入小颗粒Bio-Oss骨粉与自体血、自体骨的混合物，覆盖成形的钛网，表面覆盖横向和纵向Bio-Gide®骨膜。做减张切口，4-0缝线行减张缝合，6-0缝线对位缝合（图6-4-7）。

6.术后3周复查制作临时桥　术后3周复查术区软组织和硬组织水平向宽度显著增加。制作三单位树脂临时桥，过渡恢复缺牙区美观效果。同时树脂临时桥桥体部分组织面呈卵圆形，于11区成形卵圆窝。

7.术后6个月行二期手术取钛网＋冠延长　术后6个月CBCT复查示11区种植体唇侧骨板约2.5mm，对于预防唇侧骨板吸收种植体暴露及软组织的稳定性均提供了较好的条件。12做沟内切口，11区做保留龈乳头牙槽嵴顶切口，翻开全厚瓣，暴露钛网，取出钛网，下方成骨效果较好，形成较为丰满的唇侧骨板。将愈合螺丝更换为人工树脂加高愈合基台以获得初步穿龈形态。12唇侧牙槽骨距离导板边缘4mm，故冠延长无须去骨，仅修整上颌右侧侧切牙牙龈形态，根向复位。6-0显微缝线对位缝合伤口。按照新龈缘高度重新牙体预备，重衬调整临时牙（图6-4-8）。

8.种植临时牙牙龈袖口成形　原树脂穿龈部分初步形成牙龈袖口外形，袖口内软组织较为健康，色泽自然，有一定韧性。调整种植临时牙颈部形态至类似于天然牙根形态，使其具有一定牙龈成形效果而不过度挤压牙龈，并序列抛光形成较为光滑的颈部。戴牙后2周、4周复查发现上颌双侧中切牙间龈乳头成形效果较好，唇侧牙龈外形及高度与上颌左侧

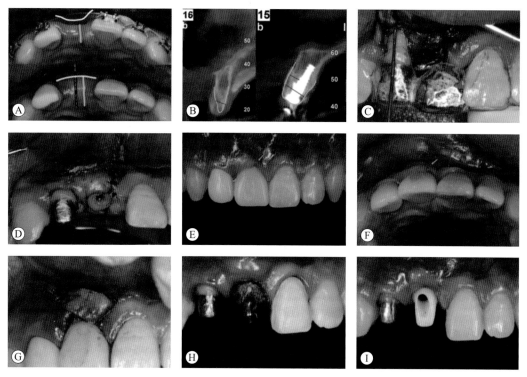

图6-4-8　种植二期手术及修复体制作

A.牙槽嵴顶软硬组织增量效果；B.骨增量后植体唇侧骨板丰满；C.导板引导下行冠延长；D.树脂基台初步塑形穿龈形态；E.临时牙诱导牙龈袖口成形；F.11龈缘近中转角角化龈宽度不足；G.角化龈增宽术；H.12、21牙体预备，制作个性化印模杆制取印模；I.个性化氧化锆基台

中切牙对称，远中龈乳头诱导效果欠佳。此外在11龈缘近中转角处可见角化龈宽度不足，角化龈宽度不足2mm可能影响种植体周围软组织的健康（图6-4-8）。

9.上皮下结缔组织移植增宽11近中角化龈　在角化龈区内做切口，在固有层内分离角化龈推向前庭沟并用6-0缝线固定，准备受植床，从腭侧取与受植床大小基本一致的上皮下结缔组织修整至厚度均匀，并用6-0缝线缝合固定至受植床，缝合腭侧伤口。移植后1个月复查，上颌右侧中切牙近中角化龈增宽，移植区与周围组织无明显色差。

10.制作个性化转移杆　硅橡胶复制临时牙颈部形态，取下临时牙后将转移杆固定于硅橡胶内替代体上，在硅橡胶与转移杆间注入自固化树脂（pattern Resin LS GC）制作成个性化印模杆（图6-4-8）。

11.制取终印模　按照标准预备、抛光12全冠，21贴面（加近中宽度，以弥补11缺牙间隙宽的缺陷），00排龈线排龈精修肩台，个性化印模杆在口内就位，制取上下颌硅橡胶印模，检查边缘清晰度无误后，将口内的个性化印模杆复位于硅橡胶印模中。

12.转移𬌗平面　使用压舌板记录瞳孔连线与咬合平面的位置关系，并标记出患者的面中线，作为义齿制作中线的参考。

13.戴终修复体　个性化基台就位后肩台部分位于龈下约0.5mm，且与龈缘曲线相协调。11、12氧化锆全冠，21贴面就位良好，边缘密合。12外形、颜色与22基本对称一致，使用透明色试色糊剂贴面就位后颜色与12、21、22协调，并可见隐约黄白相间的横条纹。牙龈色泽自然，11牙龈缘呈扇贝形与21牙龈缘厚度，高度、外形基本一致。调𬌗抛光后，采用Bisco粘接剂粘接贴面，U200粘接氧化锆全冠，去除多余粘接剂，抛光（图6-4-9，图6-4-10）。

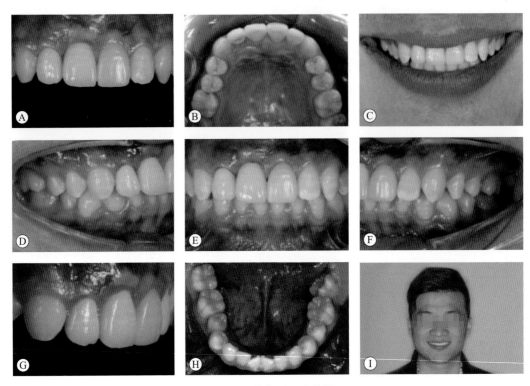

图6-4-9　修复后口内外照

A.最终修复效果正面照；B.上颌殆面观；C.局部微笑照；D.右侧方照；E.正面照；F.左侧方照；G.上颌牙列侧面观；H.下颌牙列殆面观，I.微笑正面观

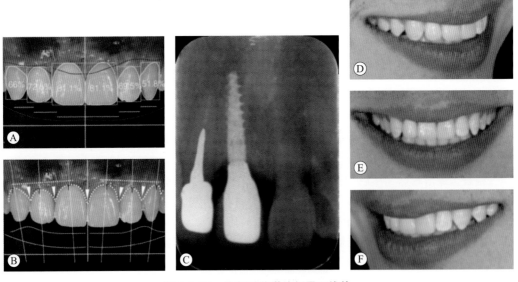

图6-4-10　修复后美学分析及X线片

A.修复后白色美学分析；B.修复后红色美学分析；C.修复后X线；D～F.修复后微笑照

治疗结果

本治疗为正畸、种植、修复、牙周等多学科联合治疗。通过种植＋钛网植骨及后期修复解决了11缺失伴骨量和软组织量不足的问题；通过正畸牵引改善了12牙体缺损伴牙本质肩领不足，同时调整了21的深覆𬌗为正常覆𬌗；通过制作21贴面分担近中间隙以改善11区过大的缺牙间隙；通过牙龈诱导及上皮下结缔组织移植完善了缺牙区软组织缺陷。术后的白色美学分析示，修复体的亮度、色调、表面细节，唇面突度与邻接天然牙协调，前牙宽长比在正常范围内，双侧切缘连线为对称的"海鸥形"曲线。术后红色美学分析示，双侧龈乳头充盈于外展隙中且左右两侧龈乳头高度对称，双侧牙龈龈缘曲线相协调呈扇贝形，左右侧龈缘高度对称，牙龈色泽、丰满度自然，质地与天然牙龈基本一致并与修复体自然过渡，达到了较理想的红色美学和白色美学效果。

随访

戴牙后3个月随访可见牙龈高度稳定，未出现明显退缩（图6-4-11）。

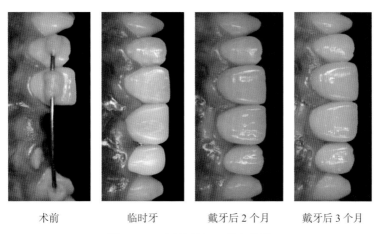

术前　　　　临时牙　　　　戴牙后2个月　　　　戴牙后3个月

图6-4-11　随访前牙区修复效果

体会及讨论

该患者外伤11脱落，伤口自行愈合，外伤区域唇侧骨板出现了明显的吸收，而表现出11软硬组织塌陷不足。前牙区拔牙后常会导致牙槽嵴的吸收，在拔牙后前3～4个月以腭侧和根尖区的垂直向及水平向吸收进展最为迅速。为保证前牙区较好的美观效果，通过引导骨再生术和上皮下结缔组织移植术进行水平向硬组织和软组织增量。该患者腭部软组织厚度平均大于3mm，作为上皮下结缔组织移植的供区厚度充足，可一次获得足够厚度的软组织瓣进行软组织增量，增加种植体唇侧牙龈的稳定性。而12舌侧断至龈下不可直接进行修复治疗，可微创拔除行即刻种植修复，也可行正畸牵引被动萌出完成骨组织和软组织垂直向增量后即刻拔除种植，或正畸牵引使残根获得充足的牙本质肩领及舌侧断缘的暴露完成修复，若后期出现问题再将其更换为种植牙。因考虑到种植体与种植体之间无法形成丰满的牙龈乳头，其美学风险要高于种植体与天然牙之间，且患者年龄较小，故考虑先保守在正畸牵引出的原残根上完善相关修复，若后期该残根修复失败再拔除行即刻种植，也使得12的整体修复寿命能够得到延长。此外患者前牙为深覆𬌗，对于远期修复预后不佳，故在正畸牵引残根的同时增加上前牙唇向倾斜度，减小前牙区覆𬌗深度，然而这也导致了缺牙间隙增大的问题，使得11的修复间隙增大，因此考虑后期采用21贴面和11全冠共同分担近中因正畸导致的前牙区间隙过大，最终整体上达到了较为完善的红白美学效果，龈乳头，龈缘曲线与全瓷修复体形成较为协调的整体。

（1）上皮下结缔组织移植的必要性：研究表明，薄龈生物型相比于厚龈生物型前牙美学区在种植术后龈缘的高度更易于发生退缩，前者的稳定性相对较低，这对于前牙种植美学修复来说是一大挑战。虽然没有足够的证据支持，但是短期来看，在种植术植体即刻植入后通过上皮下结缔组织瓣移植增加唇侧牙龈组织的厚度和质量以达到唇侧牙龈生物型的转变，有助于保证后期唇侧牙龈的稳定性。也就是说，薄龈生物型可以转变为具备厚龈生物型的形态和表现。上皮下结缔组织移植等软组织增量技术可以较为有效地增强种植体周围软组织的质量及丰满度。然而成功与否取决于细致的患者选择和临床医生的精细操作。

（2）种植前正畸牵引的适应证和禁忌证：正畸牵引的定义指的是通过施加轻的牵引力使得牵引器连带牙齿整体向冠方移动以引导唇舌侧骨和软组织的冠向移动过程。推荐使用的牵引力大小为轻的持续的不超过每个月2mm的力量。种植前正畸牵引的适应证为健康的牙周组织，骨和牙骨质等的存在。然而临床中多数情况下，会遇到牙髓病变、根折、根管治疗失败、根尖手术失败或严重根面龋损的患牙。应注意存在牙根粘连、牙骨质增生、未控制的慢性炎症病变和需要手治干预的硬组织和软组织严重缺损，是联合正畸治疗的禁忌证。

作者简介

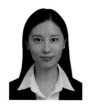

徐泽倩，武汉大学口腔医学七年制毕业，指导老师为武汉大学口腔医学院口腔修复科王贻宁教授和周毅副教授。主攻方向为前牙美学修复，种植修复，软硬组织增量，上皮下结缔组织移植等，曾获第16届中华口腔医学会第三届口腔跨学科病例展评三等奖，第五次全国BITC口腔种植大赛总决赛三等奖，博士研究生就读于即刻种植发源地德国图宾根大学口腔修复科，师从Prof.Frank Rupp和Prof. Heiner Weber兼顾临床见习。现于上海交通大学口腔医学院口腔修复科从事博士后研究，指导老师为蒋欣泉教授，主攻口腔软硬组织再生。

参赛体会

时光荏苒，岁月如梭，回想起6年前的自己，从在指导老师的帮助下病例资料收集和方案设计，赛前准备的紧张与焦虑，到站在"绚彩梦想秀·口腔好医生"的舞台上拿到三等奖，逐渐成长的点点滴滴，百感交集。首先我要感谢中华口腔医学会和"绚彩梦想秀·口腔好医生"为广大青年医生提供的一个和全国各大院校同道互相学习交流临床问题的平台，通过业内专家学者的点评指导，让我们年轻医生有机会认识到自己的不足，明确了自己努力的方向，超越自己。其次，经过此次系统的准备和训练，我也认识到一个优秀病例的成功完成以下几点必不可少：完善方案的制订，详细的病例资料收集，患者的良好依从性，术后的定期回访颌维护，发现问题及时处理。最后，我要诚挚地感谢我的指导老师武大口腔修复科的周毅老师和王贻宁老师对该病例提供的指导和支持，以及梁珊珊老师在美学修复方面提供的建议，正畸科的刘志坚老师的在该病例正畸部分提供的帮助，感谢在准备阶段给予我支持与帮助的小伙伴们，正是因为站在了巨人们的肩膀上我才能够有机会来到这个舞台展示自己的病例，和业内同行们切磋。此次病例比赛在我的口腔医学生涯中是我研究生阶段的终点，也是我的起点，而这次不寻常的比赛经历，让我有了在口腔医学道路上兼顾临床和科研风雨兼程坚持走下去的坚定信念。

第 7 章

口腔多学科美学重塑

重度牙周病伴露龈笑的功能和红白美学重建

王 琪

患者，女性，55岁。2012年5月因全口多颗牙齿松动、牙龈出血溢脓、咀嚼无力数年就诊。迫切要求先解决下前牙的极度松动和后牙区的无法咀嚼，然后再解决上前牙美观。否认牙科禁忌病史，无特殊家族病史。

口腔检查

全口多数牙周袋溢脓和自发出血，微笑时上前牙严重露龈；42先天缺失，32、31、41极度松动、牙根面完全暴露，冷（＋＋＋）；17、26、27松动Ⅱ°～Ⅲ°，咬诊疼痛，叩痛（＋＋）；12-22舌倾，12松动Ⅱ°，其余牙Ⅰ°～Ⅱ°松动。可探及龈下牙石，牙周袋深，探诊易出血，局部牙龈扪压溢脓，口腔异味。深覆𬌗Ⅱ°。（图7-1-1～图7-1-8）。

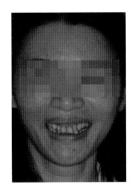

图7-1-1 术前微笑面貌

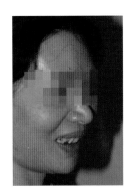

图7-1-2 术前微笑侧貌

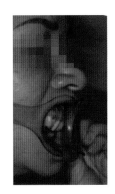

图7-1-3 术前口内侧面

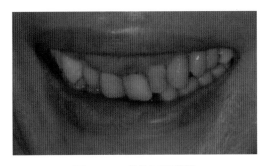

图7-1-4 术前正面微笑

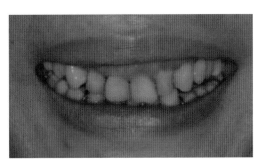

图7-1-5 戴下颌活动义齿正面微笑

影像学检查

全景片检查示全口牙槽骨中至重度吸收（图7-1-9）。

诊断

重度牙周病；露龈笑。

治疗计划和步骤

1.上下颌藻酸盐印模，模型上截除32、31、41牙冠，制作冷弯卡环局部义齿。

2.局部麻醉下拔除下颌极度松动牙，试戴义齿。全口洁治，龈下深度刮治，牙周用药。每2周进行一次维护刮治、菌斑控制（图7-1-10，图7-1-11）。

3.对经过非手术深刮1个月后仍有5mm以上深牙周袋的上颌后牙，分两次进行牙周翻

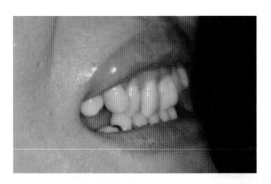

图7-1-6 术前侧面微笑

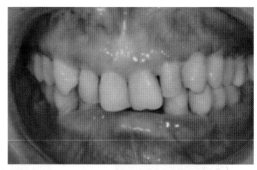

图7-1-7 术前口内正面，深覆殆

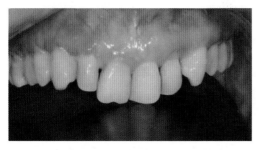

图7-1-8 术前上前牙局部

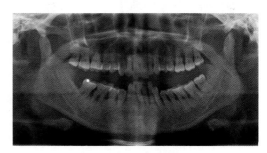

图7-1-9 术前全景片

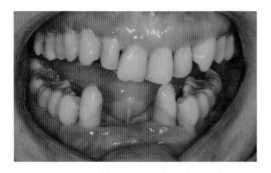

图7-1-10 拔除下颌极度松动牙即刻

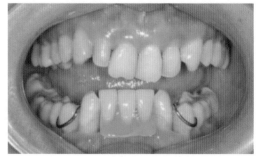

图7-1-11 拔除下颌极度松动牙并戴活动义齿后

瓣手术，在可视下刮治和根面平整，并修整牙槽骨边缘（图7-1-12～图7-1-15）。

4.正畸医师会诊，建议通过矫正扶直内倾上前牙，然后再行美学修复。因牙周条件不理想，患者对松动牙的正畸存在巨大恐慌，后经考虑坚决放弃矫正计划，希望只通过美学修复改变前牙露龈微笑。

5.美学设计，最初设计为上颌12—22四联冠，13、23瓷贴面修复。下颌设计种植2颗前牙，然后桥修复（图7-1-17～图7-1-20）。

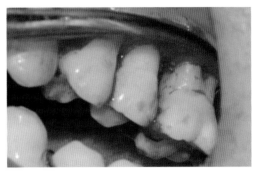

图7-1-12 上颌后牙翻瓣刮治手术

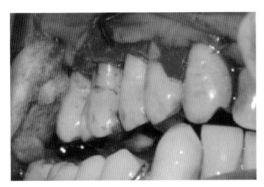

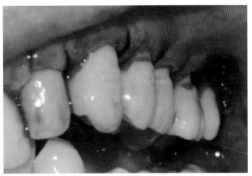

图7-1-13 牙周手术后的间断缝合

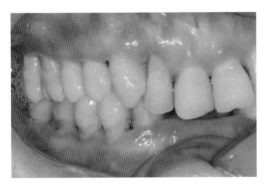

图7-1-14 右侧后牙翻瓣刮治术后

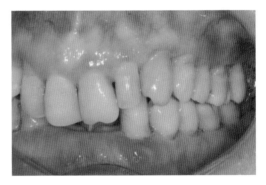

图7-1-15 左侧后牙翻瓣刮治术后

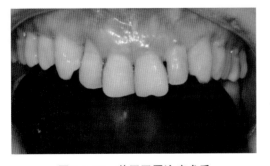

图7-1-16 前牙牙周治疗术后

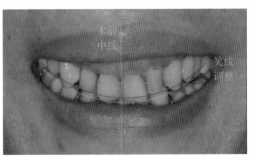

图7-1-17 中线分析，笑线分析

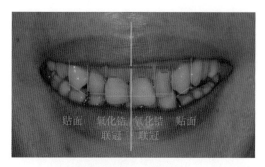

图7-1-18 术前分析

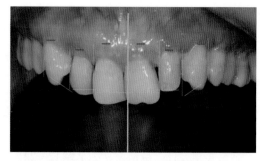

图7-1-19 牙冠延长位置分析

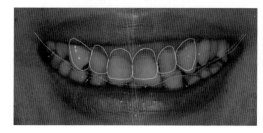

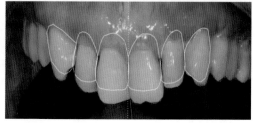

图7-1-20 修复体外形美学设计分析

6. 12，22一次性根管治疗，12—22软组织冠延长，牙体初步预备并制作临时冠，再进行翻瓣手术深度刮治和根面平整，并修整已经锯齿状破坏的牙槽嵴边缘，牙龈复位缝合，临时冠夹板固定并诱导牙龈成形（图7-1-21～图7-1-26）。

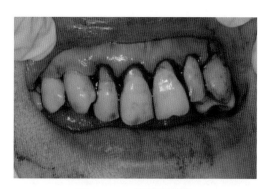

图7-1-21 牙冠延长术

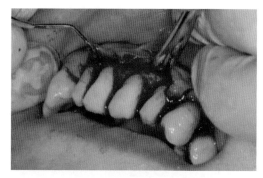

图7-1-22 截冠并初步预备

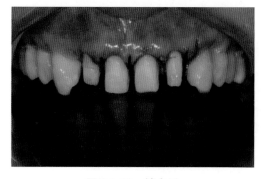

图7-1-23 缝合后

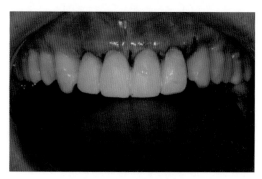

图7-1-24 临时牙戴入

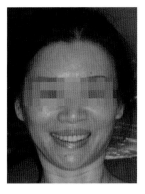

图7-1-25 临时牙即刻照

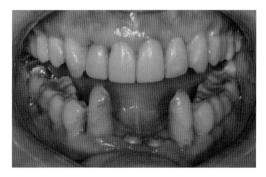

图7-1-26 上颌临时冠诱导成形完善，转种植医师种植下颌前牙

7.牙周序列治疗、定期维护，并配合家庭护理，每日坚持餐后刷牙并使用冲牙器清洗牙缝，辅助使用牙线、间隙刷、牙龈按摩等，以控制菌斑附着，稳定牙周。

8.12/22纤维桩增抗，13、23烤瓷贴面，12—22德国VITA氧化锆联冠制作（因经过近一年的牙周序列治疗后，基牙松动度大幅度改善，且X线片显示牙槽骨恢复良好，最终采取12—11，21—22两段氧化锆联冠修复）（图7-1-27～图7-1-47）。

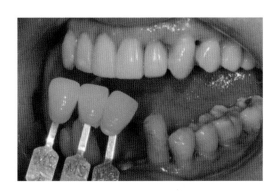

图7-1-27 准备修复前比色

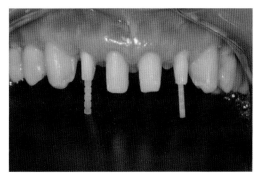

图7-1-28 纤维桩，全冠和贴面预备

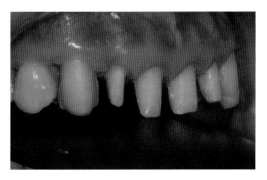

图7-1-29 牙体预备

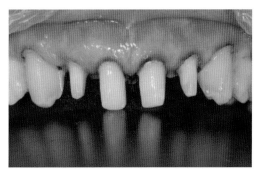

图7-1-30 排龈困难，先取模分析，延期再做精修

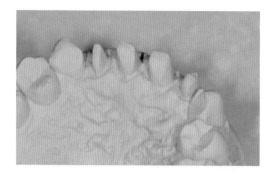

图7-1-31 初模观察倒凹和就位道

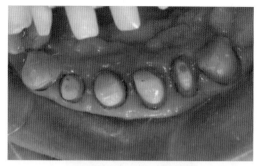

图7-1-32 复诊结合模型去除倒凹和预备精修

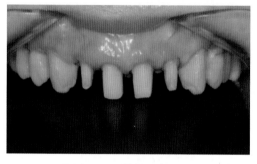

图7-1-33 最终预备之后

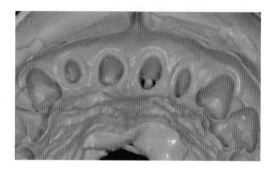

图7-1-34 硅橡胶印模

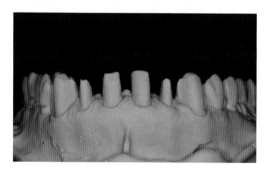

图7-1-35 模型照片1

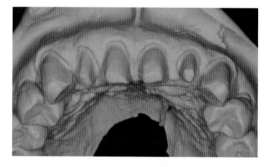

图7-1-36 模型照片2

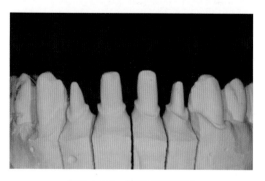

图7-1-37 技师分割模型

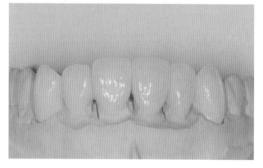

图7-1-38 VITA氧化锆全瓷冠与烤瓷贴面同时制作,检测模型正面观

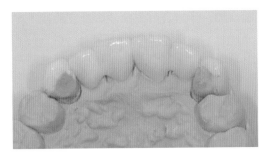

图7-1-39 修复体模型在检测模型的舌侧观

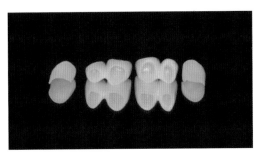

图7-1-40 两段VITA氧化锆全瓷联冠与烤瓷贴面特写

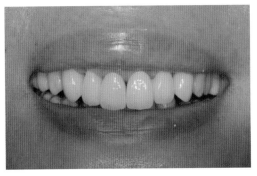

图7-1-41 瓷冠与贴面粘接后即刻照，存在少量三角间隙

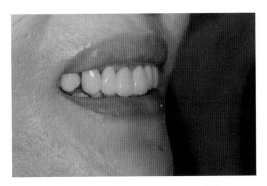

图7-1-42 戴牙当日右侧面微笑像

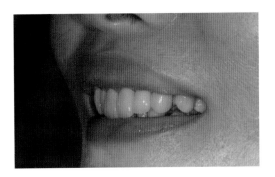

图7-1-43 戴牙当日左侧面微笑像

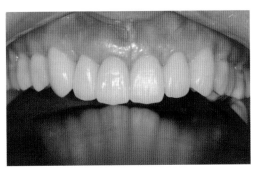

图7-1-44 戴牙后1周，三角间隙关闭

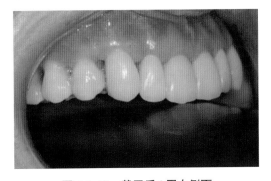

图7-1-45 戴牙后1周右侧面

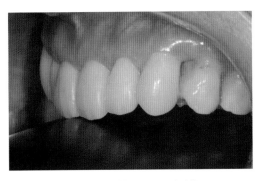

图7-1-46 戴牙后1周左侧面

9. 27因出现冷热敏感，进行根管治疗并树脂充填；开始进行下前牙区修复阶段（图7-1-48）。

10. 每2～3个月定期进行牙周维护刮治和菌斑控制，牙面抛光处理，并嘱患者坚持个人维护。最后一次复诊距修复术后7.5年仍然维持良好红白美学状态（图7-1-49～图7-1-71）。

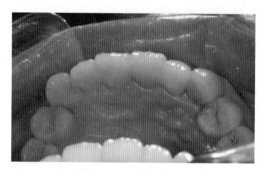

图7-1-47　术后舌侧形态

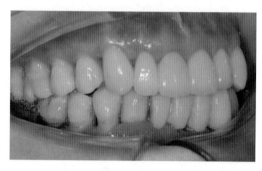

图7-1-48　下颌临时牙制作

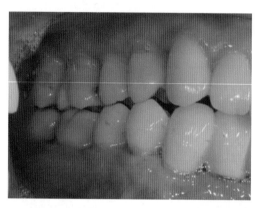

图7-1-49　戴牙术后2.5个月，右侧后牙牙周稳定

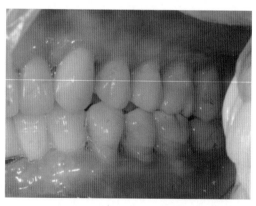

图7-1-50　戴牙术后2.5个月，左侧后牙牙周稳定

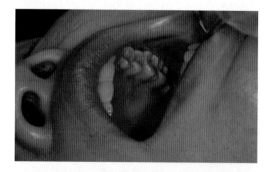

图7-1-51　戴牙术后2.5个月后牙舌侧牙周稳定，但有茶渍附着

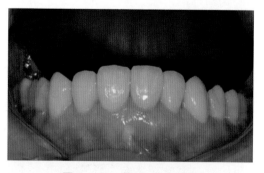

图7-1-52　戴牙2.5个月后

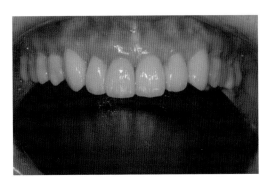

图 7-1-53 术后 6 个月上前牙正面

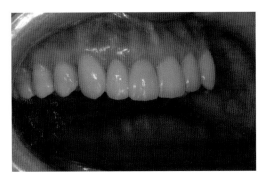

图 7-1-54 术后 6 个月上前牙右侧面

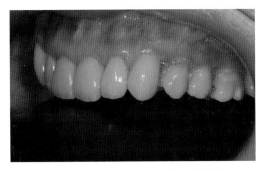

图 7-1-55 术后 6 个月上前牙左侧面

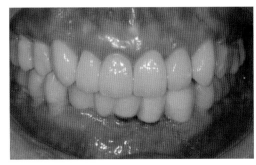

图 7-1-56 戴牙 9 个月后前牙全貌

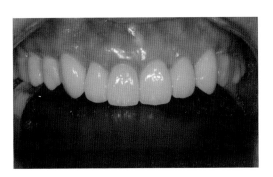

图 7-1-57 戴牙 9 个月后正面

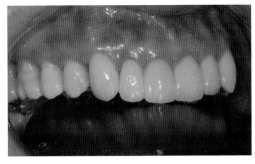

图 7-1-58 戴牙 9 个月后右侧面

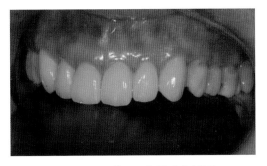

图 7-1-59 戴牙 9 个月后左侧面

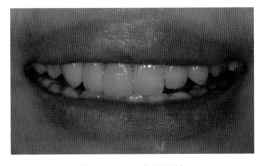

图 7-1-60 术后微笑

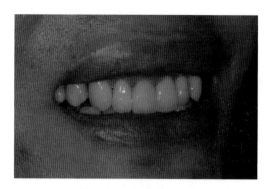

图7-1-61 术后微笑侧面

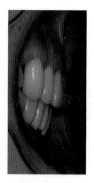

图7-1-62 术后口内侧位照，内倾牙已直立

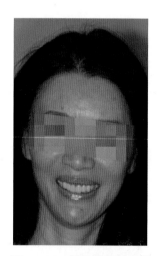

图7-1-63 最终的灿烂微笑

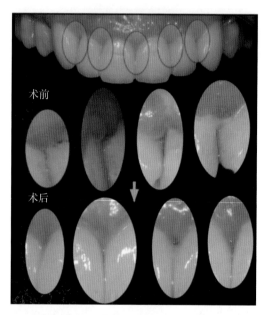

图7-1-64 术前、术后红白美学对比

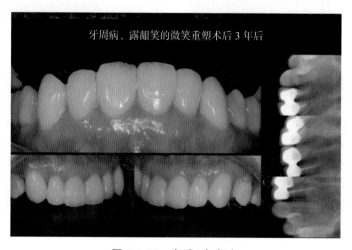

图7-1-65 术后3年复查

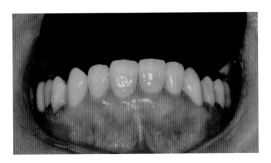

图 7-1-66　美学修复术后 7.5 年正面局部

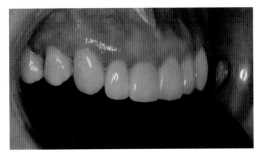

图 7-1-67　美学修复术后 7.5 年右侧局部

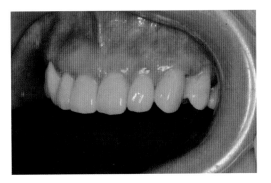

图 7-1-68　美学修复术后 7.5 年左侧局部

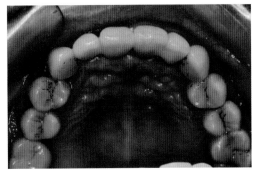

图 7-1-69　美学修复术后 7.5 年颌面观

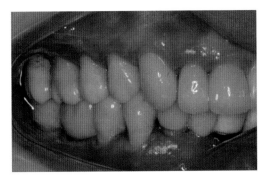

图 7-1-70　牙周治疗术后 7.5 年右侧后牙区

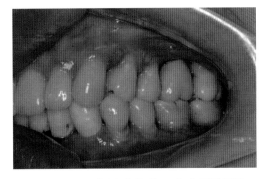

图 7-1-71　牙周治疗术后 7.5 年左侧后牙区

讨论

　　重度牙周病给患者带来的痛苦不言而喻，对于那些牙周袋反复溢脓者，给治疗已经带来了种种难度，要求医患间完好的互动和配合。严重的露龈笑和牙齿排列不齐，在患者不愿通过正畸协同治疗的前提下，要实现红白美学的效果很不容易，需要术前周详的设计和分析。

　　根据美学笑容的标准，理想的笑线应该是微笑时只显露 75% ～ 100% 的上前牙和牙龈乳头，中切牙和尖牙的龈缘位于同一水平线，侧切牙的龈缘低于此水平线 2mm，上颌切牙曲线与下唇平行。牙（主要是上下颌 4-4）、牙周组织（牙龈线）和唇三者和谐，才创造了红白美学微笑，本病例努力从多方面入手，重建患者的功能与美学。

1.良好的医患沟通　涉及重度牙周病的修复通常都属于复杂病例，要求患者有一定的经济基础和时间准备，患者的依从性关系到最终的疗效和成败。每一次操作尽可能让患者在轻松和无痛中度过，以逐步建立良好的信任关系。虽然患者经朋友专门介绍而来，但在涉及牙周翻瓣手术时，仍有犹豫，甚至有转院念头。因为整个治疗过程患者主观感觉越来越好，所以才坚定了完成整个计划的决心。

一个综合病例的成功对医患双方来说都是一种缘分，要求患者对医生足够的信任，并具有相当好的依从性；也要求术前合理的设计，细致入微地有序操作。离开了这两点，很可能让治疗计划半途而废，患者不能坚持或失去信心，最终归于失败。

2.松动牙的去与留　临床上对于牙周病导致的松动牙需在术前认真评估，因为拔牙与保牙的决定将影响远期的疗效，包括患者最终对医生的信任度和依从性。判断一颗松动牙需不需要拔除，需结合以下几个因素。

（1）牙槽骨丧失超过根长2/3，牙周袋持续存在或加深。

（2）牙周持续溢脓，治疗后无明显改善。

（3）牙松动度持续增加达Ⅲ°。

（4）生活习惯不佳，经常熬夜，嗜烟酒，自我维护意识不强，依从性差。

（5）全身健康较差，合并其他疾病。

以上任何两点都具备的话，建议及时拔除松动患牙，有垂直向的松动度则基本无保留价值。特别需强调依从性问题，同样的松动牙同样的治疗方法，可能两例不同患者最终的疗效是不一样的。单根前牙的保存率较磨牙尤其是上颌磨牙更高，具体原因与多根牙的根分叉解剖形态有关，后牙不容易清洁，牙周刮治器械也不容易深入到根分叉以下，相对而言刮治不彻底的可能性大很多。

当然，也不能因此将松动度较大的患牙都视为拔除对象，只要这些患牙还可咀嚼，不会对长期预后造成太大影响，则应尽可能保留下来。还有，要特别重视因牙周病导致的渐行性的咬合创伤，这种松动度通常在调𬌗之后可以缓解，这些牙齿多数可以保留。

不能一概而论地尝试为患者保留或拔除松动牙，具体情况一定要结合临床检查和正确评估。

3.关于牙周序列治疗　牙周病的治疗相对烦琐，次数较多，且很耗时间。

在治疗之前一定要认真衡量松动牙的去留，具体到还要参考患者的依从状况。对于预后极差的松动牙主张在治疗计划开始后及早拔除，以防止牙槽骨的持续吸收和对邻牙牙周组织的持续破坏。

只要认真细致地去除根面牙石、并使其光滑平整，及时、有效地控制菌斑生成，以利于牙周组织重建，效果还是很显著的。如果菌斑控制达不到要求，患者自身又未注重维护，治疗计划很可能全盘皆输，医患双方的挫败感和焦虑情绪也将使治疗无以为继，最终不欢而散。

根据国内外学者的临床结论，对重度牙周病患者，当牙周袋深度在通过多次基础治疗仍然超过5mm时，如果不采取必要的手术方法来消除牙周袋，则失败率极高。因为，牙线和刷牙通常只能清洁龈下2.5mm的深度，超过了这个深度，哪怕患者非常用心地进行口腔清洁，也无法阻止大量菌斑在牙根表面的附着。即使是专业的根面平整，都不可能彻底地清除深牙周袋内的龈下菌斑和牙石。所以，在进行治疗计划确定时，翻瓣手术也应当考虑进去，尤其是多根牙，通过翻瓣，在直视下进行根面平整更为有效。开放的清创较非手术治疗的牙齿更为干净。

头几次的牙周刮治（包括翻瓣手术）要求特别认真和彻底，务必创造一个无菌斑、无牙石且光滑的牙根表面。否则后面反复洁刮治也收效甚微，因为初次刮治未清除的深层牙石，极容易被牙周袋深部的肉芽组织包裹并定植，而形成一个袋内无牙石的假象，病程却从袋下袋进展。

通过牙周刮治之后，牙周开始重建，在持续几个月甚至长达一年的缓慢历程中，牙龈先出现退缩，然后牙槽骨开始少量再生长，健康牙龈又将逐渐附丽上来。在此阶段，因为牙周还很脆弱，龈下微生物的再定植很可能发生在这个组织尚未完全愈合的阶段。因此，在此期间反复的牙周洁、刮治可以使牙周状况持续改善，从而防止牙周炎的复发。通常每2～3个月进行一次，对牙周病严重者建议坚持到18～24个月。此阶段应采用专业用于维护的刮治器械。之后不再进行龈下刮治，而进入牙周维持阶段。此时只需要进行每3个月1次的菌斑控制并抛光牙面即可。

为了更好地完善治疗计划，不同时期的牙周袋六点位探查记录，包括探诊有无出血等，都应认真仔细地填写，并拍摄根尖X线片（全景片在牙周病的治疗中价值不大）。这些都将作为治疗和维护效果的依据，并评价是否需要行手术刮治和软、硬组织修整的指征。同时，为保障无痛操作和刮治的彻底性，建议每次都在局部麻醉下进行，并在术后第一时间给予活髓牙脱敏处理，然后才置入牙周用药。

4.牙冠延长手术 对露龈笑患者，通过牙冠延长手术可提高笑线，改善美观。本病例因为有严重牙周病、牙槽骨吸收较多，所以保留牙槽骨的意义非常重大，冠延长的方法基本以软组织修整为主。通过术前美学分析，定位术后合适龈缘位置，然后采用15#刀片做内斜切口，切除过多牙龈。

因基牙松动，且内倾明显，存在咬合创伤，需尽早采用临时夹板固定。在龈修整之后，即进行牙体初步预备和临时牙制作。特别注意，初步预备的肩台边缘绝对避免深入龈下，建议控制在龈上0.5～1mm，以防翻瓣术后几天临时修复体对龈边缘的刺激。

为什么将牙体预备选择在翻瓣术前进行？一是可以减少患者局部麻醉的次数；二是通过临时夹板的固定减少因冠延长术带来患牙短期间内的松动度增大；三是减少手术后再进行牙体预备过程中所产生的碎屑进入创口，引起再感染的风险。当然，这样做的目的也最大限度地避免了常规冠延长术后对美观的影响，不妨碍患者的社交活动。

本病例单纯地通过软组织修整达到延长的目的显然不够，因为重度牙周病通常导致了牙槽骨的虫噬状或锯齿状破坏。在牙体预备之后，再进行翻瓣手术，主要目的是直视下进行彻底的刮治和根面平整。同时通过球钻去除牙间部位颊舌侧突起的牙槽骨，以利于形成牙间隙内突起的牙槽嵴形态。然后再用骨凿修整牙槽骨边缘，以获得牙槽骨边缘与牙根面之间自然移行的形态，利于牙龈的顺利附着和扇贝状成形。

保障牙体预备的边缘至牙槽嵴顶的距离≥3mm，这样才可以形成安全的生物学宽度，利于最终修复体的长久稳定。

5.临时冠诱导牙龈成型 通过临时冠来建立精确的龈边缘非常有效。冠延长术后，即刻戴入临时冠，并在拆线之日将基牙边缘预备到术前美学诊断所需的位置，然后再重衬临时冠，将临时冠的边缘完全终止于新预备的边缘，并保持良好的出龈轴面突度和外形，尤其是外展隙和邻间隙的处理，将邻间隙的最低点打开至未来牙龈所要到达的位置。保证临时修复体表面抛光充分，经过一段时间的稳定之后，基本可以正确诱导牙龈的形态。

6.种植　进行本病例时笔者尚未开展前牙区种植，下前牙区的种植一期手术由上级医生完成。本病例种植部分因术前没有CBCT精确分析，对骨吸收预知不足，位置上也稍有偏差，又是选择了软组织水平植体，术后种植体光滑颈圈部分暴露，给这个病例留下了遗憾。

7.术后维护的重要性　对于牙周病患者而言，术前即要告知术后维护的重要性。如果没有良好的个人维护和定期牙周治疗，则无法保障修复体和天然牙的稳定。建议患者养成餐后刷牙的习惯，并坚持使用牙线，冲牙器等辅助清洁器材，同时注意不经常熬夜，保证睡眠，放松心情，养成良好生活习惯，不吸烟、不酗酒（针对男性患者），定期复查。只有细致入微的牙周维护，再配合患者自身才可获得牙周围组织的长久的稳定和健康。术后7.5年仍然维持了良好的效果。

小结

在涉及重度牙周病和严重露龈笑的美学修复病例中，术前的诊断和设计非常关键，牙周序列治疗一定要认真进行，不能急于求成，牙周病修复成功的前提是患者高度的依从性和良好的个人口腔卫生维护习惯。一个成功的牙周病修复需要医技患三方面的完美配合和全身心投入，才能获得理想和稳定的美学效果。并且，术后一定要认真维护，定期复查。

作者简介

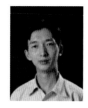

王琪，主治医师，从事口腔临床19年，在美学修复上有一定追求，擅长用全科的思维去处理每一个病例。2014年度获首届"绚彩梦想秀·口腔好医生"口腔跨学科病例大赛全国十强。病例入编《中国牙齿美学病例精选2015》《世界牙科论坛》《今日口腔》等，佛山南海王琪口腔诊所创始人，华人美学牙科学会理事，CR极周教育特约讲师之一。

参赛体会

时隔7年，当收到主办方要收集历年参赛病例成书的邀请时，内心百感交集。永远不会忘记2014年参加首届"绚彩梦想秀·口腔好医生"口腔跨学科大赛的经历。在好友的推荐和鼓励下，我把自己的一个病例投上去了，居然最终进入了十强赛，在众多实力雄厚的高手面前汇报病例，确实有点心虚。

那次参赛，对自己是一次挑战和跨越。尤其是专家点评环节，给我留下了一生中难以磨灭的印象，提醒和鞭策着我不断前进。

由衷地感谢评委，正是因为评委们犀利的点评，让我在后来开业的日子里更加坚守医疗原则，并努力通过各种学习来弥补自己的短板和不足。让每一个病例，都尽量通过全局思维，从全科的角度来思考和设计诊疗方案。从这个角度而言，那次病例大赛，改变了我的人生。

当7年过去了，再回过头来审视自己的这个病例，觉得还是有诸多不足之处。对排列不齐的牙列，哪怕是牙周病导致的松动牙，我都会常规设计结合局部正畸排齐的方案，让整个方案从专业角度上讲不再"硬伤"和"诟病"，以达到循证医学更为理想和可靠的结果。好在8年后的随诊，依然还能保持原有的粉白美学状态，这对于重度牙周病患牙的愈后，还算是比较欣慰的。

努力在接下来的日子里，把每一个病例做得再尽善尽美一点，以不辜负此生。

逐步恢复口腔功能和美观的综合治疗病例

邢海霞

患者，男性，53岁，主诉右上后牙充填体脱落1周。患者1周前右上后牙充填体脱落，现自觉食物嵌塞，影响进食，否认冷热痛、自发痛及咬合痛。否认吸烟史。既往多次于外院进行牙科治疗。家族史：无特殊。全身情况：高血压病史8年，规律用药，控制于120/80 mmHg。

口腔检查

双侧面部基本对称，双侧颞下颌关节区未及明显弹响、杂音。口内软组织检查未见明显异常。主诉牙为15^{MOD}充填体脱落，16^{MOD}银汞充填体部分脱落，伴继发龋坏，探诊敏感，不松动，叩痛（－），冷测同对照（图7-2-1）。X线片示16、15旧充填体近髓，根尖周未见明显异常（图7-2-2）。

口腔卫生状况一般、菌斑中量，牙石（＋）、牙龈缘充血，略肿，上后牙探诊深度PD 4～5mm、龈缘红肿，附着丧失，AL 2mm，探诊出血，BI 2～3。45颊侧PD 7mm，达根尖，牙龈红肿明显，BI 4。余牙PD 1～4mm，BI 2～3，AL 0～2mm，龈乳头部分萎缩。

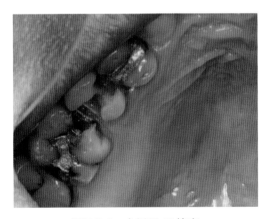

图7-2-1　主诉牙15检查

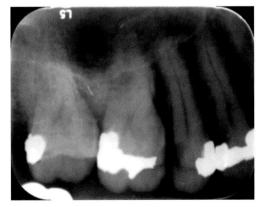

图7-2-2　主诉牙根尖片

牙列检查

25、36、44、46缺失；24—26固定桥修复，不松动，边缘可探及悬突，未及明显继发龋坏；36未修复，近远中距离10mm；43—45—47固定桥修复，Ⅰ°松动；45颊侧冠边缘可探及大量腐质，颊侧正中PD 7mm，X线片示45桩核冠修复，牙根垂直向劈裂，远中牙槽骨已吸收至根尖处。43固定桥基牙，不松动，叩痛（－），牙龈无明显红肿，电活力测43 21，33 27，X线片示43根尖周未见明显异常。47固定桥基牙，不松动，叩痛（－），牙龈无明显红肿，X线示47根充可，近中根周膜增宽。

22ML、DL均可见牙色充填体，边缘继发龋坏，不松动，叩痛（－），冷测无反应，颊侧距龈缘约1cm处可见窦道口，探诊达骨面，无溢脓，X线片示22根尖区低密度影，根管内未见根充物影像。21ML龋坏，波及唇面，有探痛，不松动，叩痛（±），冷测一过性疼痛，X线片示21ML龋坏近髓，根尖周未见明显异常。14MOD银汞充填体，边缘继发龋坏，不松动，叩痛（＋），牙龈缘略红肿，冷测迟钝，X线片示14旧充填体近髓，根尖周未见明显异常。

11ML、35MODB牙色充填体，边缘继发龋坏，冷测同对照牙。13M、27M、37M、B深龋坏，达牙本质深层，冷测同对照牙，其中37颊侧腐质已达龈下约1mm。24、26固定桥基牙，不松动，叩痛（－），X线片示26根充可，桩核冠修复，根尖周未见明显异常。12舌面开髓洞型，牙色充填体，边缘可，不松动，叩痛（－），X线片示12根充可，根尖周未见明显异常。34DO牙色充填体，边缘可，不松动，叩痛（－），X线片示34根充可，根尖周未见明显异常（图7-2-3～图7-2-6）。

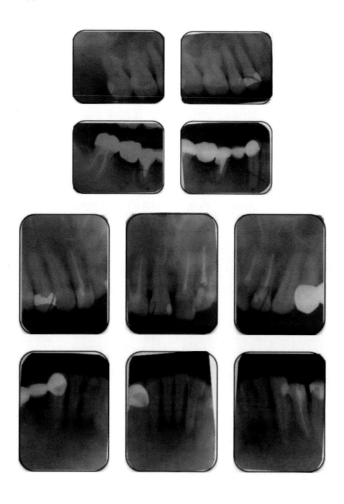

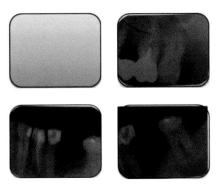

图 7-2-3　全口根尖片

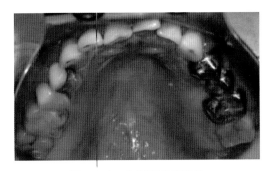

图 7-2-4　上颌牙列𬌗面观

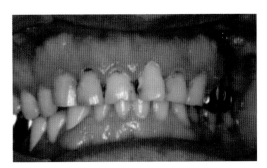

图 7-2-5　正面观

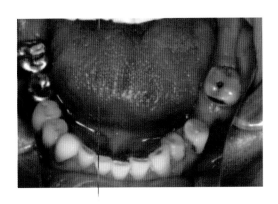

图 7-2-6　下颌牙列𬌗面观

咬合检查

尖牙中性关系，双侧 Spee 曲线均有下垂，前伸无咬合干扰，组牙功能𬌗。

问题列表

①患者多颗牙齿龋坏和继发龋，需要对龋病进行管理。②患者多颗牙需要进行根管治疗。③45 需拆冠后尽早拔除，则必须拆除右下后牙的固定桥修复体。④通过修复治疗恢复后牙功能。⑤通过修复治疗恢复前牙美观。

诊断

- 15^{MOD}、16^{MOD}继发深龋
- 慢性牙周炎
- 45根折
- 22慢性根尖炎
- 14，21慢性牙髓炎
- 13^{M}，27MO，37$^{M、B}$深龋
- 11^{ML}，35^{MODB}继发龋
- 12，34，43，47牙体缺损
- 下颌牙列缺损

治疗计划

1. 系统病控制期　继续控制高血压。

2. 急症期　16^{MOD}、15^{MOD}充填治疗。

3. 疾病控制期　OHI，Bass刷牙法，牙线的使用；牙周基础治疗；拆除47—45—43固定长桥；拔除45；14、21、22根管治疗；11^{ML}、13^{M}、27MO、35^{MODB}、37$^{M、B}$充填。

4. 功能美观恢复期

（1）恢复后牙功能，改善Spee曲线。14、34、43、47冠/桩核冠修复；24—26重新修复或观察。缺失牙修复方案一：46、45、44、36均采用种植义齿修复，由于45根尖区病变较大，牙槽骨吸收严重，可能需要植骨后种植。修复方案二：46、44种植固定桥修复，可以避开45位置，但是牙龈外形不佳，36仍种植义齿修复。修复方案三：36缺失牙行35、36、37固定桥修复。因35预后仍有牙髓炎风险，可能需要在修复前行RCT；37颊侧颈部龋坏已经达龈下，修复前需要冠延长术暴露断端。修复方案四：可摘局部义齿修复，但功能上不如固定修复。最终患者选择了方案二。

（2）恢复前牙美学：12—22可能需要牙周手术改善牙龈曲线；12、21、22桩核冠修复；11全瓷贴面/全冠修复，或不修复（不修复美学效果差）；13、23全瓷贴面/全冠/不修复。经过与患者沟通修复方案，患者选择36种植、44—46种植固定桥修复；43、47全冠修复；14桩核冠修复；34暂不修复；12、21、22桩核冠＋11瓷贴面修复。

5. 治疗维护期　定期复查，保持口腔卫生及种植体卫生；定期涂氟，6个月1次。

治疗过程

1. 16^{MOD}、15^{MOD}充填治疗。

2. 牙周基础治疗。

3. 14、21、22根管治疗。

4. 47—45—43固定桥拆除。

5. 45拔除。

6. 11^{ML}、13^{M}、27MO、35^{MODB}、37$^{M、B}$充填治疗。

7. 涂布多乐氟。

8. 36种植修复。

9. 44、46种植体植入，同期47冠延长术，此时后牙区修复完成（图7-2-7，图7-2-8）。

10. 上前牙美学分析及修复。存在美学问题：中线略偏右；13—23色泽问题，颈部着色；21远中外翻；11，21龈缘位置不一致；11位置偏舌侧，唇面浅龋坏；11、21切端曲线与唇线不一致（图7-2-9）。

11. 由于牙体预备后发现21近中缺损位于龈下2mm，为满足生物学恢复的需要，并保证上前龈缘的对称，进行21牙冠延长术＋11牙龈修整术（图7-2-10）。

12. 牙周手术后6周，12、21、22全瓷冠＋11贴面修复（图7-2-11）。

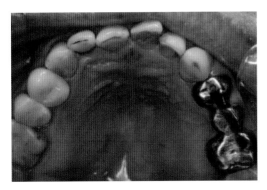

图7-2-7 后牙区修复完成上颌𬌗面观

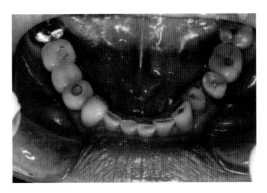

图7-2-8 后牙区修复完成下颌𬌗面观

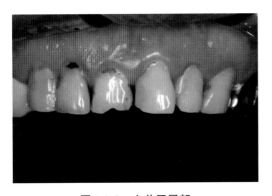

图7-2-9 上前牙局部

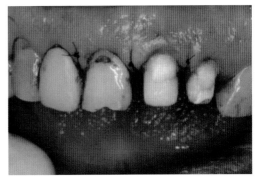

图7-2-10 21牙冠延长术＋11牙龈修整术后即刻

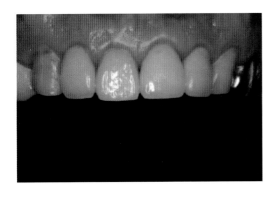

图7-2-11 上前牙修复完成局部

讨论：影响牙冠延长术后游离龈缘位置的因素分析

牙周手术多天，11、12龈缘位置对称；但6周修复时龈缘位置却不一致。这里对影响因素进行分析。牙冠延长术后，47%游离龈缘位置不变，20%向冠方移动（牙龈反弹），33%向根方移动。仅有12.4%变化超过1mm。其位置变化主要与以下因素有关。①解剖因素：牙龈生物型的影响。术后6个月，牙龈平均反弹0.37～0.70mm，由于薄龈型牙龈厚度＜1mm，其更可能根方移动。生物学宽度的影响：结缔组织1.07mm＋结合上皮0.97mm为平均宽度（个体差异1～9mm）。唇侧骨板厚度的影响目前并无数据。②手术因素：手术缝合时龈缘距离骨嵴顶的位置。越接近骨嵴顶，越容易反弹。当龈缘距离骨嵴顶的距离＞2mm，术后6个月反弹0.47～0.50mm；当龈缘距离骨嵴顶≤1mm时，术后6个月反弹1.33～1.42mm。手术中去除牙槽骨的量≥1.50mm，可获得1.95mm冠方牙体组织长度；但手术中去除牙槽骨的量＜1.50mm，仅获得1.53mm冠方牙体组织长度。③修复因素：修复时机的选择。通常牙龈缘位置6周后没有明显变化可以进行修复治疗。但牙冠延长术后第1个月，牙龈缘位置变化约0.36mm；术后第3个月，牙龈缘位置变化0.58～0.63mm；术后3～6个月，牙龈缘位置变化0.12～0.15mm。修复体边缘的影响，要求距离骨嵴顶至少3mm，不侵犯生物学宽度。肩台位置、修复体悬突、冠外形、近中接触点位置均对牙龈缘位置有影响。临时修复体对牙龈愈合也有诱导作用。④术者因素：如要求获得3mm的冠方长度，经验水平欠佳术者平均只能实现2.4mm。

小结

本病例通过一系列的综合诊疗，最终恢复了患者的口腔功能及前牙美观，患者非常满意。牙周手术中发现11、21龈缘不对称时，可以采用11临时贴面诱导牙龈位置，并且延长恢复时间，可达到更加美观的效果。

作者简介

见第5章病例1。

参赛体会

该病例是2016年参加"绚彩梦想秀·口腔好医生"跨学科病例展评时展示的病例。作为一名口腔全科医生，积极参加跨学科病例展评这一活动，一方面能够展示自己优秀的病例，同各专业评审专家进行交流；另一方面也有助于推广口腔综合治疗的理念。好病例如同好文章一样，需要围绕一定的主题，进行不断修改打磨。准备展示病例的过程是对自己病例的总结和提升的过程。口腔综合诊疗的原则就是要全面检查患者的口腔状况，制订全面的诊疗计划，同时结合患者的意愿，最终实施医患双方均满意的治疗过程。本病例患者的主要诉求是恢复口腔功能，但是我们注意到上前牙的美学问题，影响修复的效果。经过与患者反复沟通，患者也接受了部分恢复上前牙美学的治疗计划。最终的治疗效果在全面治疗方案和患者诉求之间取得了平衡，既恢复了口腔功能，也部分恢复了前牙美学。总之，综合诊疗计划的制订可以极尽详细，提供多种方案，但是，实际治疗过程所采用的方案必须是经过医患双方的反复沟通后达成一致的。

上前牙散在间隙的美学修复

——龈乳头重建手术和微预备贴面的联合应用

何冰洋

患者基本信息

姓名：××；性别：男；年龄：21；职业：学生；地址：武汉。

主诉

上前牙散在间隙数年余，影响美观。

现病史

患者10余年前因外伤于外院拔除左上门牙，并于2周前结束正畸治疗，但患者自觉上前牙仍有间隙存在，现觉影响美观前来就诊。

既往史

患者否认系统疾病，如高血压、糖尿病等，或与牙科治疗相关的过敏性疾病，无严重的黏膜病损，无出血性疾病，无吸烟、饮酒或吸毒等不良习惯。

临床检查

口外：面部无不对称及肿胀（图7-3-1）。

术前口外正侧面微笑照显示，患者唇齿关系和谐，为中位笑线，微笑时可以露出1mm的牙龈（图7-3-2）。

面中线与上颌切牙中间线不齐，黄色实线为面中线，白色虚线为上颌中切牙中间线（图7-3-3）。

无关节弹响、张口受限和开口偏斜。

口内：

（1）硬组织：口内全口牙列情况（图7-3-4，图7-3-5）：21缺失，22代替了21的位置，22近中、远中与邻牙分别有1、2.5mm的缝隙，22 Ⅰ°松动、无叩痛。

余牙无缺损，龋坏和畸形。

（2）软组织：22近远中龈乳头缺如，患者为薄龈生物型，唇、颊、舌、腭侧黏膜未见

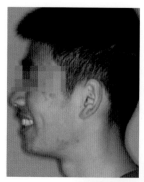
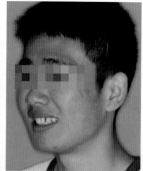
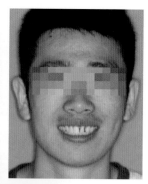
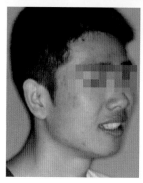
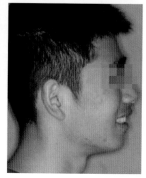

图7-3-1 术前口外照

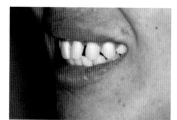
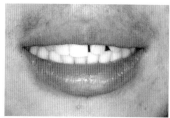
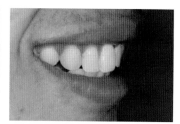

图7-3-2 术前口唇照

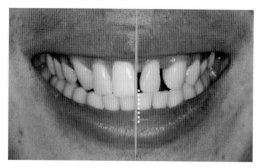

图7-3-3 术前正面口唇照，可见患者面中线与上颌中切牙中间线不齐

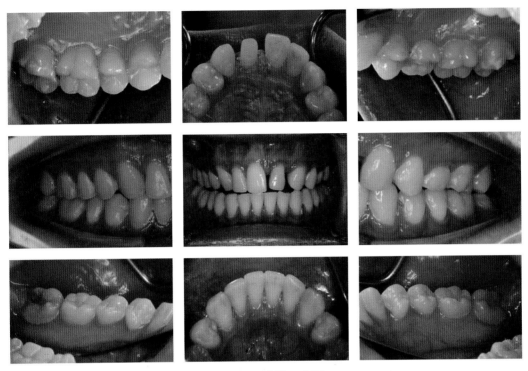

图7-3-4　术前口内照

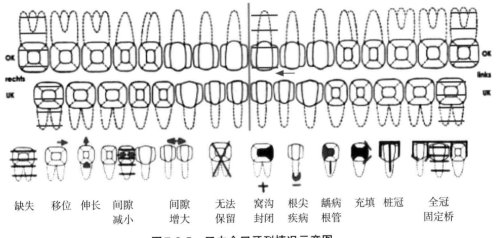

| 缺失 | 移位 | 伸长 | 间隙减小 | 间隙增大 | 无法保留 | 窝沟封闭 | 根尖疾病 | 龋病根管 | 充填 | 桩冠 | 全冠固定桥 |

图7-3-5　口内全口牙列情况示意图

异常。唇、颊系带附着位置正常。

（3）咬合关系检查　咬合稳定，覆𬌗、覆盖正常。

（4）牙周检查：见图7-3-6。

（5）口内一般情况检查：口内卫生条件尚佳，虽未探及明显牙结石，但后牙及下前牙仍可探及较明显软垢，前牙可见轻微牙龈炎。

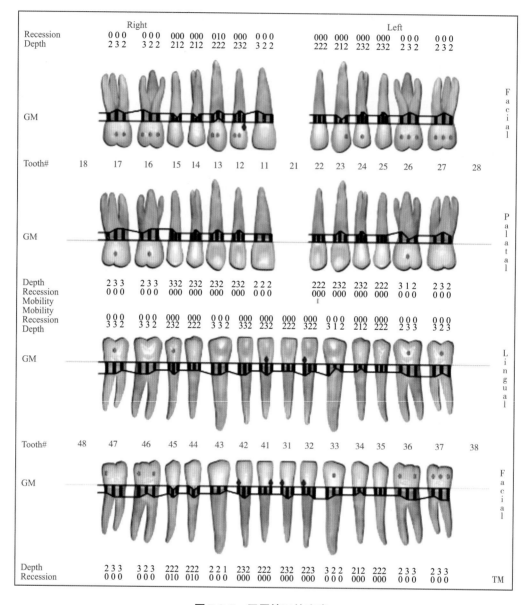

图 7-3-6 牙周情况检查表

辅助检查

放射检查：X 线片（图 7-3-7）示 11、22 根管内未见充填物，根尖无明显暗影；11、22 冠根比例正常，22 牙根向远中倾斜，11、22 间牙根间角大；11、22 间牙槽骨冠方离两牙邻接触区约 3.5mm。

诊断

1. 上颌肯氏Ⅲ类牙列缺损。
2. 上前牙散在间隙。
3. 牙龈炎。

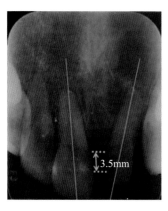

图7-3-7　术前X线片，可见11、22牙根角度较大，邻牙接触区到牙槽嵴顶距离为3.5mm（＜5mm）

治疗方案

方案一

（1）全口牙周洁治。

（2）以22代替缺失的21，铸瓷贴面修复11、22或22。

方案二

（1）全口牙周洁治。

（2）22近远中龈乳头重建术。

（3）待牙龈恢复完好后，以22代替缺失的21，行贴面修复11、22或22。

方案三

（1）全口牙周洁治。

（2）重新行正畸治疗，增大21缺失间隙。

（3）正畸治疗完成后，行种植修复21。

治疗计划

告知患者病情及可选治疗方案，并告知详细处理方法、费用、结果及相关问题，因患者不希望重新行正畸治疗，但对美观要求较高，因此患者同意方案二，治疗计划如下。

1.牙周洁治、制取研究模型并进行美学分析。

2.22近远中龈乳头重建术。

3.22牙体初预备、取模及制作11、22暂时修复体以行龈乳头塑形。

4.完成11、22牙体预备。

5.取模并制作永久修复体。

6.试戴并粘接最终修复体。

7.术后回访。

具体治疗步骤

第一步：牙周洁治、制取研究模型并进行美学分析。

患者首先接受全口牙周洁治，消除牙龈炎症。制取上下颌全口研究模型并拍术前口外口内照片。

术前口内照片和研究模型（图7-3-8）显示11、22形态、颜色及牙体长轴不对称，11宽长比为70.8%，22宽长比为64.3%，均低于正常上中切牙宽长比例；22近中、远中分别有1mm、2.5mm的缝隙；22近远中龈乳头缺如，且患者为薄龈生物型。

根据患者的实际口内情况，并在标准前牙红白美学的指导下，通过牙冠宽长比确定龈缘高度及牙冠外形，对患者进行了数字化微笑美学设计（图7-3-9），并基于微笑美学设计制作诊断蜡型（图7-3-10）。

第二步：22近远中龈乳头重建术。

告知患者术中注意事项及术后可能出现的并发症，患者知情，并签署手术知情同意书。术前用漱口水含漱以除去口腔内细菌，并用0.5%碘伏消毒手术区域，然后局部浸润麻醉。

11至23龈缘做龈沟内切口，在22近远中龈乳头区制备隧道并在其龈乳头根方做辅助垂直切口（图7-3-11）。取13—16腭侧结缔组织，修剪至两块等腰三角形（图7-3-12）。分别移植至22近远中龈乳头区域，降低龈乳头高度并增加唇侧丰满度。垂直双交叉悬吊缝合，术后两周拆线（图7-3-13）。

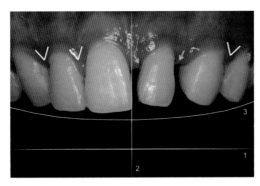
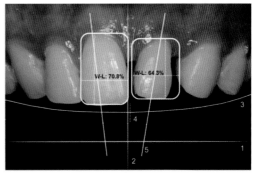

图7-3-8　术前美学分析

黄色箭头显示22近远中龈乳头缺如，白色箭头显示患者牙龈为薄龈生物型，11、22临床牙冠宽长比分别为70.8%、64.3%，11、22形态、颜色、牙体长轴不对称。1.水平面；2.面中线；3.笑线；4.上中切牙中间线；5.牙体长轴

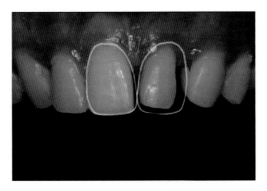
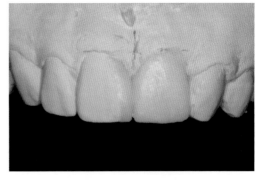

图7-3-9　数字化美学设计　　　　　**图7-3-10　诊断蜡型**

红色箭头指示龈乳头缺如影响最终美学效果

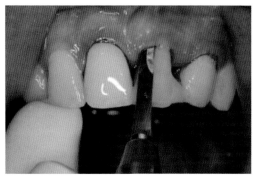
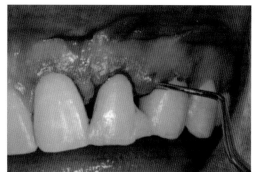
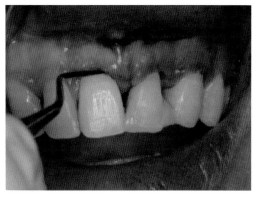

图7-3-11　手术切口设计和龈乳头区制备隧道

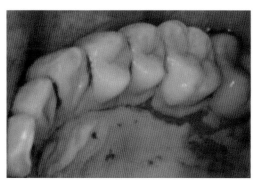
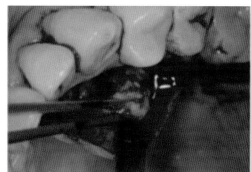
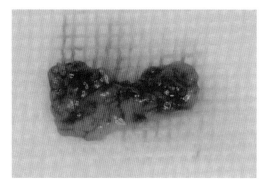

图7-3-12　获取腭侧上皮结缔组织

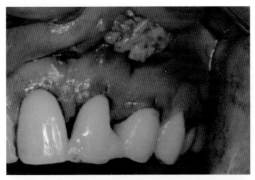

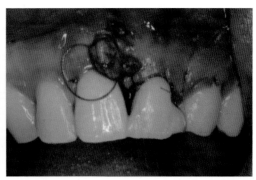

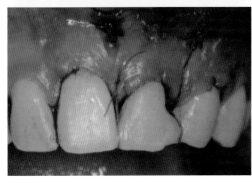

图7-3-13　将结缔组织移植到22近远中牙龈乳头，垂直双交叉缝合

第三步：22牙体初预备、取模及制作11和22暂时修复体以行龈乳头塑形。

龈乳头重建术后2个月复诊，术区结缔组织已成活，但仍未完全角化（图7-3-14，图7-3-15）。局部麻醉下对22行牙体初预备，肩台齐龈。口外法利用树脂制作22暂时性贴面、11近中暂时性部分贴面，精确调整修复体边缘，确保边缘密合，无悬突。设计11、22暂时性修复体出龈形态，以形成自然对称的龈乳头（图7-3-16）。

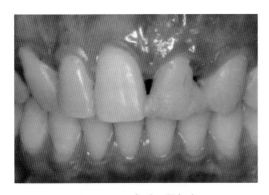

图7-3-14　术后2周复查

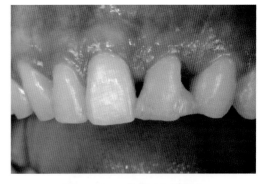

图7-3-15　术后2个月复查

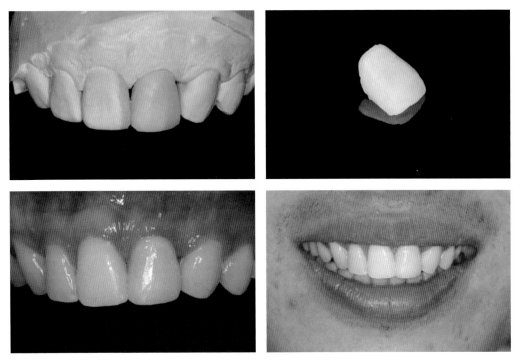

图7-3-16　口外制作暂时修复体，设计对称协调的出龈形态

第四步：完成11、22牙体预备。

暂时性修复体戴用3个月复诊，可见11、22牙龈呈粉红坚韧的健康状态，牙龈边缘稳定，已经完全角化（图7-3-17）。进行比色，并制作硅橡胶导板指导22贴面的牙体预备量，局部麻醉下对11、22进行牙体预备（图7-3-18）。

第五步：取模并制作永久修复体。

双线法排龈，制取硅橡胶印模（图7-3-19），制作人工牙龈石膏模型，确保将11、22龈乳头形态完整复制，制作最终11铸瓷部分贴面、22铸瓷贴面（图7-3-20）。

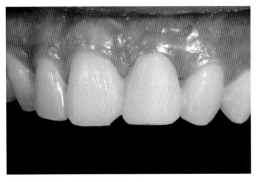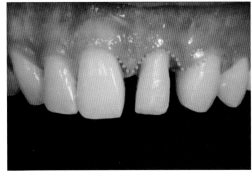

图7-3-17　暂时修复体戴用3个月后复诊

黄色虚线显示11、22牙龈边缘成自然对称的波浪形

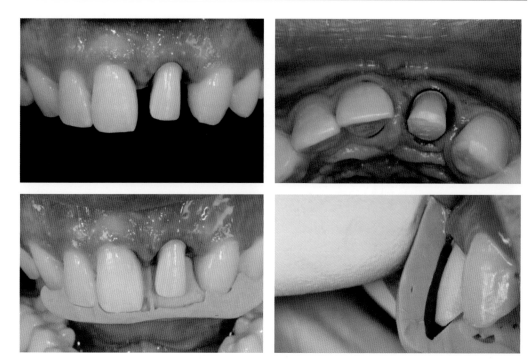

图7-3-18 硅橡胶导板指导下进行11、22最终牙体预备

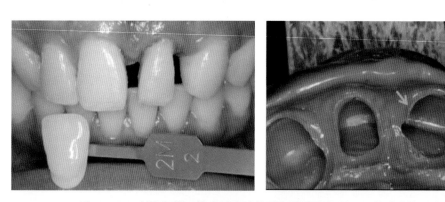

图7-3-19 制取印模，箭头显示硅橡胶印模清晰复制了牙龈乳头的形态

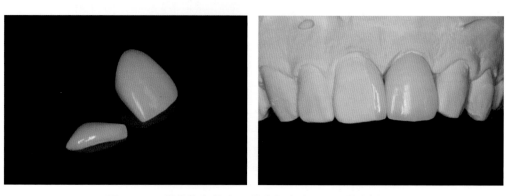

图7-3-20 最终修复体（11铸瓷部分贴面，22铸瓷贴面）

第六步：试戴并粘接最终修复体。

2周后，试戴最终修复体，检查修复体边缘无悬突、与牙齿密合接触、邻接良好，检查修复体颈部可以将已塑形好的牙龈完整支撑（图7-3-21），调整咬合并保证稳定的前伸咬合后，用树脂粘接剂进行粘接，去除多余粘接剂，再在口内进行抛光。指导患者如何维护牙龈健康及口腔卫生，嘱勿用前牙咬硬物（图7-3-22～图7-3-24）。

第七步：术后回访。

戴牙后3个月、1年回访（图7-3-25，图7-3-26）。

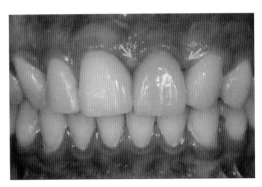
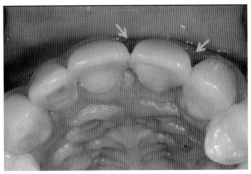

图7-3-21 粘固最终修复体

箭头显示重建的牙龈乳头高度和宽度理想

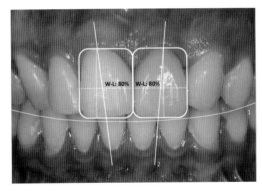

图7-3-22 术后美学分析

1.笑线；2.牙体长轴

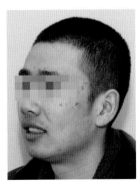
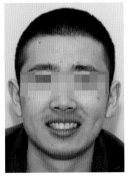
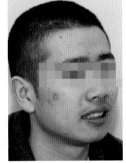

图7-3-23 术后口外照

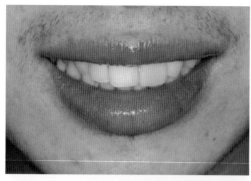
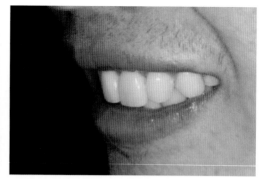
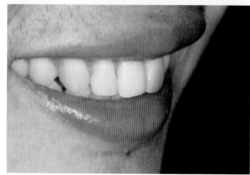

图7-3-24　术后口唇照

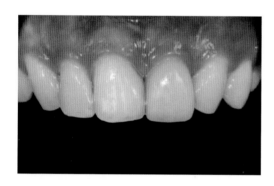

图7-3-25　术后3个月复查

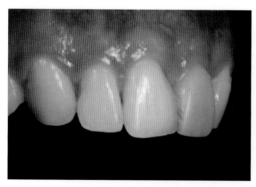
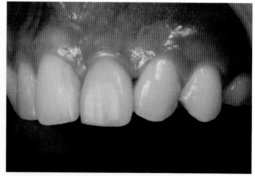

图7-3-26　术后1年复查可见重建的牙龈乳头高度及宽度稳定

讨论

1.牙龈生物型在修复治疗中的影响 目前对于牙龈生物型的准确定义尚未达成统一，但应用最为广泛的是薄龈型、中厚龈型和厚龈型。不同生物型的牙龈在牙龈厚度、角化龈宽度、牙齿形态、牙槽嵴形态等生物学特征上都有不同的表现。薄龈生物型牙龈薄而脆弱，易出现唇颊侧及龈乳头的龈退缩；厚龈型不易出现龈退缩，但容易出现炎症，并可能形成牙周袋；而中厚生物型则介于二者之间。

不同生物型因其组织学特征的不同也会形成不同的生物学行为，因此患者的牙龈生物型在修复治疗中，尤其是前牙红白美学修复中对治疗方案的设计及预后有指导性的意义。对于薄龈生物型，操作过程应尽量减少对牙龈的创伤，缩短排龈时间，宜浅置肩台以避免牙龈退缩；研究报道，钛最容易透出颜色，瓷最不明显，因此建议选择全瓷修复体，以防牙龈较薄或牙龈退缩而露出修复体颜色。必要情况下可选择上皮下结缔组织瓣移植术以预防或纠正龈退缩。

2.龈乳头重建术

（1）龈乳头解剖：龈乳头（gingival papilla）是指充满于相邻两牙接触区根方楔状隙的牙龈组织，与唇颊侧牙龈组织共同参与形成了波浪形的牙龈曲线。在口腔内，软组织依赖于硬组织生长，因此龈乳头的外形和其下方的牙槽嵴边缘外形和邻接触区的形态密切相关。

龈乳头的存在对于美学、发音、抵抗微生物侵袭等方面来说有重大意义，龈乳头的缺失不仅会引起发音，牙周疾病等问题，也在很大程度上破坏了唇、齿、龈的和谐统一，产生"黑三角"的发生，Kokich等报道2mm以上的龈乳头的退缩即可引起注意。因此，龈乳头缺失这一问题不容小觑，对龈乳头的保护和其丧失后的重建应该引起越来越多医生的重视。

（2）龈乳头缺失的原因：影响龈乳头缺失的原因很多，由于龈乳头的外形和牙槽骨及邻牙息息相关，我们可以将影响因素分为以下几种。

①相邻牙齿间牙槽骨的冠方到邻牙接触区的距离（＞5mm）：Tarnow等对30例患者共288位点进行了测量，发现当这一距离小于5mm时，龈乳头的充盈率为98%；距离为6mm时，充盈率为56%；距离升至7mm时，充盈率仅有27%。

②牙周疾病：牙周疾病造成的附着丧失常会引起牙龈退缩，从而出现"黑三角"。

③牙齿的形状：牙齿的外形直接影响了外展隙的形状，方圆形的牙齿由于其邻接触区更为狭长，可以更好地维持龈乳头的高度和形态。

④邻牙间距离和邻牙牙根的角度：有研究表明，当牙间距＜0.3mm时，牙槽骨嵴顶消失，龈乳头缺失，同样，当牙根间距过宽也会使得龈乳头发育得过于平坦，出现"黑三角"。有研究表明，正常中切牙根间分离角平均约为3.65°，此角度每增加1°，"黑三角"的发生率上升14%～21%。

⑤软组织损伤，医源性损伤等：龈乳头区域的外科手术一般都会造成软组织丧失，推荐手术过程中使用显微器械和微创手术。

（3）龈乳头缺失的分级：目前尚未见创伤性小且统一的评价标准来判断龈乳头缺失的严重程度，在局部麻醉下探测牙槽骨高度是目前最常用的检查手段，另外还需要参考放射检查、医生丰富的临床经验等。

Nordland和Tarrow根据3个解剖位点（邻接触点、唇颊侧的釉牙骨质界、邻面的釉牙骨质界）将龈乳头缺失分为4类。

（4）改善龈乳头缺失的方法：目前改善龈乳头缺失的方法主要有以下3种。

①正畸治疗：正畸治疗是恢复垂直向软组织高度最有效的方法。如果邻牙间有间隙，或牙根成角度分散，我们可以通过正畸方法挤压牙龈或改变牙根的角度，注意不要将邻牙拉拢过近，且使用这种方法需谨慎，要注意的是正畸治疗造成的牙龈较平坦，不易形成正常的扇贝状；如果邻牙间无间隙，则可以片切邻接面。

②外科手术：冠延长手术结合临时修复体塑形——可以重建牙龈扇贝状外形并重新定位颊侧牙龈最高点的位置，但这并没有重建龈乳头，因此需要选择合适的适应证。

上皮结缔组织瓣移植术——目前已有大量实验证实上皮结缔组织瓣移植术是改善"黑三角"的有效方法，但目前仍没有证据可证明其垂直向龈乳头高度增加的预期效果，这主要是由于受区血供的原因，因此在手术中，应避免做水平或垂直松弛切口，并使用显微微创手术器械以尽量减小创口。此外，需要注意的是，虽然已有大量临床病例报告展示上皮下结缔组织瓣转移术可以取得良好的龈乳头重建效果，但目前大多数文献认为，其在垂直向龈乳头重建的效果仍不可预期。如果我们需要同时纠正或改善龈乳头水平向及垂直向的缺损（缺失），则在牙周手术的同时必须联合正畸或修复治疗。

③修复方法：当确认无法对龈乳头进行重建时，我们可以选择一些修复方法进行改进：如用龈色瓷，也就是"假牙龈"模仿缺失的牙龈乳头。或是将修复体邻面接触区做得更为狭长等。

作者简介

何冰洋，毕业于武汉大学硕士，郑州大学第一附属医院主治医师。河南省口腔美学专委会委员，河南省口腔修复专委会委员。曾获中华口腔医学会第三届跨学科病例比赛全国十强；中华口腔医学会美学专委会第二届CSED口腔美学优秀病例比赛银奖；中部五省2018口腔辩论赛最佳辩手，郑州大学2021年教师教学创新大赛一等奖。

参赛体会

距离我参加"绚彩梦想秀·口腔好医生"跨学科病例比赛已经过去了6年。6年前，我是一个实习学生，病例的完成离不开我的母校武汉大学口腔医院，也离不开我可敬可爱的指导老师们；6年后的今天，我成了一名工作5年的主治医师，在实践中越挫越勇，但总觉得没有理论知识的不断更新，实践也仅仅只能停留于重蹈覆辙的重复性操作，要学习的东西实在太多太多。

再回看这个病例，感触颇多。我们力求能追求红白美学的完美，尝试通过牙龈乳头重建术以改善患牙的薄龈生物性，增强其抵御炎症的能力，软组织高度和丰满度也确实有了比较明显的提升，实属不易。但是仍然存在一些遗憾，如11和22的中间线偏离面中线1.5mm左右，11和22的牙体长轴、形态仍然有轻微的不对称，但尚在患者接受范围内；此外，由于患牙牙根间角度较大，这一根本性的问题没有解决，那么患者软组织增量的效果仍然需要更长时间的随访追踪来验证。

我想做好一颗牙实际上很难，为了能够同时得到牙龈和牙齿的对称协调，我们更要从一开始就设计严谨的方案，每一个细节都细致掌控，更需要各位医生和技师的共同合作。

第8章

磨耗牙与咬合重建

1例重度磨耗患者的咬合重建

马克娜　蒋　滔

患者基本信息

姓名：×××　　性别：女　　年龄：58　　职业：退休工人　　地址：武汉市

主诉：

咀嚼时牙齿敏感数年。

现病史：

患者自觉咀嚼时牙齿敏感数年，且近年来嘴形变瘪，要求检查。

既往牙科病史及习惯：

数月前因上颌后牙疼痛，于本院牙体牙髓科行根管治疗。左侧下颌后牙曾于外院行干髓及桩冠修复。刷牙：2次/日，1～2分钟/次，横刷，未用牙线。

家族史：

无特殊。

系统病史：

肩颈疼痛数十年，否认其他系统病史。

检查

1. 口外检查：见图8-1-1～图8-1-3。

TMJ检查：开口型、开口度正常；无疼痛，无弹性，无摩擦音，咀嚼肌无压痛。

疼痛检查（图8-1-4），明确颈部疼痛。

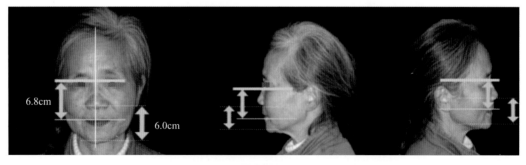

图8-1-1　面下1/3软组织高度偏短，唇部形态不饱满

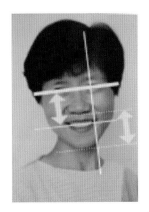

图8-1-2 患者30岁左右面相，面下1/3高度比例正常

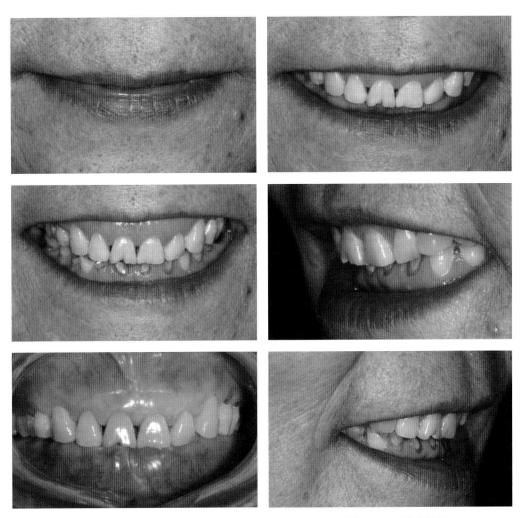

图8-1-3 微笑时磨损的下前牙明显，上颌前牙切端缺损明显，影响美观

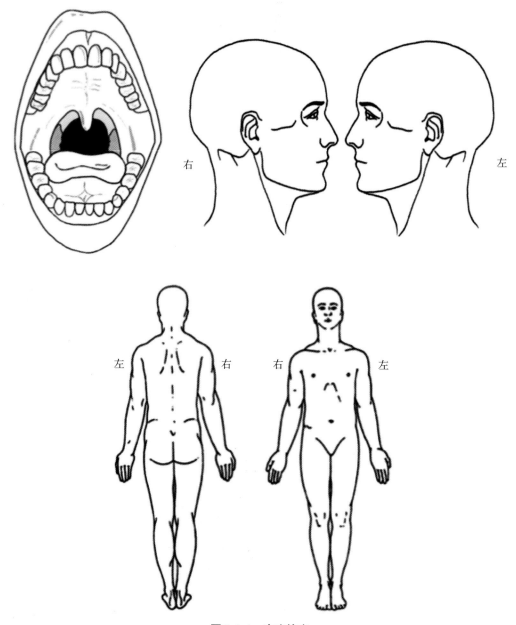

图 8-1-4　疼痛检查

2.口内检查：下颌Spee曲线陡峭；覆𬌗3 mm；覆盖4mm；Wilson曲线因磨耗反向上（图8-1-5）。

3.磨耗指数：患者全口牙磨耗严重，咬合面见明显的修复性牙本质；17伸长，𬌗面无明显磨耗（图8-1-6）。

4.牙周检查：口腔卫生良好，无明显软垢；牙龈色泽正常，质地坚韧，无明显探诊出血；牙周探诊深度小于3mm，无附着丧失；无明显根分叉病变，全口牙无明显松动（图8-1-7）。

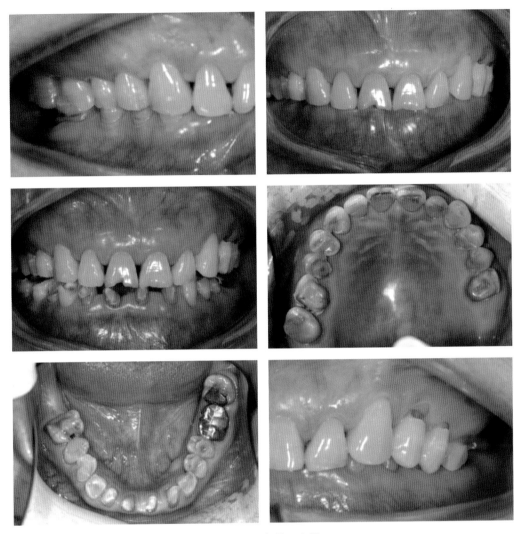

图8-1-5 术前口内照

图8-1-6 磨耗指数

5.牙体及相关影像学检查（图8-1-8）。

（1）27、47缺失。

（2）16°、32°、31°、44°、45°见充填物，CT示根管内可见致密影像，32、31、41根尖可见暗影；14、15、26、46探诊（＋），叩痛（±）。

（3）37ᴹ可见大面积银汞充填物，充填物边缘深染，CT示冠部高密度充填物及周围可

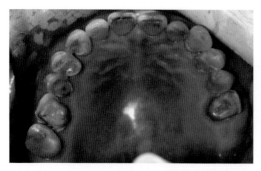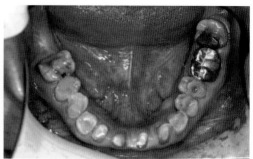

图8-1-7　牙周检查

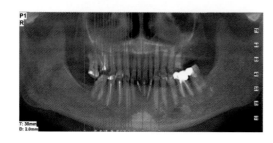

图8-1-8　影像学检查

见暗影，根管内无明显根充影像，36可见金属全冠修复体，探诊（－），叩痛（－），根管内见根充影像。

（4）23、24、25颈部V形缺损。

诊断

1. 32，31，41慢性根尖周炎（需行根管治疗）。

2. 37深龋。

3. 23、24、25楔状缺损。

4. 16、36、44、45牙体缺损（已行根管治疗）。

5. 全口牙重度磨耗。

6. 上下颌肯氏Ⅱ类缺损。

治疗程序

1. 32、31、41行根管治疗＋桩核修复。

2. 37、23、24、25充填。

3. 27，47种植义齿（患者要求暂不处理）。

4. 针对上下颌全口重度磨耗的修复策略。

牙齿磨耗治疗策略

第一类

Appearance satisfactory　对美观满意

Treatment counseling　咀嚼习惯建议

Control of bruxism or clenching habits by means of splint therapy　𬌗板控制副功能

Routine restorative care 常规康复训练

Monitor 监测

第二类

Appearance not satisfactory 对美观不满意

No increase in occlusal vertical dimension required 无升高垂直距离

Treatment as for category 1 plus conventional restorative measures 第一类方法＋传统修复治疗

第三类

Appearance not satisfactory 对美观不满意

Increase in occlusal vertical dimension required 需升高垂直距离

Comprehensive rehabilitation 咬合重建

治疗难点

1.垂直距离升高方法

（1）根据修复空间的需要；

（2）纠正前牙关系及牙𬌗曲线；

（3）满足面型及微笑美观需要：在对患者进行初诊检查时，患者开口度开口型正常，开口型为直线，下颌位置稳定，TMJ健康，可直接行过渡义齿修复。

2.重度磨耗牙是否需要根管治疗 患者磨耗明显，咬合面牙体组织丧失时间长，基牙临床症状不典型，CT可见冠髓萎缩明显，根管影像不清。在需固定修复的情况下，如何保证基牙无牙体牙髓疾病，需随访观察，明确诊断。

具体治疗方案选择

17伸长，无明显磨耗，可不行修复，16—26、37—46行全冠修复。27、47可选择种植义齿修复。

1.美学区 13—23，可行全瓷单冠，33—43余留牙体组织少可行氧化锆全瓷联冠修复（患者因经济原因，选择13—23铸瓷单冠，33—43钴铬合金烤瓷联冠）。

2.双侧后牙 可行固定单冠修复16—14、24—26、37—34、46—44；27、47种植义齿或26—27、46—47单端固定桥，或不行处理，保证12对功能牙（患者因经济原因，选择暂不处理27、47缺失）。

治疗步骤

1. Wax-up and Mock up（图8-1-9～图8-1-14）。

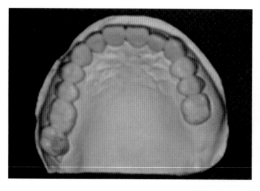
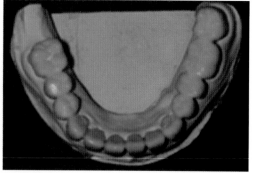

图 8-1-9 诊断蜡型制作

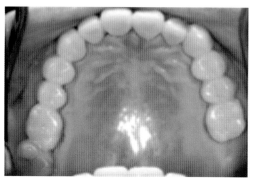
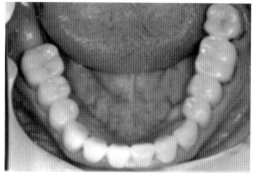

图 8-1-10 过渡修复体制作

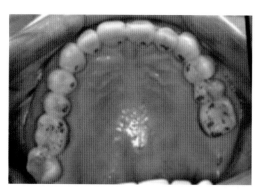
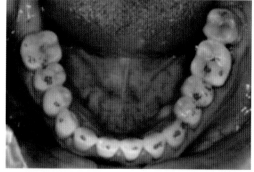

图 8-1-11 过渡修复体调𬌗咬合点均匀

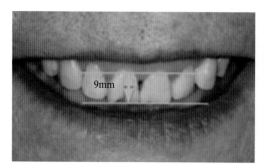
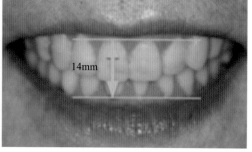

图 8-1-12 术后垂直距离升高 5mm

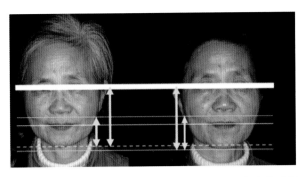

图8-1-13　术前术后对比，面下1/3软组织面高改善明显

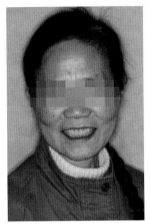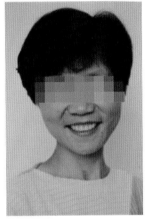

图8-1-14　术后较好地再现患者的微笑面型

2.过渡义齿修复（图8-1-15、图8-1-16）。

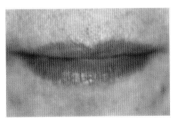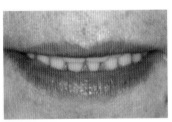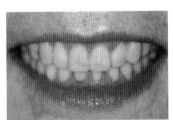

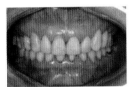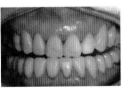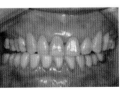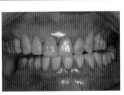

　　CR 位咬合　　　　　　前伸咬合　　　　　右侧侧方咬合　　　　左侧侧方咬合

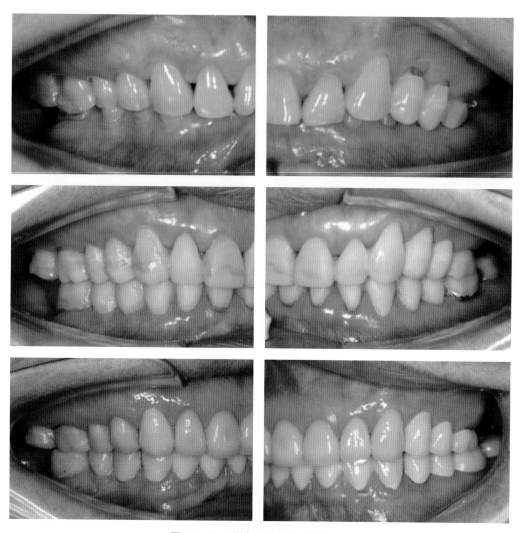

图8-1-15　过渡义齿修复后侧面照

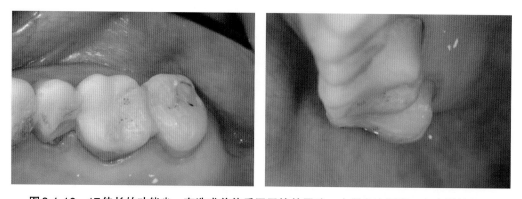

图8-1-16　17伸长的功能尖，有造成前伸后牙干扰的风险，少量多次调磨，多次脱敏处理。图37、17舌尖调磨后Spee曲线改善

3.重度磨耗牙的根管治疗（图 8-1-17、图 8-1-18）。

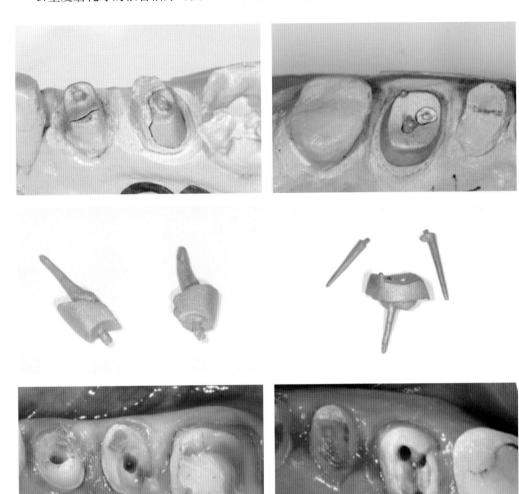

图 8-1-17 术前根管治疗后的患牙行桩核冠处理

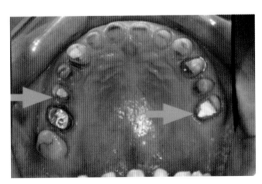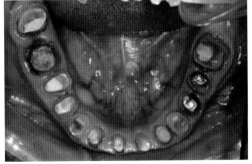

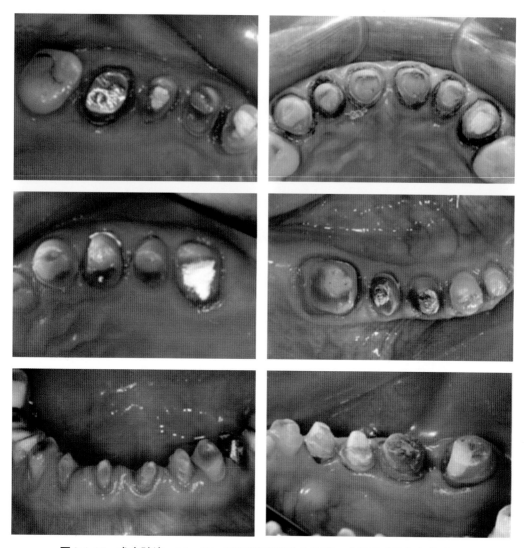

图8-1-18 术中随访，14、15、26逐渐出现咬合疼痛，会诊后建议行根管治疗

4.最终修复，前牙部分面弓转移（图8-1-19～图8-1-22）。

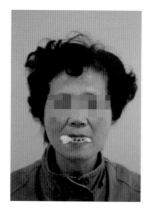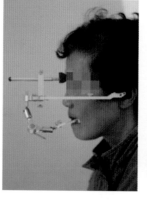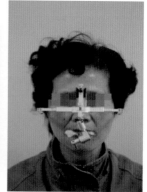

图8-1-19 面弓转移

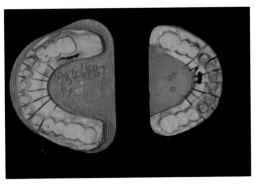
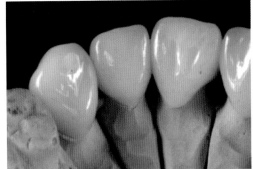
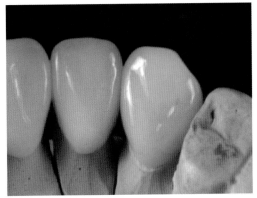

图8-1-20 前牙区修复

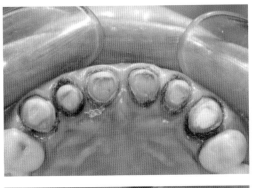
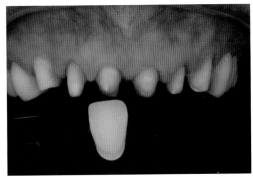
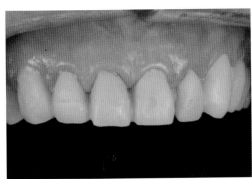
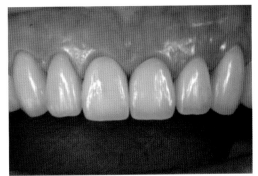

图8-1-21 前牙区备牙、比色

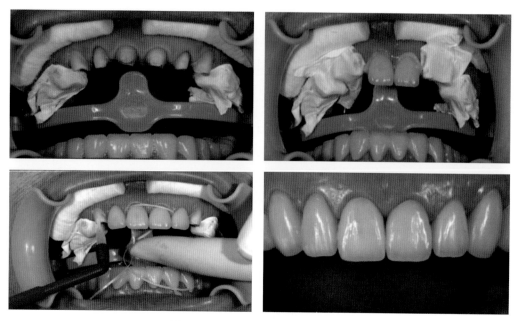

图8-1-22　上颌前牙铸瓷单冠粘接

5.最终修复，后牙部分，修复体取模粘固（图8-1-23～图8-1-26）。

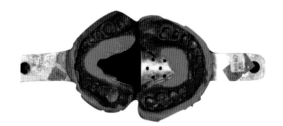

图8-1-23　双侧后牙模型

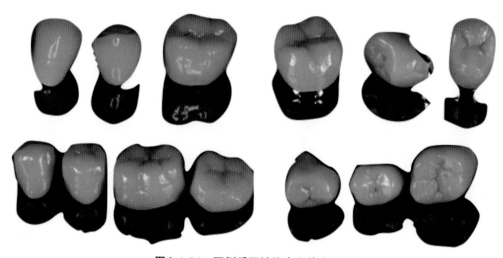

图8-1-24　双侧后牙钴铬合金烤瓷修复体

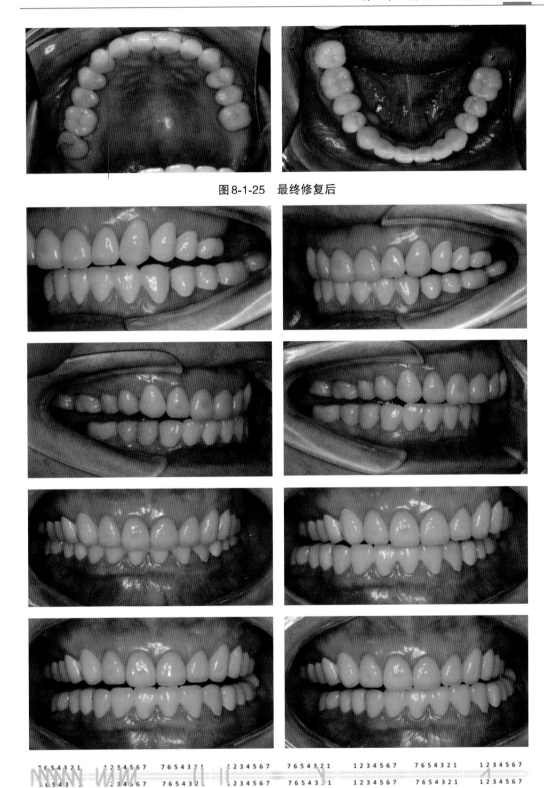

图 8-1-25　最终修复后

CR 位咬合　　　　　前伸咬合　　　　　右侧侧方咬合　　　　左侧侧方咬合

图 8-1-26　最终修复，咬合检查

作者简介

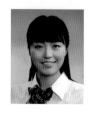

马克娜，女，武汉大学口腔医院修复科副主任医师。2014年毕业于武汉大学，同年留校任职。2019—2020年赴美国匹兹堡大学访学1年。发表学术论文6篇。

参赛体会

时间转瞬即逝，一眨眼参加"绚彩梦想秀·口腔好医生"已经6年过去了，但是回忆参加的过程，依然觉得收获满满。2016年我刚开始参加工作，对临床业务还处于摸索阶段，看到"绚彩梦想秀·口腔好医生"的通知，我怀着忐忑的心情报了名。详细收集临床资料，查阅文献，与课题组老师一同讨论，在病例整理的过程中，把零碎的知识串了起来，把一个个疑问通过文献查阅和讨论逐渐明确，这个过程辛苦但是很充实。

"绚彩梦想秀·口腔好医生"的阵容非常强大，参赛选手来自于全国各大口腔院校，评委全是口腔界的专家，现场布置要用高大上来形容了。怀着无比激动的心情参加了比赛，评委们都非常善意地提出一些中肯的问题，虽然有的可以回答，有的不能回答，也恰恰是带着这些当时不能回答的问题进行后来的临床工作，一步步明确，逐渐清晰，完善自己的业务水平，从而更好地为患者服务。很感谢这个平台，让我认识了更多朋友，扩大了眼界，希望"绚彩梦想秀·口腔好医生"越办越好！

重度磨耗伴颞颌关节紊乱症患者1例的咬合重建

石虹霞

患者信息

姓名：××；性别：男；年龄：54岁；职业：干部。

就诊时间：2015年6月8日。

主诉：上下牙齿咬物酸软无力3年。

现病史：3年来发现牙齿逐渐变短，对冷热敏感，曾做过牙髓脱敏治疗，效果不佳，近1年牙齿咬物酸软无力逐渐加重，右侧关节区酸痛，现要求美观修复牙齿并改善功能。

既往史：有夜磨牙、胃病反酸史，无药物和材料过敏史；全身情况良好。

口腔检查

1. 口外检查

（1）颌面部：左右基本对称，鼻唇沟加深，面容略显苍老，平面与瞳孔连线基本平行，牙中线与面中线基本一致，面下1/3略短（图8-2-1，图8-2-2）。

（2）口外检查：颞颌关节（图8-2-3）。

（3）张口型：张口末小S形曲线。张口度：三指。

（4）听诊：张口末和闭口末右侧关节弹响。

（5）触诊

1）关节：牙尖交错位：关节区疼痛（＋＋）。

2）息止颌位：关节区疼痛（＋）。

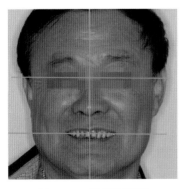

图 8-2-1　微笑正面像

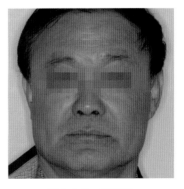

图 8-2-2　正面像

Anatomic Structure 解剖结构		Right 右	Left 左
Muscle 肌肉	Buccinateur 颊肌		
"	Superficial Masseter 咬肌浅层	+	+
"	Mylo-hyoïd 下颌舌骨肌		
"	Digastric 二腹肌		
"	Medial Pterygoïd 翼内肌	+	+
"	Lateral Pterygoïd 翼外肌	+	+
Apophysis	Coronoid process 喙突		
T.M.J.	Lateral pole 外极		
"	Articular interline 关节联线		
Ligament	Ligament temporo-mandibulare 颞下韧带	+	+
T.M.J.	Bi-laminar zone 双板区	++	++
Muscle	Deep Masseter 咬肌深层	+	+
"	Temporalis anterior 颞前		
"	Middle 颞中		
"	Posterior 颞后	+	+
Apophysis	Mastoïdapophysis 乳突		

图 8-2-3 颞颌关节肌肉触诊表

3）肌肉：双侧咬肌（＋），双侧颞肌后份（＋），双侧颞下颌韧带（＋），双侧翼内肌（＋），翼外肌（＋）。

2.口内检查

（1）牙周检查

1）前牙区：牙龈色、形、质正常。

2）后牙区：15、16、17、25、26、27腭侧牙龈缘红肿，可探及3～5mm深度牙周袋（图8-2-4）。

（2）牙体检查

11—22、33、43切端重度磨耗，近髓，探诊酸，冷热诊疼痛，叩诊（±）（图8-2-5）。

31、32、41、42切端重度磨耗，冷热诊无反应，叩诊（＋）。

全口后牙殆面重度磨耗，功能尖丧失呈深坑状，探诊敏感，冷诊敏感无疼痛，叩诊（-）见图8-2-6。

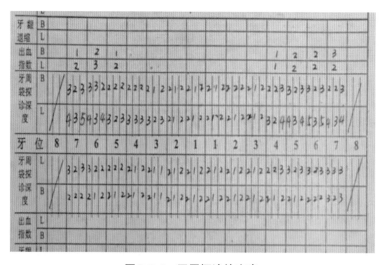

图 8-2-4 牙周探诊检查表

（3）咬合检查：上下切牙深覆𬌗，牙尖交错位呈面式接触；双侧磨牙为安氏Ⅱ类关系，上颌后牙反横𬌗曲线，下颌 Spee 曲线基本正常（图 8-2-7）。

（4）美学检查：高笑线，上下前牙切缘变短，有散在间隙。上中切牙龈乳头萎缩丧失三角外形。

上牙列切缘连线呈反弧形，与下唇缘外形不一致，息止颌间隙约 5～6mm（图 8-2-8）。

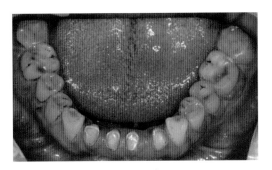

图 8-2-5　术前上牙𬌗面观

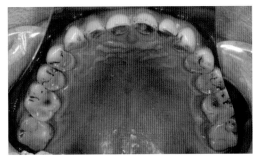

图 8-2-6　术前下牙𬌗面观

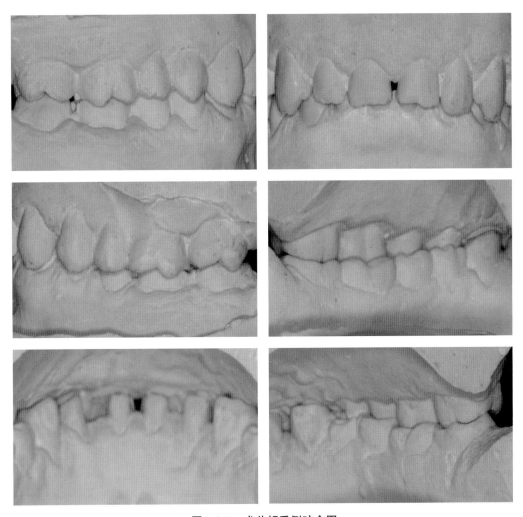

图 8-2-7　术前颊舌侧咬合图

影像学检查

CBCT：双侧颞下颌关节皮质骨清晰，颌骨未见明显骨质缺损，双侧颞下颌关节上间隙左右略不对称，左侧后上间隙较大（图8-2-9，图8-2-10）。

头颅测量分析（图8-2-11）。

眶耳平面－下颌平面的角（FH-MP）参考值：25.9±4.3，此患者：4.9，明显小于参考值。

腭平面－下颌平面的角（PP-MP）参考值：24.6±3.9，此患者：15.7，明显小于参考值。

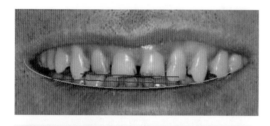

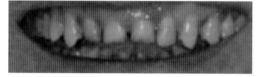

图8-2-8　术前美学检查图

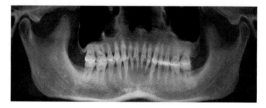

图8-2-9　术前CBCT图

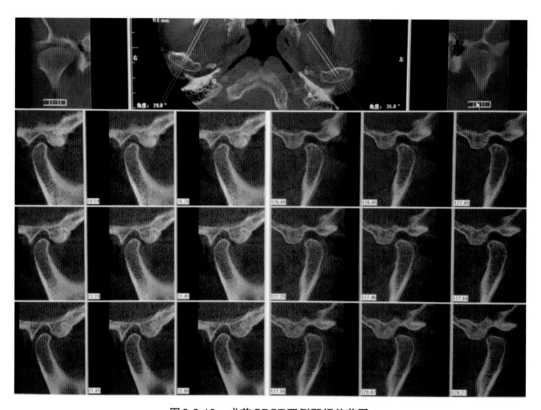

图8-2-10　术前CBCT双侧颞颌关节图

Sato Analysis

Denture frame analysis	Norm	Value	Trend
FH - MP	25.9 °	4.9	4—***>
PP - MP	24.6 °	15.7	2—**
OP - MP	13.2 °	6.3	1+*
OP - MP / PP - MP	54.0 %	40.6	1%*
AB - MP	71.3 °	89.9	4+***>
A'-P'	50.0 mm		
A'-6'	23.0 mm		
A'-6' / A'-P'	50.0 %		
U1 - AB (degree)	31.7 °	20.6	2—**
U1 - AB (mm)	9.5 mm	5.3	2—**
L1 - AB (degree)	25.4 °	25.4	
L1 - AB (mm)	6.2 mm	3.0	2—**
Inter molar angle	174.0 °		
FH - PP	1.3 °	−10.7	12—***>
Upper occlusal plane	Norm	Value	Trend
Mx - OP(A)	80.2 °		
Mx - OP(P)	76.6 °		
FH - OP(A)	7.7 °		

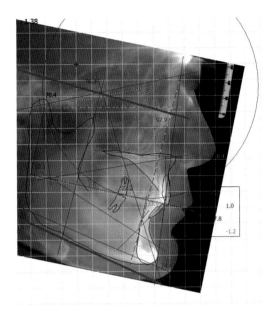

图8-2-11 术前头颅侧位片及分析表

诊断

1.成人牙周炎。

2.12—22、33、43牙髓炎。

3.31、32、41、42慢性根尖炎。

4.16—26、37—47牙体缺损。

5.安氏Ⅱ类、低角。

6.双侧颞下颌关节紊乱病（神经肌肉功能紊乱？）。

综合治疗计划

1.急性炎症控制阶段　12—22、33、43牙髓炎的牙齿行根管治疗。

2.预防疾病阶段

□牙周全口洁治。

□31、32、41、42慢性根尖炎的牙齿行根管治疗。

□制作下颌释放型𬌗垫，让下颌处于相对舒适的位置。

3.控制疾病阶段

□牙周刮治。

□对下颌释放型𬌗垫，定期调整，改善颞颌关节区疼痛。

□稳定型𬌗垫修复治疗，定期观察咬合情况和颞颌关节的恢复情况，直至症状基本消失。

4.功能恢复阶段

方案一：下颌铸造支架活动义齿抬高咬合进行咬合重建。

方案二：前牙12—22、33—43铸瓷单冠，后牙14—17、24—27、34—37、44—47铸瓷高嵌体修复（尽量保留活髓）。

方案三：前牙12—22、33—43铸瓷单冠，上颌后牙14—16、24—26硬质树脂充填咬合重建，下颌后牙34—37、44—47铸瓷高嵌体修复。

5.维护阶段　晚上睡觉时下颌戴用软质的保护性𬌗垫，保护修复体；定期复查，观察全口牙齿的磨耗情况。

医患交流

方案的选择

方案一：下颌铸造支架式活动义齿。

优点：费用低，时间短。

缺点：咀嚼效率差，异物感明显。

方案二：前牙12—22、33—43铸瓷单冠，后牙14—17、24—27、34—37、44—47铸瓷高嵌体修复（尽量保留活髓）。

优点：咀嚼效率高，远期效果好。

缺点：费用高，时间长。

方案的选择

方案三：前牙12—22、33—43铸瓷单冠，上颌后牙14—16、24—26硬质树脂充填咬合重建，下颌后牙34—37、44—47铸瓷高嵌体修复。

优点：咀嚼效率高，牙体制备数目少，比方案二费用略低。

缺点：上颌后牙树脂易磨损，远期效果差。

患者综合考虑后选择方案三。

要求：暂缓上颌后牙高嵌体修复，先行高强度的树脂充填，延期再行高嵌体修复。

医嘱：勿咬硬物，定期复查，观察树脂的磨耗情况。

治疗过程

1.牙周治疗　超声波全口洁治；1周后15—17、25—27牙周龈下刮治术，40天后复查（图8-2-12、图8-2-13）。

2.牙体牙髓治疗　12—22、33—43根管治疗术（图8-2-14）。

3.颞颌关节𬌗垫治疗

（1）预防阶段：吉尔巴赫面弓转移颌位关系，取RP位颌记录，抬高垂直距离，制作释放型𬌗垫，第1个月1周复查1次，第2个月2周复查1次，适当调磨修整𬌗垫，关节酸痛及咬合酸软无力症状逐渐改善（图8-2-15、图8-2-16）。

2015年6月8日

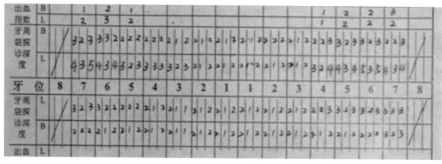

图8-2-12　牙周治疗前探诊表

2015 年 7 月 18 日

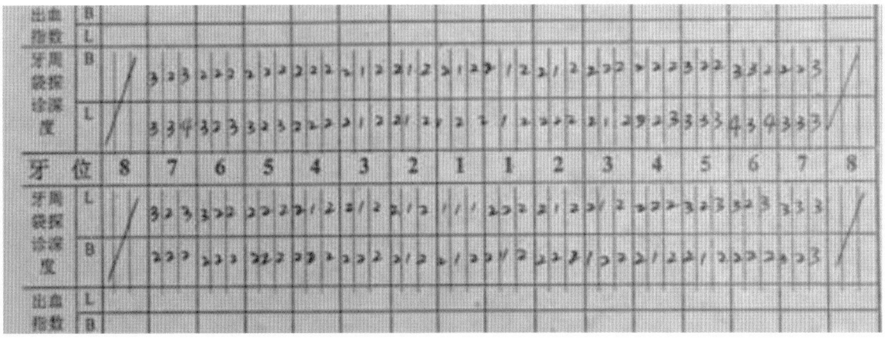

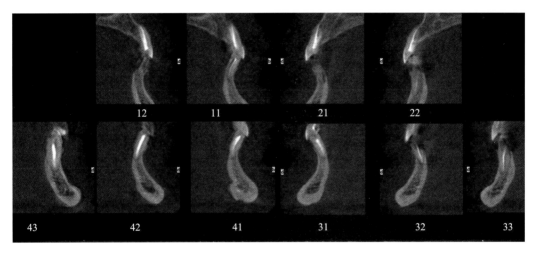

图8-2-13　牙周治疗后探诊表

图8-2-14　上下前牙根管治疗后CBCT图

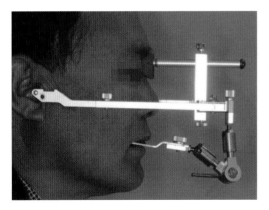

图8-2-15　面弓转移颌位关系

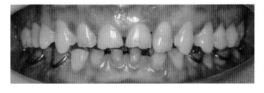

图8-2-16　下颌戴用𬌗垫

（2）治疗阶段：戴用释放型𬌗垫后1个月、2个月检查颞颌关节双板区、咬肌、颞肌、颞下颌韧带区，触诊疼痛症状逐渐改善（图8-2-17、图8-2-18）。

（3）治疗阶段：在释放型𬌗垫的基础上用自凝熟料恢复前伸导向，尖牙引导，后牙稳定的咬合，戴用2个月，肌肉触诊疼痛症状基本消失，继续戴用1个月，无不适，在此位置重新建𬌗（图8-2-19、图8-2-20）。

4.固定修复咬合重建治疗（图8-2-21～图8-2-23）

（1）数字化微笑设计（DSD）。

Anatomic Structure 解剖结构		Right 右	Left 左
Muscle 肌肉	Buccinateur 颊肌		
"	Superficial Masseter 咬肌浅层	+	+
"	Mylo-hyoïd 下颌舌骨肌		
"	Digastric 二腹肌		
"	Medial Pterygoïd 翼内肌	+	+
"	Lateral Pterygoïd 翼外肌	+	+
Apophysis	Coronoid process 喙突		
T.M.J.	Lateral pole 外极		
"	Articular interline 关节联线		
Ligament	Ligament temporo-mandibulare 颞下韧带	+	+
T.M.J.	Bi-laminar zone 双板区	+ +	+ +
Muscle	Deep Masseter 咬肌深层	+	+
"	Temporalis anterior 颞前		
"	Middle 颞中		
"	Posterior 颞后	+	+

图8-2-17　术前咀嚼肌触诊表

Anatomic Structure 解剖结构		Right 右	Left 左
Muscle 肌肉	Buccinateur 颊肌		
"	Superficial Masseter 咬肌浅层	-	-
"	Mylo-hyoïd 下颌舌骨肌		
"	Digastric 二腹肌		
"	Medial Pterygoïd 翼内肌	-	-
"	Lateral Pterygoïd 翼外肌	-	-
Apophysis	Coronoid process 喙突		
T.M.J.	Lateral pole 外极		
"	Articular interline 关节联线		
Ligament	Ligament temporo-mandibulare 颞下韧带	-	-
T.M.J.	Bi-laminar zone 双板区	+	+
Muscle	Deep Masseter 咬肌深层	-	-
"	Temporalis anterior 颞前		
"	Middle 颞中		
"	Posterior 颞后	-	-

图8-2-18　戴用𬌗垫后1个月咀嚼肌触诊表

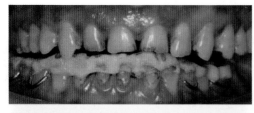
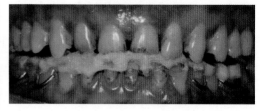
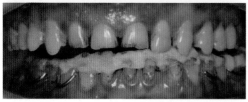

图8-2-19　用自凝塑料在𬌗垫上建立导向

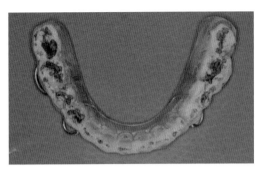
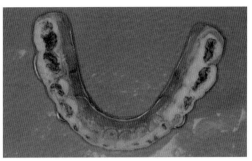

垫红色印记是功能运动痕迹

蓝色印记是牙尖交错位痕迹

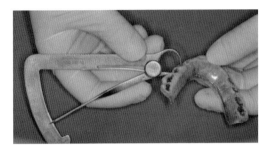

34 区𬌗垫厚度为 2.3mm

图 8-2-20 𬌗垫咬合轨迹痕迹及厚度

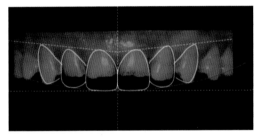
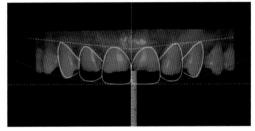

设计出合适的牙体形态

尺子测量中切牙需要加长的距离

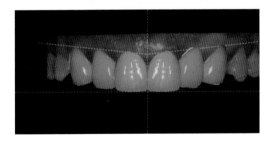

数字化微笑设计完成

图 8-2-21 DSD 数字化微笑设计过程图

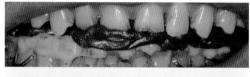
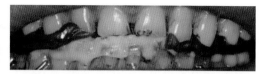
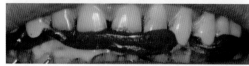

图8-2-22 利用殆垫记录前伸侧方殆记录

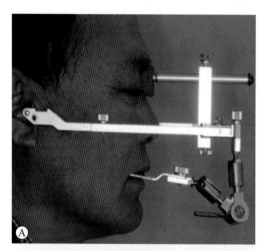
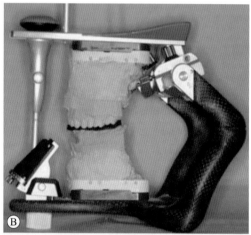
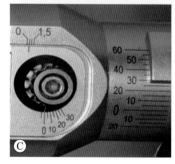
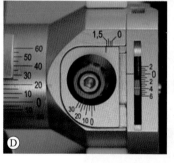
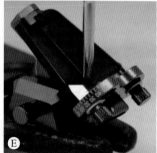

图8-2-23 A.面弓转移；B.模型上殆架；C.右侧髁导斜度值；D.左侧髁导斜度值；E.切导斜度值

（2）功能信息采集与运用：用吉尔巴赫快速面弓转移上颌位置关系，术前用含有锡箔纸的马蹄形硬蜡，记录前伸、侧方运动的颌记录；在可调式殆架上调整出前伸、侧方的髁导斜度的值；记录功能性切导盘的数值。

（3）诊断饰面：参考DSD分析图，在调整髁导斜度的可调式殆架上，完成上下前牙的功能性美学蜡型；再把美学蜡型复制到口内，检查口唇支撑、美观、发音等功能运动情况，评价切缘长度和唇舌向位置；检查前牙的运动轨迹，有良好的导向功能（图8-2-24～图8-2-26）。

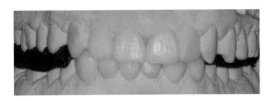

图 8-2-24 美学蜡型

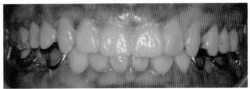

图 8-2-25 mock-up口内正中咬合图

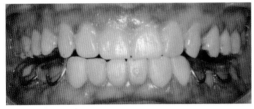

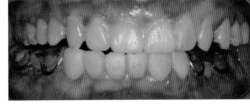

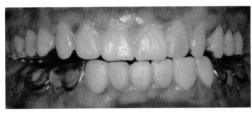

图 8-2-26 mock-up在口内前伸、侧方图

（4）前牙固定修复：美学蜡型合适后，分两次修复，先做前牙修复，牙体制备12—22、33—43，取光学印模，在原有的髁导数值和功能性切导盘的指导下，完成修复体，建立前伸导向和尖牙导向（图 8-2-27 ～图 8-2-29）。

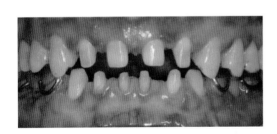

图 8-2-27 前牙牙体制备完成，口内图

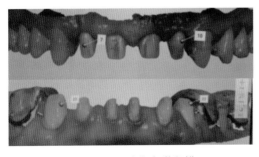

图 8-2-28 采集光学印模

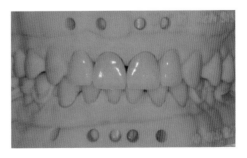

图 8-2-29 前牙制作完成的修复体

（5）后牙固定修复：前牙修复完成后，对下颌后牙进行牙体制备，取光学印模，利用前牙的咬合关系制作下颌后牙高嵌体；在可调式𬌗架上完成修复体的制作。利用前导关系完成后牙的功能性序列脱𬌗，达到咬合运行顺畅无干扰（图8-2-30，8-2-31）。

（6）咬合设计

前牙：恢复导向功能，上下前牙轻接触。

后牙：恢复咬合接触（图8-2-32，图8-2-33）。

咬合重建修复完成。

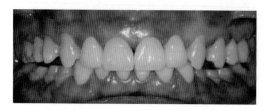

图8-2-30　上前牙戴入后正面观

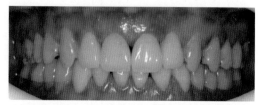

图8-2-31　上前牙及后牙戴入正面观

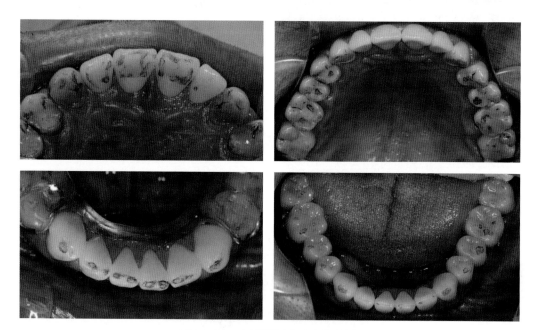

图8-2-32　上下颌牙齿咬合轨迹图

修复前　　　　　　　　　　　　　　　　修复后

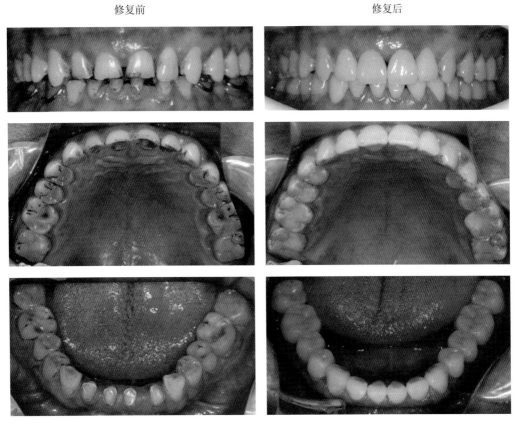

图8-2-33　修复前后对照图

随访

时间：2017年6月

修复后1.5年牙齿使用无不适，关节无不适。

检查：

1.功能运动检测　前伸、侧方功能运动良好（图8-2-34、图8-2-35）。

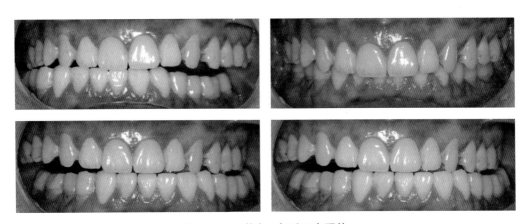

图8-2-34　修复1年后口内照片

2.咬合检查　上颌后牙树脂的磨耗较明显，下颌铸瓷后牙磨耗不明显（图8-2-35）。

3.颞颌关节检查（图8-2-36～图8-2-38）

复查CT：牙根和关节未见明显异常。

肌肉触诊：咀嚼肌无不适。

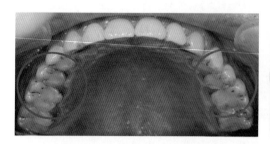
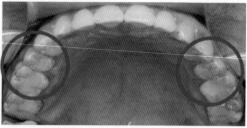

图8-2-35　1年后上颌咬合检查图

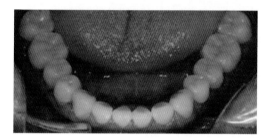
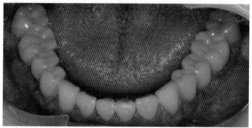

修复后半年 2016 年 5 月　　　　　　　　　修复后 1.5 年 2017 年 6 月

图8-2-36　1年后下颌咬合检查图

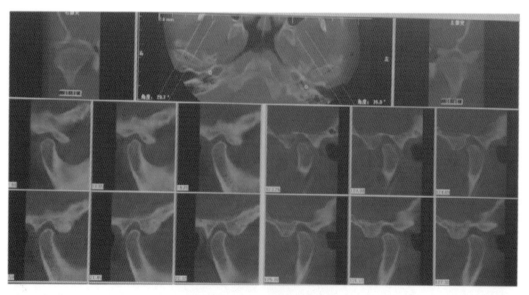

图8-2-37　1年后CBCT复查图

Anatomic Structure 解剖结构		Right 右	Left 左
Muscle 肌肉	Buccinateur 颊肌		
"	Superficial Masseter 咬肌浅层	−	−
"	Mylo-hyoïd 下颌舌骨肌		
"	Digastric 二腹肌		
"	Medial Pterygoïd 翼内肌	−	−
"	Lateral Pterygoïd 翼外肌		
Apophysis	Coronoid process 喙突		
T.M.J.	Lateral pole 外极		
	Articular interline 关节联线		
Ligament	Ligament temporo-mandibulare 颞下切带	−	−
T.M.J.	Bi-laminar zone 双板区	+	+
Muscle	Deep Masseter 咬肌深层	−	−
	Temporalis anterior 颞前		
"	Middle 颞中		

图8-2-38 1年后咀嚼肌触诊复查图

讨论

1.病因分析，患者有胃病，夜磨牙史，咀嚼肌发达，导致牙齿咬合面的严重磨耗。

2.患者全口牙齿重度磨耗，垂直距离降低，关节代偿后，牙尖交错位时，临床触诊疼痛明显，戴用释放型𬌗垫2个月和稳定型𬌗垫3个月的方法，在患者的舒适位置建𬌗，适当的增加垂直距离，治疗后触诊检查肌肉疼痛明显好转，确认了𬌗垫治疗的有效性。

3.全口功能性咬合重建，分3个步骤，先采集功能性数据，在确定髁导斜度的前提下，制作前牙美学蜡型，再分前牙、后牙两次制作完成，既有良好的导向功能，又有良好的咬合接触，完成全口咬合重建。

4.修复完成后，做颞颌关节肌肉的触诊检查，治疗效果明显，右侧颞颌关节的弹响基本消失，但是仍需要更长时间的观察，再进行关节CT的检查，对于这类型的患者还需要长期的追踪观察。

作者简介

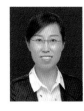

石虹霞，山西医科大学口腔医学院获医学硕士学位，副主任医师，山西齿科医院修复科主任。山西省口腔修复专委会副主任委员，山西省口腔医学会数字化专委会副主任委员，山西省口腔医学会颞颌关节专委会候任主委，中华口腔医学会口腔修复专委会会员，中华口腔医学会口腔美学专委会会员。

参赛体会

在2021年夏天，得知刘洪臣老师和团队要把2017年参赛的病例集中一起出版，非常激动，有机会让我重新对这份病例进行了整理，并以现在的角度重新审视这份病例，发现它的完整性和逻辑性还有很多需要改进的地方，然而在几年前，就是这样的一份病例参加全国第五届"绚彩梦想秀·口腔好医生"口腔跨学科病例比赛，让主办方和组委会的老师，能从多份病例中选出，给予参加全国跨学科病例大赛的资格，最终获三等奖的荣耀，是荣幸的！得益于参赛时的见识、专家的点评及循证医学逻辑，有了这次参赛的经验，回到自己的工作岗位上，对全口咬合重建的病例，运用全科医学的理念，把咀嚼系统看作是一个整体的系统，有了更明确的思路，按照标准的要求一步一步去完成，也完成了不少病例。经过这几年的成长，现在回想，是想让自己对得起曾经的这份荣誉，给自己以后工作的一份鞭策！

感谢"绚彩梦想秀·口腔好医生"主办方及刘洪臣老师和团队给予我参赛和出版的机会，也感谢我的母校山西医科大学的培养和我工作20余年的山西齿科医院老师的栽培！也祝愿在大家的努力下，我们的口腔医学事业发展得越来越好！

牙列重度磨耗的功能和美学重建

刘晓强

基本情况：男性，59岁。

病例完成时间：2015年。

主诉：上下颌牙齿磨耗10余年。

现病史：上下颌牙齿严重磨耗10余年，自觉咀嚼效率降低，否认牙齿疼痛、敏感、松动等症状，否认张口受限、颞下颌关节或咀嚼肌不适。否认夜磨牙、紧咬牙及嗜酸饮食。喜食硬质食物。

20年前外伤造成上唇撕裂及上前牙折断，后行"杀神经"及烤瓷冠修复，现自觉牙龈红肿，偶有刷牙时牙龈出血。10年前左下后牙因自发痛行"杀神经"治疗，近3个月偶有牙龈肿胀，否认冷热痛、咬合痛及自发痛等症状。

既往史：否认高血压、心脏病、糖尿病等全身系统性疾病；否认肝炎、结核等传染性疾病。

家族史：无特殊。

全身情况：良好。

检查：临床检查见图8-3-1～图8-3-6。直面型，面下1/3高度降低，面部肌肉松弛，口角下垂，颏唇沟略深。微笑及言语时上唇运动轻微受限，上唇可触及瘢痕组织。

开口度三指，开口型"↓"。颞下颌关节区无压痛或弹响，咀嚼肌无压痛。

$\frac{3\,2\,1\,|\,1\,2\,3}{}$金属烤瓷联冠，边缘不密合，探及悬突及残留粘接剂，预备体边缘位于龈下约3mm，龈缘充血，PD 3～4mm，BI 3～4。X线片：冠部充填影达根管口，预备体边缘距离邻面牙槽嵴顶小于2mm，$\frac{1\,|\,1\,2}{}$根充欠填、$\frac{3\,2\,|\,3}{}$未见根充影，根尖周未见确切低密度影（图8-3-7）。

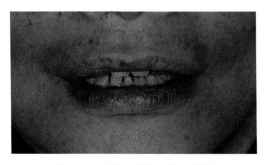

图8-3-1 治疗前休息位口外照

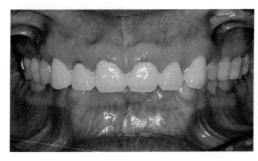
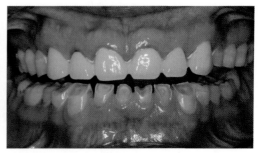

图 8-3-2　治疗前全牙列正面咬合及开口照

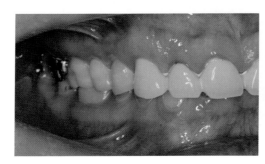
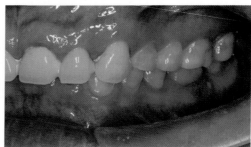

图 8-3-3　治疗前左右侧面咬合照

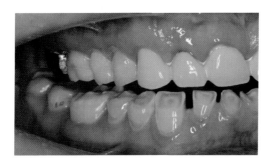
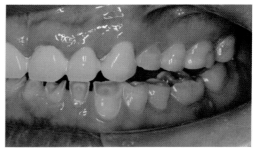

图 8-3-4　治疗前左右侧面开口照

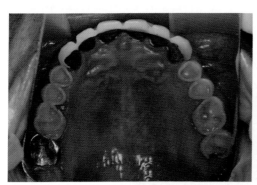
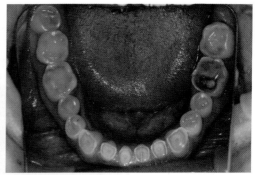

图 8-3-5　治疗前上下牙列𬌗面照

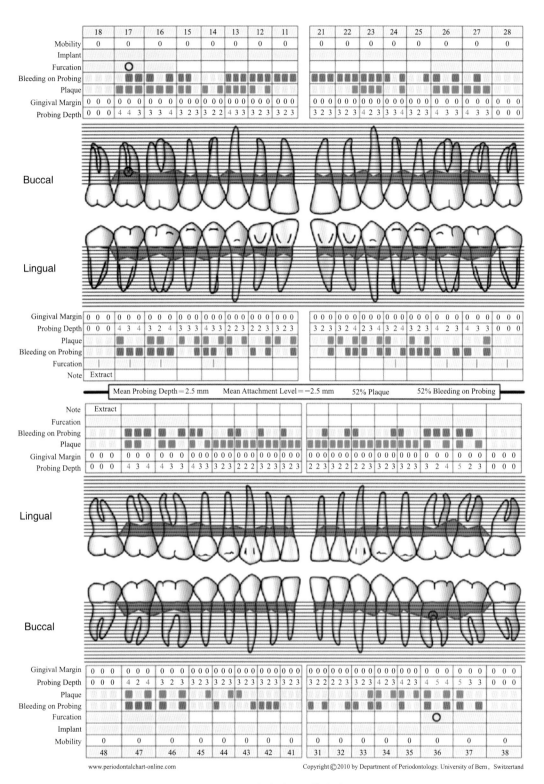

图8-3-6 治疗前牙周检查表

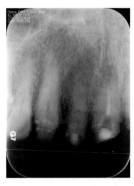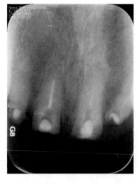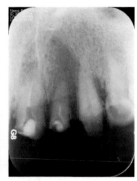

图8-3-7 上前牙拆除旧修复体后根尖片

$\overline{6}$ 殆面白色充填物部分脱落，继发龋坏，叩痛（－），不松动，电活力测试80无反应，颊侧牙龈红肿、见窦道口，PD 5mm，未见溢脓，可探及根分叉。X线片：髓腔内见高密度影，未见根充影，根尖周低密度影约6mm×5mm。

$\overline{7}$ 金属全冠，形态不理想，边缘欠密合，叩痛（－），不松动，牙龈无红肿，X线片：未见根充影，牙周膜影像清晰连续，根尖周未见低密度影。

$\frac{5\ 4\ |\ 4}{5\ 4\ |\ 4}$ 颊侧颈部浅碟形缺损，达牙本质中层，探不敏，叩痛（－），不松动，冷测正常。

上下颌牙齿咬合面普遍磨耗达到牙本质深层，边缘较锐利，探不敏感，未及露髓孔，非咬合面无明显磨耗，未见明显松动。

上下颌牙列无拥挤或间隙，颌位关系正常，后牙尖窝相对、广泛均匀接触，磨牙中性关系，前牙Ⅲ°深覆𬌗，正中𬌗无早接触、前伸及侧方𬌗无干扰。

口腔卫生状况一般，牙龈边缘略充血水肿，PD 3～5mm，AL 1～2mm，BI 3～4，牙石（＋）。余详见牙周检查表。

唇、颊及舌黏膜未见明显异常。

曲面体层片（图8-3-8）：上、下颌骨未见确切异常。颞下颌关节CT（图8-3-9）：双侧髁突形态大致对称，位置大致居中，骨质未见确切异常。

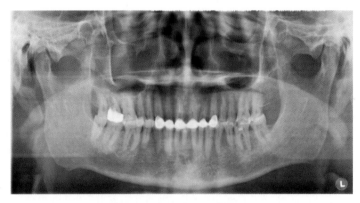

图8-3-8 治疗前曲面体层片

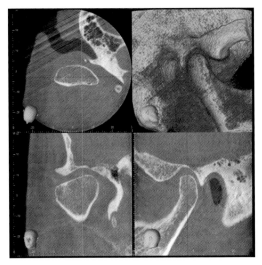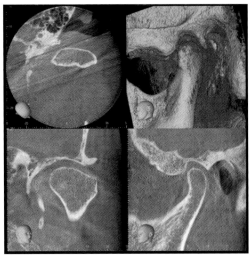

图 8-3-9　治疗前颞下颌关节 CT

诊断：上下牙列重度磨耗

$\dfrac{7\ 3\ 2\ 1\ |\ 1\ 2\ 3}{}$牙体缺损

$\dfrac{}{6}$慢性根尖周炎（牙髓治疗后）

$\dfrac{5\ 4\ |\ 4}{5\ 4\ |\ 4}$楔状缺损

错𬌗畸形

慢性牙周炎

临床问题、解决方案及治疗目标见表 8-3-1。

表 8-3-1　临床问题、解决方案及治疗目标

临床问题	解决方案	治疗目标
上下牙列重度磨耗，临床冠变短，𬌗面正常形态丧失，牙本质暴露，面下 1/3 高度降低，咀嚼效率低下	修复治疗	恢复临床冠高度及𬌗面形态，建立良好咬合关系，恢复垂直距离
$\dfrac{3\ 2\ 1\ |\ 1\ 2\ 3}{}$旧修复体边缘不密合，侵犯生物学宽度，根管治疗不完善，临床冠宽长比不理想，深覆𬌗	修复、牙体、牙周和（或）正畸治疗	维护牙周健康，恢复美学和功能，改善咬合关系
$\dfrac{}{6}$旧充填体部分脱落，继发龋坏，根尖周病变，牙龈窦道口	牙体和修复治疗	消除炎症，恢复功能
$\dfrac{7}{}$旧修复体形态不理想，边缘不密合	修复治疗	维护牙周健康，恢复功能
$\dfrac{5\ 4\ |\ 4}{5\ 4\ |\ 4}$楔状缺损	牙体或修复治疗	恢复形态和功能、防止疾病进展
慢性牙周炎	牙周治疗	消除炎症、预防感染、维护健康

治疗设计思路:(有别于"治疗实施方案")

本病例最终要实现兼顾健康、咬合功能及美观的治疗效果,因此,将遵循"目标导向"的原则进行治疗设计(图8-3-10)。

如同总义齿修复确定颌位关系或排牙一样,首先要确定上颌中切牙的切缘位置。患者休息位上颌中切牙切缘暴露量为1mm,而理想状态下为2~4mm,结合年龄考虑,因此中切牙切端可适当加长1mm。临床冠理想状态下的宽长比约为0.78,据此确定上前牙龈缘位置需向根方加长2.5~3mm。前牙龈缘位置可经由正畸压低和(或)冠延长术获得。由于上前牙原修复体侵犯生物学宽度,需通过冠延长术来解决这一问题,并且骨内根长符合条件,因此,最终选择冠延长术这一方案。

前牙治疗方案确定以后,可根据殆曲线确立后牙的殆面高度,后牙殆面可酌情加高约1mm。此外,患者全牙列重度磨耗,殆面正常解剖形态丧失,咀嚼效率降低,面下1/3垂直高度降低。由于现有临床冠短且修复空间不足,为了获得修复空间,可以通过牙体预备、正畸压低或升高咬合垂直距离的方式实现。牙体预备将进一步降低临床冠高度,且增加牙髓暴露风险;正畸压低可获得合适的空间,但是治疗周期长,无法改善面下1/3垂直距离。综合考虑,此处选择升高现有咬合垂直距离后进行修复治疗。升高咬合垂直距离还将有助于改善前牙深覆殆现状。通常情况下,咬合垂直距离升高2~5mm是相对安全的。本病例后牙垂直高度升高2mm,这将在前牙打开3.5mm的空间,可有效改善深覆殆状态。

在最终修复方案的选择上,对于根管治疗后大面积缺损的上前牙,将采用桩核冠进行修复。对于后牙,由于殆面修复空间合适、可满足修复体抗力需要,基牙轴面釉质足够、能够提供充分的粘接固位,按照"微创治疗"的理念,最终选择高嵌体进行修复($\frac{7}{\ }$因曾行全冠修复,再治疗时仍为全冠修复);出于同等考虑,下前牙采用全瓷冠进行粘接修复,而非根管治疗后桩核冠修复。全瓷材料均为二硅酸锂增强型玻璃陶瓷,具有较好的抗力和粘接性能。

为了获得上述修复目标,要求牙体、牙周组织的健康状态满足条件。$\frac{3\ 2\ 1|1\ 2\ 3}{\quad}$拟行桩核冠修复,需完善根管治疗;$\frac{\quad}{6}$慢性根尖周炎需行根管治疗;$\frac{5\ 4|4}{5\ 4|4}$楔状缺损应充填或修复治疗。广泛型慢性牙周炎,需行牙周系统治疗。牙体、牙周组织健康是后续修复治疗的基础和前提。在最终的治疗计划中,将按照急症控制、疾病控制、功能修复、维护治疗

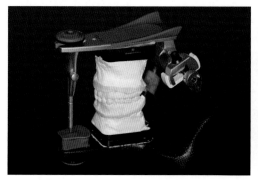
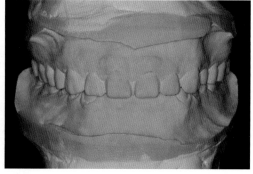

图8-3-10 面弓转移上殆架的研究模型

等步骤进行治疗。

综合治疗计划。

1. $\frac{\quad}{6}$根管治疗＋全冠修复。

2. 牙周基础治疗。

3. $\frac{3\ 2\ 1\ |\ 1\ 2\ 3}{\quad}$拆除旧修复体＋根管治疗＋冠延长术＋桩核冠修复。

4. $\frac{7\ }{\quad}$拆除旧修复体，重新全冠修复。

5. $\frac{3\ 2\ 1\ |\ 1\ 2\ 3}{\quad}$全冠修复，$\frac{6\ 5\ 4\ |\ 4\ 5\ 6\ 7}{7\ 6\ 5\ 4\ |\ 4\ 5\ 7}$高嵌体修复。

6. 定期复查与维护。

治疗过程：

1. 急症控制阶段（图8-3-11，图8-3-12）$\frac{\quad}{6}$根管治疗。

2. 疾病控制阶段（图8-3-13，图8-3-14）口腔卫生宣教（Bass法刷牙及使用牙线），劝诫硬食习惯，牙周洁治、刮治、根面平整。

$\frac{3\ 2\ 1\ |\ 1\ 2\ 3}{\quad}$拆除旧修复体后临时修复＋根管治疗，按照美学原则和生物学原则设计龈缘位置（切除2.5～3.0mm），行冠延长术。

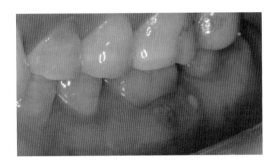 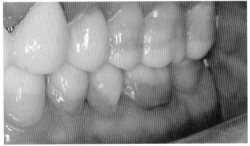

图8-3-11 $\frac{\quad}{6}$根管治疗前后临床表现比较

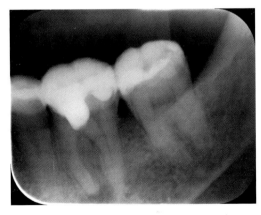 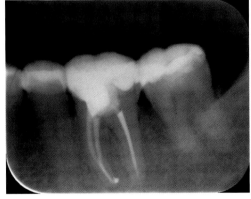

图8-3-12 $\frac{\quad}{6}$根管治疗前后根尖片比较

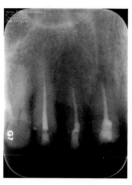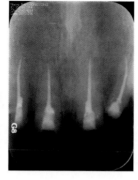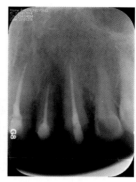

图8-3-13 $\overline{\frac{3\ 2\ 1\ |\ 1\ 2\ 3}{}}$ 完善根管治疗后根尖片

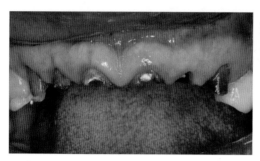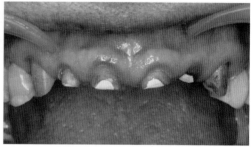

图8-3-14 $\overline{\frac{3\ 2\ 1\ |\ 1\ 2\ 3}{}}$ 冠延长术前后对比

3.功能修复阶段（图8-3-15～图8-3-23） 全牙列按计划行修复治疗。在正中关系位升高咬合垂直距离，后牙升高2mm、前牙升高3.5mm（切导针升高5mm）。制作诊断蜡型，口内制作粘接固位的直接诊断饰面，戴用4周，确认美观和功能无误、关节肌肉无不适之后，行正式修复。

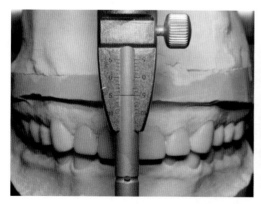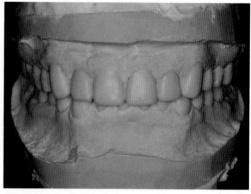

图8-3-15 升高原咬合垂直距离、制作诊断蜡型

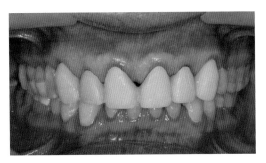

图 8-3-16　临时修复后口内正面照

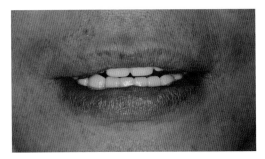

图 8-3-17　临时修复后休息位口外照

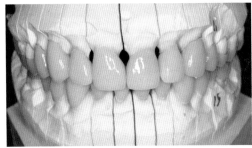

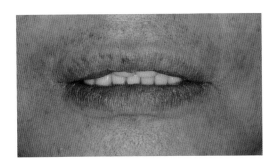

图 8-3-18　最终修复体

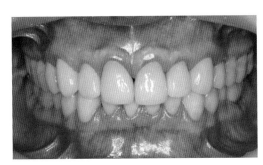

图 8-3-19　治疗后休息位口外照

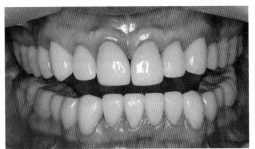

图 8-3-20　治疗后全牙列正面咬合及开口照

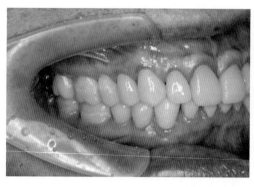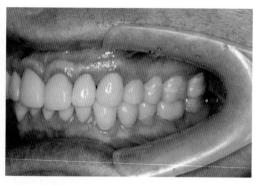

图 8-3-21　治疗后左右侧面咬合照

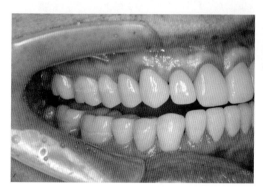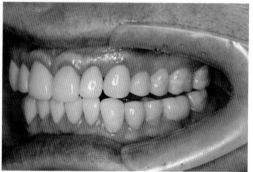

图 8-3-22　治疗后左右侧面开口照

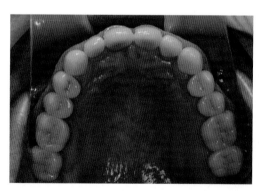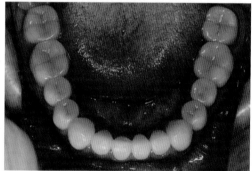

图 8-3-23　治疗后上下牙列𬌗面照

4.维护治疗阶段（图 8-3-24 ～ 图 8-3-27）治疗后 3 个月复查，患者已戒除硬食习惯，牙龈出血及肿胀症状消失，咬合功能良好，咀嚼效率明显改善，颞下颌关节及咀嚼肌无不适，治疗效果满意。

面下 1/3 垂直距离有所恢复。口腔卫生状况良好，牙龈色粉、质韧，PD 2 ～ 3mm，个别位点少量软垢或探诊点状出血。

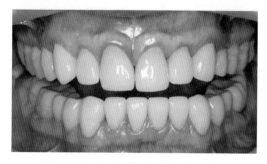

图 8-3-24　治疗后 3 个月复查口内照

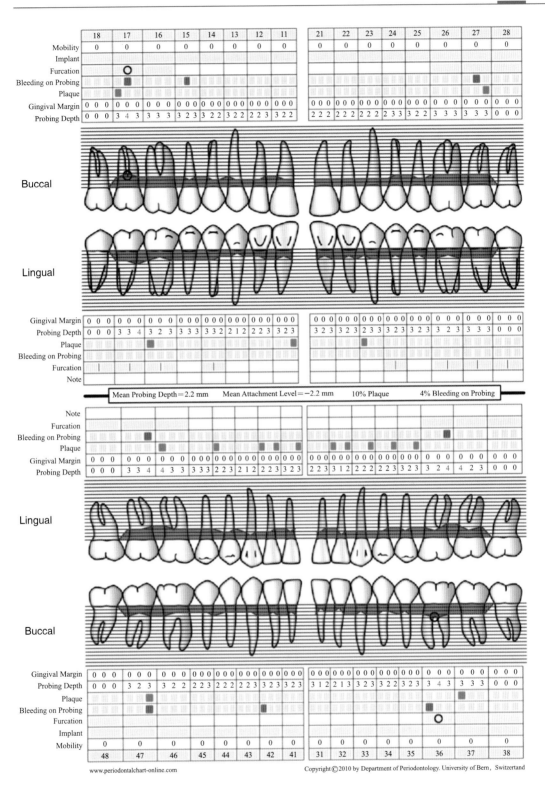

图8-3-25 治疗后3个月牙周检查表

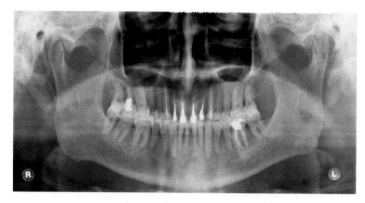

图8-3-26 治疗后3个月曲面体层片

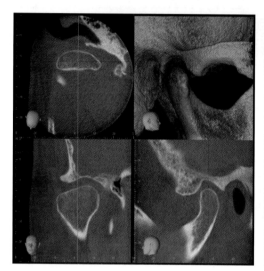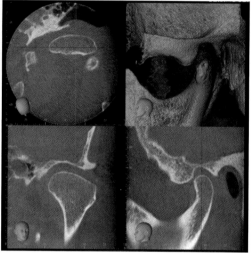

图8-3-27 治疗后3个月颞下颌关节CT

修复体完好，边缘密合，正中𬌗广泛均匀接触，前伸𬌗及侧方𬌗无干扰，侧方𬌗无干扰，美观效果满意。

曲面体层片：上、下颌骨未见确切异常。颞下颌关节CT：双侧髁突形态、位置、骨质与治疗前相比无明显差异。

医嘱：进一步加强口腔卫生维护，每6个月复查，不适随诊。

讨论

本病例通过牙体、牙周及修复等多学科联合治疗，最终实现了"治疗疾病、改善功能、促进美观"的目的，获得了兼顾健康、咬合功能及美观的效果，治疗结果满意。

本病例最终进行了美学和咬合重建，颌位关系选择在正中关系位升高现有咬合垂直距离后建立，垂直距离升高的量以能满足治疗需要的最小距离为准，且在2～5mm的安全范围内；水平颌位关系选择在正中关系位建𬌗，是安全可靠的，且具有较好的临床可操作性。

在修复方式的选择上，主要为全瓷粘接修复，修复材料为二硅酸锂类铸瓷，具有较好的自身抗力和粘接性能。当修复体边缘全部粘接在釉质时，其长期预后较好。本病例在上下后牙及下前牙区采用粘接固位，预备体边缘全部为釉质，可以获得良好的修复效果。

患者喜食硬质食物，结合临床检查发现，机械摩擦是造成牙列重度磨耗的主要病因。修复完成以后，通过口腔健康教育，患者已戒除硬食习惯，这对维护口颌系统的长期健康具有重要意义。

通过口腔卫生宣教，患者已经掌握了Bass刷牙法、牙线清洁等日常口腔保健措施。健康的牙周条件是维持牙列咬合功能和美观的必要前提。患者的依从性较好，每6个月的定期复查将为其提供更好的口腔健康维护。

尽管如此，本病例的完成时间较短，其长期疗效仍有待进一步观察。

作 者 简 介

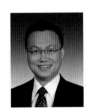

刘晓强，北京大学口腔医院修复科博士、副教授、副主任医师、硕士生导师、日本东京医科齿科大学访问学者（ITI Scholar）。现为中华口腔医学会口腔美学专委会委员及全国青年讲师、中国整形美容协会牙颌颜面医疗美容分会理事、国际口腔种植学会中国青委会成员。主持国家自然科学基金、中国高校产学研创新基金、北京市自然科学基金等10余项。以第一或通讯作者发表学术论文30余篇，单篇最高他引大于500次。获国家专利授权6项，并实现科技成果转化。作为副主编或编委参编教材和专著6部。获得国家金桥奖、北京大学青年医师奖、贾德森·希基（Judson C. Hickey）奖等荣誉，8次在中华口腔医学会等主办的高规格病例展评中获得全国金奖。临床专业特长：口腔美学修复、口腔种植修复。

参 赛 体 会

中华口腔医学会主办的"绚彩梦想秀·口腔好医生"跨学科病例展评为青年医生搭建了很好的交流和展示平台。在准备、整理、总结和展示病例的过程中，我的专业技能、表达能力等都得到了很大提升，衷心感谢"绚彩梦想秀·口腔好医生"，希望更多的青年医生加入这个平台，充分展示和提升自己，一起拥抱口腔医学的美好未来！

牙列重度磨耗是口腔医学临床上的常见病，相关的功能和美学重建治疗理念和技术也在逐年更新。本病例于2015年完成，至本书定稿时已有7年余，其中的部分治疗理念、操作技术、所用材料等目前已有大幅更新，建议读者以批判的眼光看待病例，并结合最新的理念和技术，一步一步做好牙列重度磨耗的美学和功能重建。

复杂功能性咬合重建综合治疗

方科达

患者基本信息

姓名：邓××；性别：男；年龄：41岁。

主诉：口内多颗牙齿缺损、缺失数年，要求修复。

现病史：患者自述7年前突发口内多颗牙齿龋损至今，影响进食、发音，今来我科要求修复。

既往史：曾于外院行口腔治疗。

全身情况：自述有周围神经疾病；有头孢类药物过敏史；钙代谢异常；否认心血管疾病、糖尿病等系统疾病；无肝炎等传染性疾病。

家族史：无特殊。

个人习惯：无不良个人习惯。

检查：面部比例协调、左右基本对称（图8-4-1、图8-4-2）。

关节：关节无弹响及压痛，开口度正常（图8-4-3）。

咬合：无稳定的咬合关系，中线不齐，息止合间隙4～6mm（图8-4-4）。

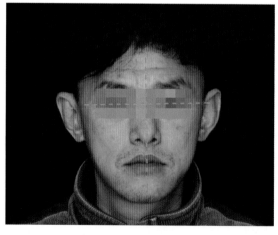

图8-4-1　正面照

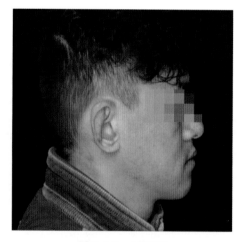

图8-4-2　侧面照

口内检查：口内可见大量牙齿的龋坏变色，其中17—15、25、26、37—35、45牙缺失，45牙缺牙间隙闭合，14—24、32—41冠部大面积缺损，牙颈部龋，质硬，27牙表面软垢，颈部中龋，质软。34、33、42—44牙残根，断端高于牙龈1.5mm，颈部龋，质硬（图8-4-5、图8-4-6）。

牙周检查：牙周检查全口牙龈无红肿，牙周探诊79%的位点小于3.4mm（图8-4-7），46牙远中颊侧牙龈增生（图8-4-8）。

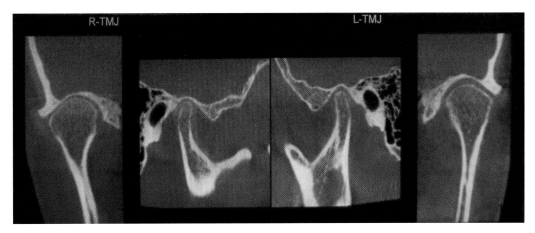

图8-4-3　双侧关节片

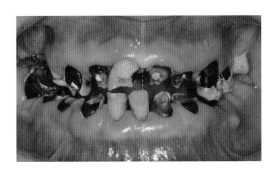

图8-4-4　牙尖交错颌正面观

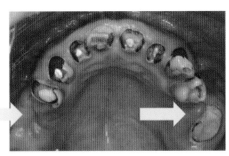

图8-4-5　上颌牙正面观

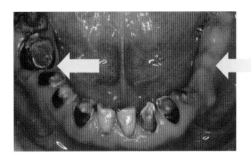

图8-4-6　下颌牙正面观

FLORIDA PROBE.
Periodontal Chart
第四军医大学口腔医院牙周病科

Chart #:   19367493
Name: 邓××（41岁）
Examiner: 曹敏
Date: October 19, 2015 15:40   1/1

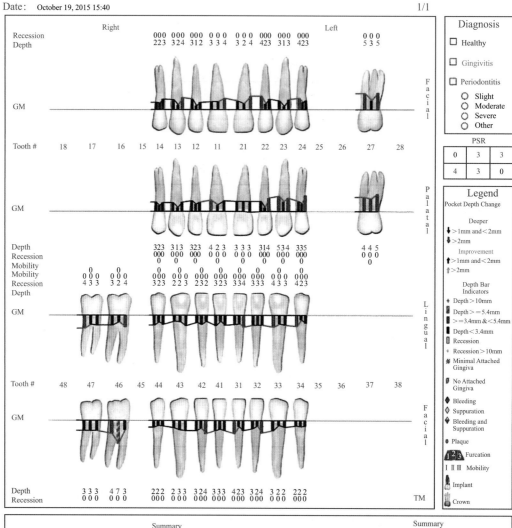

Diagnosis	
☐ Healthy	
☐ Gingivitis	
☐ Periodontitis	
○ Slight	
○ Moderate	
○ Severe	
○ Other	

PSR

0	3	3
4	3	0

Legend
Pocket Depth Change

Deeper
↓ >1mm and <2mm
↓ >2mm
Improvement
↑ >1mm and <2mm
↑ >2mm

Depth Bar Indicators
◆ Depth >10mm
▮ Depth >= 5.4mm
▯ >=3.4mm & <5.4mm
▪ Depth <3.4mm
▯ Recession
+ Recession >10mm
# Minimal Attached Gingiva
▯ No Attached Gingiva
◆ Bleeding
◆ Suppuration
◆ Bleeding and Suppuration
▪ Plaque
123 Furcation
Ⅰ Ⅱ Ⅲ Mobility
Implant
Crown

Summary

邓子玉（41岁）has 19 teeth, 25 of 114 sites or 21% of the pocket depths are greater than 3.4 mm

Recession: 0 teeth had some recession with 0 having recession equal to or greater than 3.0 mm
Mobility: 0 teeth had some degree of mobility

Summary

Depth: 25 site (s)   22% >=3.4mm

Recession: 0 teeth

Mobility: 0 teeth

图 8-4-7　牙周探诊检查表

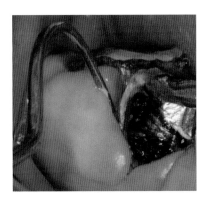

图8-4-8　46牙颊侧增生牙龈

诊断

$$\frac{7\ 6\ 5\ |\ 5\ 6}{5\ |\ 5\ 6\ 7}$$牙齿缺失　　$$\frac{4\ 3\ 2\ 1\ |\ 1\ 2\ 3\ 4}{1\ |\ 1\ 2}$$残冠　　$$\frac{}{4\ 3\ 2\ |\ 3\ 4}$$残根

$$\frac{4\ 3\ 2\ 1\ |\ 1\ 2\ 3\ 4\ 7}{4\ 3\ 2\ 1\ |\ 1\ 2\ 3\ 4}$$中龋　　$$\frac{}{7\ 6}$$继发龋　　$$\frac{}{6}$$颊侧牙龈增生

患者具有牙列缺损、多颗牙残根残冠及龋坏，以及个别牙的牙龈增生，可以预见，患者复杂的口内情况，需要我们多学科综合治疗才能达到满意的治疗效果。

治疗计划

根据患者条件，我们为患者提供了相应的治疗方案。

方案一：我们采用了全冠，桩核冠及种植义齿进行修复（图8-4-9）。

优点：美观，最大程度提高咀嚼效率，使用舒适无异物感。

缺点：治疗周期长、手术创伤大对患者条件要求高且费用较高。

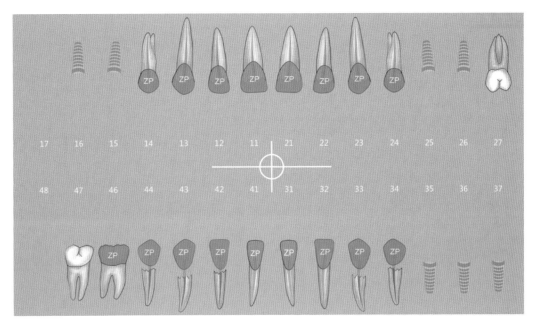

图8-4-9　方案一

方案二：

我们采用了全冠，桩核冠、固定桥及活动义齿进行修复（图8-4-10）。

优点：治疗时间短（3～4个月），能有效恢复咀嚼效率，价格经济。

缺点：活动义齿佩戴不适，金属卡环影响美观。

最终根据患者经济能力、身体条件的因素及其自身意愿，选择了第二种治疗方案，根据治疗方案，我们制订了包括牙周、牙体、修复的综合治疗计划。

牙周：

1.全口龈上下洁治。

2.27、46牙龈下刮治。

3.46牙增生牙龈修整。

牙体：

1.14—24牙、34—44牙去龋、充填及根管治疗。

2.27、46、47牙去龋、充填。

修复：

1.14—12、21、22、34—32、42、44纤维桩树脂核。

2.14—27牙、34—44牙固定义齿修复。

3.16—15牙，37—35牙活动义齿修复。

4.46牙嵌体冠修复。

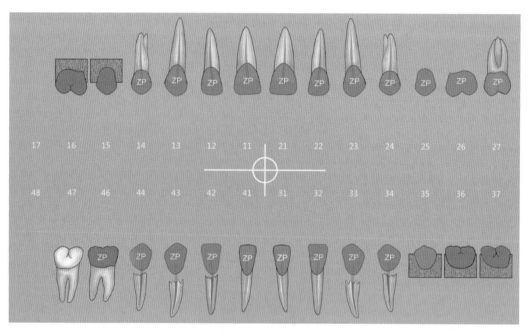

图8-4-10　方案二

治疗过程

1.**牙周治疗** 根据治疗计划,在牙周治疗中,我们为患者进行了日常口腔卫生宣教,指导患者进行口腔维护,进行基础牙周治疗,然后对27、46牙龈下刮治(图8-4-11),46牙颊侧增生牙龈修整(图8-4-12)。

2.**牙体治疗** 在牙体治疗中,我们对龋坏牙齿进行去龋充填,14—24/34—44牙行根管治疗(图8-4-13)。

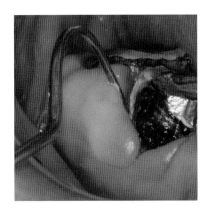

图8-4-11 龈下刮治

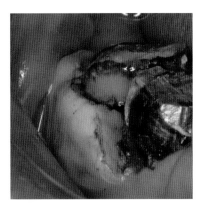

图8-4-12 增生牙龈修整

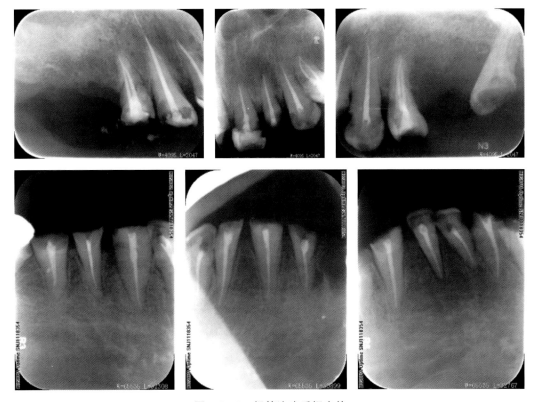

图8-4-13 根管治疗后根尖片

3.修复治疗 在修复治疗中，根据患者面型（图8-4-14）及亨利教授提出的釉牙骨质界垂直指数恢复患者垂直距离（图8-4-15）。

利用平均值髁导斜度，面弓合叉转移颌位关系并上架（图8-4-16）。

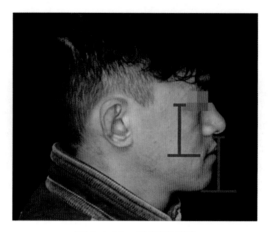

图8-4-14 患者侧面照

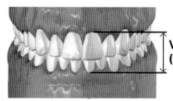

SIZE OF CENTRAL (mm)	WIDTH OF CENTRAL (mm)	IDEAL LENGTH (mm)	CEJ – CEJ (mm)
(S)	8	10.50	17
(M)	8.5	11	17.75
(L)	9	11.5	18.50
(XL)	9.5	12.25	20
(XXL)	10	13	21

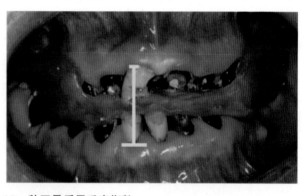

Establishing Optimal Mandibular Position In Restorative Dentistry

Dr. Henry "Hank" Shimbashi - Edmonton, Alberta
Pioneer in Neuromuscular Dentistry
(Shimbashi Number 19 mm)

图8-4-15 釉牙骨质界垂直指数

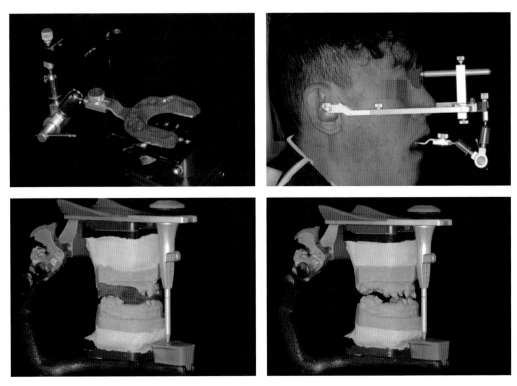

图8-4-16 上颌架

4. DSD美学设计 运用DSD软件，根据美学标准，对患者前牙进行了美学设计，通过治疗前后对比照片，与患者沟通，确定修复效果，通过美学比例尺与技师交流，指导后续修复治疗（图8-4-17）。

在图中可以发现，想要达到完美的美学效果，需要对患者21/22牙牙龈进行修整，因患者拒绝，在后续治疗中未进行此治疗。根据上架模型及美学比例尺照片，技师制作了第一

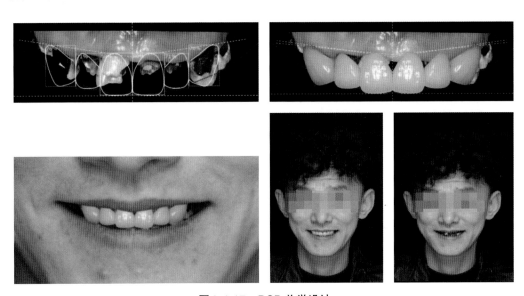

图8-4-17 DSD美学设计

副诊断蜡型（图8-4-18）。

5.功能性咬合重建——过渡义齿　根据诊断蜡型，进行上颌的基牙预备（图8-4-19），树脂冠过渡义齿修复，恢复前牙区美学（图8-4-20）。

下颌为了方便取戴及调整，我们根据现在的口内情况，再次确定垂直距离，转移颌位关系，上颌架（图8-4-21），制作活动义齿（图8-4-22）。

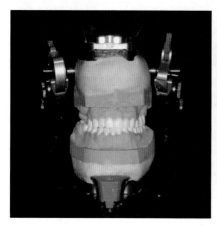
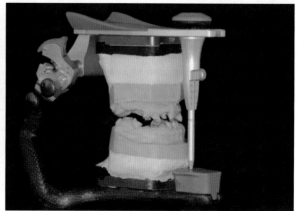

图8-4-18　诊断蜡型

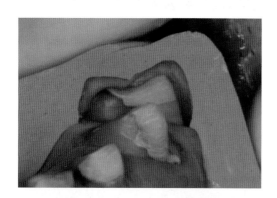

图8-4-19　上颌牙进行基牙预备

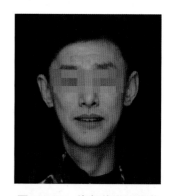

图8-4-20　恢复前牙区美学

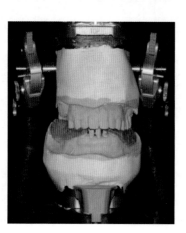

图8-4-21　再次转移颌位关系并上颌架

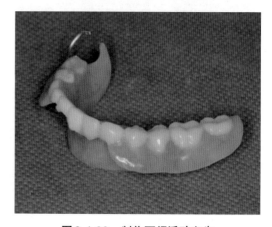

图8-4-22　制作下颌活动义齿

试戴3个月，患者适应良好，双侧关节未见明显异常（图8-4-23），说明我们重建的颌位关系科学、可行。

利用下颌活动义齿作为托盘进行取模，既保证了下颌基牙情况的精确复制，同时保证了精准的颌位关系。面弓𬌗叉转移颌位关系并上𬌗架（图8-4-24）。

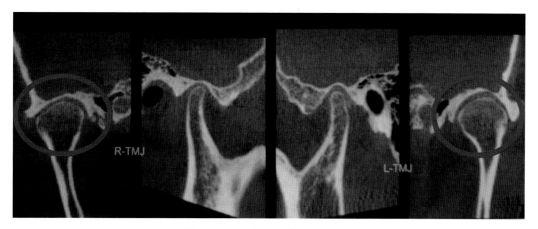

图8-4-23 3个月复诊双侧关节片

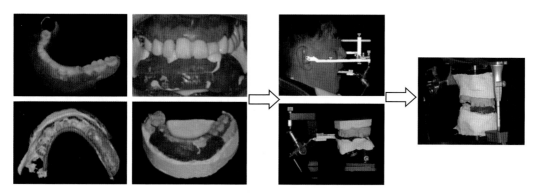

图8-4-24 利用下颌活动义齿取模并上𬌗架

6. 确定髁导斜度 利用克里斯坦森现象侧方髁导斜度＝前伸髁导斜度/8＋12，确定最终右侧前伸髁导斜度14°，右侧侧方髁导斜度13.7°，左侧前伸髁导斜度15°，左侧侧方髁导斜度13.8（图8-4-25）。

7. 制作诊断蜡型 在拥有正确的颌位关系及髁道斜度的模型上，我们根据患者基牙条件，制订了修复体设计方案，技师根据设计方案制作最终诊断蜡型，15、16牙；35—37牙活动义齿修复。

设计：13、14近远中𬌗支托，24、34近中𬌗支托，27、44远中𬌗支托，14、34弯卡24、27、44铸造卡环。上颌：14—11牙单冠、21、22牙联冠，23、24—27牙固定桥。下颌：31牙、41牙单冠、34—32牙、42—44牙联冠（图8-4-26）。

下颌基牙预备及过渡义齿修复（图8-4-27）。

8. 交互上𬌗架技术 适应2周后，患者就诊无不适，我们运用了交互上𬌗架技术（图8-4-28）将患者最终的口腔情况准确地反映到模型上，技师根据模型制作最终修复体。

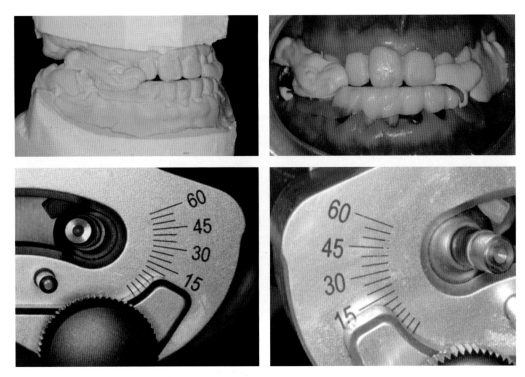

图 8-4-25　确定双侧前伸及侧方髁导斜度

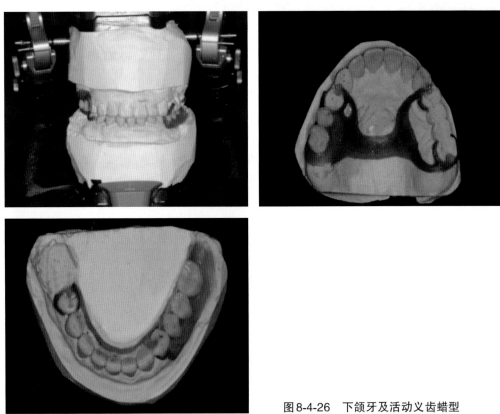

图 8-4-26　下颌牙及活动义齿蜡型

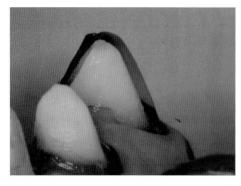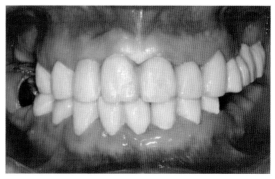

图8-4-27 下颌基牙预备及过渡义齿修复

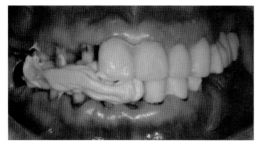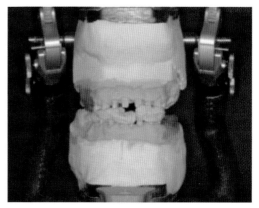

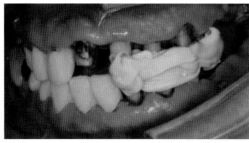

图8-4-28 交互上颌架

CAD/CAM修复46牙（图8-4-29）。

9.最终修复效果（图8-4-30） 对修复体进行殆干扰的调整（图8-4-31），利用T-Scan进行咬合调整（图8-4-32），使咬合均匀分布，得到最终釉牙骨质界宽度17.5mm（图8-4-33）。

回顾整个病例，因患者无急性症状，在预防期，对患者进行了全面的口腔卫生宣教，指导患者进行日常口腔维护（图8-4-34）。

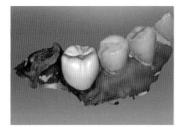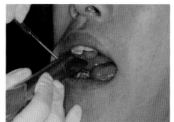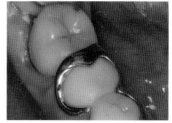

图8-4-29 46牙CAD/CAM冠修复

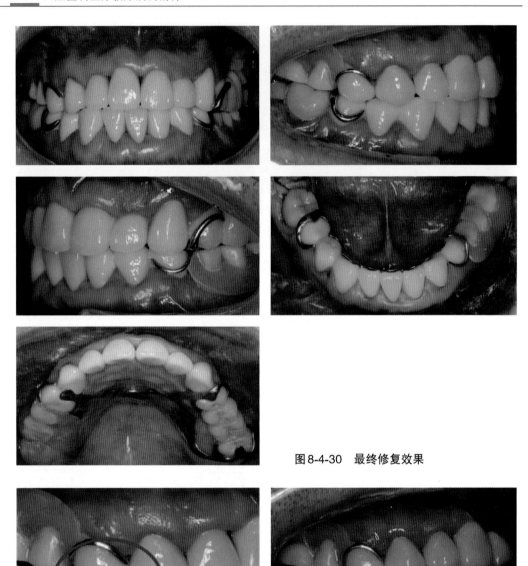

图 8-4-30　最终修复效果

图 8-4-31　调整𬌗干扰

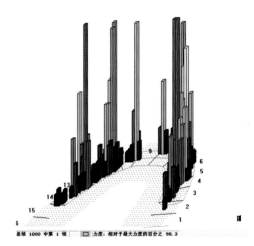
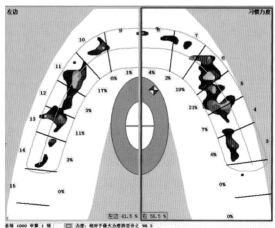

图 8-4-32　T-Scan 咬合分析

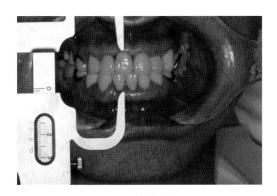

图 8-4-33　CEJ-CEJ 17.5mm

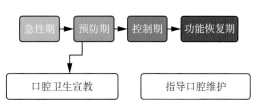

图 8-4-34　预防期

　　在疾病控制期，对患者龋坏牙齿进行了完善的去龋充填，并进行了全面的牙周基础治疗（图 8-4-35）。

　　在功能恢复期，通过 DSD 美学设计及科学的功能性咬合重建，为患者恢复了理想的咀嚼功能（图 8-4-36）。

　　复查期：戴牙后 3 个月（图 8-4-37），患者义齿使用无不适，修复体未见明显异常，牙周情况良好，我们再次对患者进行了口腔卫生宣教，并进行了口腔卫生维护。治疗前后对比（图 8-4-38），患者消瘦的面型得到明显的改善，说明我们的义齿修复使患者的生活质量得到了显著提高。

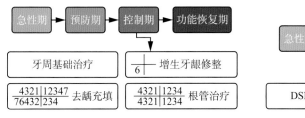

图 8-4-35　疾病控制期

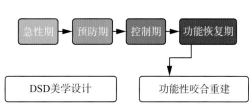

图 8-4-36　功能恢复期

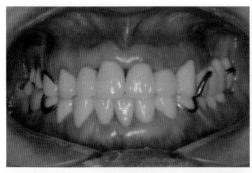
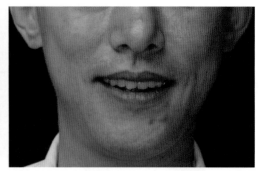
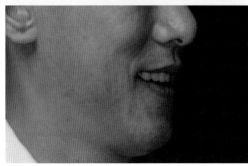

图8-4-37　3个月复诊

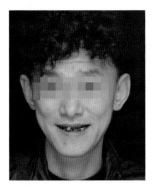
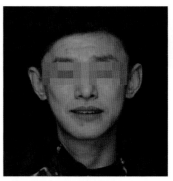
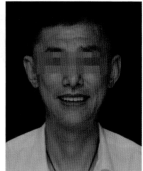

治疗前　　　　　　　　　　治疗中　　　　　　　　　　治疗结束

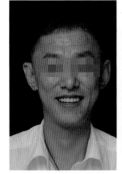
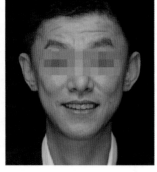

治疗后3个月　　　　　治疗后6个月　　　　　图8-4-38　治疗前后对比照

讨论

文献报道，现存牙齿数目≤9个时，对生活质量有显著影响，每减少一个咬合单位，OHIP（口腔健康影响程度量表）就增加2.1倍。我们为患者从无到有地建立了咬合关系，增加了咬合单位，使患者的生活质量得到了明显改善。虽然从改善口颌功能的角度来讲，没有证据支持哪一种治疗方法的疗效更好，但是咬合重建仍需要精确、可重复、简单而快捷的步骤来减少不必要的操作失误和后期补偿性调殆。本病例中，我们根据患者情况，科学的精确进行咬合重建，最终获得了理想的修复效果。

作者简介

方科达，男，1986年8月生人，汉族，主治医师。2005年9月至2010年9月于第四军医大学（现空军军医大学）口腔医学系本科学习。2014年8月至2017年6月于第四军医大学（现空军军医大学）口腔医院学习，口腔修复学硕士，导师张玉梅教授。临床工作以口腔修复为主，擅长牙列缺失、牙列缺损、牙体缺损、缺失等综合治疗，主要研究方向为种植体基台对种植体力学及生物学性能的影响。

参赛体会

参加第三届"绚彩梦想秀·口腔好医生"跨学科病例展评是我第一次参加如此规模的高水平病例大赛，在海选中脱颖而出，与来自全国各地的优秀医生共同展示病例，接受现场专家教授的专业点评，对我的学医、从医之路产生了深远的影响。

我参赛的病例是一个涉及牙体、牙周、修复、牙殆学的复杂病例，从病因控制、牙体治疗、牙周健康维护到恢复正确的颌位关系及全牙列修复都体现了跨学科治疗的理念，治疗的过程也是不断学习的过程，在张玉梅教授的指导下，我始终以跨学科的视角看待每一个问题，认真处理好每一个细节，以严格的标准要求自己，最终取得了比较理想的治疗结果。

最后，感谢"绚彩梦想秀·口腔好医生"这个舞台让我能够展示自己，感谢我的恩师张玉梅教授的悉心指导，我将不断提升自己的专业素养，努力成为一名有梦想的好医生！

第9章

牙列磨耗综合治疗

多颗牙齿磨损的综合治疗

乔 迪

患者基本信息

姓名：×××；性别：女；年龄：75岁；职业：会计（退休）。

主诉：左上后牙肿痛1个月。

现病史：1个月来左上后牙肿痛，咬物不适，自觉口腔异味，无冷热敏感、自发痛、放散痛等不适。无刷牙出血、牙齿松动等不适。刷牙2次/天，Bass刷牙法。否认夜磨牙、否认吸烟。喜食坚果。

既往史：多年前补牙史，拔牙史，牙周治疗史，牙冠修复史。

家族史：无特殊。

全身情况：高血压（服药控制在135/80mmHg以下）；服用阿司匹林100mg/d。

口腔检查

1. 口外检查　面部外形对称，双侧关节无弹响，开口度三指，开口型（图9-1-1）。

2. 口内检查

（1）主诉牙：27°磨损达牙本质深层，探不敏感，叩痛（＋），Ⅱ°松动，远中牙龈红肿、溢脓（图9-1-2）PD $^{MB}\frac{3}{4}\frac{10}{2}\frac{10}{9}^{DB}$ 电活力测试无反应。X线片：根尖低密度影，牙槽骨吸收至根尖1/3。

（2）牙周：口腔卫生较好，牙石（＋＋），全口牙龈轻度红肿（图9-1-3），PD

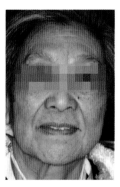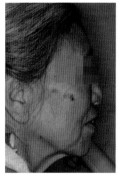

图9-1-1　口外像（正面、侧面像）

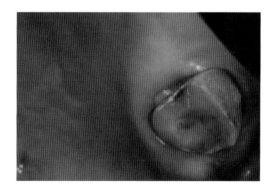

图9-1-2　主诉牙口内像

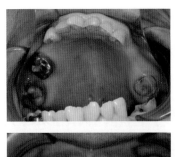

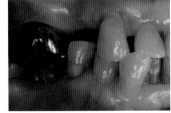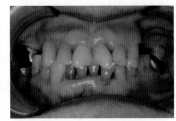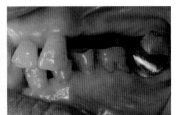

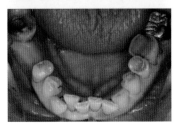

图9-1-3 治疗前口内像

2～5mm，BI 2～4，AL 0～4mm，多数前牙Ⅰ°～Ⅱ°松动（图9-1-4），牙槽骨普遍吸收根长的1/3～1/2（图9-1-5）。

（3）牙列：17、15、14、24、25、26、28、38、46、47缺失，缺牙区近远中及殆龈距离小，35、45过长，剩余牙槽嵴丰满度可（图9-1-6）。

（4）牙体：48^{BO}银汞充填体，叩痛（±），Ⅱ°松动，牙龈红肿，X线片：冠部充填体高密度影达髓腔，未见根充及根管影像，根尖周低密度影，牙槽骨吸收至根尖1/3。

18^{MO}牙色充填体，边缘着色，叩痛（±），Ⅱ°松动，牙龈红肿。X线片：冠部充填体高密度影达髓腔，未见根充影像，根尖周低密度影，牙槽骨吸收至根中1/3。

36°牙色充填体，边缘不密合，叩痛（±），不松动，冷测迟钝，牙龈未见异常。X线片：冠部充填体高密度影近髓，根管内未见根充影像，根尖周未见异常，牙槽骨未见明显吸收。

13^{PI}、21^{LaMIP}磨损达牙本质深层，La牙颈部楔形缺损，探不敏感，叩痛（-），牙龈未见异常。

11^{LaMIP}、12^{PI}、22^{PI}、23^{P}、31^{I}、32^{I}、33^{I}、34°、35°、41^{I}、42^{I}、43^{I}、44°、45°磨损，达牙本质浅至深层，叩痛（-），不松动，牙龈未见异常。冷测同对照牙。

16金属全冠修复，边缘密合，叩痛（-），不松动。X线片：未见根充及根管影像，根尖周无异常（18年前我院塑化治疗并行冠修复）。

37桩核＋金属冠修复，边缘密合，叩痛（-），不松动。X线片：根尖周未见异常。

（5）咬合：上下前牙牙列拥挤，12、13、43对刃。

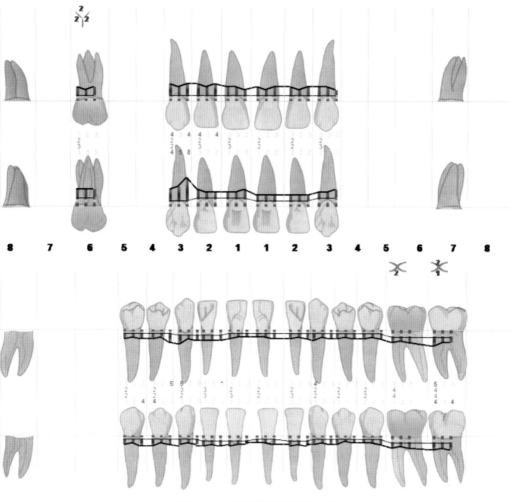

图9-1-4 治疗前牙周检查大表

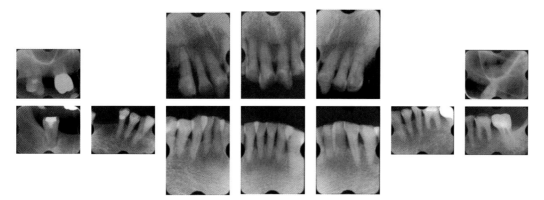

图9-1-5 治疗前全口根尖片

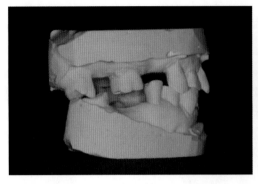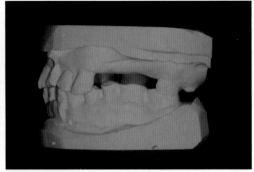

图 9-1-6　治疗前研究模型

　　13 Ⅱ°松动，PD DB $\frac{4|3|4}{4|5|8}$ MB，侧方殆可及异常动度。X线片：根周膜增宽，近中牙槽骨角形吸收至根中 1/3。

　　（6）软组织：舌色粉红，质软，对称，活动自如；双侧扁桃体不大；会厌对称；口底、颊黏膜、前庭黏膜未见明显异常。

诊断

　　27牙周牙髓联合病变；慢性牙周炎；48牙周牙髓联合病变；18慢性根尖周炎；36慢性牙髓炎；$13^{La, Pl}$、$21^{La, LaMIP}$ 楔状缺损，磨损；11^{LaMIP}、12^{Pl}、22^{Pl}、23^{P}、31^{I}、32^{I}、33^{I}、34°、35°、41^{I}、42^{I}、43^{I}、44°、45°磨损；上下颌牙列缺损；错颌畸形（尖牙中性）。

问题列表

　　饮食习惯（喜食坚硬食物）；

　　刷牙时机和方法不当（饭后立即刷牙）；

　　对修复缺失牙的重要性认识不足（多牙缺失未修复）；

　　多颗牙不同程度磨损；

　　咬合关系不良：牙列拥挤，个别牙对刃，过长，殆曲线异常。

治疗计划

　　急症期：27冲洗上药，肿痛消退后拔除。

　　预防期：OHI（刷牙，牙线，牙间隙刷）。

　　饮食指导。

　　疾病控制期：18、48拔除。

　　洁治，刮治，根面平整。

　　36根管治疗：11^{LaMIP}、12^{Pl}、$13^{La, Pl}$、$21^{La, LaMIP}$、22^{Pl}、23^{P}、31^{I}、32^{I}、33^{I}、34°、35°、41^{I}、42^{I}、43^{I}、44°、45°树脂充填。

　　功能美观恢复期：36全冠修复。

　　16拆冠，重新修复。

　　13、35、45调殆。

　　种植修复或可摘局部义齿修复。

治疗过程

1. 27 冲洗上药。

2. 27、18、48 拔除（拔除后见图 9-1-7）。

3. OHI，饮食指导。

4. 洁治，抛光，刮治，根面平整（牙周基础治疗后口内像见图 9-1-8，复查见图 9-1-9、图 9-1-10）。

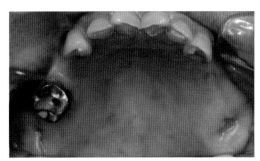
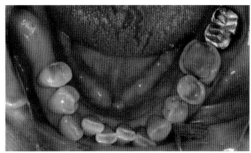

图 9-1-7　拔牙后口内像

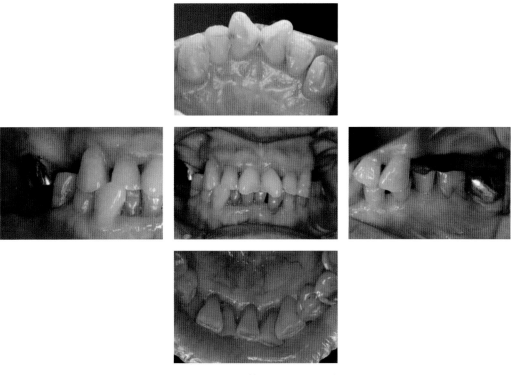

图 9-1-8　牙周基础治疗后口内像

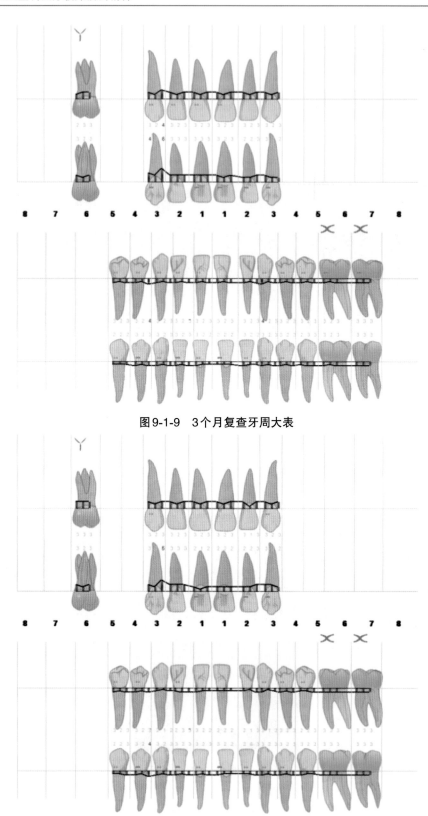

图9-1-9　3个月复查牙周大表

图9-1-10　1年复查牙周大表

5. 36根管治疗（图9-1-11）＋金属全冠修复（图9-1-12）。

6. 11^{LaMIP}、12^{PI}、13$^{La, PI}$、21$^{La, LaMIP}$、22^{PI}、23^{P}、31^{I}、32^{I}、33^{I}、34°、35°、41^{I}、42^{I}、43^{I}、44°、45°树脂充填（图9-1-13）。

通过治疗，解除了患者的疼痛，恢复了其咀嚼功能，患者对治疗效果满意。

7. 制作上下颌可摘局部义齿（图9-1-14～图9-1-17），并戴入口内（图9-1-18）。

随访（口内像见图9-1-19、图9-1-20；牙周检查见图9-1-9、图9-1-10）。

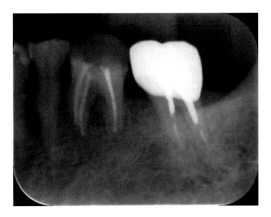

图9-1-11　36根管治疗后X线片

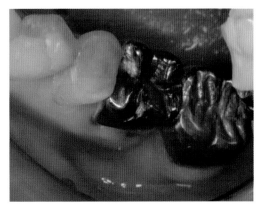

图9-1-12　36全冠修复

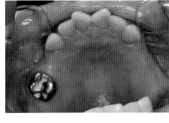

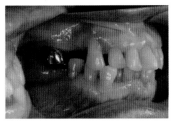
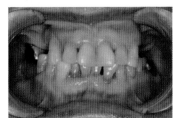

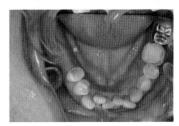

图9-1-13　树脂充填后口内像

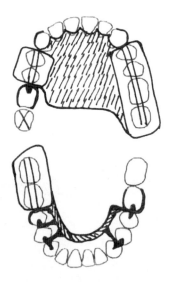

图9-1-14 可摘局部义齿设计图

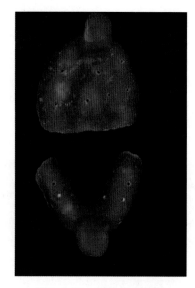

图9-1-15 制作个别托盘

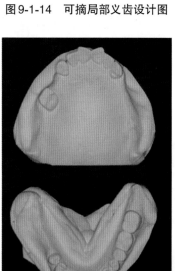

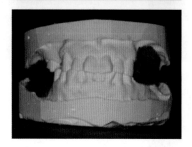

图9-1-16 取终印及颌位关系

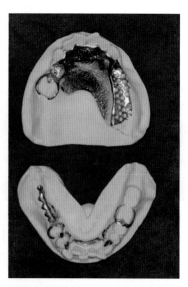

图9-1-17 试支架

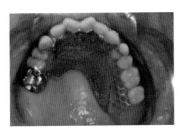

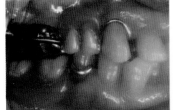
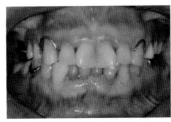
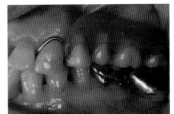

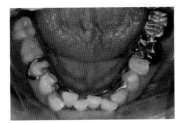

图9-1-18 可摘局部义齿戴牙

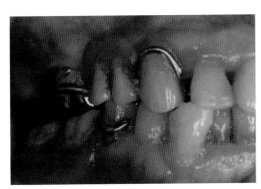
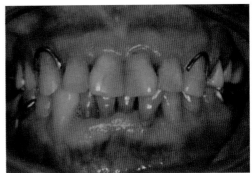

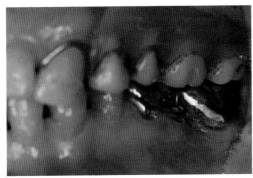

图9-1-19 3个月复查口内像

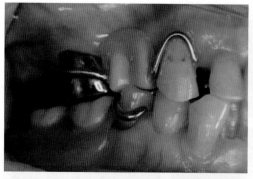
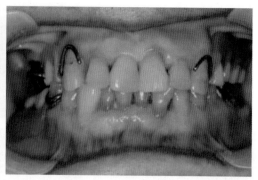
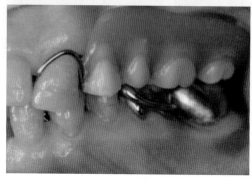

图9-1-20　1年复查口内像

讨论——牙齿磨损的综合管理

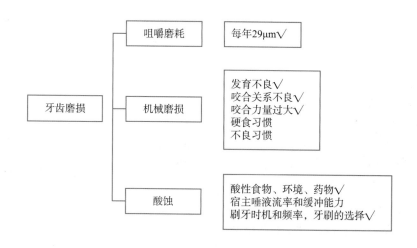

治疗原则："重在预防""生活方式的改变更为重要"。

一般情况：年龄、性别，主诉症状，症状持续时间，治疗意愿，生活行为因素。

饮食习惯：类型，频率，餐间进食，进食方法。

不良习惯：夜磨牙，咬笔。

口腔卫生：刷牙方法，刷牙力度，刷牙频率，刷牙时间，牙膏摩擦剂。

其他：系统性疾病，药物，口干。

作者简介

乔迪，女，博士，北京大学口腔医院综合科主治医师。中华口腔医学会牙体牙髓病学专业委员会会员，中华口腔医学会全科口腔医学专业委员会会员。获中华口腔医学会口腔跨学科病例大赛全国20强。北京大学口腔医院先进工作者。主持及参与多项院级基金。

参赛体会

牙齿磨损常造成很多问题，如牙齿敏感、咀嚼功能下降、影响美观等，对接诊医生来讲是一个挑战，因为多颗牙齿的磨损，意味着我们要兼顾患者的功能和美观，要通过充填或修复的方式解决患者"敏感"的症状、恢复牙齿的形态，同时还要注意到是否有垂直距离的丧失。而且，在硬化牙本质上进行粘接，能否保证充填体或修复体的持久性值得我们去长期随访。对任何疾病，"防"重于"治"，我们更需要思考的是出现磨损的原因，并帮助患者改变或避免这些危险因素，对患者加强管理，这是我们做全科诊疗、做口腔综合病例的核心问题。

"绚彩梦想秀·口腔好医生"是一个展现口腔全科诊疗的舞台，参加"绚彩梦想秀·口腔好医生"对我来说是一次历练，更是一个学习的机会，让我见识到了更优秀的病例，激励自己不断学习与思考，提升自我，为我国口腔全科事业的发展贡献自己的一份绵薄之力。

重度磨耗牙列的综合诊治1例

谢克贤

病例报告

患者，女，59岁，主诉左下后牙烤瓷桥松动2日。患者10余年前左下后牙行烤瓷桥修复，3天前出现松动。患者10余年前曾于外院行右下烤瓷桥修复，烤瓷桥脱落，未做处理。患者1年半前于外院行左上后牙氧化锆全瓷桥修复。上颌门牙曾行充填治疗，上下颌多颗后牙曾行根管治疗。患者全身情况良好，否认高血压，糖尿病，心脏病等全身疾病。

牙体检查发现14^{B}楔状缺损，叩痛（－），不松，牙龈未见异常。15$^{MO，D}$龋洞，叩痛（－），不松，牙龈未见异常。16^{MO}银汞充填体继发龋，颊侧楔状缺损，叩痛（－），不松，牙龈未见异常，电活力测80。21^{MI}牙色充填体磨损明显，周围继发龋，叩痛（－），不松，牙龈未见异常，冷测正常。25、27缺失，24—26全瓷桥修复，26崩瓷（图9-2-1），叩痛（－），不松，牙龈未见异常。36缺失，35—37烤瓷桥修复，烤瓷桥松动，35可见咬合面金属暴露，拆除松动烤瓷桥后，35叩痛（－），不松，牙龈未见异常，冷测敏感。37髓腔可见白色垫底物，周围继发龋，根管口牙胶暴露，叩痛（＋），不松，牙龈未见异常。38^{DO}大面积银汞充填体，周围继发龋。28缺失，38过长，叩痛（－），不松，牙龈未见异常。44、45残根，根管口暴露，表面继发龋坏，叩痛（－），不松，牙龈未见异常。46、47缺失，48预备体外形，冷测迟钝，叩痛（－），不松，牙龈未见异常。上下颌前牙重度磨耗（图9-2-1，图9-2-2），14—17下垂，14、15与下牙龈接触（图9-2-3）。前牙Ⅱ度深覆𬌗（图9-2-4～图9-2-6）。下颌前磨牙区舌侧骨隆突（图9-2-2），牙周检查显示口腔卫生较差，菌斑软垢中等量，牙石（＋＋），色素（＋），牙龈轻度红肿，BI2-4（图9-2-7）。

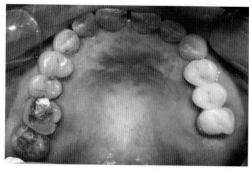

图9-2-1 上牙列咬合面观

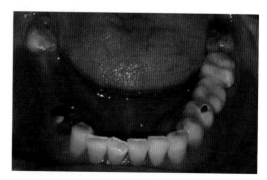

图9-2-2 下牙列咬合面观

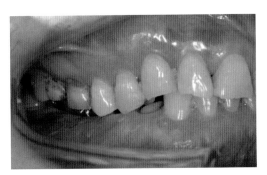

图9-2-3 牙尖交错位右侧面观

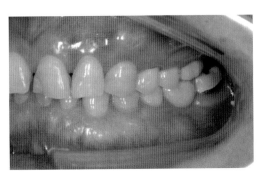

图9-2-4 牙尖交错位左侧面观

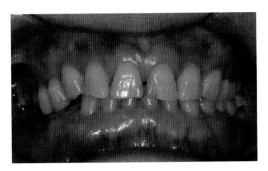

图9-2-5 牙尖交错位正面观

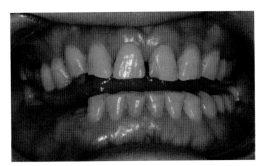

图9-2-6 小张口正面观

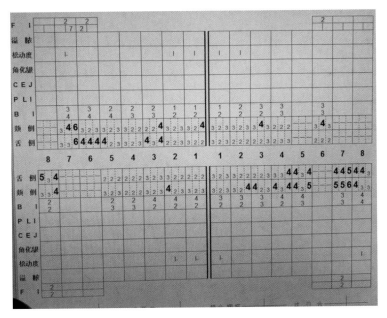

图9-2-7 牙周大表

口外检查：面部左右对称，颌面头颈部淋巴结未扪及肿大。开口度49mm，左侧侧方运动10mm，右侧侧方运动11mm，前伸11m。息止殆间隙6mm。开口型↓，颞下颌关节区咀嚼肌无压痛，关节无弹响。影像学检查：根尖片显示，16^{MO}充填体继发龋近髓，近颊根近周低密度影，远颊、腭根根尖周未见明显异常（图9-2-8）。24、26（拆桥后）根充可，根尖周未见明显异常（图9-2-9）。35（拆桥后）根尖周未见明显异常（图9-2-10）。37（拆桥后）根管内根充物影像，根尖周未见明显异常（图9-2-11）。44，45根充欠填，根尖周未见明显异常（图9-2-12）48根尖周未见明显异常（图9-2-13）。患者口腔检查表如图9-2-14。

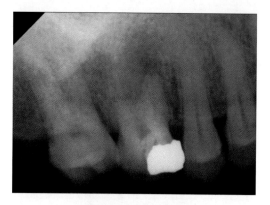

图9-2-8　16根尖片

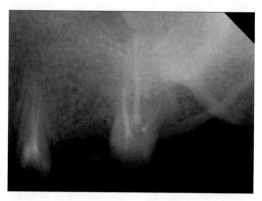

图9-2-9　24、26根尖片

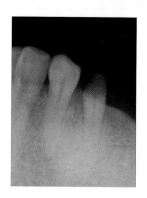

图9-2-10　35根尖片

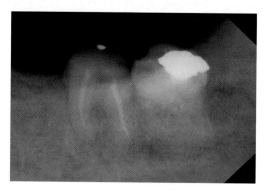

图9-2-11　37根尖片

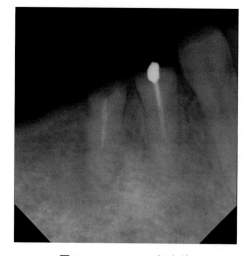

图9-2-12　44、45根尖片

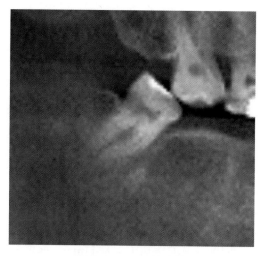

图9-2-13　48根尖片

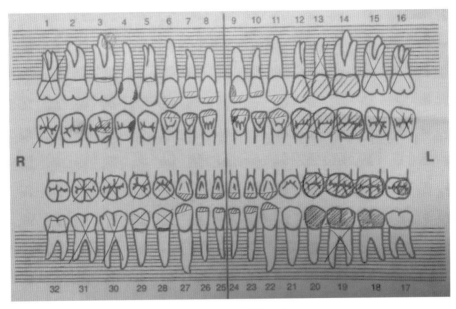

图 9-2-14　口腔检查表

诊断：14^B楔状缺损；15^{MO、D}深龋；16慢性根尖周炎；21^{MI}继发龋；35、48慢性牙髓炎；24、26、37、44、45根管治疗后；38无对殆；44、45残根；13—23、43—33重度磨耗；24、26、35、37、44、45、48牙体缺损；上下牙列缺损；慢性牙周炎。

问题列表：①右上14—16下垂，殆曲线异常的问题如何解决？②前牙重度磨耗如何治疗？③前牙深覆殆如何解决？垂直距离是否丧失，是否需要抬高咬合？④如何修复缺失牙？种植？活动义齿？固定桥？

制订综合治疗计划

◆方案一

1. 拔除38、44、45、48，行下颌舌侧骨隆突修整术。

2. 牙周系统治疗。

3. 35、16根管治疗。

4. 37根管再治疗。

5. 15^{MO、DO}，14^B充填治疗。

6. 正畸压低14—17。

7. 24、26、35桩核修复。

8. 16、24、26、35、37冠修复。

9. 13—23、33—43瓷贴面修复。

10. 25、27、36、44、45、46、47种植修复。

优势：使用正畸的方法纠正右侧异常殆曲线。使用单冠和种植修复后牙缺失，易于清洁维护。

劣势：费用较昂贵，需要手术治疗，正畸治疗时间较长。

◆方案二

1. 拔除38，行下颌舌侧骨隆突修整术。

2. 牙周系统治疗。

3. 35、16、48根管治疗。

4. 37、44、45根管再治疗。

5. 15$^{MO, DO}$、14^{B}充填治疗。

6. 正畸压低14—17。

7. 24、26、35桩核修复。

8. 44、45行冠延长手术后桩核修复。

9. 16冠修复，24—26、35—37、44—48固定桥修复。

10. 13—23、33—43瓷贴面修复。

优势：采用固定桥修复缺牙，较多颗种植牙方案更为经济。

劣势：44—48长桥可能存在生物力学方面的问题，44、45牙根短，冠延长后牙周支持减弱。

◆方案三

1. 拔除38。

2. 牙周系统治疗。

3. 35、16、48根管治疗。

4. 37、44、45根管再治疗。

5. 15$^{MO, DO}$、14^{B}充填治疗。

6. 24、26、35、44、45桩核修复。

7. 16冠修复，24—26、35—37、44—48固定桥修复。

8. 13—23、33—43瓷贴面修复。

优势：不正畸，使用抬高咬合的办法创造前后牙修复空间。节约了正畸治疗的费用和时间。只拔一颗牙，无其他手术操作，患者容易接受。

劣势：44、45不做冠延长，颊侧牙本质肩领少，冠固位和牙根抗力受一定影响。

◆方案四

1. 拔除38。

2. 牙周系统治疗。

3. 35、16、48根管治疗。

4. 37、44、45根管再治疗。

5. 15$^{MO, DO}$、14^{B}充填治疗。

6. 24、26、35、44、45桩核修复。

7. 16冠修复，24—26、35—37、44—48固定桥修复。

8. 13—23、33—43树脂直接粘接修复。

优势：不正畸，使用抬高咬合的办法创造前后牙修复空间。节约了正畸治疗的费用和时间。只拔一颗牙，无其他手术操作，患者容易接受。使用树脂直接粘接修复前牙，比瓷贴面更微创，更经济。

劣势：固定桥不易清洁，维护不当容易继发龋，44、45不做冠延长，颊侧牙本质肩领少，冠固位和牙根抗力受一定影响。前牙树脂修复美学效果和颜色稳定性不如瓷贴面修复。

◆方案五

1.拔除38，行下颌舌侧骨隆突修整术。

2.牙周系统治疗。

3. 35、16、48根管治疗。

4. 37、44、45根管再治疗。

5. $15^{MO, DO}$、14^B充填治疗。

6. 24、26、35、44、45桩核修复。

7. 16、44、45冠修复。

8. 24—26、35—37固定桥修复，下颌活动义齿修复。

9. 13—23、33—43树脂直接粘接修复。

优势：最为经济。

劣势：固定桥不易清洁，维护不当容易继发龋，44、45不做冠延长，颊侧牙本质肩领少，冠固位和牙根抗力受一定影响。前牙树脂修复美学效果和颜色稳定性不如瓷贴面修复。活动义齿修复右下缺牙，舒适性差，且需要牙槽突手术。

商定治疗计划

与患者讨论治疗计划，患者表达其愿望：

1.希望避免手术，故不考虑种植、冠延长和下颌舌侧骨隆突修整术。

2.不想戴用活动义齿，希望固定桥修复缺牙。

3.希望费用经济，同时微创，故不考虑前牙瓷贴面修复。

4.正畸压低14—17时间较长，患者不能接受。

故患者选择治疗方案四，不正畸，采用抬高咬合的办法创造后牙和前牙修复空间，不做冠延长和下颌舌侧骨隆突修整术，固定桥修复后牙缺失，树脂直接粘接修复前牙缺损。

治疗计划

1.急症期 拆除35—37烤瓷桥，35根管治疗，37根管再治疗。

2.预防期 全口洁治，OHI，牙周刮治。

3.疾病控制期

（1）$15^{MO, DO}$、14^B充填治疗。

（2）16、48根管治疗。

（3）44、45根管再治疗。

（4）拔除38。

4.功能恢复期

（1）24、26、35、44、45桩核修复，16冠修复，24—26、35—37、44—48烤瓷桥修复。

（2）13—23、43—33树脂直接粘接修复。

5.维护期 定期复查。

治疗过程

1.急症期　拆除松动35—37烤瓷桥，临时粘固剂重新粘固，充当临时桥，并在其上开髓。35根管治疗，37根管再治疗（图9-2-15～图9-2-17）。

2.预防期

牙周洁治，OHI。

刷牙方法：改良巴氏刷牙法。

刷牙时间频次：2～3分钟/次，一天3次。

牙刷：小头软毛。

使用牙线：3次/天，饭后。

牙间隙刷（牙缝刷）。

牙周刮治。

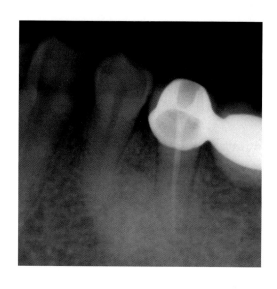

图9-2-15　35根管封药

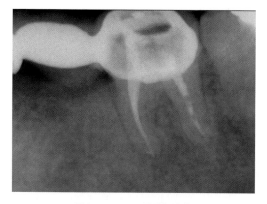

图9-2-16　37根管封药

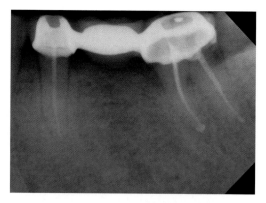

图9-2-17　35，37根充即刻

疾病控制期

1. 14^B、15$^{MO, D}$树脂充填。

2. 16，48根管治疗（图9-2-18）。

3. 38拔除。

4. 44、45根管再治疗（图9-2-19，图9-2-20）。

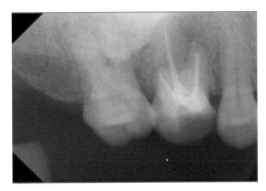
16 根管封药

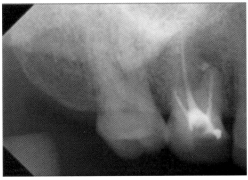
16 根充即刻

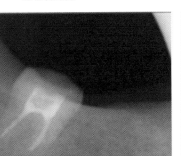
48 根管封药

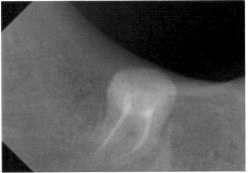
48 根充即刻

图9-2-18　16，48根管治疗

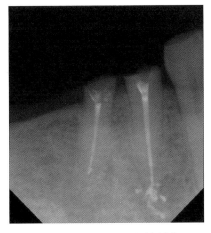
图9-2-19　44、45根管封药

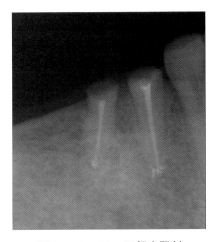
图9-2-20　44、45根充即刻

功能恢复期

抬高咬合，息止殆间隙6mm～＞3mm，取咬合记录，上半可调殆架（图9-2-21～图9-2-24），雕刻诊断蜡型（图9-2-25），使用诊断蜡型制作硅胶index，24、26、35纤维桩核修复，44、45铸造纯钛桩核修复，基牙牙体预备，用index制作临时冠桥，调殆，戴用临时冠桥1个月，患者报告关节区咀嚼肌无不适。取前牙咬合记录，取下临时冠，取后牙咬合记录，前后咬合记录连同上下工作模型送加工，制作后牙修复体（钯银烤瓷冠/桥）。图9-2-26为粘固后的后牙修复体。重取咬合记录，重上殆架，重新雕刻前牙诊断蜡型（图9-2-27），制作硅胶index，用于前牙树脂直接粘接修复（图9-2-28）。修复后检查咬合（图9-2-29～图9-2-31）。

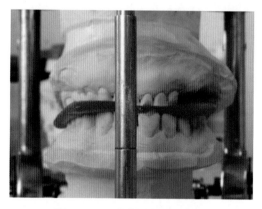

图9-2-21　抬高咬合，上颌架

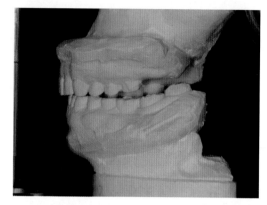

图9-2-22　研究模型左侧观

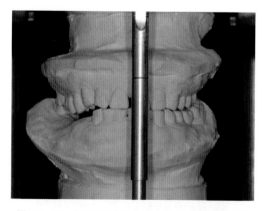

图9-2-23　取下蜡咬合记录，研究模型正面观

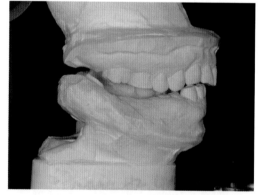

图9-2-24　研究模型右侧观，可见获得的修复间隙

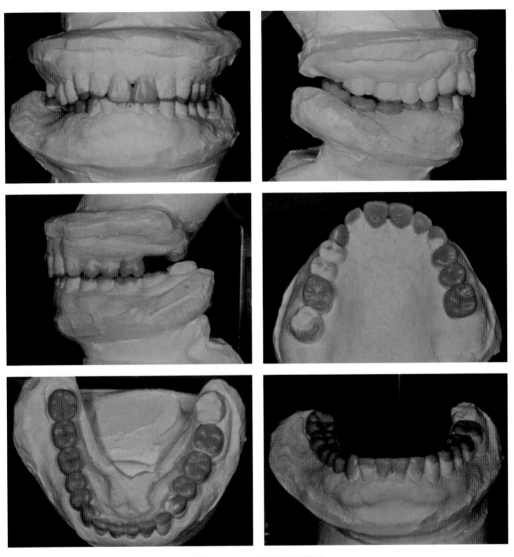

图 9-2-25　雕刻诊断蜡型

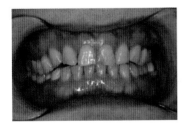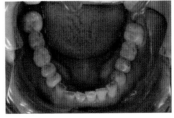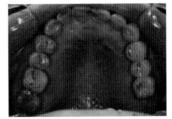

图 9-2-26　粘固定桥

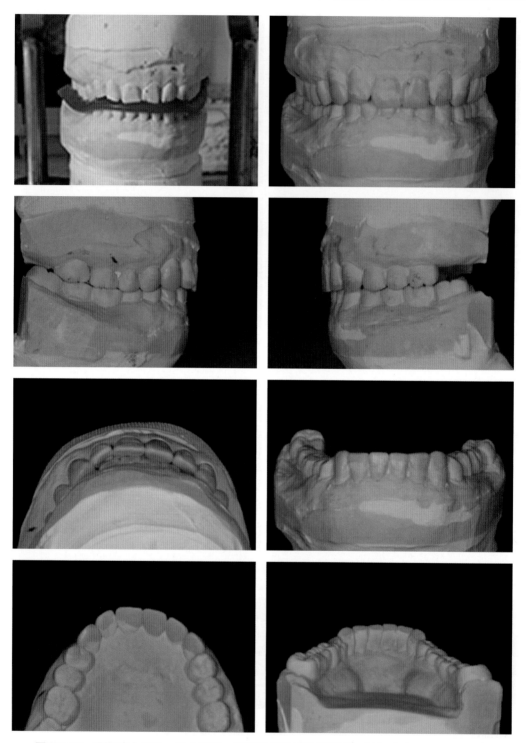

图 9-2-27 重取咬合记录，重上殆架，重新雕刻前牙诊断蜡型，制作硅胶 index，用于前牙树脂直接粘接修复

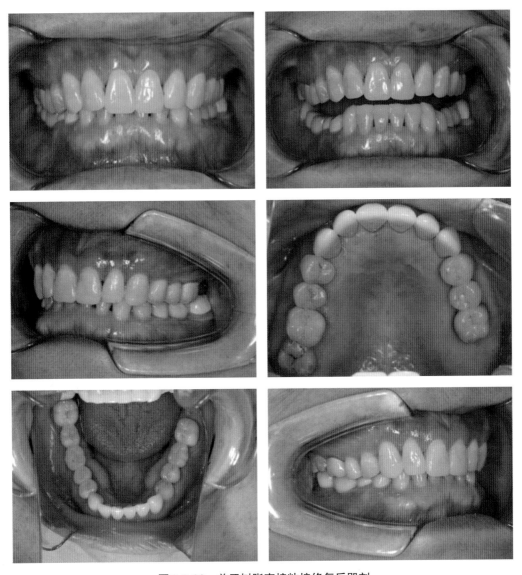

图9-2-28 前牙树脂直接粘接修复后即刻

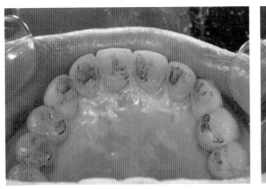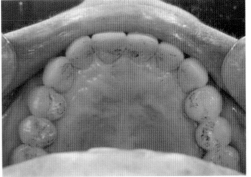

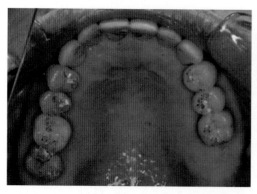
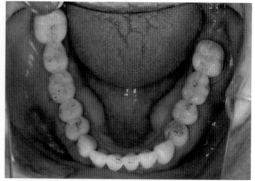

图9-2-29　蓝色为正中咬合印记，红色为前伸和侧方咬合印记

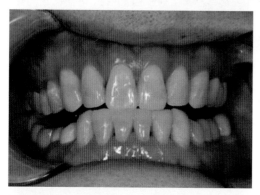
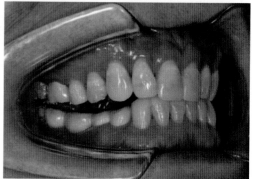

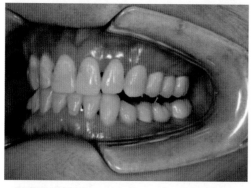

图9-2-30　前伸𬌗后牙分离

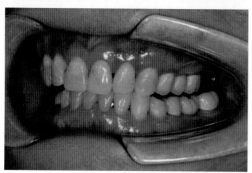
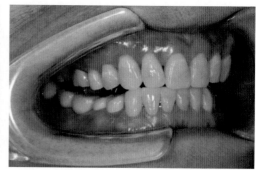

图9-2-31　侧方𬌗为尖牙保护𬌗，平衡侧无𬌗干扰

随访（维护期）

术后1年复查根尖片未见异常（图9-2-32）。复查牙周大表仍有部分位点4—5，继续刮治（图9-2-33），口内修复体完好（图9-2-34，图9-2-35）。

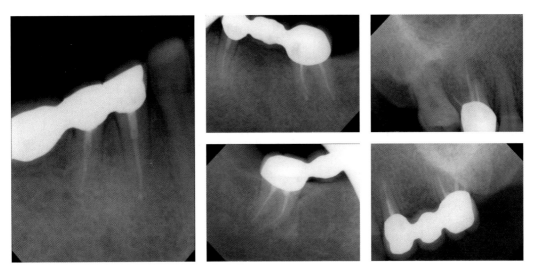

图9-2-32 术后1年复查根尖片

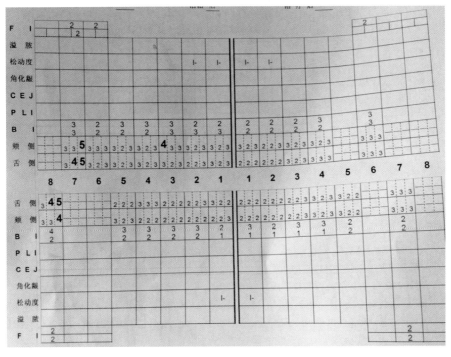

图9-2-33 复查牙周大表

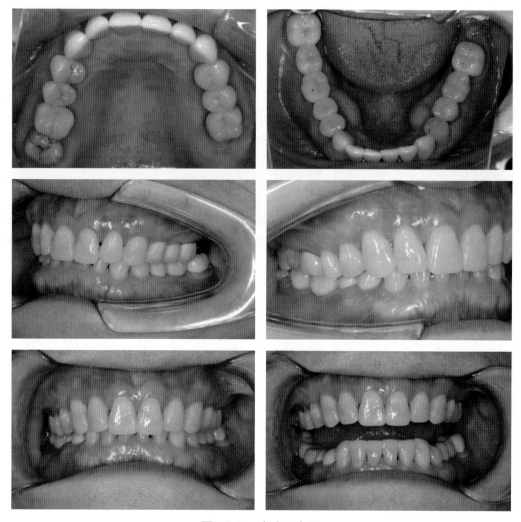

图 9-2-34　复查口内照

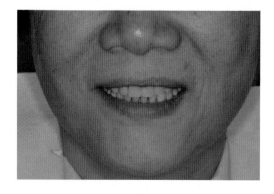

图 9-2-35　患者微笑照

讨论

磨耗按病因分为咀嚼磨耗和酸蚀磨耗两种，根据在牙列的发生位置不同，分不同种类。前牙磨耗重而后牙磨耗轻。前牙切缘变短，呈现对刃咬合。可能原因有不良下颌前伸习惯和后牙早接触。此情况垂直距离一般无下降。后牙磨耗明显而前牙唇面形态基本正常，前牙舌侧磨耗，多伴随垂直距离的下降。全牙列磨耗，多伴咬合垂直距离的降低。局限性磨耗，以中老年人第一磨牙常见。本病例后牙旧烤瓷桥明显临床冠短，可以推测旧固定桥修复以前应该有后牙磨耗的问题。患者上下前牙切端磨耗，上前牙舌侧磨耗。本病例应属于第三类。关于磨耗的病因，追问病史，患者否认夜磨牙，自述有紧咬牙习惯。关于抬高咬合，随着牙齿磨耗，牙槽突发生补偿性生长以维持垂直距离不变。在一些严重的磨牙症患者，𬌗垂直距离也是保持不变的。但如果磨耗速度过快，超过牙槽骨补偿性生长的速度，可出现𬌗垂直距离降低的情况。有时增加垂直距离是为了解决磨耗问题的不得已之举。只要髁突在正中关系位上，口颌系统可正常行使功能的垂直高度不是唯一的，可有多个。最佳的垂直高度为满足患者美学需求和临床医师功能要求的最保守治疗方案的目标垂直高度。

本病例右下修复体脱落多年未重新修复导致14—17下垂，右侧𬌗曲线异常。正畸治疗压低下垂上牙最为合适，但是患者拒绝正畸治疗。本病例患者息止𬌗间隙6mm（正常1～3mm），说明存在垂直距离丧失的问题，可以用抬高咬合的办法产生修复间隙。使用该办法右侧𬌗曲线异常容易造成前伸𬌗干扰，但由于本病例前牙覆盖小，前伸时后牙容易分离，并未出现此问题。

本病例前牙采用树脂直接粘接修复，优点是经济、微创，缺点是树脂修复属于半永久修复方式，美学效果、颜色稳定性都不如瓷贴面修复。患者对树脂美学效果感到满意，告知患者将来如有需要可将树脂换成瓷贴面。

作者简介

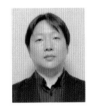

谢克贤，男，博士，主治医师。2002—2010年就读于北京大学口腔医学院，获牙体牙髓病学博士学位，2010年至今工作于北京大学第三医院口腔科历任住院医师、主治医师。主要研究方向：牙体牙髓病学。专业特长：复杂根管治疗、显微根管治疗和口腔全科诊疗。

参赛体会

非常有幸参加"绚彩梦想秀·口腔好医生"病例展评，感谢中华口腔医学会搭建这个平台，让我们有展示病例，与同道交流学习的机会。通过参加梦想秀，我开拓了眼界，规范了治疗，通过强调多学科合作，给患者提供了最优质完善的治疗。对于本次参赛的病例，结合专家的评语，我觉得将来还可以有改进之处，如资料收集可以更全面，应该增加与正畸医生的合作，关于𬌗学方面知识储备不足等。这些问题需要在将来格外关注。

第10章

牙颌畸形多学科矫治

正畸－修复联合治疗成人牙列拥挤1例

苏杰华　刘佳莉　王海亮

患者，男性，26岁。主诉牙列不齐求治。

病史：既往素健，否认全身性疾病及家族史。3年前11牙因外伤折断，行根管治疗及冠修复，46因龋行根管治疗及冠修复。

口外检查：面观面中、上部基本对称，颏部稍右偏，面高协调，闭唇自然。侧面观为直面型，双唇形态正常，颏部发育好，颏唇沟自然（图10-1-1）。双侧颞下颌关节张口度正常，张口末梢左偏，双侧张口末闭口初有轻微弹响，关节及相关肌群无自发疼痛和压痛。

口内检查：口腔卫生不良，菌斑软垢多；全口牙齿牙龈轻度退缩，未见牙龈红肿、未探及牙周袋。牙列完整，18、38、48形态好，位置正，48部分萌出。11及46烤瓷冠修复，颈缘密合度欠佳，龈缘呈暗红色，探诊出血。14、15、24牙颈部楔状缺损，探触敏感；21近中邻面树脂充填，形态及色泽欠佳；21远中邻面颈部中龋，灰黑色，探诊敏感，无自发痛，冷热诊（－）；46颊舌侧未见脓瘘口，叩痛（±）。

正畸专科检查：上下牙弓方圆形，基本对称，上、下前牙区中度拥挤、不齐，12、22反𬌗，23唇向错位。上中线左偏2mm，下中线右偏1mm；前牙覆𬌗5mm，覆盖浅，双侧第一磨牙中性关系，左侧尖牙尖对尖关系。11牙腭侧黏膜稍膨隆，扪诊质硬（图10-1-2）。拥挤度：上颌8mm，下颌8mm。前牙Bolton指数协调。

影像检查：曲面全景片可见11为桩核冠、根尖1/3欠充，但未见阴影。11根方见多生牙高密度影。46远中根外吸收、根管欠充，根尖周围可见透射阴影，牙周膜增宽。上前牙及33、46近远中牙槽骨度轻度水平吸收。11牙根尖片见其牙周膜清晰度尚可，未见根骨粘连。头颅侧位片测量结果示患者为Ⅰ类、均角骨面型，上前牙和下前牙唇倾度减小（图10-1-3）。

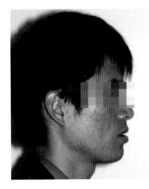
侧面相

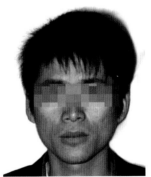
正面相

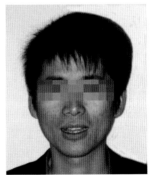
正面笑相

图10-1-1　术前面相

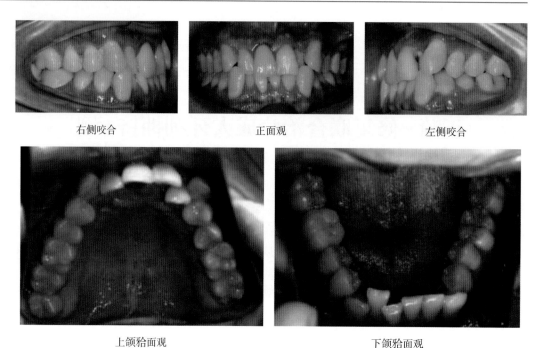

右侧咬合　　　　　　　　正面观　　　　　　　　左侧咬合

上颌殆面观　　　　　　　　　　　　下颌殆面观

图 10-1-2　术前咬合相

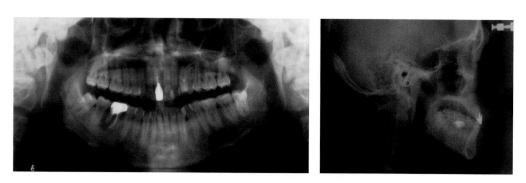

图 10-1-3　术前曲面全景片及头颅侧位片

诊断：安氏Ⅰ类错殆，骨性Ⅰ类错殆，均角骨面型；慢性牙周炎静止期；11根管欠充，21远中颈部深龋，46慢根尖周炎、14、15、24颊侧楔状缺损；11腭侧多生牙1个；11、46不良修复体。

治疗过程和结果

治疗方案的设计与考量：根据患者要求和检查的资料，设计整体治疗方案：首先完善牙体牙周治疗，11暂时冠修复，拔除11腭侧多生牙；其次进行正畸治疗，拔牙解除前牙拥挤，排齐上下牙列，纠正中线，关闭拔牙间隙，协调咬合，维持面型；正畸术后6个月11全冠修复。

因46牙远中根明显吸收且伴有根尖阴影，口内医师认为其远期预后差，但近中根仍可治疗保留，故可选择3种不同的拔牙模式，提供间隙用以排齐牙列。各方案的利弊、疗程和费用略有差异。

（1）拔除14、24、34和46，术后右侧后牙为完全远中关系。其优点是拔除预后最差的46牙，术后无须修复治疗，患者利益最大化；缺点是正畸治疗难度较大、疗程较长，且存在46区牙槽骨吸收、间隙无法完全关闭和局部牙龈退缩的风险。

（2）拔除14、24、34和46远中根，46近中根完善治疗后暂时冠修复，术后右侧后牙为远中尖对尖关系。其优点是拔除46牙外吸收的远中根，并且关闭拔牙间隙；缺点是正畸治疗中右下后牙区常规颌内支抗稍不足、难度增加，需种植支抗或者颌间支抗辅助前牙后移和牙列排齐，且46近中根需修复治疗，增加费用且不是天然牙。

（3）拔除14、24、34和44、46，双侧后牙为中性关系，保留46间隙，择期种植或固定桥修复46牙。其优点是正畸治疗相对较简单、疗程较短；缺点是46缺牙区需修复治疗，增加费用且不是天然牙。

患者经过考虑后选择方案一。

治疗过程：完善牙周基础治疗、口腔卫生宣教；拔除11腭侧多生牙；11拆除烤瓷牙和根管桩、完善根管治疗，并行纤维桩自凝树脂暂时冠修复；21、15完善树脂充填；拔除14、24、34和46牙。

正畸治疗初期后牙区采用0.018×0.025英寸（1英寸＝2.54cm）不锈钢片段弓丝，移尖牙及44、45向远中，解除前牙拥挤；上颌后牙咬合垫抬高咬合，安装前牙矫治器，排齐牙列、整平牙弓；术中咬合加深，戴用上颌前牙平面导板打开咬合；滑动法关闭间隙、适当内收上下前牙，同时纠正中线；前牙小导板配合短Ⅱ类牵引，依次移上颌和下颌后牙向近中，关闭拔牙间隙；精细调整阶段47予以后倾曲正轴，协调咬合。治疗36个月后，拆除矫治器，牙面清洁抛光，戴用压膜保持器（图10-1-4、图10-1-5）。

治疗结果及随访：矫治结束后患者保持直面型，上下牙列排齐，前牙覆𬌗、覆盖正常，中线对齐，右侧磨牙完全远中关系，尖窝对位良好、咬合紧密。曲断片示全口牙牙根平行度良好，牙槽骨水平未见降低、根尖未见明显吸收，47、48牙根基本直立（图10-1-6）。

正畸治疗结束后半年，咬合稳定，11行全瓷冠修复，夜间继续佩戴保持器，定期复查和牙周维护治疗，1.5年后11牙龈形态色泽改善，龈缘炎症消失（图10-1-7～图10-1-9，表10-1-1）。

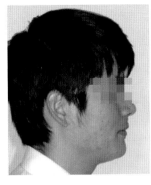 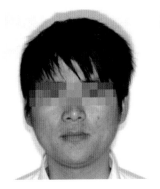 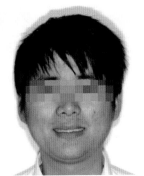

侧面相　　　　　　　　　正面相　　　　　　　　　正面笑相

图10-1-4　正畸术后面相

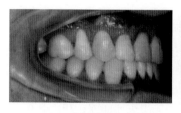
右侧咬合

正面观

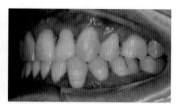
左侧咬合

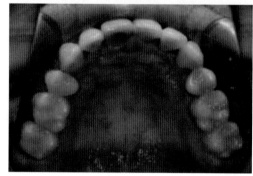

上颌𬌗面观

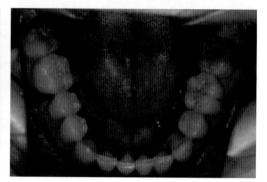
下颌𬌗面观

图 10-1-5　正畸后咬合相

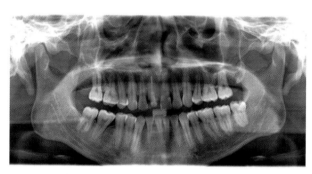

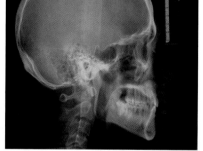

图 10-1-6　术后曲面全景片及头颅侧位片

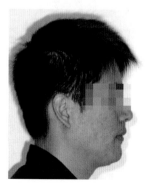
侧面相

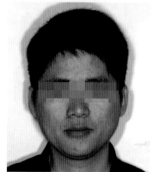
正面相

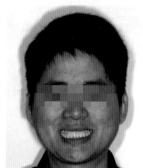
正面笑相

图 10-1-7　正畸术后 1.5 年面相

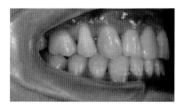 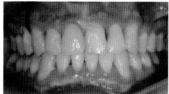 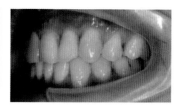

右侧咬合　　　　　　　　　正面观　　　　　　　　　左侧咬合

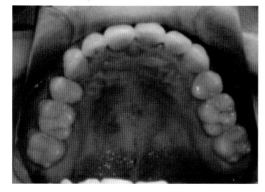 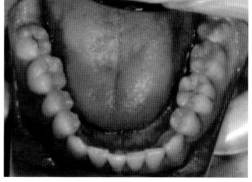

上颌𬌗面观　　　　　　　　　　　　　下颌𬌗面观

图10-1-8　正畸术后1.5年咬合相

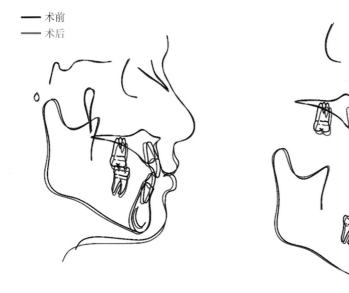

图10-1-9　术前 - 术后头颅侧位片ABO重叠分析

表 10-1-1　术前－术后头影测量分析

	术前	术后	标准值
SNA	89.9	88.2	82±3.5
SNB	86	85.8	80.9±3.2
ANB	3.9	2.4	4±1.8
FH-SN	5.7	6.3	5.7±3.5
MP-SN	29	29.7	33±6.0
PP-FH	−1.3	−1.8	2.3±2.4
Ar-Go-Me	122.4	120.7	126.8±6.7
SGn-FH	60.6	60.5	61.5±3.4
OP-FH	10.3	4.7	8.8±5.0
U1-FH	107.3	109.9	109.8±5.3
U1-SN	101.5	103.6	108.2±5.4
U1-L1	148.2	146.2	124±6.0
IMPA（L1-MP）	81.2	80.5	96.8±6.4

讨论

　　成人患者的口腔情况较为复杂，经常伴有龋齿、根尖周炎、牙周炎等疾病，设计治疗方案时，应全面评估相关疾病的治疗方式、预后及其可能对正畸治疗产生的影响，从而制订合理的方案。本病例中基于"患牙优先"拔牙原则，策略性地拔除右下第一磨牙，增加了正畸治疗难度，但是通过3年的正畸治疗顺利关闭下颌第一磨牙间隙，保存健康的牙齿、避免修复治疗，实现患者利益的最大化。

　　本病例下颌第一磨牙间隙较大，治疗中可能出现磨牙前倾、前牙舌倾或中线偏斜的情况，可以采用单侧支抗种植钉辅助后牙前移，但其有炎症、松动的可能，同时增加患者负担，应尽量避免使用、简化治疗。作者及早将48牙纳入牙弓排齐整平，以较粗的稳定弓丝整平牙弓，同时作为引导弓丝，滑动法关闭间隙，依次移47、48牙向近中关闭间隙。术中通过适当的前牙转矩和适时的平面导板配合Ⅱ类颌间牵引，消耗后牙支抗，以简单支抗控制，获得良好的术后咬合关系。

　　患者术中为解除尖窝锁结对牙齿移动的影响、排齐前牙，在双侧后牙区采用玻璃离子咬合垫抬高咬合。其副作用是术中出现后牙压低、咬合加深的情况，故采用平面导板打开咬合继续进行治疗。但活动式咬合导板依赖于患者的合作，见效慢。对于偏低角、弱支抗患者，建议在初期排齐整平牙列后，上颌前牙舌侧采用粘接式树脂或金属咬合板，可防止治疗中咬合加深，同时有利于后牙近中移动、消耗后牙支抗。

　　46拔牙间隙大，47及48近中平移难度大，47经过正轴治疗，仍轻度近中倾斜，47近中牙槽骨轻度垂直吸收。建议根尖周炎症伴有严重骨吸收的患牙在拔除同时行位点保存术，保存足够的骨量以利于间隙的正常关闭，避免牙齿移入缺牙区后牙槽骨水平高度降低和牙龈退缩等问题。

11暂时冠本拟行超瓷材暂时修复，但因经济原因，患者选择普通甲基丙烯酸甲酯塑料制作暂时冠。自凝树脂因其本身性能欠佳，容易吸附细菌、龈缘难以形成良好的密合状态，且患者口腔卫生维护欠佳，致术中11龈缘长期红肿，正畸术后6个月牙龈形态和色泽仍未完全恢复。对拟行正畸治疗患者的暂时冠，建议采用更好的材料如光固化树脂或超瓷材制作，保证形态、色泽和边缘密合性，以利于远期健康。如果患者原有瓷修复体本身并无缺陷，可应采用喷砂、硅烷偶联剂等改进正畸托槽的粘接强度，减小患者的负担。

作者简介

苏杰华，福建医科大学附属口腔医院正畸科副主任医师，副教授，硕士生导师。2017—2018年昆士兰科技大学访问学者，2019年7月毕业于福建医科大学，获博士学位。中华口腔医学会口腔生物医学专委会委员，福建省口腔医学会口腔正畸专业委员会委员兼学术秘书。承担多项省厅级科研课题，发表学术论文十余篇，参与编写译著1本。

参赛体会

"绚彩梦想秀·口腔好医生"是口腔跨学科优秀病例的卓越平台。作为正畸医生，我选择的是一个正畸-修复联合治疗成人牙列拥挤的病例，治疗难度并不是特别大，但是这个病例方案设计合理、治疗效果比较理想，因此获得了评委老师们的认可。

成年人常有龋病、根尖炎、牙周炎、牙缺失、牙槽骨吸收等问题，影响常规正畸治疗方案的制订和完成。拔除病患牙、保留健康牙经常导致治疗难度增加、疗程增长，但出于患牙优先拔除的原则，多数正畸医生还是首先推荐这种方案。当然，正畸医生应该分析不同治疗方案的利弊，全面考虑和告知不同方案在健康、时间、疗程、费用、舒适度、美观等方面的差异，由患者做出最终的选择。

在提交病例和比赛的过程中，我更清楚地认识到自己在治疗病例过程中考虑不周的地方，通过查阅相关临床文献资料和总结，学习到更多的知识，也在比赛过程中向不同学科的同行们学习了新的治疗方法和全科综合诊疗的理念，对后来的工作有很大的帮助。

上中切牙间多生牙综合治疗病例报告

孙　爽

1.患者基本信息

性别：女　年龄：40岁

上中切牙间多生牙，通过拔除多生牙，正畸、冷光美白及贴面修复，达到前牙美观，患者满意。

2012.7.2术前（图10-2-1～图10-2-8）。

2.主诉：前牙不美观30年，无不适，要求治疗。

检查：11、12间一多生牙，12、22锥形牙，下前牙拥挤，Bolton指数不调。

诊断：上中切牙间多生牙，12、22过小牙，安氏Ⅰ类错𬌗。

3.模型分析（图10-2-9，图10-2-10）

（1）美学、功能、保持、微创。

（2）中切牙不均匀磨耗。

（3）适合贴面或全冠。

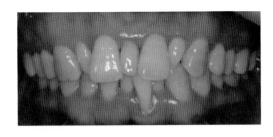

图10-2-1　术前口内照片

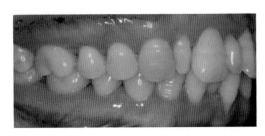

图10-2-2　术前口内照片

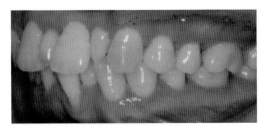

图10-2-3　术前口内照片

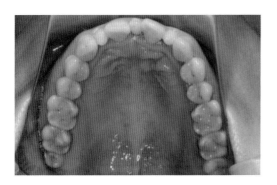

图 10-2-4　术前口内照片

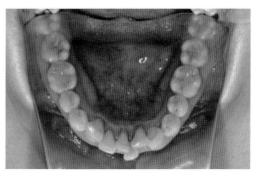

图 10-2-5　术前口内照片

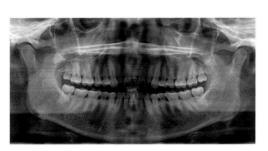

图 10-2-6　术前全景片

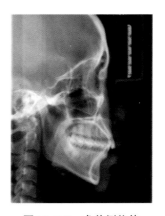

图 10-2-7　术前侧位片

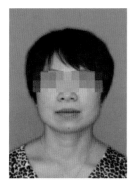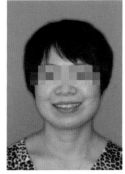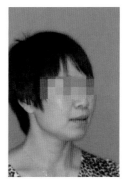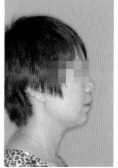

图 10-2-8　术前面像

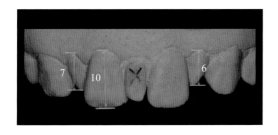

图 10-2-9　术前模型分析（单位：mm）

4.治疗计划：拔除多生牙及31，正畸治疗，12、22贴面修复。

5.开始治疗：拔牙后开始正畸治疗。

2012.7.28～2012.12.22（正畸5个月）（图10-2-11～图10-2-13）。

6.前牙区的美学要求

（1）垂直方向和水平方向的统一（图10-2-14）。

颜面正中和上下颌正中的统一（图10-2-14）。

上颌中切牙切缘线保持水平（图10-2-14）。

牙颈部牙龈线的协调（图10-2-15）。

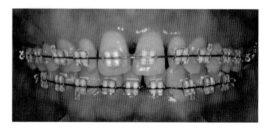

图10-2-11　正畸治疗5个月口内照片

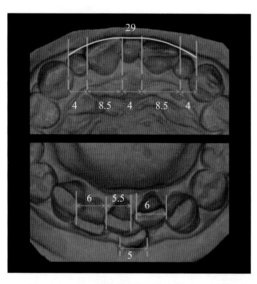

图10-2-10　术前模型分析（单位：mm）

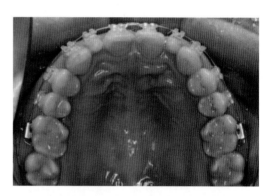

图10-2-12　正畸治疗5个月口内照片

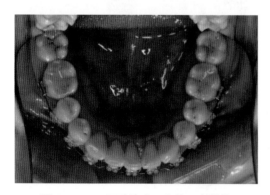

图10-2-13　正畸治疗5个月口内照片

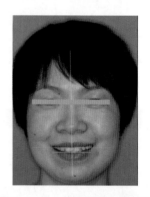

图10-2-14　前牙区的美学要求

（2）与口唇的协调（图10-2-16）。

和笑线的协调（图10-2-16）。

和唇干湿线的协调（图10-2-16）。

和唇高线的协调（图10-2-16）。

（3）适当的牙齿尺寸的配置

黄金比例（图10-2-17）。

长宽比协调（图10-2-18，图10-2-19）。

（4）黑三角的控制（图10-2-20，图10-2-21）。

7.根据美学修复对正畸目标的要求调整牙齿

（1）邻接点到骨嵴顶的距离：通过邻面去釉及调整牙长轴方向。

（2）黄金比例：邻面去釉及控制侧切牙间隙。

（3）上颌中切牙切缘线保持水平：调整切缘形态及调整牙长轴方向。

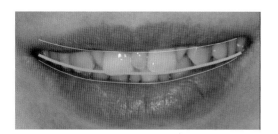

图10-2-15　前牙区的美学要求

（图10-2-15与正文右上图对应）

切缘线和正中线呈直角

图10-2-15　前牙区的美学要求

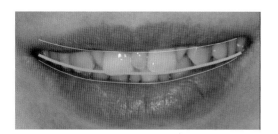

图10-2-16　前牙区的美学要求

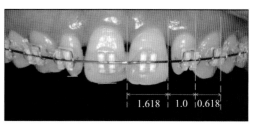

图10-2-17　前牙区的美学要求（单位：mm）

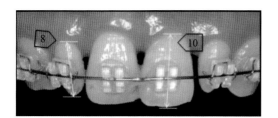

图10-2-18　前牙区的美学要求（单位：mm）

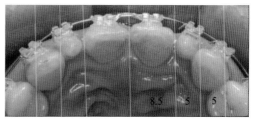

图10-2-19　前牙区的美学要求（单位：mm）

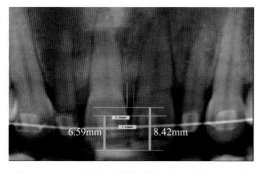

图10-2-20　前牙区的美学要求（单位：mm）

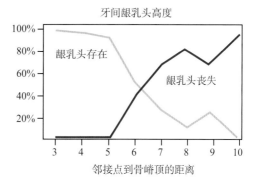

牙间龈乳头高度

龈乳头存在

龈乳头丧失

邻接点到骨嵴顶的距离

图10-2-21　前牙区的美学要求（单位：mm）

（4）侧切牙预留修复空间：调整牙长轴方向，中切牙长10mm宽8.5mm调整到长10mm宽8mm，侧切牙间隙长8mm宽5mm调整到长8mm宽5.5mm（图10-2-22）。

侧切牙预留修复空间（图10-2-23～图10-2-25）。

8. 2013.9.10（正畸结束）（图10-2-26～图10-2-31），舌侧保持后，拆托槽（图10-2-32～图10-2-36）。

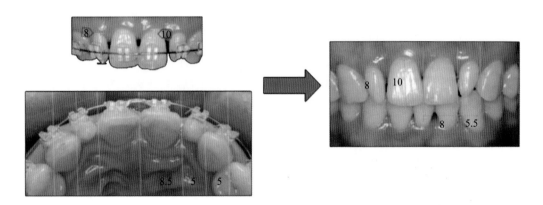

图10-2-22　根据美学修复对正畸目标的要求调整牙齿（单位：mm）

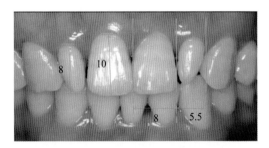

图10-2-23　根据美学修复对正畸目标的要求调整牙齿（单位：mm）

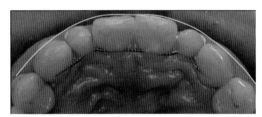

图10-2-24　根据美学修复对正畸目标的要求调整牙齿

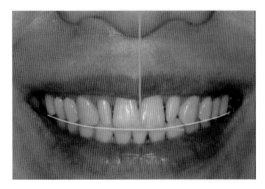

图10-2-25　根据美学修复对正畸目标的要求调整牙齿

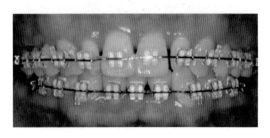

图10-2-26　正畸结束口内照片

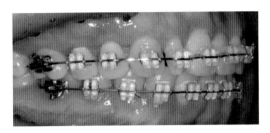

图 10-2-27　正畸结束口内照片

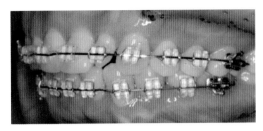

图 10-2-28　正畸结束口内照片

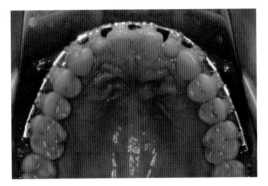

图 10-2-29　正畸结束口内照片

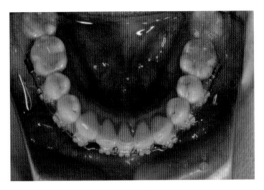

图 10-2-30　正畸结束口内照片

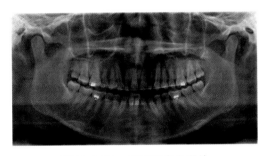

图 10-2-31　正畸结束全景片

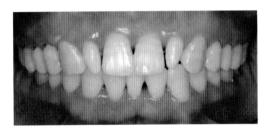

图 10-2-32　正畸结束拆托槽后口内照片

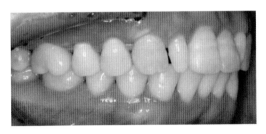

图 10-2-33　正畸结束拆托槽后口内照片

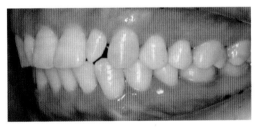

图 10-2-34　正畸结束拆托槽后口内照片

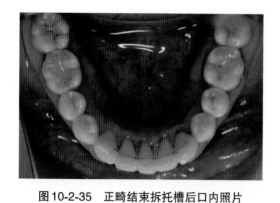

图10-2-35 正畸结束拆托槽后口内照片

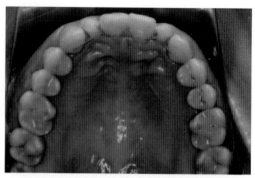

图10-2-36 正畸结束拆托槽后口内照片

9.冷光美白：美白前（图10-2-37）

美白后（1周）（图10-2-38，图10-2-39）。

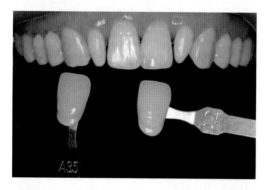

图10-2-37 冷光美白术前比色照片

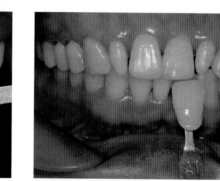

图10-2-38 冷光美白术后1周比色照片   图10-2-39 冷光美白术后1周比色照片

10.进入修复阶段（图10-2-40～图10-2-51）。

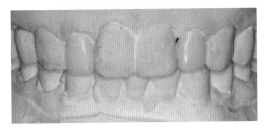

图10-2-40 贴面修复蜡型照片

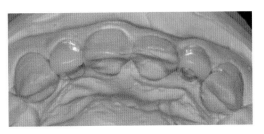

图10-2-41 贴面修复蜡型照片

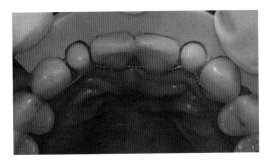

图10-2-42 贴面修复取模照片

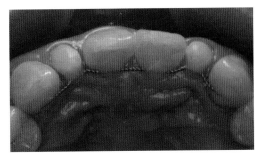

图10-2-43 贴面修复取模照片

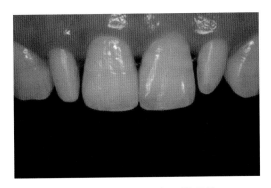

图10-2-44 贴面修复取模照片

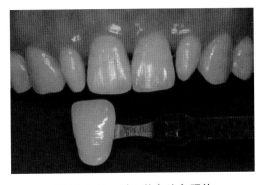

图10-2-45 贴面修复比色照片

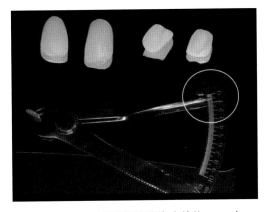

图10-2-46 贴面修复照片（单位：mm）

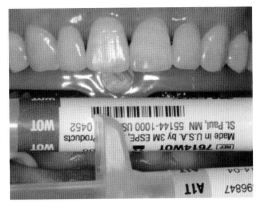

图10-2-47 贴面修复试粘接剂颜色照片

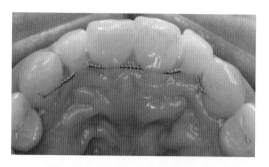

图10-2-48 贴面修复粘接后照片

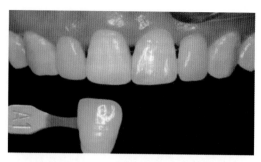

图10-2-49 贴面修复粘接后比色照片

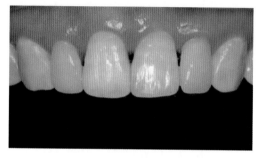

图10-2-50 贴面修复粘接后照片

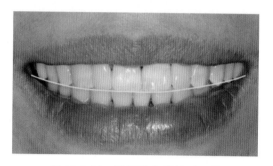

图10-2-51 贴面修复粘接后照片

11.评估效果（图10-2-52）：邻接点到骨嵴顶的距离约9mm，龈乳头存在概率约20%。

12.2013.9.24完成（图10-2-53 ～图10-2-62）。

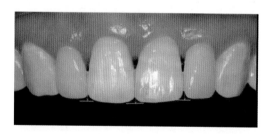

图10-2-52 评估效果照片（单位：mm）

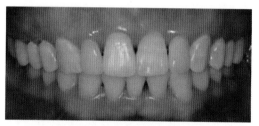

图10-2-53 治疗完成后口内照片

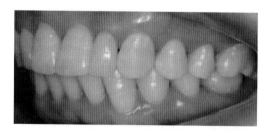

图10-2-54 治疗完成后口内照片

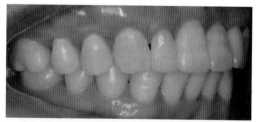

图10-2-55 治疗完成后口内照片

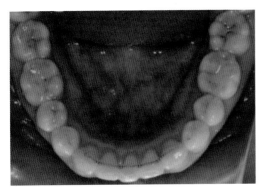

图 10-2-56　治疗完成后口内照片

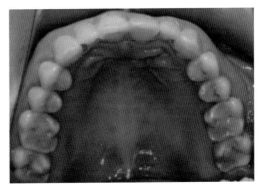

图 10-2-57　治疗完成后口内照片

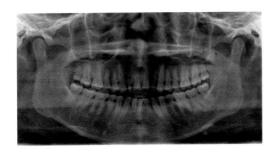

图 10-2-58　治疗完成后全景片

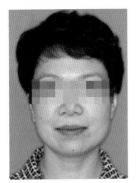
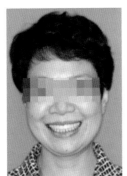
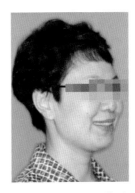
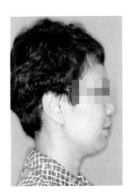

图 10-2-59　治疗
完成后面照

图 10-2-60　治疗
完成后面照

图 10-2-61　治疗
完成后面照

图 10-2-62　治疗
完成后面照

13.2013.11.23（术后 2 个月）牙龈乳头没有明显变化（图 10-2-63）。

14.2014.11.29 复查（术后 14 个月）效果稳定（图 10-2-64 ～图 10-2-67）。

15.术前术后对比（图 10-2-68，图 10-2-69）。

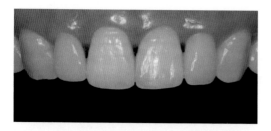

图10-2-63　治疗完成3个月后口内照片

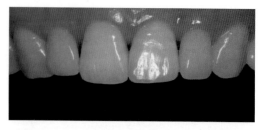

图10-2-64　治疗完成术后14个月口内照片

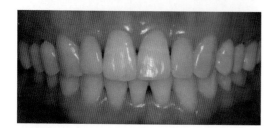

图10-2-65　治疗完成术后14个月口内照片

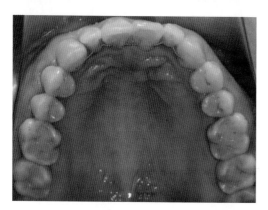

图10-2-66　治疗完成术后14个月口内照片

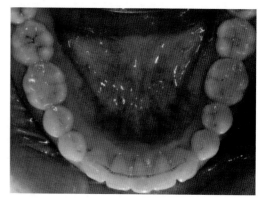

图10-2-67　治疗完成术后14个月口内照片

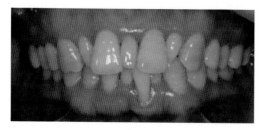

图10-2-68　术前口内照片

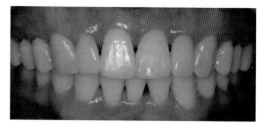

图10-2-69　术后口内照片

作者简介

孙爽，毕业于大连医科大学，师从首都医科大学张栋梁正畸教授，曾就职于大连医科大学附属第一医院，以及国际著名高端齿科。拥有10余年临床经验。多次获广东省口腔病例大赛金奖，多次受邀在华南国际口腔会议发表学术演讲。擅长：牙齿矫正，美容修复（全瓷冠，全瓷贴面）。

参赛体会

"除人类之病痛，助健康之完美"是我们医疗行业的终极目标。正是因为有了这盏明灯，我们的努力才持之以恒。正是因为有了这份承诺，社会才对医疗卫生行业肃然起敬。

"绚彩梦想秀·口腔好医生"跨学科病例展评给我们民营口腔医生提供了一个和同行沟通的平台，平台聚集的全国权威口腔专家，他们的建议，给临床工作增加了指导性，让普通民营口腔医生受益良多。参加"绚彩梦想秀·口腔好医生"跨学科病例展评是我非常珍贵的体验，更坚定了我救死扶伤，治病救人，全心全意为人民服务的决心。

这个病例是一个典型的跨学科病例，要融合各个学科的知识。从检查，诊断，到治疗方案的拟定，还有治疗过程中的判断，都需要有大量的专业知识的积累，并配合丰富的临床经验的总结。

我们人类是一个个复杂的个体，而且每个人都是一个整体，口腔医生不能仅仅关注局部的问题，局部的解决。而要综合这个人的整体需求，分析整体情况，从而做出一个整体的判断。这是非常关键的。也是我在这个病例中最深刻的体验。

严重骨性反𬌗、偏𬌗伴牙周病患者的
牙周-正畸-正颌联合治疗

刘筱琳　刘世颖　孙　江　曲卫国

基本情况

姓名：×××　　性别：女　　年龄：23岁

婚否：未婚　　身高：167cm　　体重：52kg

刷牙习惯：每日1次或2次，每次约2分钟，使用牙刷。

主诉

地包天多年，要求治疗。

病史

现病史：10岁时自觉出现反咬合，下颌略有偏斜，后自觉下颌偏斜逐渐加重，且下颌关节经常有弹响。

既往史：11岁时因骑自行车摔倒下颌曾受过外伤，在外科缝合。否认过敏史、传染病史和其他系统疾病史。

家族史：患者奶奶为"地包天"。

口腔检查

口外检查：

- 患者精神状态良好。
- 面部双侧不完全对称，下颌左偏1mm，面下1/3过长，凹面型，颏唇沟浅（图10-3-1）。
- 开口度正常，开口型左偏，双侧颞下颌关节于开口末闭口初有弹响，无疼痛。

口内检查：（表10-3-1，表10-3-2，图10-3-2）。

- 口腔卫生差，CI-S：1，全口牙龈不同程度红肿，以下前牙明显，SBI：3，PD：2～6mm，35%的位点牙周袋形成。下前牙轻度牙龈退缩。
- 无牙列缺损和牙体缺损。
- 17、25、38、48龋坏，牙齿无明显松动。18、28远中未完全萌出。
- 双侧磨牙呈完全近中关系，13—25、34—46反覆𬌗、反覆盖，16、25近中倾斜。
- 双侧扁桃体Ⅱ度肥大。

表 10-3-1　龋齿检查记录表

	8	7	6	5	4	3	2	1	1	2	3	4	5	6	7	8
B / L	◉	⊗	⊗	⊗	⊗	⊗	⊖	⊖	⊖	⊖	⊗	⊗	◑	⊗	⊗	⊗
牙位																
L / B	◉	⊗	⊗	⊗	⊗	⊗	⊖	⊖	⊖	⊖	⊗	⊗	⊗	⊗	⊗	◉

影像学检查

- 全颌曲面断层片显示 11、21 牙根短，下前牙牙槽骨轻度水平吸收。44、45 牙根下方可见约 5mm×8mm 大小骨密度增大影（图 10-3-3）。
- 头颅定位侧位片显示下颌骨发育过度，上前牙唇倾，下前牙舌倾（图 10-3-4，图 10-3-5）。

模型检查

- 上下牙弓宽度不协调，下牙弓较上牙弓缩窄。
- 上牙弓呈卵圆形，下颌牙弓呈 "U" 字形。
- Bolton 比值：前牙比 77.3%（正常值 78.8%±1.72%），全牙比 89.9%（正常值 91.5%±1.51%）。

照相图片

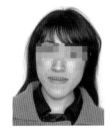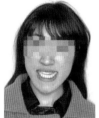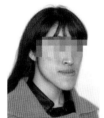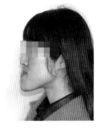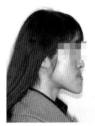

图 10-3-1　初诊面相

表10-3-2 初诊时牙周探诊检查结果

Periodontal Chart

Chart #:
Name:
Examiner:
Date: March 06, 2014, 13:41

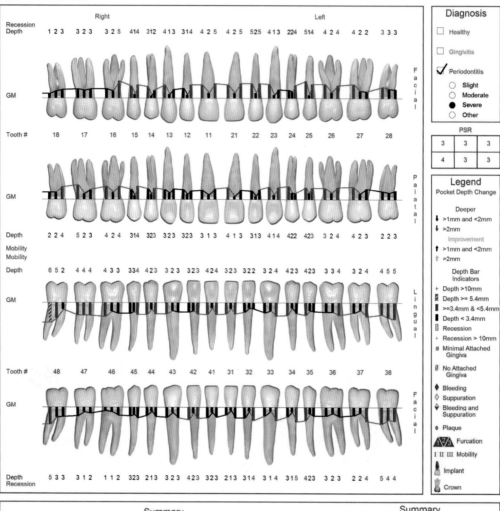

Diagnosis

- ☐ Healthy
- ☐ Gingivitis
- ☑ Periodontitis
  - ○ Slight
  - ○ Moderate
  - ● Severe
  - ○ Other

PSR

3	3	3
4	3	3

Legend
Pocket Depth Change

Deeper
- ↓ >1mm and <2mm
- ⬇ >2mm

Improvement
- ↑ >1mm and <2mm
- ⬆ >2mm

Depth Bar Indicators
- + Depth >10mm
- ▨ Depth >= 5.4mm
- >=3.4mm & <5.4mm
- ▯ Depth < 3.4mm
- ▯ Recession
- + Recession > 10mm
- ✄ Minimal Attached Gingiva
- ∅ No Attached Gingiva
- ◆ Bleeding
- ◇ Suppuration
- ◈ Bleeding and Suppuration
- • Plaque
- ⚠1/2/3 Furcation
- I II III Mobility
- ⚑ Implant
- ♛ Crown

Summary

刘丽婷 has 32 teeth, 69 of 192 sites or 35% of the pocket depths are greater than 3.4 mm

Bleeding: 0 sites (0%) bleeding
Suppuration: 0 sites (0%) suppurating
Recession: 0 teeth had some recession with 0 having recession equal to or greater than 3.0 mm
Furcation: 0 furcations were found
Mobility: 0 teeth had some degree of mobility

Summary

Depth:	69 sites	35%	>= 3.4mm
Bleeding:	0 sites	0%	
Suppuration:	0 sites	0%	
Recession:	0 teeth		
Furcation:	0		
Mobility:	0 teeth		

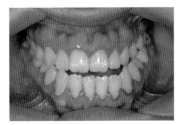
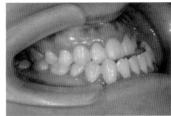
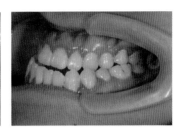
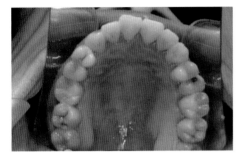
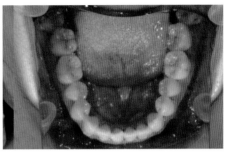

图10-3-2　初诊口内相

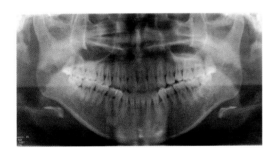

图10-3-3　初诊全颌曲面断层片

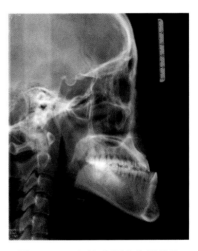

图10-3-4　初诊头颅定位侧位片

标题	Mean	SD	Case
SNA	82.8	4.0	82.4
SNB	80.1	3.9	89.4
ANB	2.7	2.0	-7.0
NP-FH	85.4	3.7	101.1
NA-PA	6.0	4.4	-15.0
U1-NA(mm)	5.1	2.4	3.6
U1-NA	22.8	5.7	30.8
L1-NB(mm)	6.7	2.1	1.2
L1-NB	30.3	5.8	20.7
U1-L1	125.4	7.9	135.5
U1-SN	105.7	6.3	113.2
MP-SN	32.5	5.2	35.5
FH-MP	31.1	5.6	25.7
L1-MP	92.6	7.0	75.8
YAix	66.3	7.1	57.1
Po-NB	1.0	1.5	0.5

图10-3-5　初诊正畸头影测量结果

问题和诊断列表

问题列表：

- 口腔卫生差。
- 多位点牙周袋形成，牙槽骨吸收，下前牙牙龈退缩。
- 17、25、38、48龋齿。
- 凹面型，下颌骨前突、左偏，反覆𬌗，反覆盖，近中磨牙关系，上前牙唇倾，下前牙舌倾。
- 双侧颞下颌关节弹响。

诊断：

- 慢性牙周炎（中度）。
- 17、25、38、48龋齿。
- 安氏Ⅲ类，骨性Ⅲ类错𬌗畸形，偏𬌗。
- 颞下颌关节紊乱病。

综合治疗计划

（1）急性症状控制阶段：此患者无急性症状。

（2）预防阶段：口腔卫生宣教，刷牙指导。

（3）控制疾病阶段：

a. 牙周基础治疗

√龈上洁治术

√龈下刮治术

√超声根面平整术

b. 治疗龋齿

√17、25复合树脂粘接修复术

（4）功能恢复阶段：正畸–正颌联合治疗。

a. 正畸口腔卫生指导。

b. 拔除18、28、38、48；使用上下颌直丝弓矫治器行术前正畸：上下颌排齐整平。去除牙齿代偿。

c. 正颌手术：Le-Fort Ⅰ型截骨术

下颌升支矢状劈开术

上颌骨鼻旁区植骨修复术

d. 术后咬合调整

（5）维护阶段：牙周维护治疗，正畸保持，观察颞下颌关节症状。

治疗过程和治疗结果

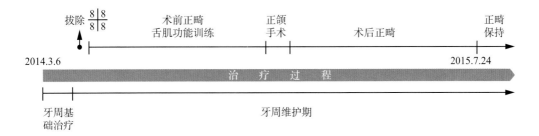

（1）牙周基础治疗 ⎰ 口腔卫生宣教，全口牙龈冲洗上药 疗程5周
⎱ 全口龈上洁治
⎱ 全口龈下刮治
⎰ 全口超声波根面平整

（2）拔除18、28、38、48。

（3）牙周检查

牙周基础治疗后2周，行牙周检查，口腔卫生良好，牙龈无红肿，无探诊出血，无探诊深度5mm以上位点（表10-3-3），无牙齿松动。开始正畸治疗。

（4）术前正畸治疗

● 舌肌功能训练。

● 上下牙弓排齐整平、牙轴去代偿后，Ⅲ类面型更加明显，反覆盖增大（图10-3-6，图10-3-7）。

● 术前模型检查，17、33存在咬合干扰，进行调𬌗（图10-3-8）。

1个月后再次术前模型检查，17与47存在咬合干扰，进行调𬌗（图10-3-9）。

（5）正颌手术

● 术前通过VTO和转移𬌗架进行分析，确定手术方案（图10-3-10、10-3-11）。此病例完成时3D打印𬌗板技术尚未普遍应用，故利用𬌗架制作术中咬合定位𬌗板。

● 术前CT检查，可见上颌骨中线基本对正，下颌骨中线左偏3mm，双侧颞下颌关节形态异常，且不对称（图10-3-12）。术后可见双侧髁突位于颞下颌关节窝内，中线左偏约1mm（图10-3-13）。

● 术后凹面型变为直面型（图10-3-14）。

● 右侧基本中性关系，左侧中性偏远中关系，短Ⅲ类牵引予以纠正（图10-3-15）。

（6）术后正畸

● 术后调整咬合关系7个月后，患者咬合关系良好，下颌中线左偏0.5mm，右侧中性略偏近中关系，左侧中性关系，上下牙弓排列整齐。面型维持良好。患者对治疗结果满意，要求拆除矫治器（图10-3-16，图10-3-17）。

● X线片检查牙轴良好，无明显牙根吸收，牙槽骨高度无明显变化（图10-3-18）。头影测量结果显示与治疗前相比，治疗后上颌骨略向前方移动，下颌骨明显后缩，下前牙舌向倾斜得到改善（图10-3-19～图10-3-21）。

表10-3-3　牙周基础治疗后2周探诊检查结果

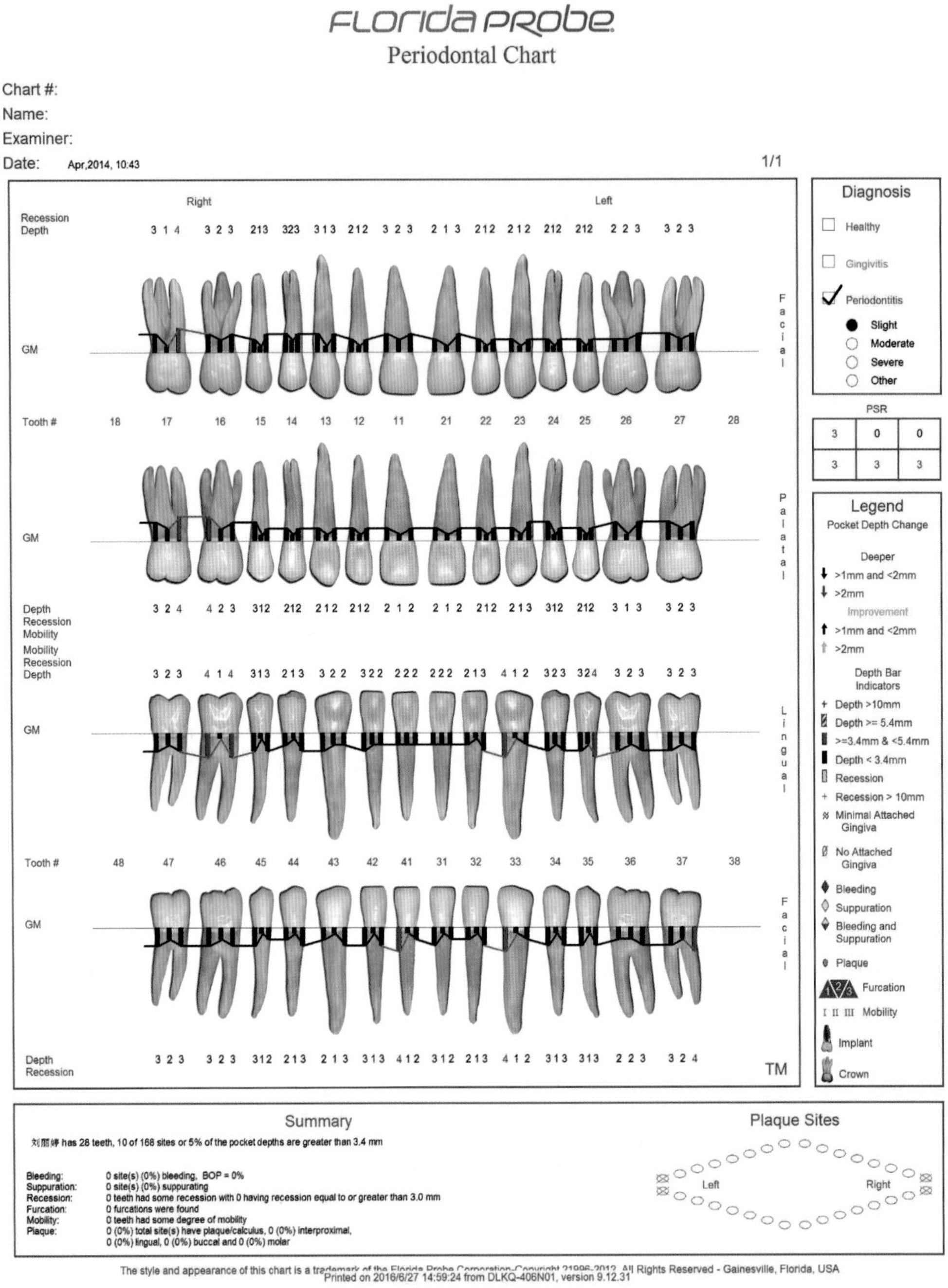

FLORIDA PROBE
Periodontal Chart

Chart #:
Name:
Examiner:
Date:　Apr,2014, 10:43

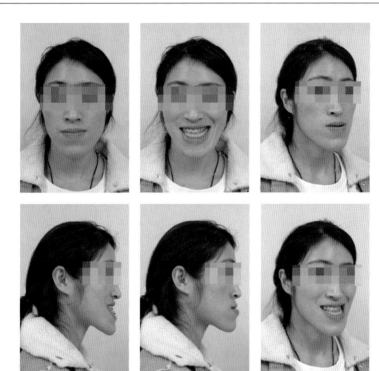

图10-3-6　面相

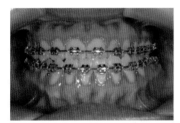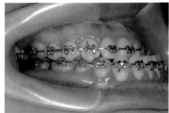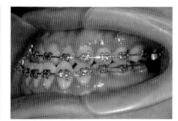
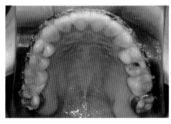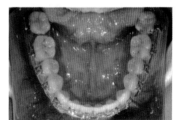

图10-3-7　口内相

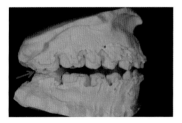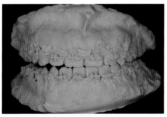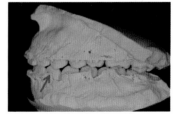

图10-3-8　正颌术前模型检查

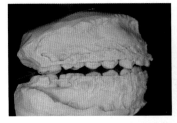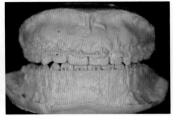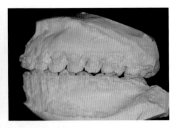

图 10-3-9　1 个月后再次正颌术前模型检查

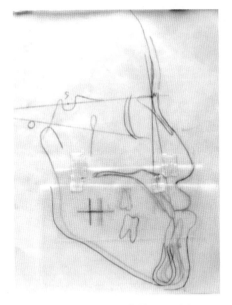

图 10-3-10　正颌术前 VTO 分析

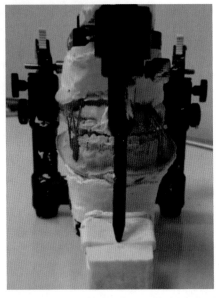

图 10-3-11　正颌术前𬌗架分析和𬌗板制作

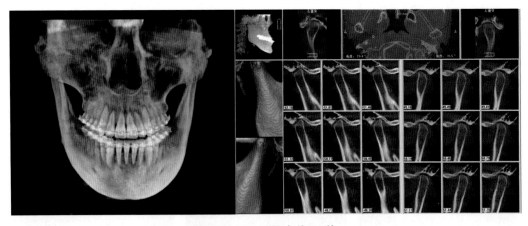

图 10-3-12　正颌术前 CT 片

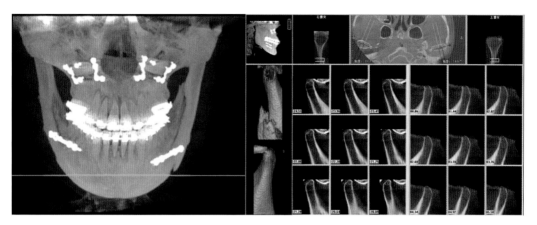

图 10-3-13　正颌术后 CT 片

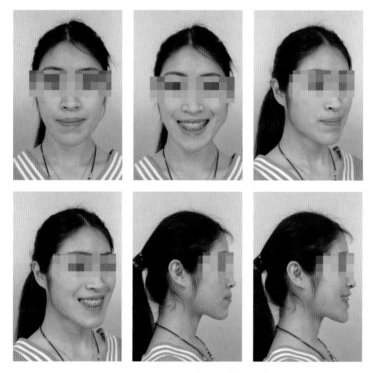

图 10-3-14　正颌术后 2 个月面相

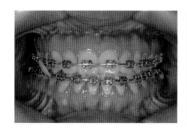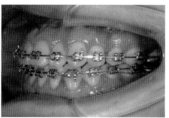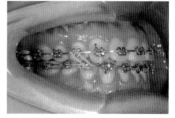

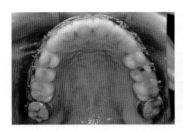
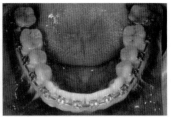

图10-3-15　正颌术后2个月口内相

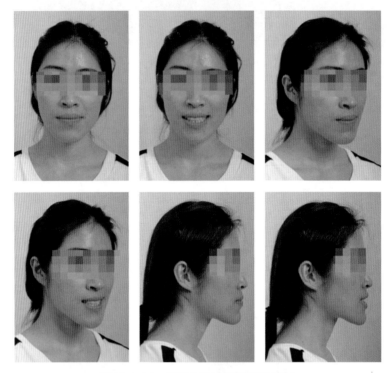

图10-3-16　正畸主动治疗结束时面相

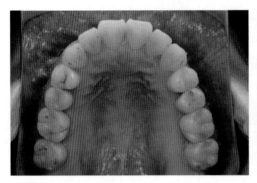
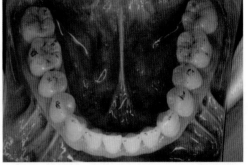

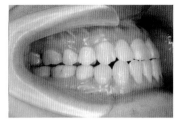
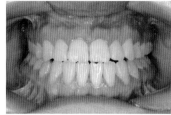
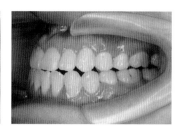

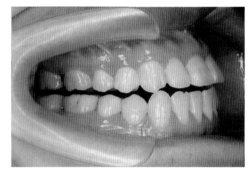
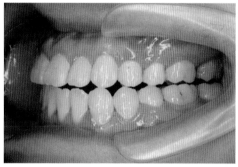

图10-3-17 正畸主动治疗结束时口内相

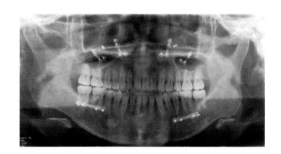

图10-3-18 主动治疗结束时全颌曲面断层片

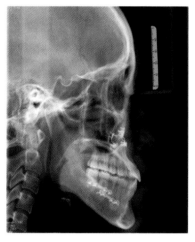

图10-3-19 主动治疗结束时头颅定位侧位片

标题	Mean	SD	治疗前		治疗后	
SNA	82.8	4.0	82.4		85.1	
SNB	80.1	3.9	89.4		85.4	
ANB	2.7	2.0	-7.0		-0.3	
NP-FH	85.4	3.7	101.1		98.4	
NA-PA	6.0	4.4	-15.0		-4.3	
U1-NA(mm)	5.1	2.4	3.6		3.7	
U1-NA	22.8	5.7	30.8		30.3	
L1-NB(mm)	6.7	2.1	1.2		2.1	
L1-NB	30.3	5.8	20.7		19.5	
U1-L1	125.4	7.9	135.5		130.5	
U1-SN	105.7	6.3	113.2		115.4	
MP-SN	32.5	5.2	35.5		36.0	
FH-MP	31.1	5.6	25.7		25.9	
L1-MP	92.6	7.0	75.8		78.1	
YAix	66.3	7.1	57.1		58.8	
Po-NB	1.0	1.5	0.5		1.7	

图10-3-20 正畸-正颌联合治疗前后头影测量结果

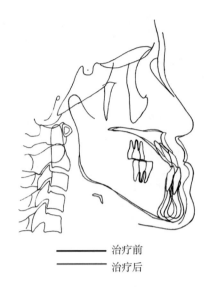

———— 治疗前
———— 治疗后

图 10-3-21　初诊与正畸主动治疗结束时头颅定位侧位片重叠图

（7）维护治疗
- 上下颌正畸压膜保持器保持。
- 牙周维护治疗。

随访

正畸主动治疗结束后4个月患者随访，拍摄CBCT，可见牙轴保持良好，牙根无明显吸收，牙槽骨骨白线清晰，双侧髁突位于关节窝内，髁突发生改建，较术后形态变好，且更加对称（图10-3-22）。颞下颌关节症状基本消失。

患者于治疗结束后1年随访。面型无明显变化（图10-3-23）。口腔卫生较好，下前牙龈缘及龈乳头轻度水肿，上下颌牙弓排列整齐，咬合比主动治疗结束时更加紧密（图10-3-24）。

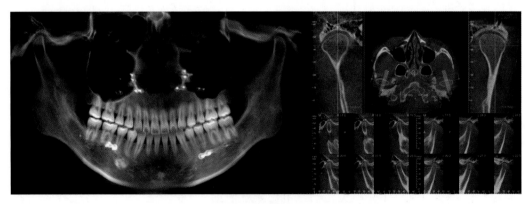

图 10-3-22　正畸主动治疗结束后4个月CT片

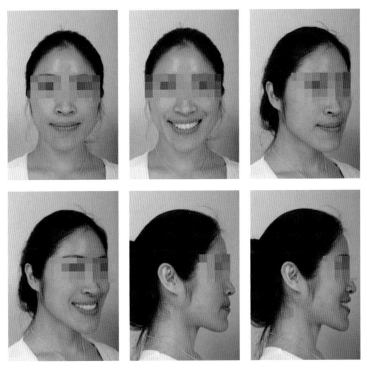

图 10-3-23　治疗结束后 1 年面相

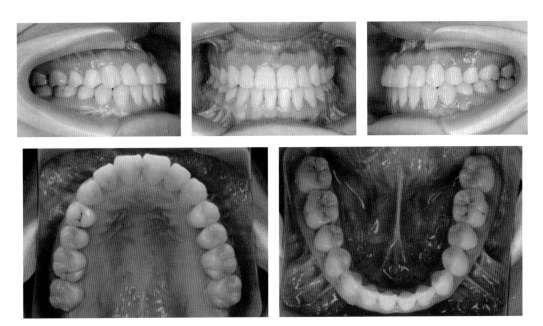

图 10-3-24　治疗结束后 1 年口内相

体会及讨论

1.牙周炎患者开始正畸治疗的适应证 牙周炎患者的牙周状况达到以下水平时适于正畸治疗：①口腔卫生维护良好，全口菌斑指数＜25%。②牙龈无红肿，探诊出血位点＜15%，无探诊深度≥5 mm患牙。③无Ⅱ度以上根分叉病变。④牙齿松动度明显降低，牙槽骨吸收得到稳定。此时正畸治疗的牙周风险才降到最低。通常应在牙周治疗完成后的1～3个月酌情开始正畸治疗。正畸辅助治疗中，建议每3个月进行1次牙周检查及维护，包括拍摄曲面体层X线片或根尖X线片及时监控牙槽骨的改建情况。

本病例为中度牙周炎，在牙周基础治疗后的1个月，检查患者全口牙龈无红肿，探诊不易出血，且能够维持良好的口腔卫生，遂开始术前正畸治疗。

2.正畸-正颌联合治疗对颞下颌关节病的影响 文献回顾显示正畸-正颌联合治疗对颞下颌关节病的症状、颞下颌关节的位置、形态及改建均有影响。多数学者认为正畸-正颌联合治疗减少减轻了颞下颌关节的症状，也有少数文献报道了正畸-正颌联合治疗对颞下颌关节病没有明显治疗作用或增加了颞下颌关节症状。不少学者都注意到了正颌手术能够改变髁突的位置，但术后髁突如何移位，其意义如何尚无定论。也有一些文献报道了正畸-正颌联合治疗后颞下颌关节发生了改建，如髁突新的骨质层形成、髁突骨密度的改变等，但学者们达成共识的是术中髁突的过度移动会引起术后髁突吸收，术中尽可能减少髁突的位置改变是保证髁突正常生理改建的重要因素。

本病例的颞下颌关节症状主要表现为弹响，治疗后患者由"经常弹响"变为"几乎没有"，可以说症状得到了明显改善。从正颌术前CT片和正畸治疗结束后的CT片来看，双侧髁突形态均较术前好转，并更加对称。为了减少髁突的位置改变，尽量使其在术后产生生理性改建，术中在确认髁突位于颞下颌关节凹内之后再使用钛板进行坚强内固定。术后从CT片来看左侧髁突略向前下方移动，这与Baek等的报道相似。

3.治疗后的稳定性 影响骨性Ⅲ类错𬌗畸形正畸-正颌联合治疗后的稳定性因素主要有如下几点：①正颌手术中颌骨的移动距离。颌骨大距离的移动较小距离的移动复发的概率大，双颌手术的术后稳定性优于单颌手术，这其实也主要是因为单颌手术颌骨的移动距离较小。②骨段的固定方式。坚强内固定的复发趋势小于结扎丝固定。③𬌗关系的稳定性。良好的咬合关系有利于保持牙列、口周肌肉及颌骨的位置，促进口颌系统的健康及稳定。④舌肌功能训练。舌体的大小、位置和容纳它的周围结构是相协调的，在骨性错𬌗的正畸治疗中，如果仅仅改变骨性结构的位置，而舌的大小位置未改变，将会造成舌与治疗后的骨性周围结构之间的不协调，导致畸形复发。⑤肌功能训练。术后的肌功能训练可促进口周软组织适应新的口颌系统结构，有利于颌骨位置的保持。

本病例采用双颌手术，相对减小了下颌骨移动距离，术中行坚强内固定，经术后正畸后咬合紧密，嘱患者按时佩戴保持器。患者从术前正畸即开始进行舌体位置训练，颌间结扎拆除后嘱患者练习正常咬合和语言练习。治疗结束后1年随访，患者面形及咬合关系保持良好。

4.术前正畸中的前牙去代偿 本病例治疗后面型虽由Ⅲ类变为Ⅰ类，患者也表示满意，但作者认为若下颌再稍微后退些患者的面形将更好些。而面形不理想的主要原因是术前正畸中前牙去代偿不充分。

术前正畸切牙去代偿不足的原因包括主观因素和客观因素。前者由治疗计划决定，后者包括矫治器的机械效能和牙及牙槽骨的形态学限制。本病例中前牙去代偿不足的主观因素主要为非拔牙的矫治计划,客观因素则主要为下颌前牙区牙槽骨厚度不足。

5.对影响正颌手术的𬌗干扰的处置 正颌术后的咬合干扰会增加颌骨的不稳定性,从而增加复发的可能性,因此去除𬌗干扰是术前正畸的重要任务之一。因产生𬌗干扰的原因不同其去除方法有多种,如通过弓丝制备调节、橡皮圈牵引、调𬌗等,严重者可利用种植支抗。本病例在进行术前模型检查时发现17与47、23与33存在𬌗干扰,分析其主要原因为患者原有的错𬌗畸形使17舌尖,23舌面缺乏必要的磨耗,难以在新的咬合状态下与对颌建立协调的咬合关系,故选择调磨的方法适当修整不合适的牙面,以使术后可获得相对稳定的咬合。

作者简介

刘筱琳,女,主任医师,毕业于四川大学华西口腔医学院,硕士研究生。从事口腔正畸专业27年,辽宁省正畸专业委员会委员。

参赛体会

"绚彩梦想秀·口腔好医生"跨学科病例展评征集的是优秀的口腔全科治疗病例,注重病例的综合诊断、治疗思维,注重疾病的预防和治疗方案中对多种疾病轻重缓急的处置。参加此次病例展评,一方面学习了其他参赛者的优秀病例和评委的精彩点评,加强了全科诊疗思维,另一方面也是对自己病例的一次规范总结。本病例是一例牙体、牙周、正畸、正颌联合治疗的病例,需要运用全科思维科学地制订整体治疗方案,其中需要注意牙周病患者开始正畸治疗的时机,并在正畸治疗中注意牙周的维护;由于患者有颞下颌关节紊乱的症状,在正畸-正颌联合治疗过程中需要注意减少对颞下颌关节健康的影响;另外,正颌患者对治疗后稳定性的要求较高,治疗效果的稳定需要在正畸、正颌治疗方案中和治疗过程的细节中予以考量。

牙周正畸正颌联合治疗1例

王　爽　孙　江　程似锦　曲卫国

基本情况

　　患者姓名：×××
　　性别：男
　　年龄：27岁
　　职业：职员
　　民族：汉族
　　籍贯：辽宁省

主诉

　　地包天伴下巴偏斜10余年。

现病史

　　地包天伴下巴偏斜10余年。数年来全口牙龈出血，自觉牙缝增大，下前牙松动。患者自述未曾行任何牙周治疗。

既往史

　　否认系统疾病及家族遗传病史。暂未发现药物过敏史。
　　口腔卫生习惯：患者每日刷牙2次，每次刷牙2分钟左右，横刷法。否认吸烟史。

口腔检查

　　1.口外检查
　　（1）正面观：面部左右稍不对称。右侧下颌骨体较左侧稍长。颏左偏约5mm。上唇中线可，下唇中线偏左侧，双侧口角高度不一致，左侧较右侧稍高。面中1/3鼻旁区稍显凹陷，鼻唇沟较深。
　　（2）侧面观：鼻唇角为直角，下颌前突，侧面呈凹面型。上唇最凸点距审美平面距离约为2mm，下唇最凸点位于审美平面前。
　　（3）开口度正常，开口型偏斜。张大口时左侧颞颌关节偶有弹响（开口末，闭口初），关节区无压痛。

2. 口内检查

（1）牙周检查：全口口腔卫生差，CI-S：2，以邻面及龈下牙石为重。前牙可见黑三角间隙，全口牙龈退缩达根颈1/3，牙龈略红肿，色暗，龈缘圆钝，BOP（＋）。PD 4 ～ 9mm，多数位点PD≥5mm，以邻面为重。32、42松动Ⅰ°，31、41松动Ⅱ°。

（2）牙体检查：未发现龋坏及充填体。无其他牙体硬组织病损。

（3）咬合检查：双侧磨牙近中关系。前牙反殆，前牙反覆盖-5mm。牙列拥挤Ⅰ°。13—23、25、44—34、36反殆。上中线正，下中线左偏4mm。32—42殆创伤。31、41正常咬合及侧方殆可见殆创伤。32、42前伸殆时可见殆创伤。18、28、38、48萌出，无咬合接触。

3. 软组织检查　舌体及口内黏膜软组织未见明显异常（图10-4-1 ～图10-4-3）。

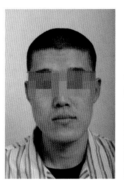
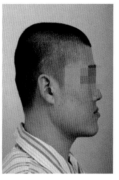

图10-4-1　初诊面像

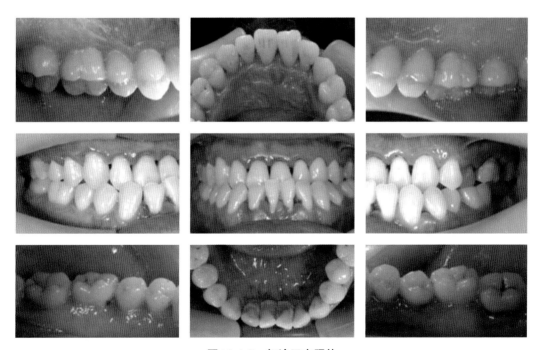

图10-4-2　初诊口内照片

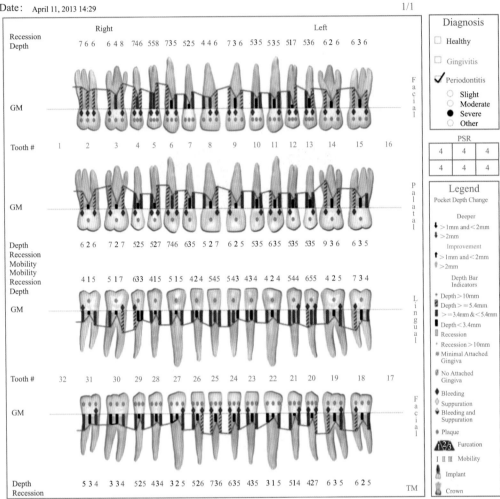

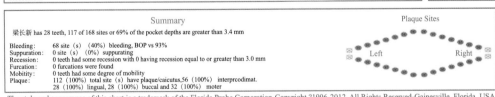

图10-4-3 初诊牙周Florida探查结果

影像学检查

全口牙槽骨吸收达根长1/3～1/2。42-32牙槽骨水平吸收达根长1/2～2/3。16、26、37近中牙槽骨角形吸收（图10-4-4～图10-4-6）。

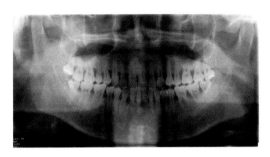

图10-4-4 患者首诊曲面断层片

标题	Mean	SD	Case
SNA	82.8	4.0	87.4
SNB	80.1	3.9	91.5
ANB	2.7	2.0	-4.0
NP-FH	85.4	3.7	100.2
NA-PA	6.0	4.4	-10.9
U1-NA(mm)	5.1	2.4	3.6
U1-NA	22.8	5.7	18.8
L1-NB(mm)	6.7	2.1	2.1
L1-NB	30.3	5.8	11.3
U1-L1	125.4	7.9	153.9
U1-SN	105.7	6.3	106.3
MP-SN	32.5	5.2	22.2
FH-MP	31.1	5.6	16.4
L1-MP	92.6	7.0	77.7
YAix	66.3	7.1	57.0
Po-NB	1.0	1.5	2.4

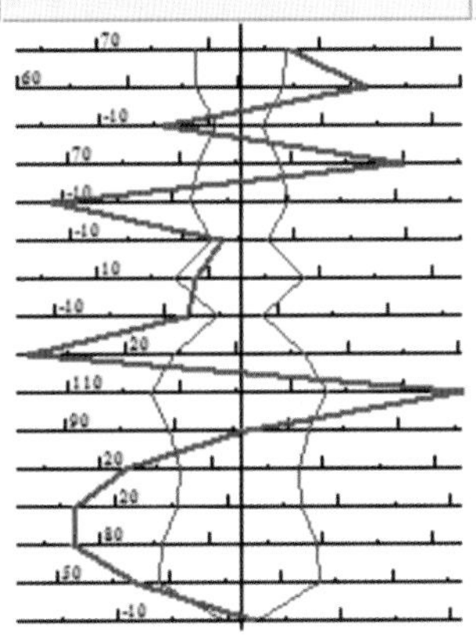

图10-4-5 头影测量结果

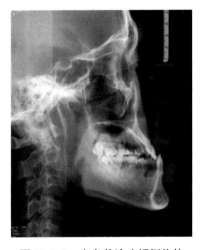

图10-4-6 患者首诊头颅侧位片

研究模型等其他辅助手段

血常规：未见异常。

空腹血糖：5.6mmol/L。

照相图片

见图 10-4-7～图 10-4-15。

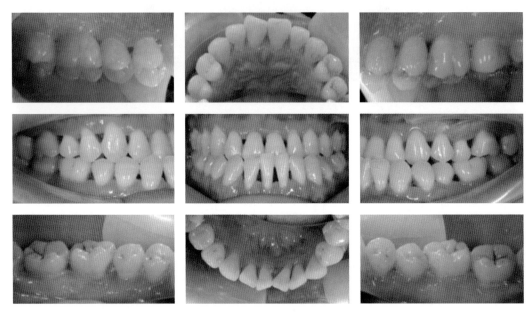

图 10-4-7　患者基础治疗后 3 个月口内照片

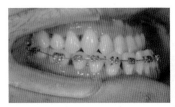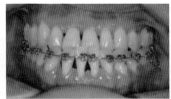

图 10-4-8　正畸带入下颌矫治器

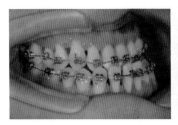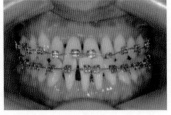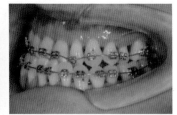

图 10-4-9　正畸带入上颌矫治器

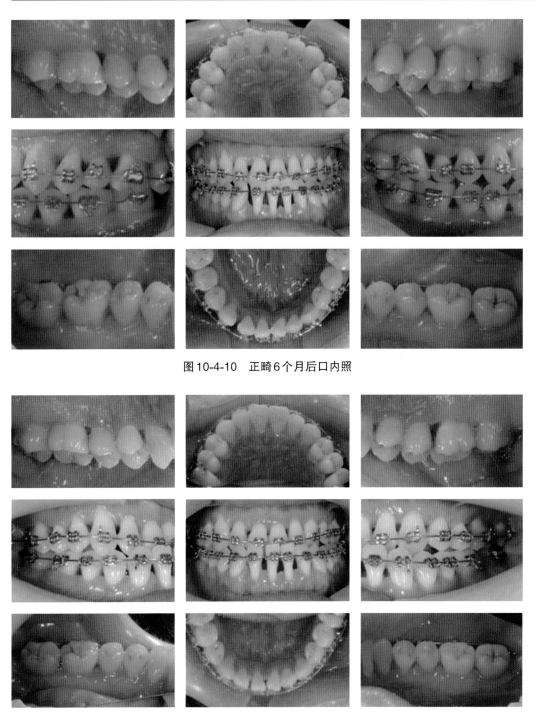

图 10-4-10 正畸 6 个月后口内照

图 10-4-11 正畸 1 年后口内照

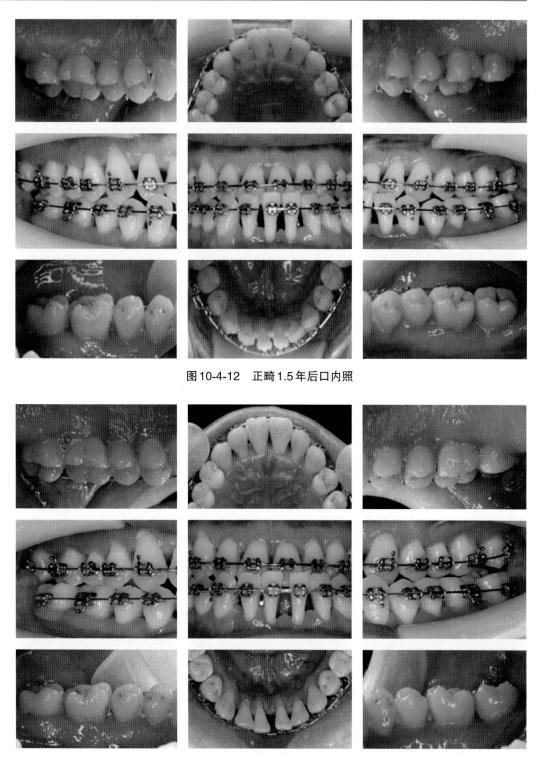

图 10-4-12　正畸 1.5 年后口内照

图 10-4-13　正畸两年零 3 个月后口内照（正颌术前）

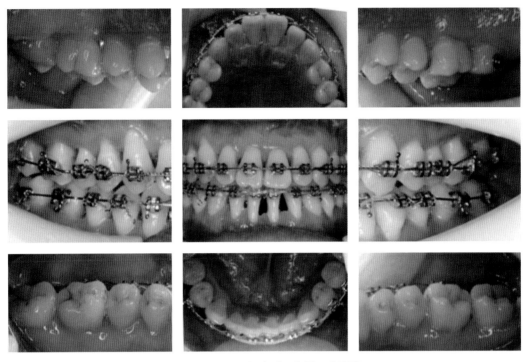

图10-4-14 正颌术后4个月口内照片

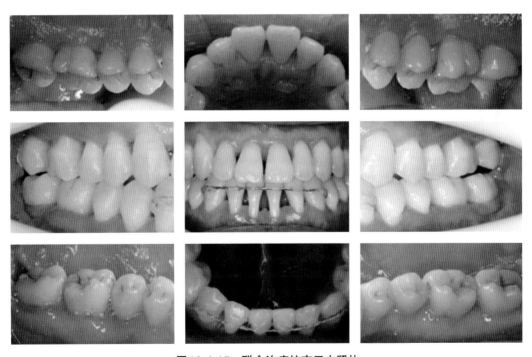

图10-4-15 联合治疗结束口内照片

问题和诊断列表

问题列表：

（1）慢性牙周炎；16、26、37近中牙槽骨角形吸收；43-33牙龈退缩；42-32牙齿松动。

（2）前牙及部分后牙反𬌗；牙列轻度拥挤；偏𬌗，下前牙中线左偏约4mm。

（3）骨性Ⅲ类错𬌗；偏𬌗、颏左偏约5mm。

（4）18、28、38、48已萌出，无咬合接触。

诊断：

（1）慢性牙周炎（重度）。

（2）13—23、43—33牙龈退缩（Miller Ⅲ）。

（3）牙性安氏Ⅲ类错𬌗。

（4）骨性Ⅲ类错𬌗、偏𬌗。

综合治疗计划

牙周基础治疗：口腔卫生宣教（bass刷牙法，间隙牙刷）。

冲洗上药、龈上洁治、龈下刮治、根面平整。

牙周手术治疗：基础治疗3个月后再评估。

正畸正颌联合治疗：术前正畸：拔出18、28、38、48。排齐牙列，协调上下颌牙弓形态，去除代偿。

正颌手术治疗：

术后正畸：排齐牙列，关闭剩余间隙，牙列整平，咬合精细调整。

牙周支持治疗：定期复查复治。

治疗过程和最终治疗结果

1.治疗过程

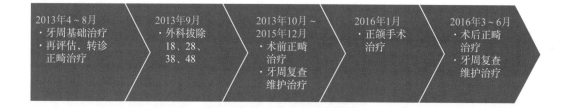

2.治疗结果

（1）该患者经牙周基础治疗，口腔卫生良好，牙龈无明显炎症，探诊出血位点由40%变为1%，PD≥3.4mm的位点数由69%变为13%，BOP（＋）的位点数由40%变为1%，深袋伴出血的位点数由39%变为1%，牙周炎处于稳定状态。该患者随后长达33个月的正畸及正颌治疗中，BOP（＋）的位点未发生明显改变，PD≥3.4mm的位点由13%变为2%～5%，牙周炎仍处于稳定状态。16、26、37经正畸治疗，改变牙周颊舌向位置，牙槽骨角形吸收明显改善。43—33牙龈退缩明显，42—32牙齿松动无改善（图10-4-16～图10-4-19）。

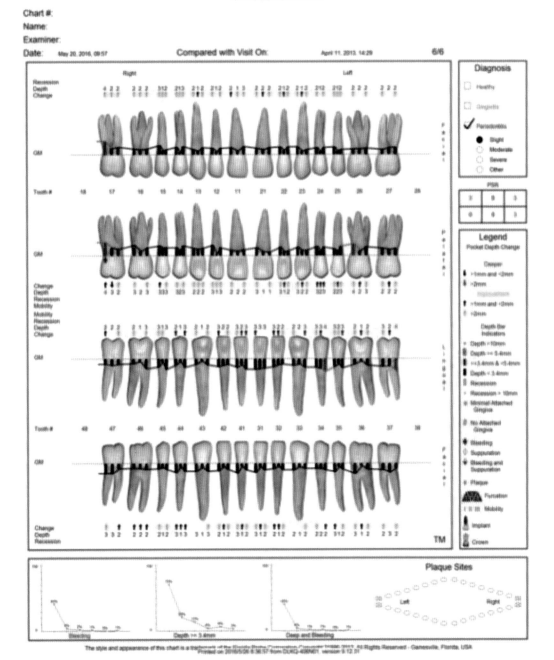

图 10-4-16　联合治疗结束 Florida 探诊结果

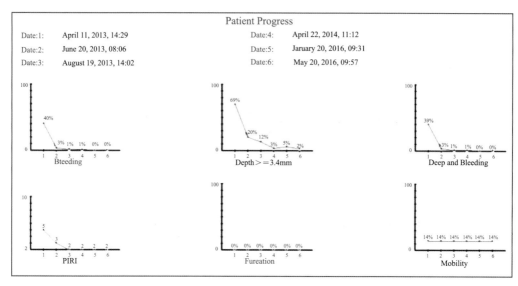

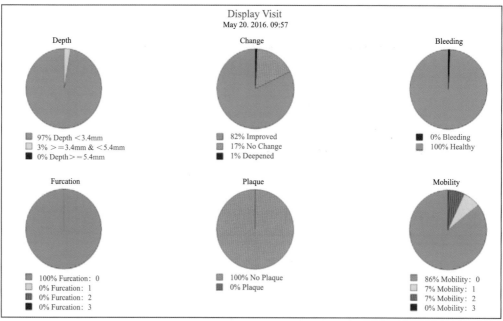

图 10-4-17 治疗前后Florida探查对比图

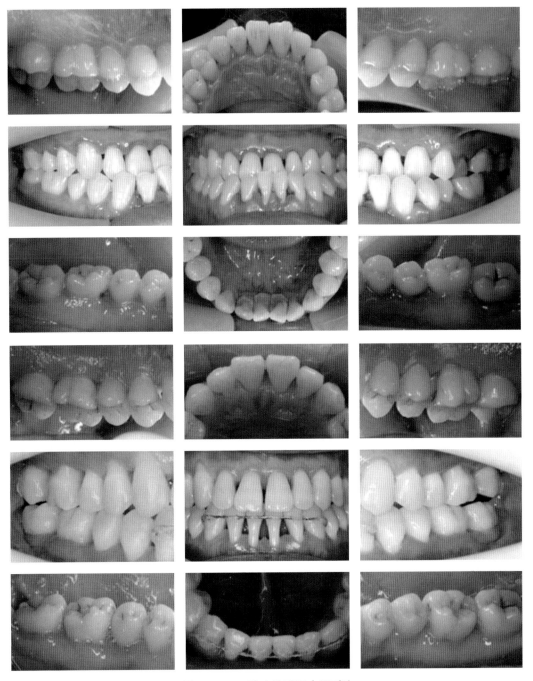

图 10-4-18 治疗前后口内照对比

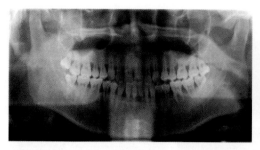

首诊

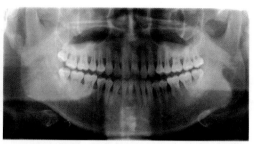

牙周基础治疗后

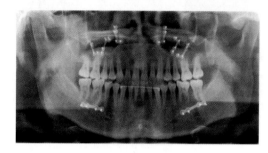

联合治疗结束后

图10-4-19 治疗前后曲面断层片对比

（2）经术前正畸达到正颌要求，整平排齐牙列，上下牙弓协调，去代偿。

经术后正畸牙列整平排齐，覆𬌗、覆盖正常，磨牙关系中性。前牙中线正。前伸侧方咬合无干扰（图10-4-20、表10-4-1、图10-4-21）。

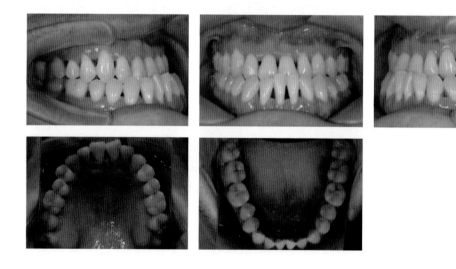

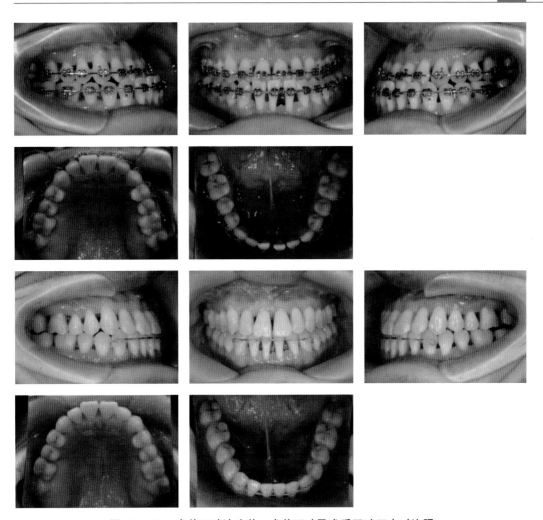

图 10-4-20　术前正畸治疗前、术前正畸及术后正畸口内对比照

表 10-4-1　治疗后头影测量结果

标题	Mean	SD	Case
SNA	82.8	4.0	88.2
SNB	80.1	3.9	87.6
ANB	2.7	2.0	0.6
NP-FH	85.4	3.7	98.6
NA-PA	6.0	4.4	-2.0
U1-NA (mm)	5.1	2.4	5.2
U1-NA	22.8	5.7	25.5
L1-NB (mm)	6.7	2.1	2.1
L1-NB	30.3	5.8	9.0
U1-L1	125.4	7.9	144.8
U1-SN	105.7	6.3	113.7
MP-SN	32.5	5.2	22.7
FH-MP	31.1	5.6	18.2
L1-MP	92.6	7.0	78.8
YAix	66.3	7.1	58.1
Po-NB	1.0	1.5	3.5

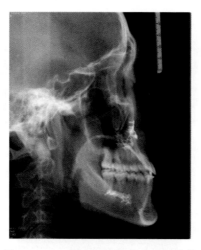

图10-4-21 联合治疗术后头颅侧位片

（3）根据术前投影测量结果行VTO分析及模型外科设计，上颌需前移2mm，下降1mm，左移1mm。下颌右侧后退8mm，左侧后退4mm。上颌行LeFort Ⅰ型截骨术，下颌行BSSRO及下颌下缘修整术。术后患者面型明显改善（图10-4-22）。

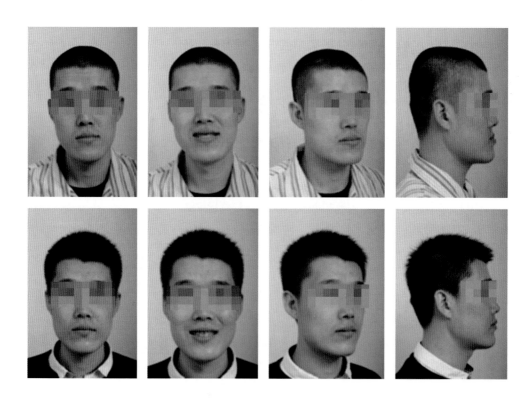

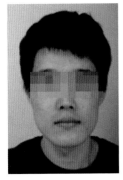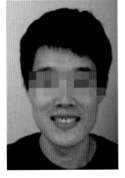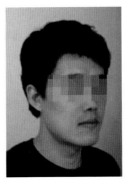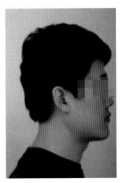

图10-4-22　术前术后及联合治疗后面相

体会及讨论

1.正畸介入的时机　章锦才等研究显示，牙周炎患者在实施正畸治疗前，牙周状况应满足以下条件。探诊出血位点＜15%，全口菌斑指数＜25%，全口牙周探查无探诊深度≥5mm患牙，无Ⅱ度以上根分叉病变，患者口腔卫生维护良好。此时正畸治疗的牙周风险最低。患者经牙周基础治疗，口腔卫生良好，牙龈无明显炎症，探诊出血位点由40%变为1%，探诊深度大于3.4mm的位点由69%变为13%，牙周炎处于稳定状态。 患者在基础治疗后4个月时，16、26近中PD≥5mm，BOP（-）。X-RAY示16、26近中牙槽骨角形吸收。与正畸科联合会诊，提示该患者不需减数拔牙治疗，16、26无须近远向大幅度移动牙齿，16、26仅需颊舌向移动去除代偿，故暂未行手术治疗，直接转诊正畸治疗。联合治疗结束时放射线检查示16、26近中牙槽骨角形吸收消失骨高度增加。Cirelli等的动物实验证明，牙根向骨缺损区倾斜的类似控根移动不会对骨缺损的愈合造成不利影响。 Diedrich认为，在远中倾斜的同时伸长磨牙，可以使其近中牙槽骨高度增加，骨下袋变浅，但此方法不能用于磨牙已有根分叉病变的病例。

2.正畸治疗中的牙周维护时机与内容　利用Florida牙周探诊系统对该患者进行牙周风险评估，初诊时患者的风险值为高，经过牙周基础治疗后再次评估风险值为中。Liran等建议接受正畸治疗的牙周病患者应在正畸治疗中每6个月进行一次详尽的牙周探查，正畸结束应每年进行一次牙周探查。对于存在PD＞5mm、BOP（-）的位点，应强化口腔卫生宣教，缩短牙周复诊时间至1～1.5个月。根据该患者正畸治疗前的牙周风险评估结果及16、26、近中邻面PD≥5mm，BOP（-）的具体情况，要求患者每月正畸复诊的同时均需牙周复诊。每次复诊均强化口腔卫生宣教，每3个月行龈上洁治术。分别在正畸治疗后6个月、1年、正颌手术前及术后3个月行牙周Florida探查。临床检查显示在整个正畸正颌治疗过程中患者牙周炎处于稳定状态。联合治疗后Florida牙周风险评估显示风险值为低。

3.选择正畸正颌治疗的依据　根据患者的临床检查及初诊的头影测量结果：SNA 87.5°、SNB 91.5°、ANB -4°可判定该患者为骨性Ⅲ类错𬌗伴偏𬌗患者，因此只有通过正畸正颌联合治疗才能改善患者面型。正畸联合治疗结束时头影测量结果显示SNA 88.2°，SNB 87.6°，ANB 0.6°。由此提示，联合治疗主要通过改变下颌骨的位置关系来协调上下颌骨关系。

4.𬌗干扰对牙周组织的影响　在初诊时，患者前牙反𬌗，32—42𬌗创伤。31、41正常咬合及侧方合可见𬌗创伤。32、42前伸𬌗时可见𬌗创伤。从影像学及口内检查看局部牙槽骨水平吸收达根长1/3～1/2，可及深牙周袋，牙齿松动Ⅰ°～Ⅱ°。周书敏等用有限元法对下颌磨牙不同高度牙周支持组织的应力进行分析，结果表明，当牙槽骨高度降低时，该牙的牙周膜和牙槽骨上的应力值较正常牙显著增大；当牙槽骨高度降低2/3时，上述变化更加显著，根尖部的应力值更大，可超过正常值得数十倍，这会加重牙周支持组织的破坏，形成恶性循环。因此纠正前牙区的咬合干扰可以有效控制牙周支持组织的进一步破坏。

5.伴有𬌗干扰的松牙固定　慢性牙周炎患者的正畸治疗术后需终生保持。本病例在联合治疗结束时，42—32松动Ⅰ°～Ⅱ°。43—33采用多股麻花丝唇侧固定及隐形保持器联合保持的方法进行保持。牙周支持组织的应力值与牙槽骨的高度成反比关系，即牙槽骨高度越低，应力值越大，牙周组织损伤度越大。牙齿可以承受较大的垂直向（轴向）力，却只能承受很小的水平向力。因此松牙固定，可以重现调整𬌗力的方向，改善牙周组织的应力分布，分散𬌗力，减小侧向力对牙周组织的损害，使牙周组织获得修复。此外选择唇侧固定，更有利于患者的自我菌斑控制。

作者简介

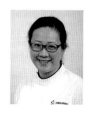

王爽，副主任医师，硕士研究生，毕业于四川大学华西口腔医学院牙周病学专业，就职于大连市口腔医院牙周黏膜科。辽宁省口腔医学会黏膜病专业委员会委员，大连医科大学兼职副教授。主要从事牙周病学的临床、教学与科研工作，研究方向为口腔微生物学、口腔生物力学。在国家核心期刊发表学术论文7篇。2016年中华口腔医学会口腔跨学科病例展评全国十强，2016年中华口腔医学会牙周病学专业委员会"牙周基础治疗及相关病例"展评获东北赛区三等奖。

参赛体会

我很荣幸在2016年参加了"绚彩梦想秀·口腔好医生"跨学科病例展评的活动，本次活动让我拓宽了视野，进一步提升了全科诊疗思维，为临床工作积累了宝贵的经验。

我的参赛病例是"牙周正畸正颌联合治疗1例"。该病例在孙江、程似锦、曲卫国等专家的指导下，在团队的共同努力下，最终得以走上全国病例大赛的舞台。时至今日该病例已有8年的治疗和随访，规范的牙周基础治疗和支持治疗是该病例取得预期效果的前提，多学科联合治疗为患者提供了长期健康、稳定的口腔环境，同时让患者拥有自信灿烂的笑容。

借此机会感谢大赛组委会，为年轻医师搭建的专业交流平台，相互学习，推进学科发展。

第11章

正畸后种植联合治疗

以面部美观为主导的正畸种植牙周修复联合治疗病例报告

金　晶

患者基本信息

性别：女　　年龄：35岁　　职业：职员

病史：4年半前因嘴突、后牙龋坏缺失曾来我院就诊，未做治疗。

病史回顾：

2007年1月就诊时面像（图11-1-1）。

2007年1月就诊时口内像（图11-1-2）。

患者于2011年3月10日再次来我院就诊，见图11-1-3。

主诉：嘴突，后牙缺失。

患者基本情况：现病史数年来多颗后牙因龋坏缺失，多颗前牙充填物变色，四环素牙。自我感觉嘴突，患者希望内收前牙改善美观，修复后牙。

既往史体健，全身状况良好，否认过敏史。

家族史无殊。

全身情况体健。

临床检查——口外检查

水平向：面部左右不对称（图11-1-4），上牙弓中线相对于面中线右偏2.5mm（图11-1-5），两侧口角不在同一水平线上。

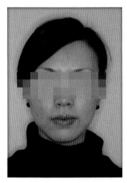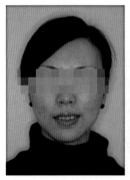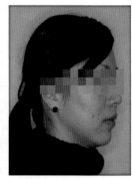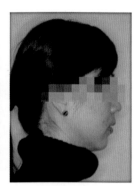

图11-1-1　面像

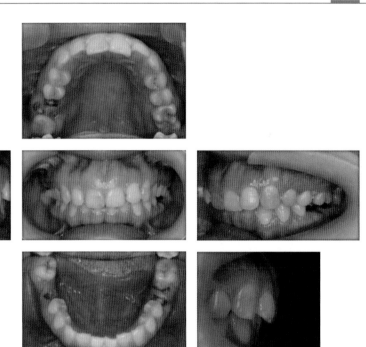

图 11-1-2　口内像

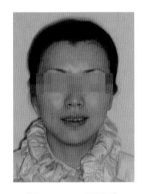

图 11-1-3　正面像

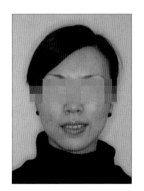

图 11-1-4　正面像

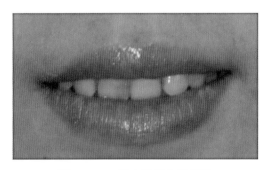

图 11-1-5　放大的唇齿关系图

垂直向：不敢大笑，大笑时露牙龈较多，上切牙位于下唇唇缘下方，面下 1/3 偏长（图 11-1-6）。

临床检查—口外检查

面型微凸（图 11-1-7～图 11-1-9），鼻唇角较直，唇珠不明显，颏唇沟明显，下唇少许外翻，下颌后缩（图 11-1-10，图 11-1-11）。

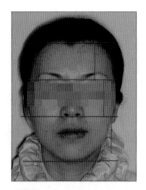

图 11-1-6　面下 1/3 偏长

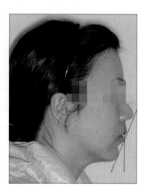

图 11-1-7　侧面像

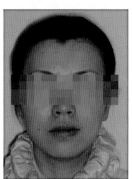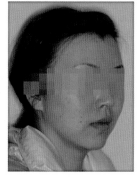

图 11-1-8　静态面像

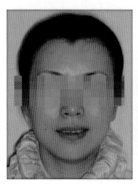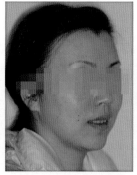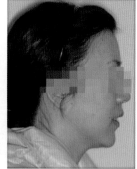

图 11-1-9　动态面像

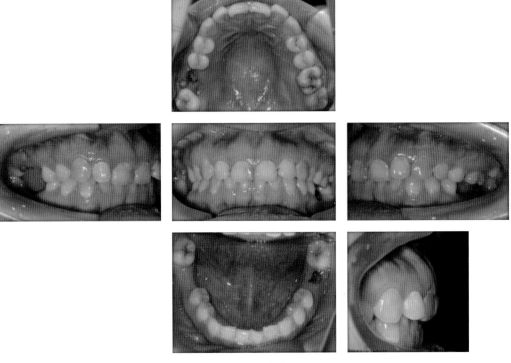

图 11-1-10　治疗前口内像

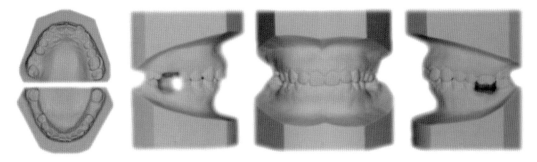

图 11-1-11　治疗前模型

模型检查

口内问题列表（图 11-1-12）：

水平向问题：17 近中舌向扭转，47 远中舌向扭转。

垂直向问题：前牙内倾型深覆𬌗，26 伸长。

矢状向问题：上、下牙列轻度拥挤，覆盖𬌗偏小。

检查问题列表：上颌前突，下颌后缩，露龈笑；11、21 舌倾，12、22 唇向错位；前牙深覆𬌗；上前牙临床牙冠短；上下牙列前牙段轻度拥挤（图 11-1-13）。

牙体牙髓：16、36 残根；46 缺失；17 近中舌向扭转；26 伸长；17、26、27、37、47 𬌗面龋；11、12、21、22 邻面龋；13—23、33、43 颈部龋，四环素牙。

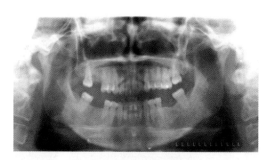

图11-1-12　治疗前全景片

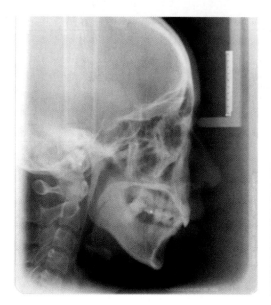

FMIA	54.5
FMA	31.5
IMPA	94.0
SNA	81.8
SNB	73.0
ANB	8.8
OCC	16.0
UI-SN	83.0
UI-PP	34.5mm
Z	69.0
PFH	43.0mm
AFH	71.0mm
INDEX	0.61
上唇厚	13.0mm
颏厚度	16.0mm

图11-1-13　治疗前侧位片

牙周：口腔卫生状况不佳，中量软垢堆积；BI 2～3 PD 1～3mm AL 0；牙龈轻度水肿，质地中等（图11-1-14）。

诊断

安氏Ⅱ类2分类　骨型Ⅱ类

16、36残根；46缺失；17、26、27、37、47殆面浅龋；12、11、21、22邻面龋；13、23、33、43颈部龋；四环素牙；菌斑性龈炎；露龈笑。

◆治疗方案一：口腔卫生宣教，洁治；正畸治疗排齐上下牙列，种植体辅助控根内收并压低上前牙；种植修复16、36、46；牙冠延长术；11、12冠修复，12—14、22—24、34—44贴面修复；定期牙周维护（6个月/次）。

◆治疗方案二：口腔卫生宣教，洁治；牙冠延长术；11、12、21、22冠修复，13—14、23—24、34—44贴面修复；种植修复16、36、46；定期牙周维护（6个月/次）。

◆治疗方案三：口腔卫生宣教，洁治；必要时正畸治疗后正颌外科手术（患者要求较高）；定期牙周维护（6个月/次）。

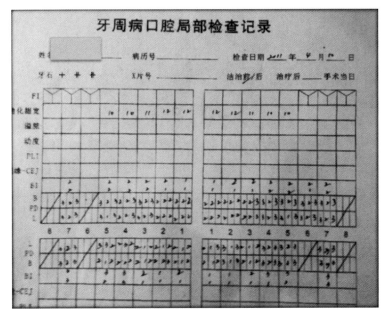

图11-1-14 牙周检查记录

治疗步骤

患者选择治疗方案一。

矫治目标

降低后牙高度，下颌逆时针旋转改善外貌；排齐牙列，建立良好咬合。

治疗计划

矢状向：控制上前牙转矩同时少量内收上，直立下前牙；后移上后牙。
垂直向：压低上前牙和上颌后牙。
水平向：排齐17、47。

治疗过程

上下牙列矫正器初戴：上颌种植体后移上后牙，下颌樱桃曲直立37、47（图11-1-15）。
牙列出现间隙后粘结上下前牙托槽（图11-1-16），正畸治疗过程中种植牙植入（图11-1-17）。

正畸治疗完成面像（图11-1-18）、口内像（图11-1-19）和模型（图11-1-20）。治疗后X线片（图11-1-21，图11-1-22），正畸治疗前后侧位片对比见图11-1-23，图11-1-24。

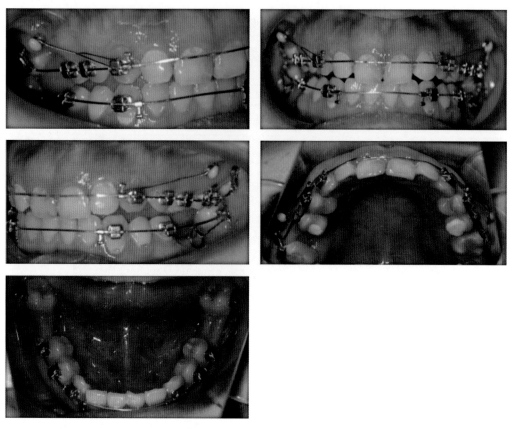

图 11-1-15 治疗中口内像

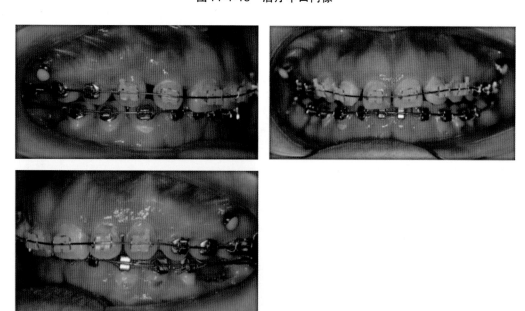

图 11-1-16 治疗中口内像

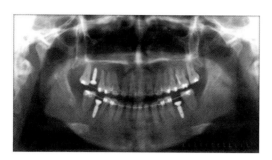

图 11-1-17　治疗中全景片

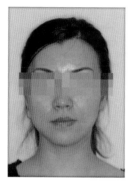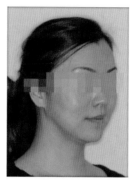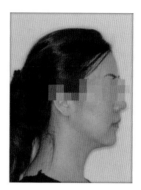

图 11-1-18　正畸治疗完成静态面像

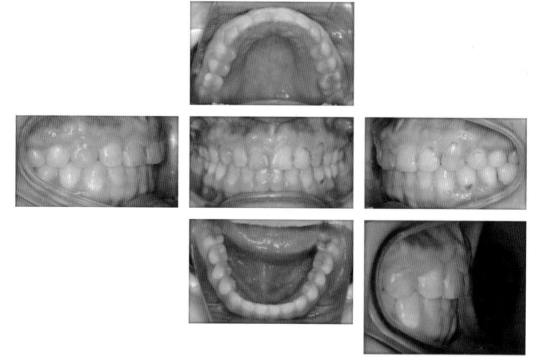

图 11-1-19　正畸治疗后口内像

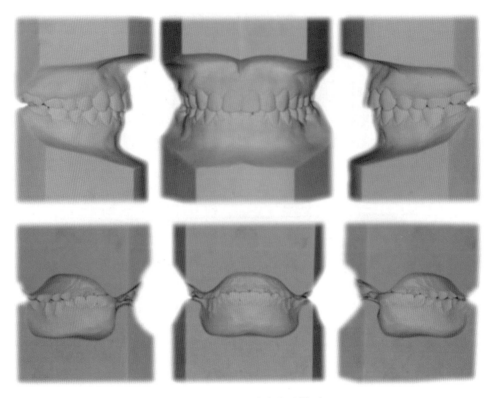

图 11-1-20 正畸治疗后模型

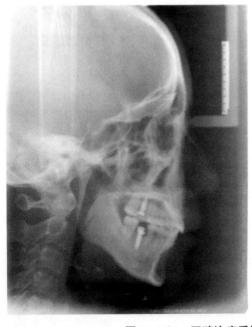

FMIA	59.0
FMA	30.0
IMPA	91.0
SNA	81.0
SNB	74.0
ANB	7.0
OCC	15.0
UI-SN	99.0
UI-PP	32.0mm
Z	78.0
PFH	44.0mm
AFH	70.5mm
INDEX	0.61
上唇厚	14.0mm
颏厚度	16.5mm

图 11-1-21 正畸治疗后侧位片

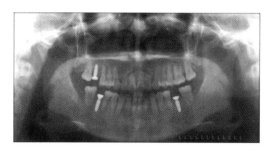

图11-1-22　正畸治疗后全景片

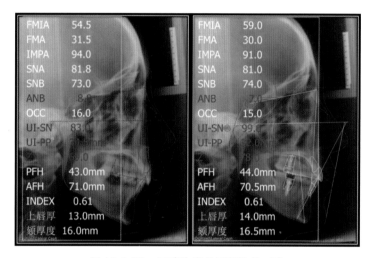

图11-1-23　正畸治疗前后侧位片对比

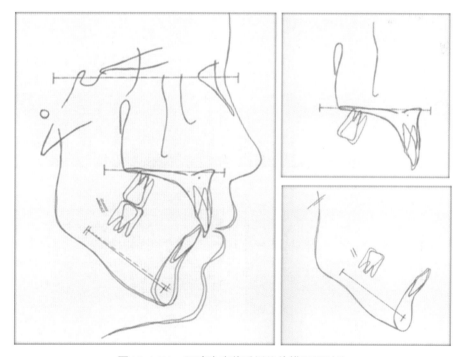

图11-1-24　正畸治疗前后侧位片描记图对比

牙冠延长术前检查

牙冠延长术前：

11、21牙冠长宽比小于1：1（长7mm，宽8mm）（图11-1-25）；12、13与22、23牙龈高度不对称，唇侧龈缘上方突起明显。

术前微笑照（图11-1-26）。

诊断导板口内带入（图11-1-27）：

放置外科导板，定位，切除牙龈，翻瓣见骨嵴顶骨突，唇侧骨板较厚。

按生物学宽度要求去骨，修薄唇侧骨板，骨成型，利用外科导板确定缝合复位的牙龈位置。

术前牙周探查（图11-1-28）：口腔卫生良好，牙龈探诊不出血；角化龈宽度＞10mm。

牙龈定位切除（图11-1-29），细车针标记牙龈位置。

翻瓣（图11-1-30）见骨嵴顶骨突，唇侧骨板较厚。

去骨前：11釉牙骨质界到骨嵴顶的距离1mm（图11-1-31）。

为精确定位牙龈位置，戴入导板检查牙龈复位情况（图11-1-32），而后连续悬吊缝合（图11-1-33）。牙冠延长术拆线可见牙龈愈合良好（图11-1-34）。

利用手术导板精确定位牙龈位置使龈缘与骨嵴顶保持3mm（龈沟1mm＋生物学宽度2mm）可以稳定牙龈位置使手术与修复时间缩短。

牙冠延长术后：牙冠宽长比80%，龈缘形态对称协调，唇齿关系自然（图11-1-35）。

因患者不想下颌牙齿做修复，故牙齿冷光美白后只做了上颌牙体预备，取颌记录，面弓转移，上颌架，Cerec取像制作修复体，扫描模型（图11-1-36），设计（图11-1-37），完成（图11-1-38）。

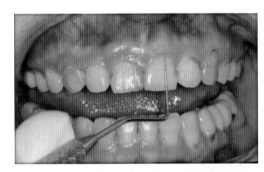
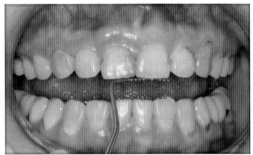

图11-1-25　牙冠长宽比

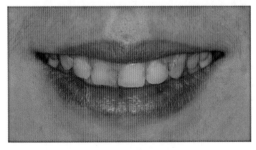
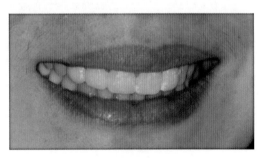

图11-1-26　术前微笑照　　　　　图11-1-27　诊断导板口内带入

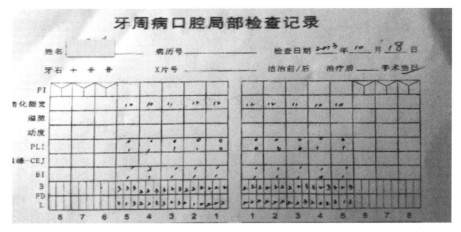

图11-1-28 牙周检查记录

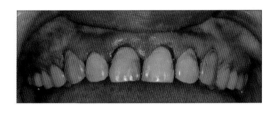

图11-1-29 牙冠延长术中

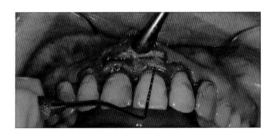

图11-1-30 翻瓣

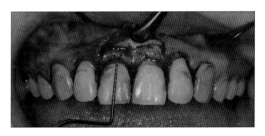

图11-1-31 去骨前

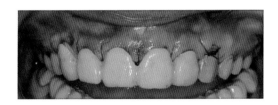

图11-1-32 戴入导板

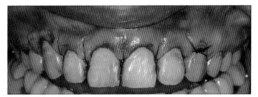

图11-1-33 连续悬吊缝合

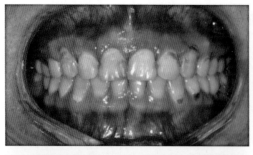

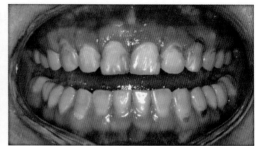

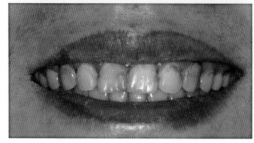

图 11-1-34　牙冠延长术拆线

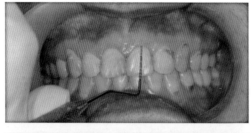

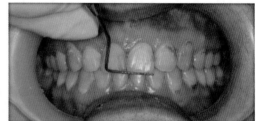

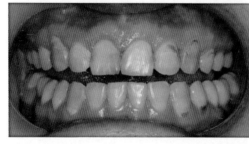

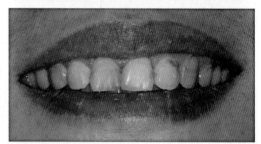

图 11-1-35　牙冠延长术后

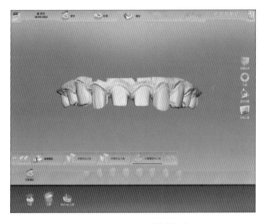

图 11-1-36　扫描模型

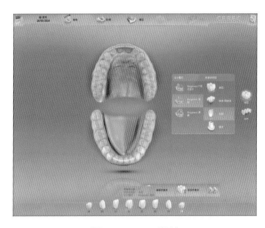

图 11-1-37　设计

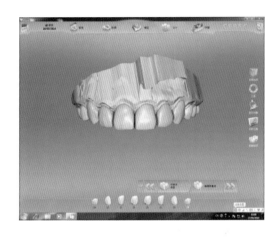

图 11-1-38　完成后模型上的状况

准备粘结，冠用自酸蚀粘结剂粘结（图 11-1-39），贴面全酸蚀粘结剂调色粘结（图 11-1-40）。

粘接后：颜色协调，形态自然（图 11-1-41），修复后面像（图 11-1-42，图 11-1-43）。

牙冠宽长比 80%，龈缘形态对称自然，唇齿关系自然（图 11-1-44 ～图 11-1-56）。

治疗前（图 11-1-57）后（图 11-1-58 ～图 11-1-60）静态面像前后对比。

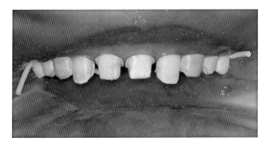

图 11-1-39　准备粘结，冠用自酸蚀粘结剂粘结

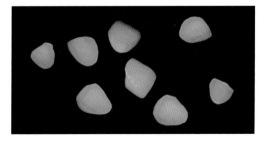

图 11-1-40　贴面全酸蚀粘结剂调色粘结

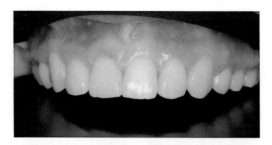

图 11-1-41　粘接后：颜色协调，形态自然

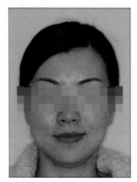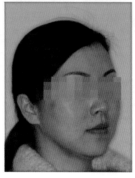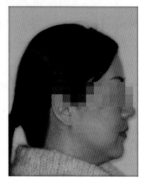

图 11-1-42　修复治疗后静态面像

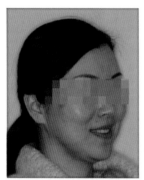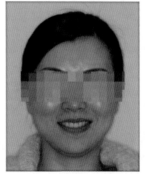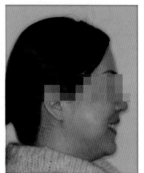

图 11-1-43　修复治疗后动态面像

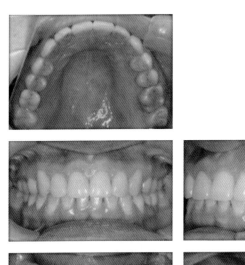

图 11-1-44　修复治疗后口内像

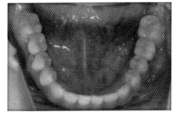

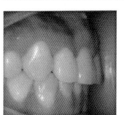

图 11-1-45　修复治疗后牙龈状态

图 11-1-46　修复治疗后牙齿轴倾度

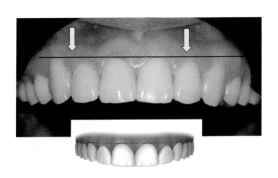

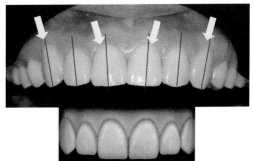

图 11-1-47　前牙邻接状态

图 11-1-48　正面像前牙比例关系

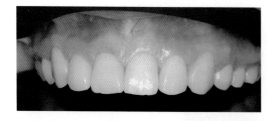

图 11-3-49　修复后口内像

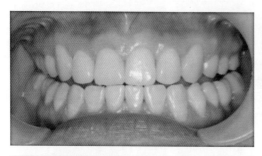
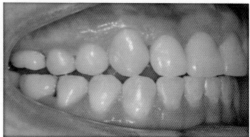
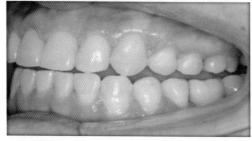

图 11-1-50　修复治疗后功能𬌗

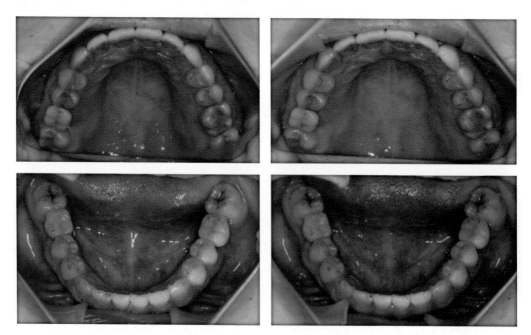

图 11-1-51　咬合纸功能运动检查

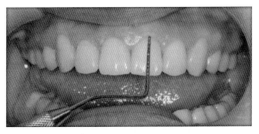
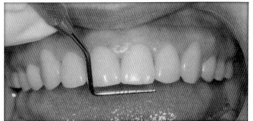
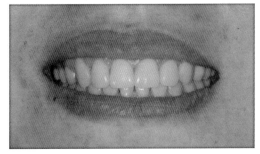

图 11-1-52　牙冠比例检查

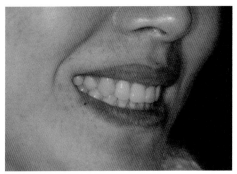
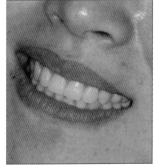

图 11-1-53　唇齿关系自然和谐

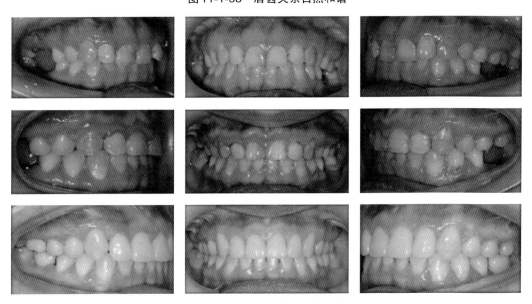

图 11-1-54　治疗前中后口内像对比（1）

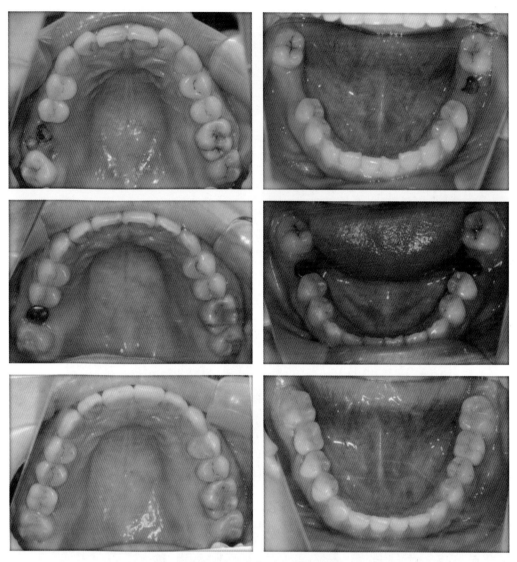

图11-1-55 治疗前中后口内像对比（2）

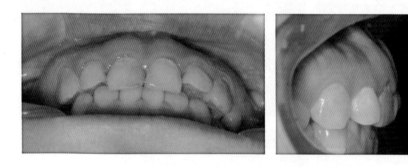

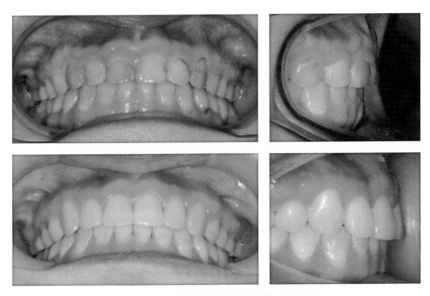

图11-1-56　治疗前中后口内像对比（3）

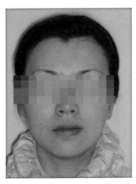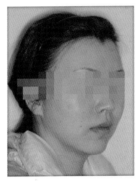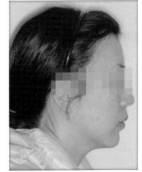

图11-1-57　治疗前面像

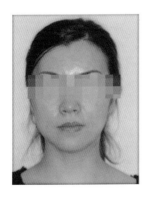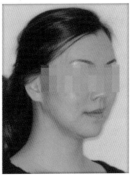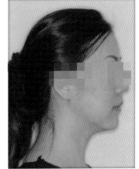

图11-1-58　正畸治疗后

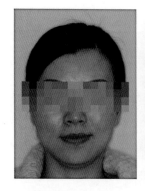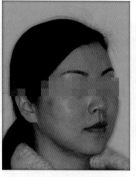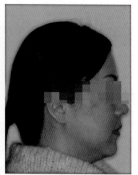

图11-1-59 修复治疗后

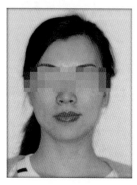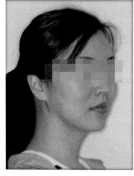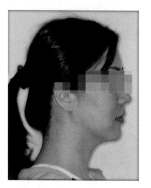

图11-1-60 修复治疗后6个月

治疗前（图11-1-61）后（图11-1-62～图11-1-64）动态面像前后对比。

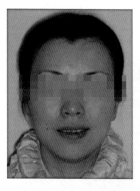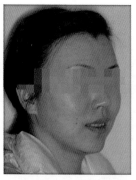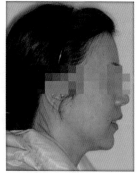

图11-1-61 正畸治疗前

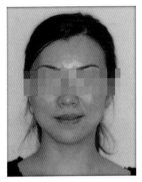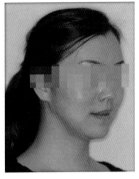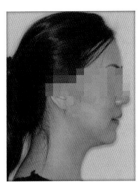

图 11-1-62　正畸治疗后

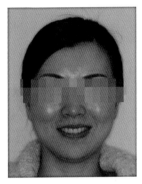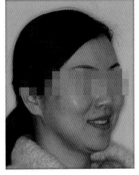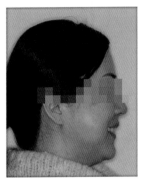

图 11-1-63　修复治疗后

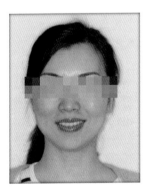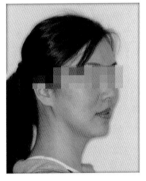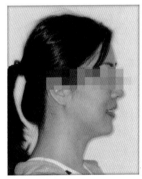

图 11-1-64　6 个月后复查

心得讨论

从治疗前后的面像（图 11-1-65）和侧位片我们可以看出通过正畸治疗 Z 角从 69° 变为 78°，侧貌有了很大程度的改善。

正畸治疗后上前牙进行了牙冠延长术，术后牙冠宽长比 80%，龈缘形态对称协调，唇齿关系自然。而后进行了修复治疗，牙齿咬合功能恢复，牙齿美观得到了极大提升，患者从治疗前不敢开口笑到治疗后放松自然的笑，笑容自然，微笑上切牙切端与下唇相切，上下唇和颏部的位置比例协调（图 11-1-66）。通过多学科合作，患者的整体面型、笑容、口

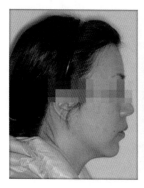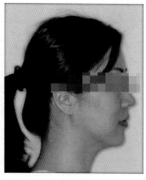

图 11-1-65　治疗前后的侧面像

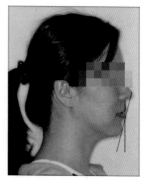

图 11-1-66　上下唇和颜部位置

颌系统的健康功能美观及口腔健康意识得到了全方位的提升。

作者简介

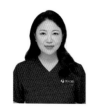

金晶，口腔正畸学硕士，杭州博凡口腔医院正畸中心主任，从事口腔正畸治疗工作多年，在青少年、成人各类牙颌畸形的矫治，各类复杂疑难病例及正颌外科手术前后的正畸治疗等方面积累了丰富的临床经验。擅长应用 Tweed-Merrifield 定向力矫治技术、舌侧矫正技术、无托槽隐形矫治技术。曾获得 2014 年中国首届民营口腔正畸病例大赛季军，2014 年"绚彩梦想秀·口腔好医生"跨学科病例大赛冠军，并同时获得最佳正畸病例奖，COS 2015 全国口腔正畸青年医师优秀病例展评十佳之一。Tweed 中国中心教官，中华口腔医学会正畸专业委员会专科会员，世界牙科联盟会员，美国 Tweed 基金会会员。

参赛体会

知道"绚彩梦想秀·口腔好医生"这次比赛是 2014 年年初的时候，初次听闻这个比赛就觉得很感兴趣：以全科理念引导的跨学科病例，要求从患者口颌系统整体出发，强调健康、功能、美观和整体的协调，而不仅仅专科治疗效果演示，注重全身情况和生活方式改善而不仅仅是牙齿情况改善，预防和治疗并重。这些要求和我们平时的理念很相近，我们治疗患者需要统筹考虑，既要综合考虑患者治疗后的美观和功能，也要注意细节的完善。所谓术业有专攻，近年来做矫正的成年患者越来越多，这些成年患者中很多单靠正畸或单靠修复治疗都无法使治疗结果完美，只有多学科共同合作才能更好地达成目标。

随着时代的进步，我们民众的牙科保健和治疗意识会越来越强，尤其是成年人会比以往更加关注自己的牙齿整齐和健康，这部分患者通常相对于青少年患者而言治疗更为复杂，这就更需要跨学科的联合治疗。

感谢各位专家评委的专业指导，同时祝福"绚彩梦想秀·口腔好医生"越办越好！

前牙散在间隙伴单牙缺失正畸后种植修复

董宏伟

患者基本信息

姓名：×× 　性别：男 　年龄：46岁 　初诊日期：2007-12-09

主诉：左上侧门牙缺失2年，要求修复。

现病史：2年前左上侧门牙松动伴肿痛，外院就诊消炎后拔除，现希望镶牙；另上下颌前牙区散在间隙，影响美观，希望改善。

既往史：否认急慢性系统病史，否认药物过敏史。

家族史：有牙周炎家族史。

全身情况：全身情况良好。

口内检查

16铸造冠修复，无冷热刺激痛，无叩痛，无松动，牙龈未见明显异常。

12牙冠伸长，远中倾斜，无冷热刺激痛，无叩痛，松动Ⅰ°～Ⅱ°，牙龈轻度萎缩。

22缺失，缺牙间隙10mm。

37、46银汞合金充填，无冷热刺激痛，无叩痛，无松动，牙龈未见明显异常。

口内软组织未见明显异常。

正畸专科检查

口内检查（图11-2-1）：16、46远中尖对尖关系，26、36中性关系。前牙深覆𬌗Ⅲ度，深覆盖Ⅱ度。上中线左偏0.5mm，下中线正。12伸长，远中倾斜，11、21伸长，32、31、41、42伸长，上下前牙散在间隙，12、11间隙2mm，11、21间隙1mm，21、23间隙10mm，42、41间隙1mm，31、32间隙3mm。

面部检查（图11-2-2）：面部左右不对称，右侧下颌角区肥大，面下1/3高度正常，轻度前突。

关节检查：双侧颞下颌关节未见明显异常。

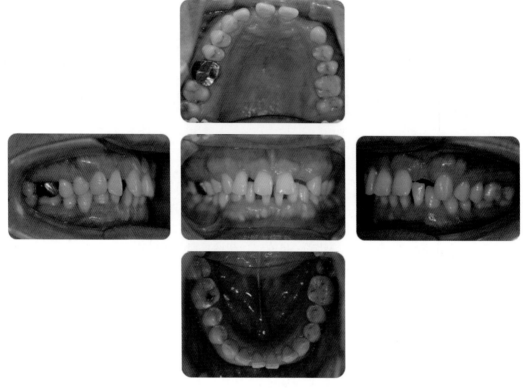

图11-2-1　治疗前口内照片

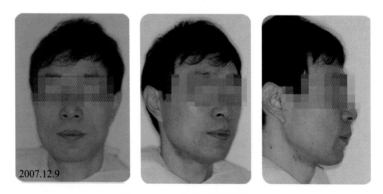

图11-2-2　治疗前面部照片

X线影像学检查

全景X线片显示（图11-2-3）：牙槽骨轻度-中度水平型吸收，13—16牙槽骨吸收至颈1/3处，12牙槽骨吸收至根1/2处，11、21牙槽骨吸收至颈1/3处，26近中牙槽骨吸收超过颈1/3处，33—43区域牙槽骨吸收至颈1/3处，44牙槽骨吸收超过颈1/3处，45—46牙槽骨吸收至颈1/3处。

头颅侧位片及头影测量结果（图11-2-4）：ANB角为7°，U1-L1为120°，U1-SN为104°，L1-MP为101°，其余详见头影测量分析表。

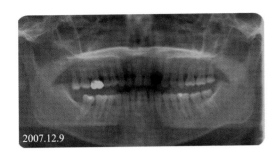

2007.12.9

图 11-2-3　治疗前全景 X 线片

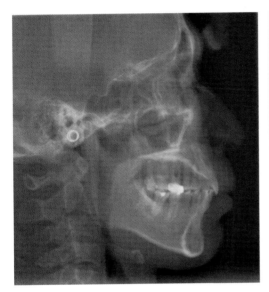

测量参数	测量均值及标准差		测量值
	替牙期	恒牙期	
SNA	82.3±3.5	82.4±4.0	85
SNB	77.6+2.9	80.1±3.9	78
ANB	4.7±1.4	2.7±2.0	7 ↑
U1--L1	122.0+6.0	125.4+7.9	120
U1-SN	104.8±5.3	105.7±6.3	104
L1-MP	94.7±5.2	92.6±7.0	101 ↑
MP-SN	35.8±3.6	32.5±5.2	33
FH-MP	31.8±4.4	31.1±5.6	30
Y-axis	65.5±2.9	66.3±7.1	72
Po-NB	0.2±1.3	1.0±1.5	1.0

图 11-2-4　治疗前头颅侧位片及头影测量

诊断

慢性牙周炎。

错𬌗畸形（安氏Ⅱ类亚类，上前牙唇倾伴散在间隙）。

22 缺失。

治疗计划

牙周基础治疗：控制牙周炎。

成人正畸治疗：压低上下前牙；关闭前牙散在间隙，协调 22 缺牙间隙。

种植修复治疗：种植修复 22。

治疗过程

Phase 1 牙周基础治疗：口腔卫生教育；全口超声洁治；全口龈下刮治，根面平整。

Phase 2 成人正畸治疗。

治疗过程（图 11-2-5）。

治疗结果（图 11-2-6～图 11-2-9）。

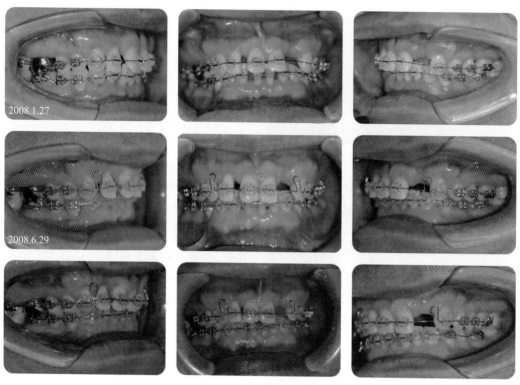

图11-2-5 矫正过程中的部分口内照片

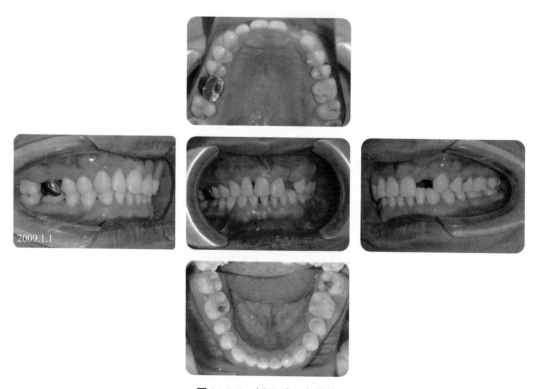

图11-2-6 矫正后口内照片

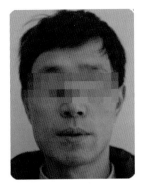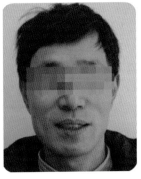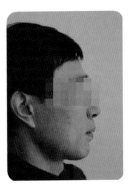

图11-2-7　矫正后面部照片

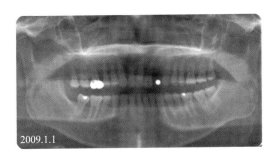

图11-2-8　矫正后全景X线片

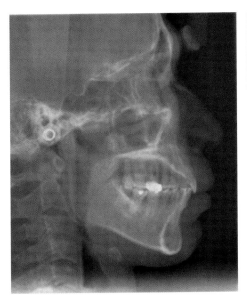

测量参数	测量均值及标准差		测量值	
	替牙期	恒牙期	治疗前	治疗后
SNA	82.3±3.5	82.4±4.0	85	86
SNB	77.6+2.9	80.1±3.9	78	78
ANB	4.7±1.4	2.7±2.0	7	8
U1--L1	122.0+6.0	125.4+7.9	120	128
U1-SN	104.8±5.3	105.7±6.3	104	99
L1-MP	94.7±5.2	92.6±7.0	101	97
MP-SN	35.8±3.6	32.5±5.2	33	35
FH-MP	31.8±4.4	31.1±5.6	30	31
Y-axis	65.5±2.9	66.3±7.1	72	72
Po-NB	0.2±1.3	1.0±1.5	1.0	1.0

图11-2-9　矫正后头颅侧位片及头影测量

Phase 3　22种植修复。

种植前检查：22缺失，牙槽嵴黏膜良好，牙槽嵴唇侧外形轻度凹陷。缺牙间隙近远宽度7mm，殆龈高度9mm。CBCT显示22缺牙区牙槽骨唇舌向厚度6mm，纵向可植入牙槽嵴高度大于16mm，21，23牙冠完好，无冷热刺激痛，无叩痛，无松动，牙龈未见明显异常（图11-2-10）。

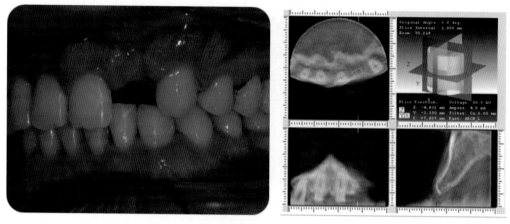

图11-2-10 种植前口内局部照片及CBCT影像

全身情况良好，血常规，肝肾功能，凝血功能，心电图未见异常，无传染性疾病。

种植及修复过程

种植体植入：22阿替卡因肾上腺素注射液（1.5ml）局部浸润麻醉下切开黏骨膜瓣，翻瓣，暴露牙槽嵴顶，D3.4种植球钻定位，逐级备洞，植入Xive D3.8/L13植体1颗，安放覆盖螺丝，严密缝合（图11-2-11）。

上部结构修复：22种植体植入3个月后复诊，Ⅱ期手术暴露植体，去除覆盖螺丝，安放愈合基台，2周后上部结构修复，取模制作上部结构，安装修复基台，粘结固位，完成种植修复（图11-2-12）。

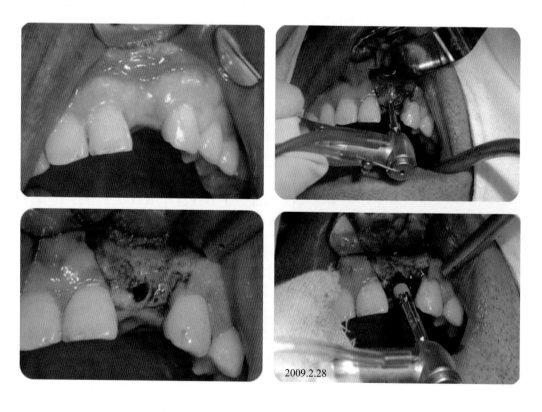

2009.2.28

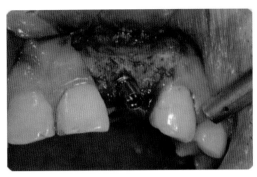
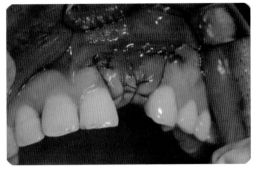

图11-2-11　22种植体植入过程

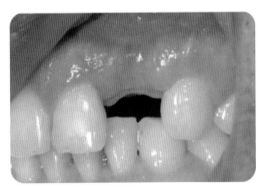
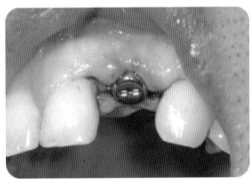

修复前　　　　　　　　　　　　　　安放愈合基台

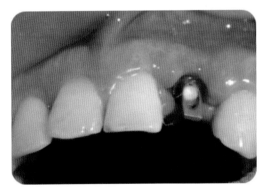
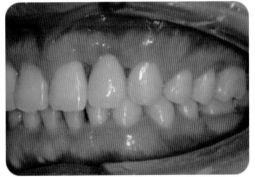

安装修复基台　　　　　　　　　　　修复后

图11-2-12　22种植修复过程

种植修复后（图11-2-13）

治疗的远期效果

治疗结束5年后回访结果显示：正畸治疗后保持状态良好，上下颌牙齿排列整齐，上颌牙列牙周状况良好，上前牙唇倾及散在间隙无复发倾向，下颌前牙拥挤无复发倾向，前牙区覆𬌗稍加深，下颌前牙区牙龈退缩稍增加。22局部种植牙状态良好，无叩痛，无松动，牙龈状态良好，牙龈乳头形态较5年前修复后更加良好（图11-2-14）。全景X线片显示全口牙列牙槽骨轻度水平型吸收，较5年前未见明显恶化，22种植牙牙槽骨远中局部轻度骨吸收（图11-2-15）。

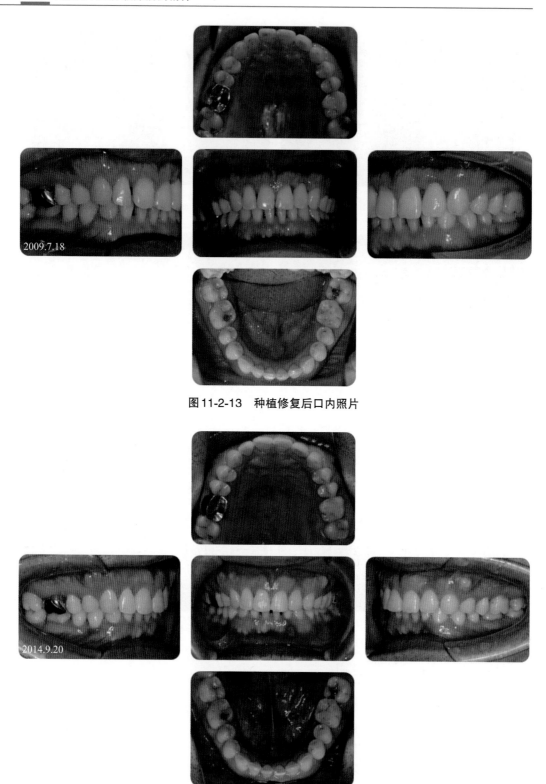

图11-2-13　种植修复后口内照片

图11-2-14　治疗结束5年后口内照片

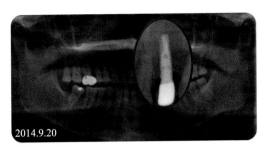

图 11-2-15　治疗结束5年后全景X线片及局部放大照片

治疗过程回顾（图 11-2-16）

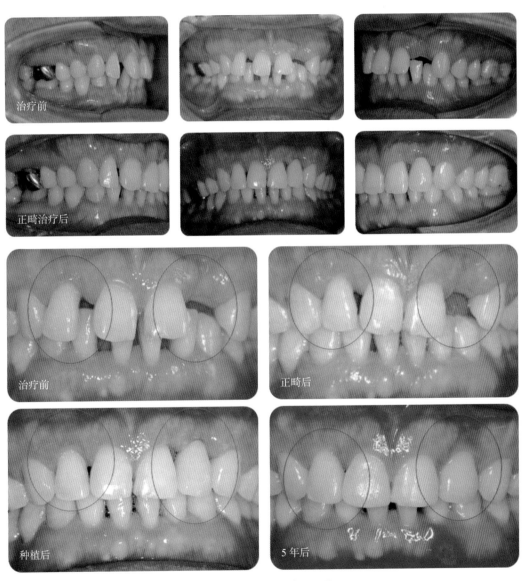

图 11-2-16　治疗过程回顾

治疗体会

该患者因牙周炎导致上颌前牙唇向移位出现散在间隙，22缺失，影响咬合功能及美观而就诊，其最根本的病因是牙周炎，所以对牙周炎进行控制是治疗的前提。在牙周基础治疗完成后，唇向移位切牙的不合理咬合力方向，散在间隙导致邻接关系的丧失，不合理的咬合力传导成为维持牙周健康的不利因素。通过正畸的方式将错位的牙齿恢复到正常的生理性位置，恢复邻接关系，建立生理性咬合力量的传导结构，是牙周病患牙炎症不再恶化、继续行使咬合功能的重要基础。以往对于牙周炎患者的正畸治疗，很多医生都抱着比较谨慎的态度，随着大家对牙周病和正畸临床认知的进一步深入，牙周炎不再是正畸医生的禁忌证；与之相反，大家认识到通过正畸治疗恢复牙齿的生理性位置是牙周病治疗的重要选择之一。因此我们对该患者进行了正畸治疗，在正畸过程中，遵循"细丝轻力"的原则，循序渐进，逐步将错位的牙齿矫正到较为良好的生理性位置。对于缺失的22，我们采用最新种植修复技术，恢复了牙列的完整性。在该病例完成时，我们觉得还是比较成功的，但对于牙周病治疗结果的稳定性，移位牙齿正畸治疗后的复发，22种植修复后的远期效果并不明确。5年后病例的回访结果显示牙槽骨的吸收水平与5年前相比较未见有明显加重，牙周病没有明显的进展；矫正后的上下颌牙列整齐，未见有明显复发；22种植牙骨吸收维持在合理的水平，牙龈软组织较5年前更加自然美观。通过该病例，我们体会到稳定的牙周环境是多学科口腔治疗成功的基础，口腔医师需要有全科的视角去制订综合性的治疗计划。

作者简介

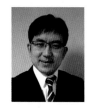

董宏伟，同济大学儿童口腔医学专业硕士，日本松本齿科大学齿学博士，副主任医师，上海优德口腔门诊部儿童正畸专科主任，日本九州齿科大学访问学者。从事儿童口腔和正畸专业20多年，在咬合诱导、早期矫治、埋伏牙牵引、青少年及成人矫正方面积累了较丰富的临床经验，发表学术论文20余篇。曾获2014年中国民营口腔首届正畸病例大赛优胜奖，2014年"绚彩梦想秀·口腔好医生"跨学科病例大赛全国10强。2015年"绚彩梦想秀·口腔好医生"跨学科病例大赛全国20强。中华口腔医学会儿童口腔专业委员会专科会员，中华口腔医学会正畸专业委员会专科会员，世界正畸联盟（WFO）会员，美国正畸协会（AAO）会员，eBrace舌侧矫正认证医师。

参赛体会

"绚彩梦想秀·口腔好医生"病例大赛为广大的口腔医生提供了一个相互交流，相互学习的平台，在病例的整理、准备、分享的过程中培养了多学科诊治的理念，增加了认知，夯实了基础，厘清了原则，斟酌了细节，开阔了思路，拓展了视野。在病例大赛中，很多知名前辈专家和教授对我及其他参赛医生的病例都进行了严谨、专业、中肯、客观的点评和指正，对我们今后在临床中进行综合分析诊断、遵循原则诊疗、防范诊疗风险有很大的帮助。通过本次大赛，也有幸认识了很多优秀的口腔医生，成了今后专业道路上相伴相学的朋友。

牙列不齐伴右下后牙缺失隐形矫正后种植修复

董宏伟

病例资料

基本信息：

姓名：李某　　性别：女　　出生年月　1976.10　　年龄：36岁

初诊日期：2012.8.5

主　诉：牙列不齐伴下后牙缺失多年求治疗。

现病史：牙齿排列不齐，影响美观，希望矫正治疗。同时右下后牙有磨牙缺失多年，希望修复治疗。

既往史：否认急慢性系统病史。

家族史：母亲有牙列不齐史。

口腔检查：

口外检查：颌面部未见明显异常，未扪及压痛区域，双侧腮腺区及颌下区未触及肿大淋巴结。双侧颞下颌关节无弹响，关节区无压痛，开口型、开口度未见明显异常。

口内检查：

1.牙列及牙体检查（图11-3-1）

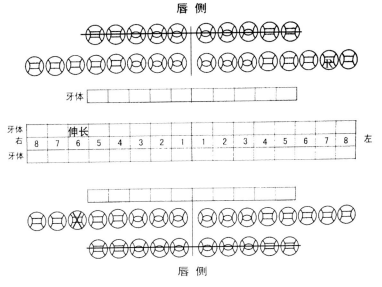

图11-3-1　口腔内牙列及牙体检查表

16牙冠伸长，无冷热刺激痛，无叩痛，无松动，牙龈未见明显异常。

27面树脂充填物，无冷热刺激痛，无叩痛，无松动，牙龈未见明显异常。

46缺失，牙槽嵴颊舌侧轻度吸收。

2. 牙周检查　口腔卫生良好，下前牙区舌侧牙结石Ⅰ度，牙龈状态良好，未见有深度＞3mm的牙周袋，未见有探诊出血，未见有牙周溢脓。

3. 咬合检查　正中𬌗上下颌牙齿咬合良好，前伸𬌗、侧向𬌗未及𬌗干扰。

4. 软组织检查　口腔内唇、颊、舌黏膜等软组织未见明显异常。

5. 影像学检查

曲面体层片：牙槽骨水平型吸收，下前牙区达根1/2水平，16伸长（图11-3-2）。

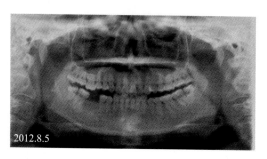

2012.8.5

图11-3-2　治疗前全景X线片

正畸专科检查

1. 一般检查

口腔卫生：良好。

牙列类型：恒牙列。

磨牙关系：右侧　中性偏远中。

　　　　　　左侧　中性。

上下中线：上下中线正。

覆𬌗覆盖：覆𬌗Ⅱ度；覆盖Ⅱ度。

颌体：上颌　正常。

　　　下颌　正常。

齿槽座：上下颌齿槽座欠丰满。

面部：对称性：右侧下颌角区轻度肥大。

面下1/3：正常。

开唇露齿：无。

关节检查：未见明显异常。

健康状况：全身　良好；五官　良好。

不良习惯：无。

家族史：母亲牙列不齐。

2. 口内像检查（图11-3-3）

3. 面相检查（图11-3-4）

正面相：右侧下颌角区稍肥大，颏部右偏2mm，双侧瞳孔连线向左下偏斜，双侧口角连线与水平面平行。

　　侧面相：直面型，上下唇突度正常。

　　4.头影测量（图11-3-5）

　　诊断和问题列表：

　　安氏Ⅱ类亚类错𬌗畸形。

　　矢状Ⅰ类。

　　垂直骨面型，均角。

　　下前牙区拥挤。

　　深覆𬌗，深覆盖。

　　16伸长，46缺失。

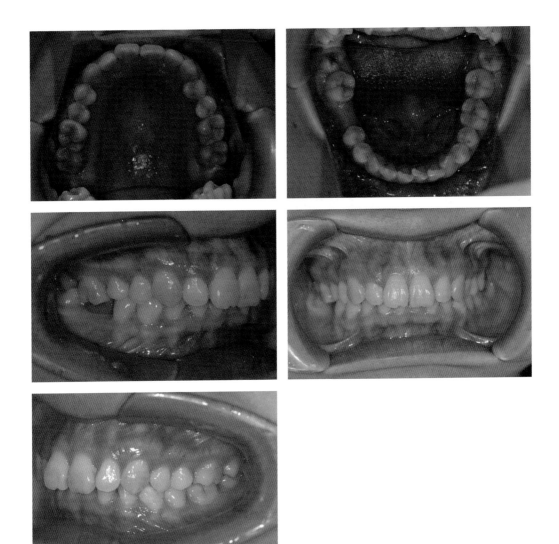

图11-3-3　治疗前𬌗相

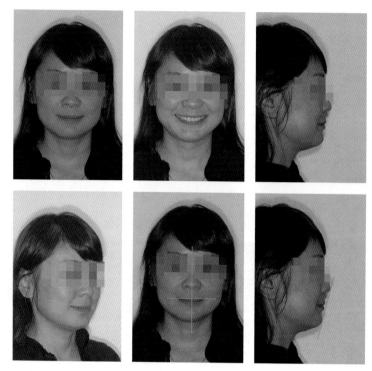

图11-3-4 治疗前面相

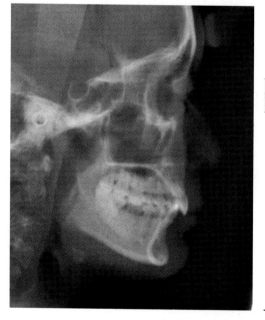

测量项目	标准值	测量值
SNA	82.8＋4.0	74
SNB	80.1＋3.9	72
ANB	2.7＋2.0	2
U1-SN	105.7＋6.3	98
L1-MP	92.6＋7.0	97
U1-L1	125.4＋7.9	126
SN-MP	32.5＋5.2	35
FH-MP	31.1＋5.6	22
Y-AXIS	66.3＋7.1	70

图11-3-5 治疗前头颅侧位片及头影测量

经过与治疗

综合治疗计划：

第一阶段：隐形矫正，排齐上下牙列。

第二阶段：46种植体植入，种植支抗辅助局部矫正压低16，46种植上部结构安装。

治疗过程：

第一阶段：隐形矫正，2012.8.5 ～ 2013.12.30。

2012.8.5

初诊检查，正畸专科检查，拍𬌗相及面相，取治疗前模型，拍全景X线片及头颅侧位片。

2012.9.15

沟通矫正计划，签署知情同意书，全口超声洁治，取隐形矫正用硅胶模型及咬合记录，开始隐形矫正设计（图11-3-6）。

2012.10.20

开始戴用第1副隐形矫正器。

2012.11.6

14、24、34、36、44、46粘结附件，31、32与41、42间邻面去釉0.4mm。

戴用第2副矫正器。

2013.2.18

复诊检查，继续戴用隐形矫正器。

2013.6.2

隐形矫正中期反馈，拍𬌗相，取上下颌牙列模型，拍曲面体层片观察牙根及牙周情况（图11-3-7，图11-3-8）。

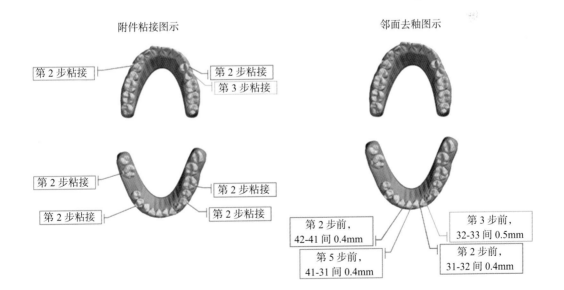

附件粘接图示

第2步粘接　第2步粘接　第3步粘接

第2步粘接　第2步粘接

第2步粘接　第2步粘接

邻面去釉图示

第2步前，42-41间0.4mm

第3步前，32-33间0.5mm

第5步前，41-31间0.4mm

第2步前，31-32间0.4mm

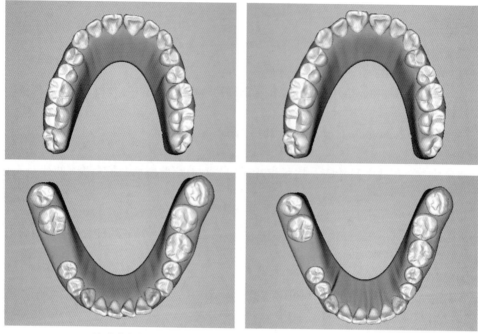

隐形治疗前　　　　　　　　　　　　　　　隐形治疗后

图 11-3-6　隐形矫正设计

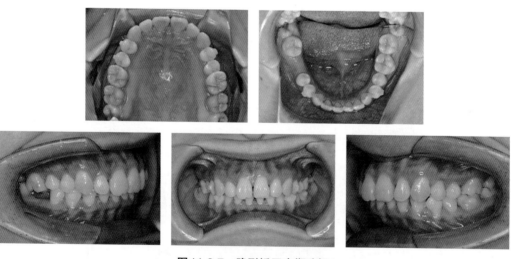

图 11-3-7　隐形矫正中期殆相

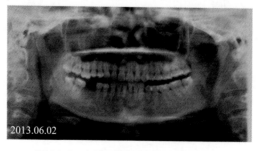

图 11-3-8　隐形矫正中期全景 X 线片

2013.6.15

戴用后续隐形矫正器。

2013.10.30

隐形矫正结束，全口超声洁治，拍矫正后殆相及面相（图11-3-9），取矫正后模型，拍矫正后头颅侧位片，并进行了正畸前后的比较（图11-3-10，图11-3-11）。

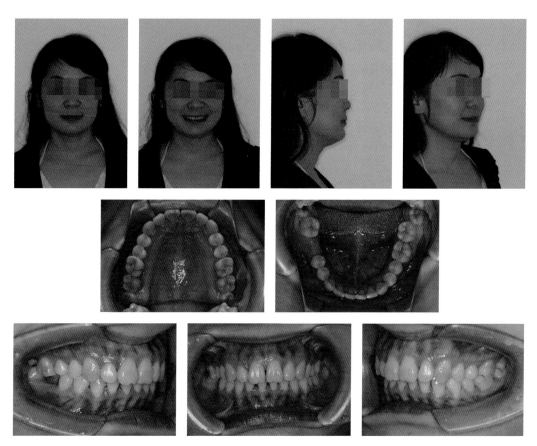

图11-3-9　隐形矫正结束后殆相及面相

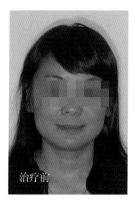
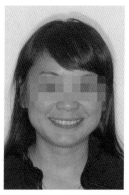
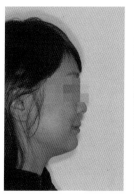
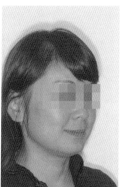

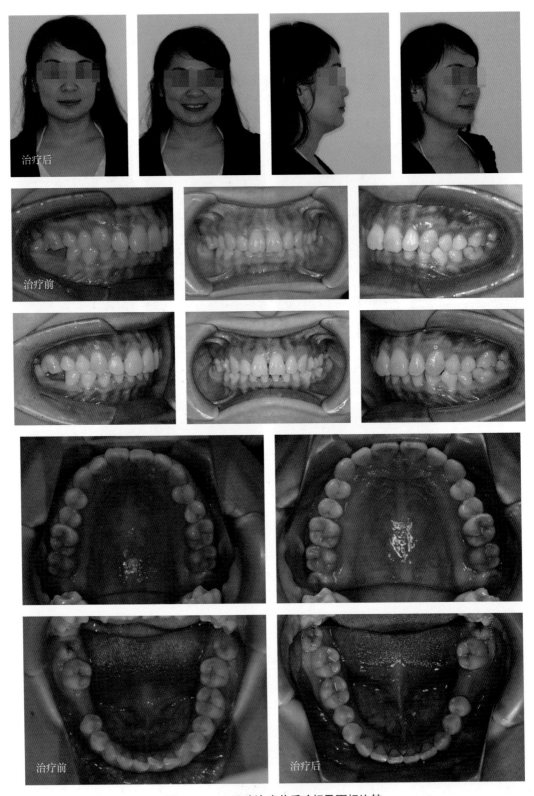

图 11-3-10　正畸治疗前后𬌗相及面相比较

隐形矫正治疗前后头影测量分析对比

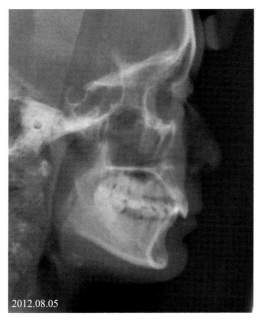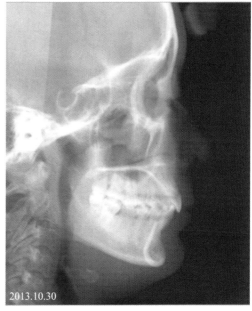

2012.08.05 2013.10.30

测量项目	标准值	矫正治疗前	矫正治疗后
SNA	82.8±4.0	74	74
SNB	80.1±3.9	72	73
ANB	2.7±2.0	2	1
U1-SN	105.7±6.3	98	100
L1-MP	92.6±7.0	97	99
U1-L1	125.4±7.9	126	124
SN-MP	32.5±5.2	35	38
FH-MP	31.1±5.6	22	26
Y-AXIS	66.3±7.1	70	73

图 11-3-11　隐形矫正结束后头颅侧位片及头影测量对比

　　第二阶段：46种植体植入，种植支抗辅助局部矫正压低16，修复46上部结构（2014.2.26～2014.8.20）。

　　2014.2.26

　　拍摄16及46区域的牙科三维CT影像。

　　16近远中植入种植支抗（图11-3-12）。

　　进行46的种植手术，植入XIVE D3.8/L11植体（图11-3-13）。

　　（传统在上颌颧牙槽嵴植入，但由于上颌窦底过低，故16近远中植入D2.0/L8种植支抗2个。）

　　2014.3.28　上颌粘结型TPA，开始16压低。

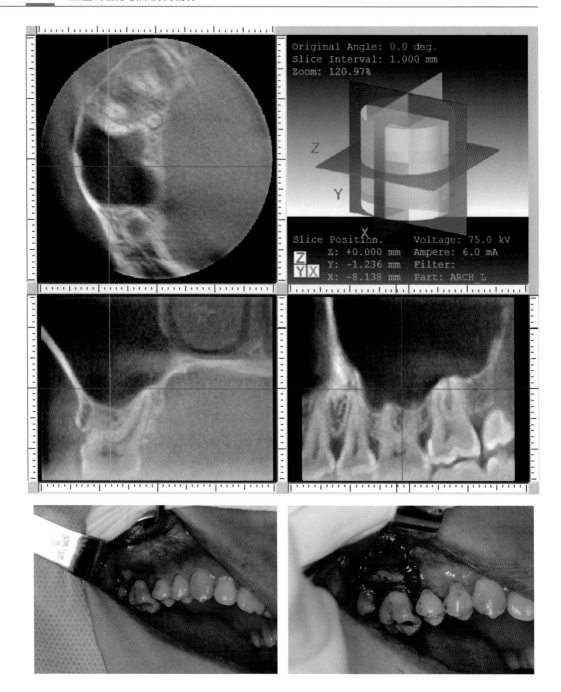

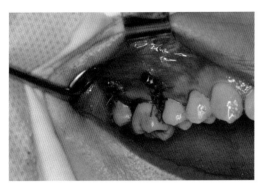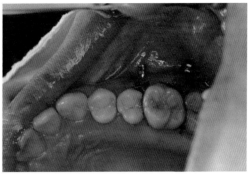

图11-3-12 16近远中种植支抗植入

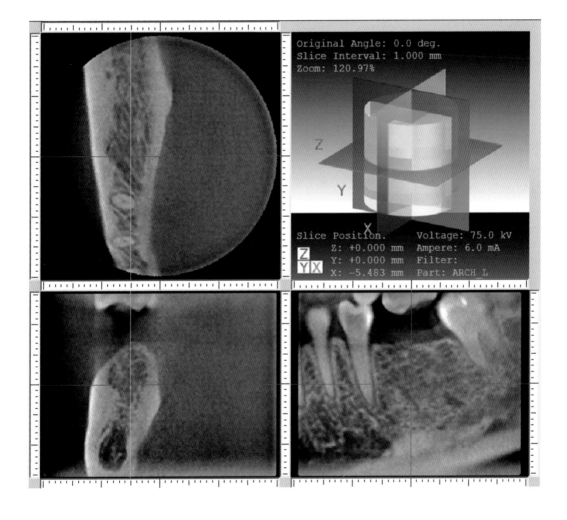

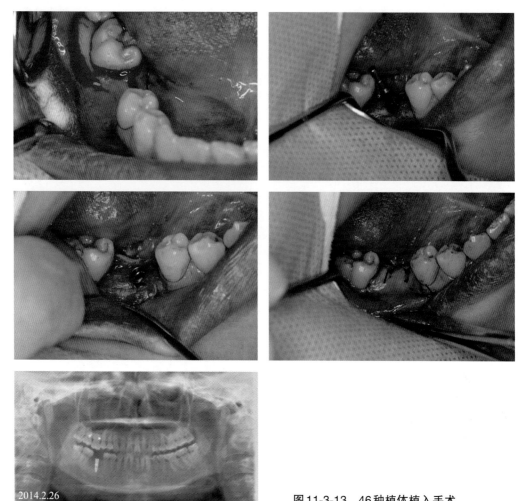

图11-3-13　46种植体植入手术

2014.7.4　16压低完成，46种植Ⅱ期手术安放愈合基台。

2014.8.6　46种植取模。

2014.8.20　46上部结构安装，拆除16近远中种植支抗（图11-3-14）。

2015.2.20

复诊检查，上下颌牙列保持良好，下前牙牙龈轻度萎缩，16压低维持稳定，46种植义齿状态良好（图11-3-15）。

治疗结果：解决了牙列拥挤，纠正了深覆𬌗，压低了右上第一恒磨牙，种植修复右下第一恒磨牙，治疗过程中牙周病控制良好，患者对治疗结果满意（图11-3-16，图11-3-17）。

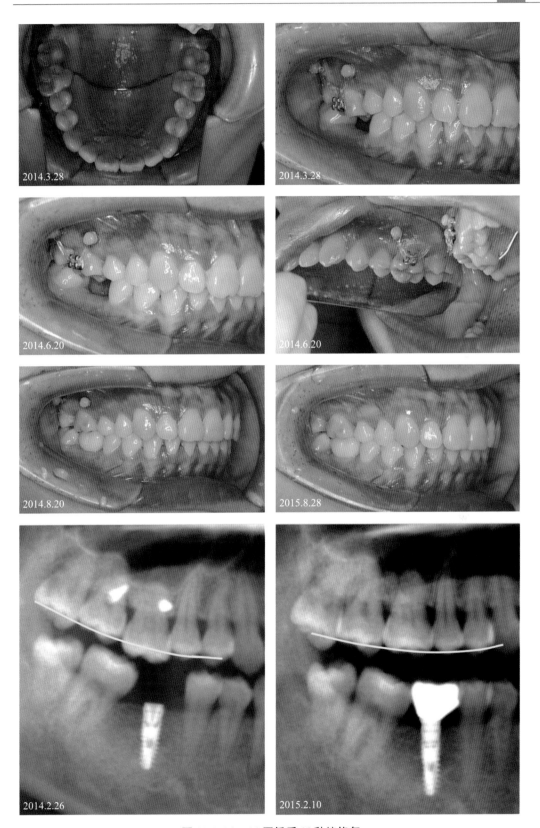

图11-3-14　16压低后46种植修复

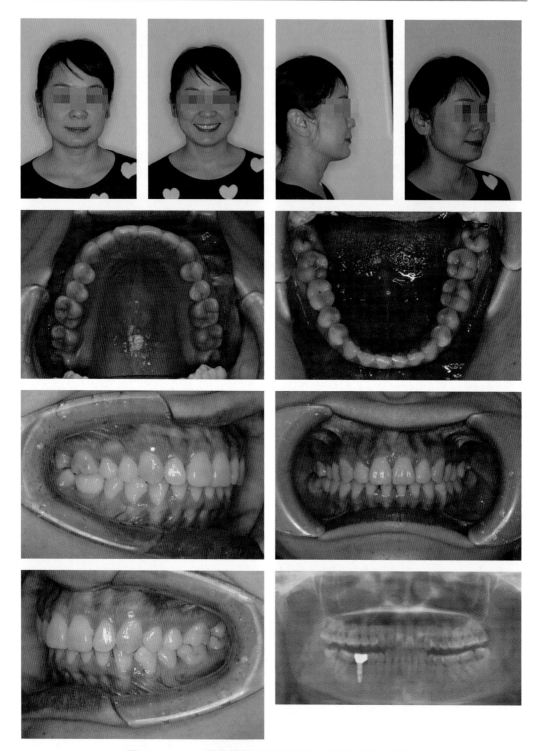

图 11-3-15　16 种植修复治疗后面相、牙合相及全景 X 线片

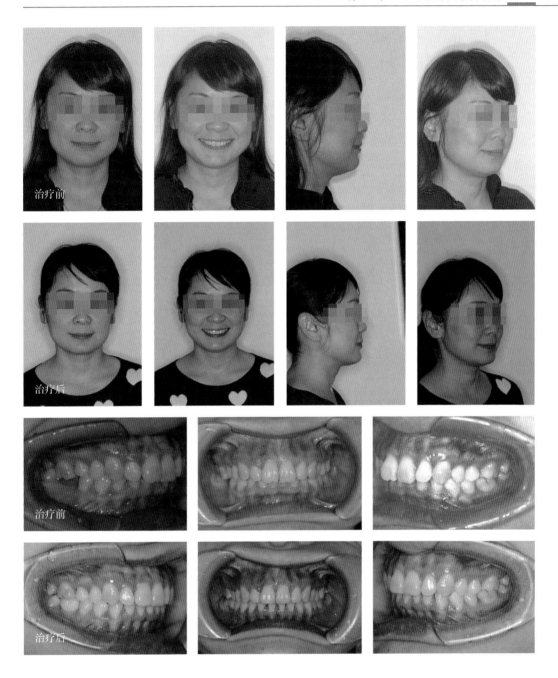

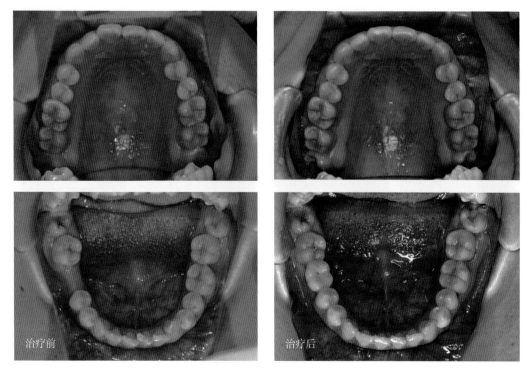

图11-3-16 治疗前后面相及𬌗相

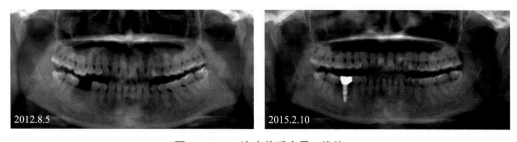

图11-3-17 治疗前后全景X线片

讨论

本病例根据患者的治疗愿望，结合了牙周、正畸、齿槽外科、种植的口腔临床知识，成功解决了患者的就诊目的，获得了较好的治疗效果。本病例的难点并不在于矫正或种植的复杂性，而在于面对患者时需要口腔医生具有全科理念，综合全科知识，为患者制订合适的治疗方案。同时，16的压低是本病例的亮点，对于伸长的牙齿，传统采用截冠后冠修复的方法配合对颌牙的修复，但这种方法破坏天然牙的自然结构，多数需要根管治疗。随着种植支抗的发展，一些伸长的对颌牙可以通过种植支抗进行压入。一般上颌第一磨牙压入时种植支抗植入颧牙槽嵴，但本患者上颌窦底较低，颧牙槽嵴植入种植支抗容易穿通上颌窦。利用牙科三维CT精确测量，在有限的垂直牙槽骨厚度（小于5mm）内，近远中各植入D2.0/L8种植支抗，成功对16进行了压低，为对颌牙的生理性修复提供了空间。

第12章

口腔数字化技术应用

数字化技术修复上颌双侧尖牙缺失的全科综合治疗病例

吕 品

基本情况

患者××，男性，26岁，某教育机构培训人员。

主诉：上颌双侧尖牙缺失1年余，近期自觉影响美观，要求修复。

现病史：患者1年前于外院拔除上颌双侧尖牙，后未行修复治疗。

全身状况：体健。

家族史：无特殊。

口腔检查（图12-1-1～图12-1-3）。

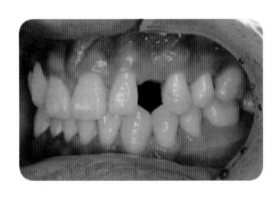

图12-1-1　牙尖交错𬌗左侧面观

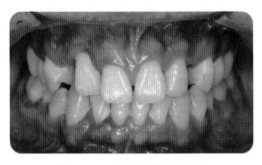

图12-1-2　牙尖交错𬌗正面观

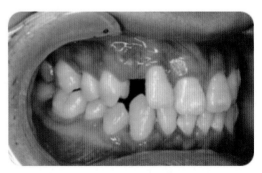

图12-1-3　牙尖交错𬌗右侧面观

口外检查：左右面部基本对称，垂直向各部分比例协调。颞下颌关节及咀嚼肌检查未及阳性体征。

口内检查：右上尖牙缺牙间隙近远中向及龈𬌗向略不足，左上尖牙缺牙间隙尚可（图12-1-4，图12-1-5）。

牙周检查可见：全口口腔卫生状况差，牙石（＋＋～＋＋＋），菌斑指数2～3，牙龈轻度水肿色红质较软，出血指数2～3，探诊深度普遍3～5mm，个别位点6mm，有AL，根分叉病变0～1度，松动度0～Ⅰ°。

影像学检查：CBCT显示左上尖牙种植修复间隙充足，右上尖牙种植修复间隙不足，全景视野中可见右侧上下颌第三磨牙（图12-1-6～图12-1-8）。

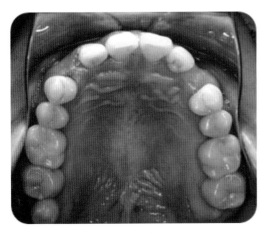

图 12-1-4　术前上颌𬌗面观

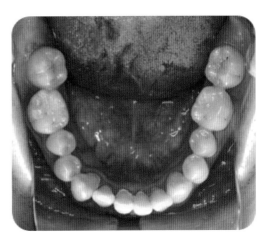

图 12-1-5　术前下颌𬌗面观

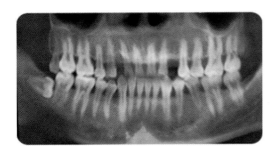

图 12-1-6　CBCT全景视野

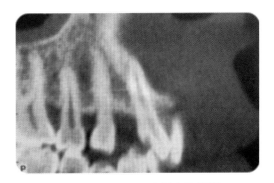

图 12-1-7　CBCT左侧尖牙视野　　　　图 12-1-8　CBCT右侧尖牙视野

诊断：上颌牙列缺损、慢性牙周炎、右上第三磨牙过小牙及右下第三磨牙阻生齿。

治疗计划：牙周基础治疗，18、48拔除，23种植修复。

关于13的修复治疗方案，有以下3种方案可以选择。

方案一：正畸排齐牙列，获得13种植修复间隙后行种植修复治疗。此种方案的优点是美观恢复及咬合功能恢复好，缺点是治疗周期长，费用较高。

方案二：13固定义齿修复，采用11、12、14作为固定义齿基牙。此种方案的优点是美观及功能恢复较好，缺点是邻牙需要进行牙体预备。

方案三：行13单端粘接桥修复，以12为基牙。此种方案的优点是创伤小，周期短。缺点是粘接桥修复体脱落率和折断率较高。在传统修复治疗理念中，单端粘接桥的适应证集中在上颌侧切牙及下颌切牙等受力较小的区域，对于尖牙是否可以采用单端粘接桥修复存在疑问。有学者研究了使用两单位粘接桥修复牙列不同部位缺损10年后的成功率，发现修复切牙的成功率最高，但修复尖牙的成功率也达到了80%，满足了临床工作中的要求。

因此在本病例中，通过综合评估，我们选择方案三，使用单端粘接桥修复13。

整个治疗过程包括预防期及疾病控制期，功能恢复期，维护期。

在疾病控制期包括OHI，控制慢性牙周炎，消除牙龈炎症，拔除18、48等工作。功能恢复期包括23的种植修复及13的单端粘接桥修复。维护期包括牙周维护治疗及复查修复体的使用情况。

牙周治疗主要是牙周基础治疗。首先进行口腔卫生宣教和牙周的洁治，1周后复诊记录牙周大表并进行牙周刮治和根面平整（图12-1-9～图12-1-11）。

18及48的拔除治疗：右下阻生齿属于水平阻生，存在潜在的危害，右下第二磨牙已轻度舌倾。右下颌阻生智齿的阻力分析包括软组织阻力，骨阻力和邻牙阻力。因此通过翻瓣、去骨及分牙的拔牙策略拔除患牙。

随后进入功能恢复期的治疗。

23的种植外科治疗：23的种植修复治疗中修复条件良好，选择数字化辅助的手段保证植体的植入位点和方向（图12-1-12，图12-1-13）。

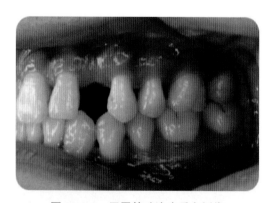 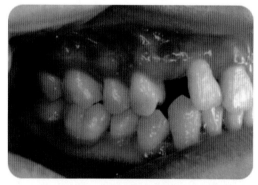

图12-1-9　牙周基础治疗后左侧像　　　　图12-1-10　牙周基础治疗后右侧像

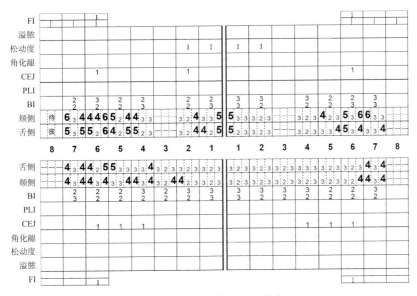

图 12-1-11　牙周情况记录表

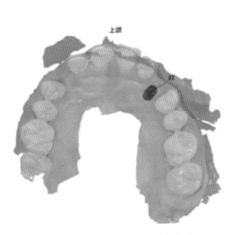

图 12-1-12　上颌牙列口扫数据

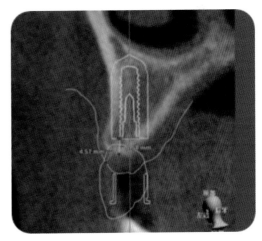

图 12-1-13　CT 数据模拟种植位点

首先使用口内扫描仪获取上下颌数字化印模，将印模同患者的 CBCT 数据进行匹配，并进行理想种植位点的模拟。根据模拟的结果选择直径 3.3mm，长度 12mm 的骨水平植体（士卓曼），材料为钛锆亲水表面植体。依据分析 3D 打印制作种植全程导板（图 12-1-14），套管直径 5mm，套管高度 5mm，套管位置位于骨上 6mm，使用的钻针长度为 24mm。3D 打印完成的导板在术前患者口内进行试戴（图 12-1-15），确保导板可以被动就位于邻牙上，植体植入后放置愈合基台。术后拍摄 CBCT 分析植体位置，同术前设计位置一致（图 12-1-16）。

13 单端粘接桥的修复治疗。在开始牙体预备之前先检查基牙咬合情况，在设计固位体范围的时候综合考虑基牙粘接面积和基牙的咬合部位。在满足固位力的情况下，固位体的边缘尽量离开基牙的咬合接触点以保证固位体的强度。牙体预备完成以后进行口内扫描获取数字化印模，随后进行技工室加工工作，粘接桥材质选择 EMAX 铸瓷类全瓷材料。粘接桥加工完成，在不干扰咬合的前提下，尽量加厚了连接体部分以保证强度。口内粘接完成后调整咬合，使得桥体部分在正中咬合时轻接触，右侧方咬合时无接触。

23的种植修复治疗：种植体植入3个月后开始修复治疗，取下愈合基台检查牙龈袖口健康状况，使用种植体动度仪分析ISQ值，平均值为78，满足种植上部修复的要求。使用口内扫描仪依次获取种植区域牙龈袖口形态及转移杆的位置，扫描完成后转技工室完成种植体支持临时修复体的制作。口内试戴临时修复体并分次对修复体的穿龈轮廓进行调改塑性，调至满意的牙龈轮廓以后再次使用口内扫描仪获取数字化印模，转至技工室完成最终修复体的制作（图12-1-17，图12-1-18）。修复体的制作我们选择钛基底加氧化锆全瓷基台及氧化锆全瓷冠的设计方式，在保证义齿强度的同时保证了美观。种植体支持全瓷冠在口内试戴，我们调整全瓷冠的咬合至正中咬合轻接触，左侧方咬合形成组牙功能牞（图12-1-19，图12-1-20）。

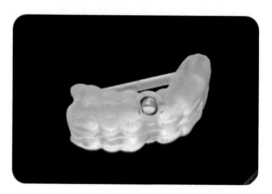

图12-1-14 全程导板

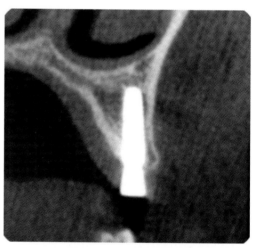

图12-1-16 种植术后CT影像

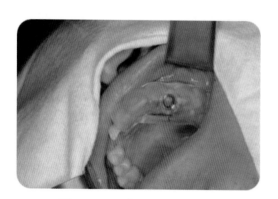

图12-1-15 全程导板口内试戴

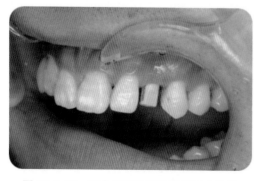

图12-1-17 口内扫描种植转移杆口内就位

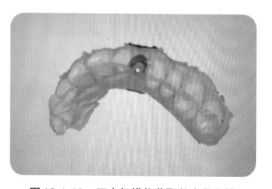

图12-1-18 口内扫描仪获取数字化印模

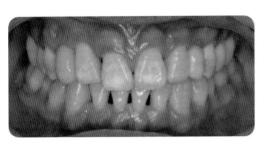

图12-1-19　戴牙后牙尖交错𬌗正面观

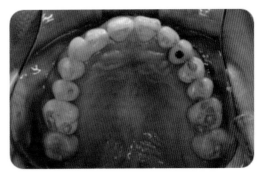

图12-1-20　戴牙后上颌𬌗面观

维护期治疗：牙周基础治疗完成后4个月我们对患者的牙周状况进行复查，复查时记录的牙周大表显示仅有个别位点探诊深度在4～5mm，有附着丧失存在，继续进行后续的牙周治疗。种植修复后3个月复查，可见修复体外形及功能良好，X线片示种植体周围无明显的骨吸收（图12-1-21，图12-1-22）。

粘接桥使用4个月后复查，可见修复体无折裂及裂纹，基牙无松动，X线片示基牙牙周膜无明显异常，粘接桥的咬合情况也未见明显异常。6个月后再次对种植修复体及粘接桥修复体进行复查，未见明显异常（图12-1-23～图12-1-25）。

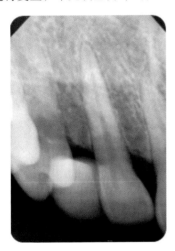

图12-1-21　粘接桥复查X线片

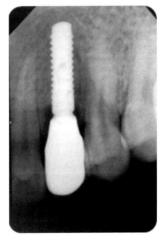

图12-1-22　种植体复查X线片

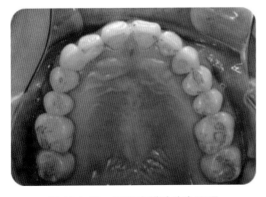

图12-1-23　牙尖交错𬌗咬合面观

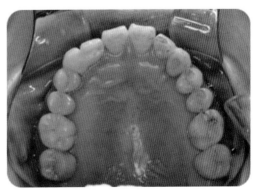

图12-1-24　左侧方𬌗咬合面观

本病例中，治疗计划制订阶段关于13的修复方式的选择是一个难点。在修复间隙不足的情况下，正畸治疗后的种植修复是13最理想的治疗计划。但正畸治疗时间较长，会增加整个治疗的周期，部分患者无法接受，那么除了理想的治疗计划以外还需有治疗计划的备选项。全瓷粘接桥修复体，因其较小的牙体预备量和优秀的美学效果，成为部分医师在无法完成种植修复时的首要选择。粘接桥修复体由于缺乏固位形，粘接力成为其固位的唯一因素，因此适应证严格，一般用于上颌侧切牙及

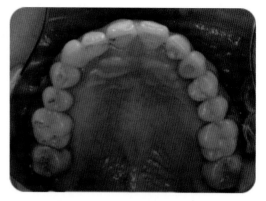

图 12-1-25　右侧方𬌗咬合面观

下颌切牙等𬌗力较小的区域。随着口腔粘接技术的不断发展，铸造陶瓷及氧化锆陶瓷为主要材料的粘接桥修复体的适应证在不断地扩大。国内外已经有报道在后牙区使用粘接桥完成修复治疗，但其临床效果仍需进一步的观察。本病例中，13在无法种植修复的情况下，选择了创伤较小的单端粘接桥修复，虽然美学效果达到了预期，仍需定期复查，密切关注患者的咬合变化。文献回顾中，粘接桥的成功率也在逐年上升，而且近些年成功率已和固定桥修复体差异无统计学意义。同时，粘接桥修复治疗的患者满意度也高于种植修复，达到84.3%，并且84.2%的患者在粘接桥出现脱粘接或折断后仍选择使用粘接桥进行重新修复，并且愿意推荐周围的人使用该修复方式。此外在本病例的23修复中，由于患者的种植修复条件良好，因此要做的就是精准植入植体然后完成相应的上部修复。病例中从种植全程导板的设计制作到后期种植修复体的取模等过程均使用数字化口内扫描的方式进行，最大程度上保证了治疗的精准度，从而达到了良好的治疗效果。

作者简介

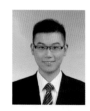

吕品，北京大学第三医院口腔科主治医生，北京大学口腔修复学专业博士，获2019年中华口腔医学会口腔全科优秀病例全国十强，2019年3Shape数字化口内扫描大赛第一名。

参赛体会

这是我第一次参加"绚彩梦想秀·口腔好医生"的病例大赛。以前我关注病例大赛是觉得在观看比赛的过程中可以学到很多治疗规范和新技术新疗法，这对于毕业后的年轻医生来说是非常好的学习途径和学习平台。比赛看得多了，我也就想着整理整理自己的病例资料参赛试一试。从开始整理资料的过程开始，其实自己学习的过程也就跟着开始了。以往每完成一例患者的治疗，自己总是觉得这个病例自己已经处理的非常"理想"了。但实际上，当你把整个治疗过程的照片及检查资料回顾一下的时候，你会发现其实还有很多地方可以得到改进。正如刘洪臣老师说的那样"没有完美的病例"。当然，在参赛的过程中，各位评委老师的点评和提问，又让我认识到自己提交病例中更多有待改进的

问题。这些都是我在日后临床工作中可以提高的地方。

本病例中患者需要解决的问题是双侧尖牙的缺失。左上尖牙的修复间隙充足且种植骨量良好，我们需要精确地完成种植体的植入及上部修复治疗。因此，种植全程导板及口内扫描技术的使用最大程度地保证了治疗的精度。右上尖牙的修复治疗是本病例的难点，修复间隙及种植间隙均不足。本病例中采用粘接桥的形式完成了治疗，并达到了微创及美观的要求。

严重骨性开𬌗患者的多学科联合治疗：数字化模拟手术及3D打印咬合板的应用

王云霁

病例内容摘要

1.基本情况：×××，男，18岁，学生。

2.主诉：发现前牙无法咬合、地包天10余年。

3.现病史：约5年前，患者发现牙齿无法咬合，地包天，影响功能美观。

既往史：无特殊。

家族史：无特殊。

全身情况：健康。

4.口腔检查

颜貌检查（图12-2-1）：长面型，面下1/3过长；唇肌紧张，闭合不自然；颏部稍右偏，下颌前突面型，下唇在E线前，颏唇沟浅。

口内检查（图12-2-2）：

拥挤度：

上颌：5.5mm

下颌：4.5mm

Bolton比：

前牙比：77.0%

全牙比：89.5%

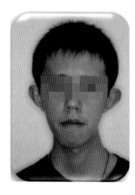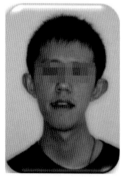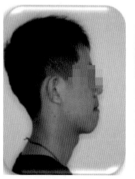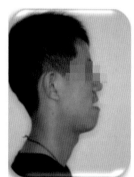

图12-2-1 初诊面相

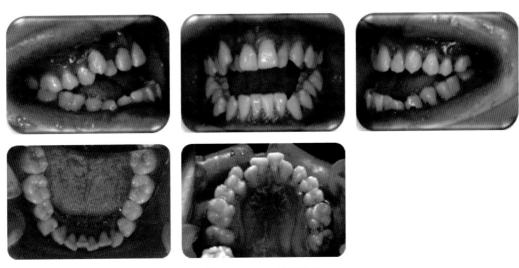

图12-2-2　初诊口内相

上下牙弓宽度不调，上牙弓较窄。

舌体肥大。

磨牙、尖牙完全近中关系。

前牙开𬌗7～8mm。

牙周检查（图12-2-3）：

牙龈红肿，个别牙位探诊出血。

下前牙区有轻度附着丧失。

牙体检查：无特殊。

软组织检查：舌体肥大，唇闭合困难。

	8	7	6	5	4	3	2	1	1	2	3	4	5	6	7	8
FI		—	—	—	—	—	—	—	—	—	—	—	—	—	—	
溢脓		—	—	—	—	—	—	—	—	—	—	—	—	—	—	
动度		—	—	—	—	—	—	—	—	—	—	—	—	—	—	
PLI																
CAL		—	—	—	—	—	—	—	—	—	—	—	—	—	—	
BOP		4	4	3	3	4	4	4	3	3	3	3	3	4	4	
B		4 2 3 4 1	4 4 1	4 1 3	3 3 1	4 3 3	2 4 4	4 1 3	3 2 4 4 1	3 3 1 4	4 1 3	3 1 4	4 3 3	4 4 2 4	4	
L		4 2 4 4 2	4 2 1	4 3 1	3 3 2	4 3 2	4 2 4	4 1 2	3 2 4 4 2	2 2 4	3 2 4 4	4 1 4	3 3 4	4 2 4	4	
	8	7	6	5	4	3	2	1	1	2	3	4	5	6	7	8
L		4 3 4 4 2	4 4 2	4 2 1	3 1 4	3 1 3	1 2 2	1 2	2 1 2 2 4	4 1 3	4 2 4 1	4 3 2	4 3 2	4 2 4	2 4	
B		4 2 4 4 1	4 1 3	3 1 3	4 1 3	1 4 1	4 4 2	3 3 2 3	2 1 3 2 1	3 3 2	4 3 1	4 4 1	4 1 4	3 2 4 2 4		
BOP		3	3	4	3	3	2	2	2	2	3	4	4	3		
CAL		—	—	—	—	—	1	1	1	1	—	—	—	—		
PLI																
动度		—	—	—	—	—	—	—	—	—	—	—	—	—		
溢脓		—	—	—	—	—	—	—	—	—	—	—	—	—		
FI		—	—	—	—	—	—	—	—	—	—	—	—	—		

图12-2-3　牙周探诊结果

5.影像学检查（图12-2-4，图12-2-5）及术前测量（表12-2-1）。

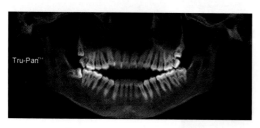

图12-2-4　CBCT全景截面

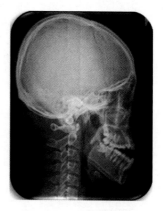

图12-2-5　头影测量片

表12-2-1　术前测量

测量项目	参考值	测量值
颌骨矢状向关系分析		
SNA（°）	82.8±4.0	80
SNB（°）	80.1±3.9	83
ANB（°）	2.7±2.0	−3
颌骨垂直向关系分析		
MP-FH（°）	29.1±4.8	37
S-Go/N-Me	62～64	56
Y轴角（°）	65.8±3.1	73
FMA	16～35	39
牙齿位置与角度分析		
U1-SN（°）	105.7±6.3	102
U1-L1（°）	125.4±7.9	129
U1-NA（mm）	4	2.5
U1-NA（°）	22	19
L1-NB（mm）	4	4
L1-NB（°）	25	28
L1-MP（°）	92.6±7.0	98
FMIA	65～71	66
IMPA	84～92	82
面部软组织形态		
Z角（°）	80±5.0	69
E-Ls（mm）	2.5±1.5	0.5
E-Li（mm）	1.0±1.0	3

6.研究模型等其他辅助手段。

7.诊断和问题列表

软组织：长面型，下颌前突面型，嘴唇不能自然闭合。

骨性：骨性Ⅲ类，骨性开𬌗

牙性：安氏Ⅲ类，前牙开𬌗，上下牙列轻中度拥挤，牙弓宽度不调。

其他：舌体肥大，吐字不清，鼾症。

18、28、38、48阻生牙。

8.综合治疗计划

急性症状控制阶段：术前牙周治疗。

预防阶段：口腔卫生宣教。

控制疾病阶段：

术前正畸：排齐整平上下牙列，协调上下颌弓型。

正颌手术：上颌lefortⅠ型手术上抬上颌骨。

下颌自动旋转关闭开𬌗。

下颌矢状劈开后退术＋颏成形术。

术后正畸：精细调整咬合。

功能恢复阶段：舌肌功能及语音训练。

维护阶段：术后保持及功能训练。

9.治疗过程（图12-2-6～图12-2-13）和最终治疗结果（图12-2-14～图12-2-16）。

10.随访（图12-2-17）。

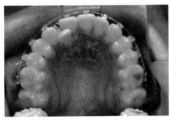

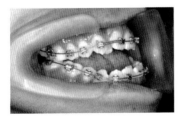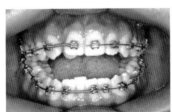

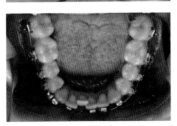

图12-2-6　术前正畸4个月口内相

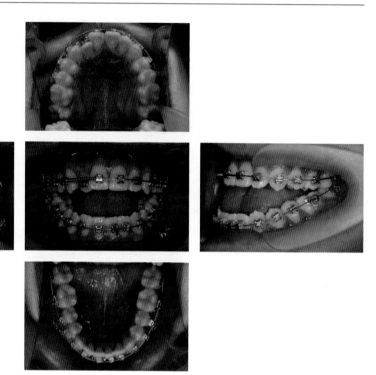

图12-2-7　术前正畸7个月口内相

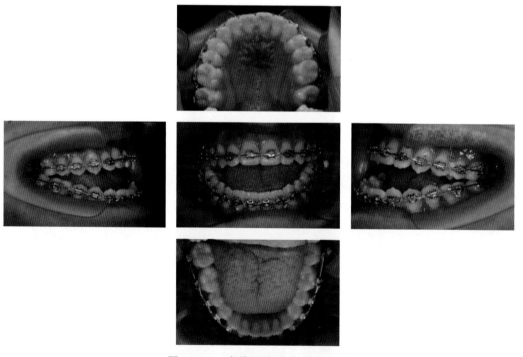

图12-2-8　术前正畸18个月口内相

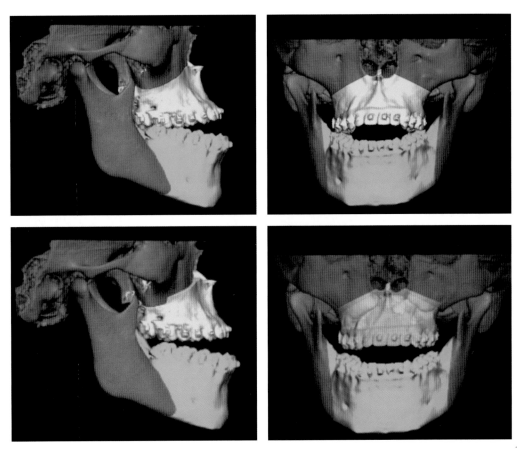

图12-2-9 数字化三维模拟手术

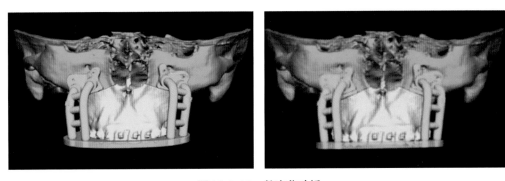

图12-2-10 数字化骀板

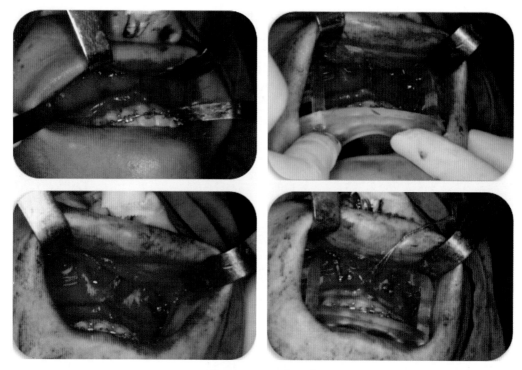

图 12-2-11　正颌手术

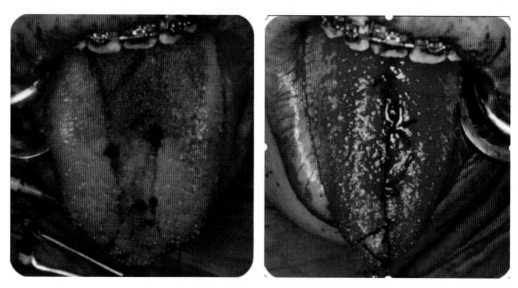

图 12-2-12　缩舌术

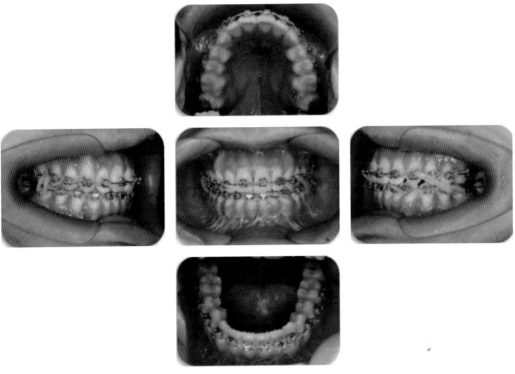

图 12-2-13　术后正畸：精细调整咬合

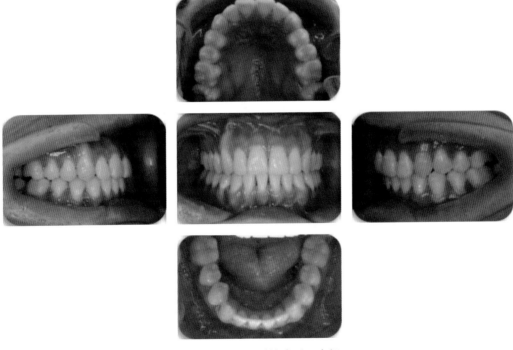

图 12-2-14　正畸结束时口内相

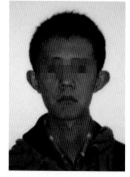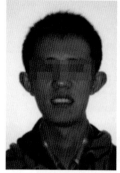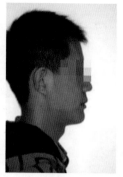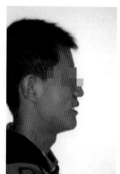

图 12-2-15　正畸结束时面相

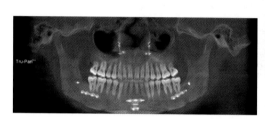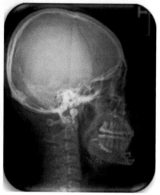

图 12-2-16　结束时 X 线片

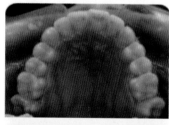

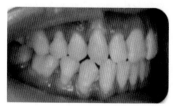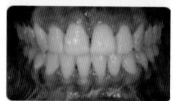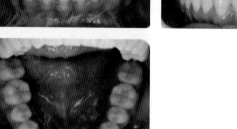

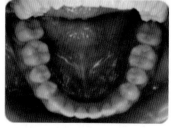

图 12-2-17　保持 1 年后口内相

11.体会及讨论

（1）数字化技术：实现了手术模拟及手术导航。

近年来，3D手术模拟及3D打印骀板的使用越来越多地应用于口腔正畸正颌领域，使得治疗更加精确及可预测。本病例在骀板上设计了截骨线，使得手术去骨、定位更加精确。

（2）术后复发问题的考虑

①患者进行了双颌手术，根据文献报道，下颌后退会对患者的气道产生一定影响，需要患者后期适应。

②缩舌术：缩减舌体体积，减小舌肌力量，防止开骀复发。

③术后后牙区形成略微开合，防止复发。

作者简介

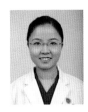

王云霁，博士，副主任医师，中华口腔医学会正畸专业委员会会员，世界正畸联盟WFO会员，重庆市口腔医学会会员。主要从事口腔正畸学研究及教学，擅长儿童早期矫正，咬合管理，正畸正颌联合治疗、无托槽矫治技术等。曾获得2016年中华口腔医学会口腔跨学科病例十强，2015年全国正畸病例优秀病例奖。先后参与多项国家自然科学基金研究项目，主持重庆市卫计委课题一项，在国内外刊物上发表学术论文数十篇，其中SCI收录论文7篇（其中第一作者发表5篇）。

参赛体会

十分荣幸我能被选参加中华口腔医学会全国口腔跨学科病例展评，这是国内口腔专业领域开展的最高等级的跨学科赛事，大赛从内容定位、价值取向、选拔标准等方面建立真正中国"口腔好医生"的行业标准，引导从业的口腔医生通过这个平台进行医疗水平和经验的展示、分享和讨论，共同提高进步。在本次赛事中，我有幸与全国各地的优秀口腔医生展开交流，接受顶级院校专家的精湛点评，认识到自己的不足与提升改进的方向，感到受益匪浅。一份优良的跨学科病例需要来自治疗团队的强力支撑，很感谢我所在的重庆医科大学附属口腔医院在这个病例诊治过程中为我们提供的团队支持，让我有机会代表大家站上全国口腔跨学科病例展评的舞台。在日后的工作中，我将好好利用在全国口腔跨学科病例展评活动中得到的经验和教训，以和优秀选手间的差距作为鞭策和前进的方向，努力提高自己的业务水平，更多更好地为患者服务。

该病例是严重骨性开骀及骨性Ⅲ类的患者，需要正畸正颌联合治疗，但是如何做到精确性的最大保障，我们对该患者进行了3D手术模拟及3D打印咬合板的使用，使得我们的治疗更加精确及可预测。本病例在骀板上设计了截骨线，使得手术去骨、定位更加精确。

关于如何防止术后复发，我们也进行了精心考虑，具体如下。

（1）患者进行了双颌手术，上颌进行了后抬，让下颌能自动前旋，减小复发的可能。

（2）缩舌术：缩减舌体体积，减小舌肌力量，术后舌肌功能训练对舌肌功能的恢复非常重要，防止开骀复发。

（3）术后后牙区形成略微开骀，防止复发。

第 13 章

口腔颌面外科术后牙颌缺损多学科修复

下颌骨成釉细胞瘤切除后重建修复1例：
肿瘤、正颌、种植、正畸、牙周联合治疗

胡 琛 柳叶语 祝颂松 简 繁 满 毅

基本情况

患者××；男，40岁；银行职员。

主诉

右侧下颌骨无痛性膨大1年余。

现病史

右侧颌骨缓慢膨大1年余，无感觉异常。

既往史：既往体健。

家族史：无家族遗传病。

全身情况：不伴有全身系统性疾病。

口腔检查

口外检查：面型稍不对称，右侧膨大。右侧下颌角、下颌升支膨隆，触之质硬；右侧下颌感觉无异常；双侧关节无弹响、咀嚼肌扣诊无疼痛（图13-1-1）。

口内检查：47牙处前庭沟隆起。牙龈软组织质地未见明显异常，无触痛（－）；47牙松动Ⅰ°，无叩痛，局部未扪及肿大淋巴结。

牙周检查：口腔卫生状况欠佳，7%位点BOP（＋），2.2%位点袋深超过4mm，5颗牙齿Ⅰ°松动（图13-1-2）。

牙列检查：18、28牙伸长。

牙体检查：47牙Ⅰ°松动，叩诊不适；34、35牙牙颈部楔状缺损。

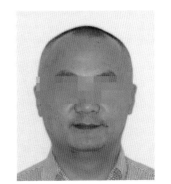

图13-1-1 术前正面相

咬合检查：张口度40mm，双侧磨牙安氏Ⅰ类，正中咬合接触点均匀分布，侧方运动为尖牙保护𬌗。

软组织检查：未见明显异常。

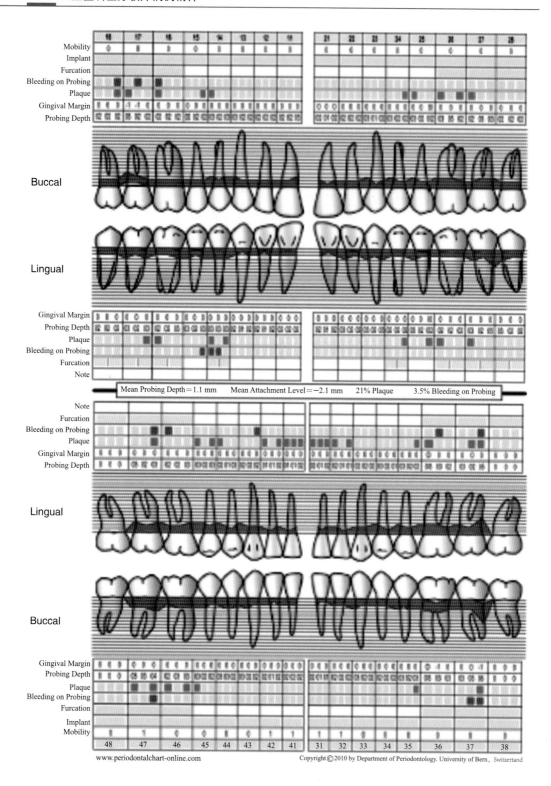

图 13-1-2　术前牙周检查表

影像学检查

全景片及CBCT显示病变累及下颌体、下颌升支、喙突，低密度影像，边界清楚，为密度增高的白线所包绕，边缘呈分叶状、有切迹，下颌神经管被推挤移位，47牙根呈截断状吸收（图13-1-3，图13-1-4）。

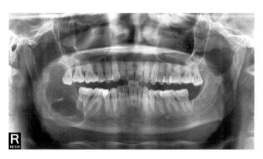

图13-1-3　术前全景片

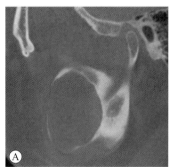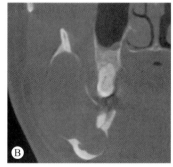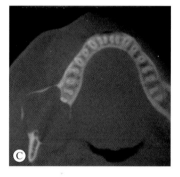

图13-1-4　术前CBCT

A.矢状面；B.冠状面；C.水平面

诊断

主要诊断：右下颌骨囊性病变（成釉细胞瘤？）。

次要诊断：慢性牙周炎，18、28牙阻生，34、35楔状缺损。

综合治疗计划

（1）颌面外科治疗：颌面外科行右下颌骨部分切除术＋18、28牙拔除术，牵张成骨重建下颌骨节段性缺损。

（2）种植治疗：缺牙区域种植修复。

（3）牙周、牙体治疗：牙体治疗楔状缺损。牙周治疗贯彻治疗始终。种植临时修复后，进行种植位点角化黏膜增量术。

（4）正畸治疗：正畸治疗改善由肿瘤切除、骨牵张等带来的错𬌗畸形。

治疗过程

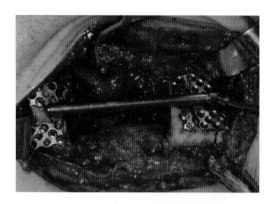

图13-1-5　肿瘤切除后固定牵张器

（1）颌面外科治疗：颌面外科行右下颌骨部分切除术＋18、28牙拔除术，术中冷冻切片病理检查回报为成釉细胞瘤。肿瘤切除后，拔除46牙，以46牙对应的骨块作为输送盘，利用12颗钛钉固定牵张器，同时保留舌侧软组织以维持血供（图13-1-5）。原位固定7天后，进行为期57天的骨牵张，共牵张了45mm，在6个月固定期内骨质密度逐渐增加（图13-1-6）。6个月后，取出牵张器，在缺损处进行自体骨移植（图13-1-7）。

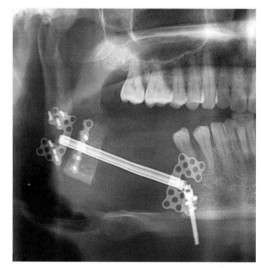
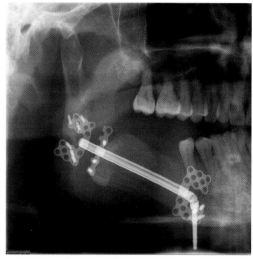

图13-1-6　骨牵张后新生骨密度逐渐增高

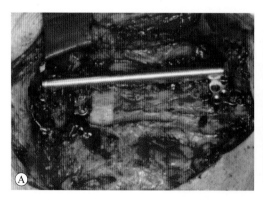
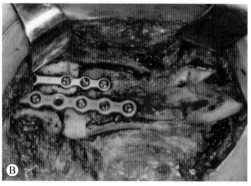

图13-1-7　骨牵张后缺损区域植骨

A.取出牵张器；B.固定并移植自体骨

（2）种植外科程序：骨牵张结束后，CBCT显示牵张成骨效果尚可（图13-1-8）。口外检查，面部基本对称。

在牵张成骨后1年，开始种植外科程序，根据CBCT测量，局麻下在46、47区切开翻瓣，扩孔钻逐级备孔，分别植入4.5mm×10mm和4.5mm×10mm Dentium种植体，均达到良好的初期稳定性。两颗种植体各连接愈合帽，颊舌向植入骨粉，恢复骨宽度。47牙位进行去骨处理以恢复修复距离。术后CT可见种植体位置、深度、轴向尚可（图13-1-9，图13-1-10）。

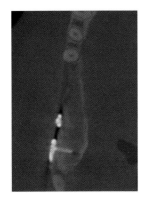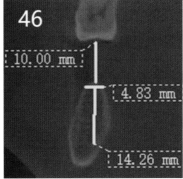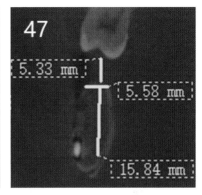

图13-1-8 骨牵张后1年，缺牙位点骨量恢复效果

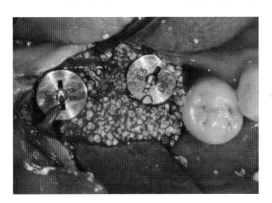

图13-1-9 植入种植体，植骨

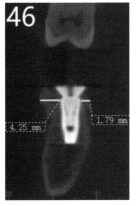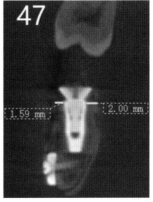

图13-1-10 种植体轴向位置

（3）修复程序：种植体植入后6个月，患者复诊，CBCT显示种植体周无低密度影，临床检查种植体稳定、周围角化黏膜不足、缺牙区邻牙呈对刃殆（图13-1-11），设计以下治疗方案。

①牙周手术：牙周手术前，聚醚制取种植体水平印模、制作颊侧带翼的种植支持临时修复体。受区制备根向复位瓣，暴露骨膜，在同侧上腭获取角化黏膜瓣固定于受区，碘仿纱条固定。一周后戴入带翼的种植支持临时修复体稳定软组织移植效果。临时修复体咬合调整较轻，以达到咬合功能训练，促进新生骨成熟，增加其强度的目的（图13-1-12，图13-1-13）。

②正畸治疗：1个月后去除颊侧翼板，利用种植体支持的临时修复体作为强支抗，进行隐形矫治以纠正44、45牙颊倾，使之与修复体形成良好邻接触，改善咬合（图13-1-14，图13-1-15）。

③最终冠戴入：46、47最终全瓷冠戴入，消除重咬合点及咬合干扰（图13-1-16，图13-1-17）。

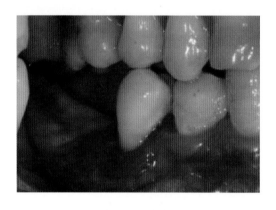

图13-1-11 修复前缺牙区情况

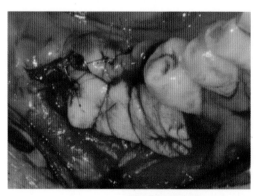

图13-1-12 角化黏膜移植

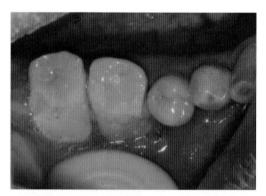

图13-1-13 颊侧带翼临时修复体

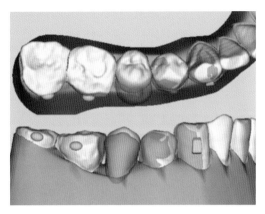

图13-1-14　利用种植临时修复体作支抗

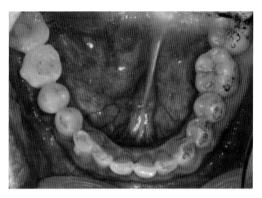

图13-1-15　正畸后

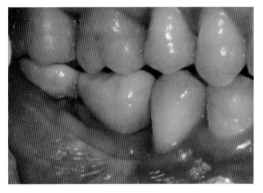

图13-1-16　最终修复

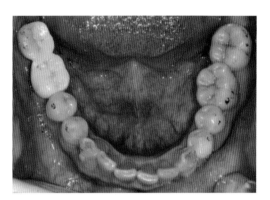

图13-1-17　消除重咬合点及咬合干扰

随访

修复后1年复诊，患者的颊侧角化黏膜宽度、咬合状态、种植体周围骨量都得到稳定维持（图13-1-18～图13-1-20）。

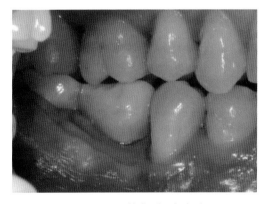

图13-1-18　修复后1年复查

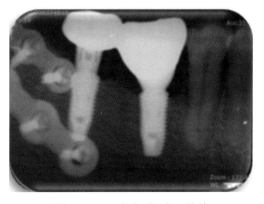

图13-1-19　修复后1年X线片

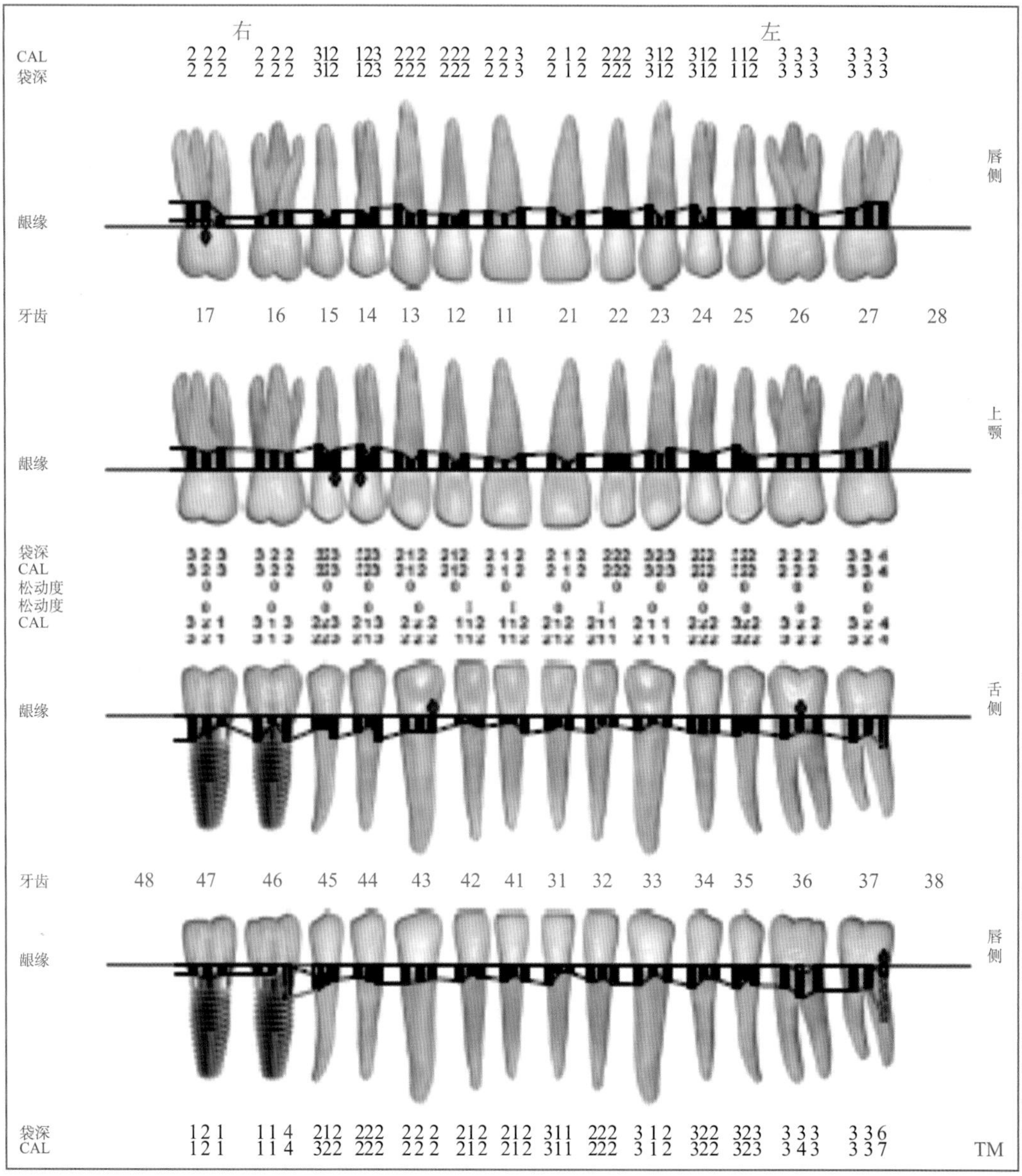

图 13-1-20　修复后 1 年牙周情况

体会及讨论

　　外科手术目前仍然是治疗下颌骨肿瘤的主要方法。切除后形成的节段性缺损可影响患者咀嚼功能、言语和面部美学。人们一直寻找恢复面部美观及咀嚼功能的方式。其中，微血管手术已成为大多数中心下颌骨重建的首选方法。尽管该术式成功率高，且可在一次手术中可靠地将骨组织和软组织修复结合起来，但该技术可能会造成供区不同程度的并发症。牵张成骨术（TDDO）是一种不需要供体的替代方法。在 TDDO 中，一段骨在缺损处附近被截骨（输送盘），并通过机械装置沿设计方向移动，新骨即在两个骨段之间形成。许多研究表明，肿瘤术后未接受放疗的患者可在 TDDO 后进行种植修复。然而，这些患者在种植后常常出现角化龈缺乏、错𬌗畸形等相应问题。因此，肿瘤、种植、正畸、牙周的多学科联合治疗有助于达到良好的临床效果。

该病例中，患者因供区可能发生的手术风险而拒绝接收血管化游离骨瓣移植。由于患者下颌角在肿瘤切除术中得以保留，无须重建下颌骨曲线。因此，治疗方案确定为单步双焦点TDDO，利用内固定装置重建下颌骨。输送盘和牵张量是骨牵张的关键。在此病例中，我们保留了舌侧软组织，为10mm宽的输送盘提供血供。通过至少3根骨钉保证了装置的稳定，通过重建杆实现了高效的三维矢量控制。实验结果表明，TDDO是一种有效、可靠的方法。一些研究者报道了再生骨的结构稳定性。牵张成骨1年后应力测试表明，再生段的平均极限强度为正常下颌骨的77%。输送盘与下颌骨远端交界处是最薄弱的部位（正常下颌骨强度的61%）。在此病例中，种植体植入6个月后，我们先采用种植体支持的临时修复体达到渐进性负荷，有助于促进骨的生长和成熟。

下颌骨严重节段性缺损的治疗方案通常需要进行跨学科的方案制订及合作。角化龈是维持种植体周围组织健康的重要因素，目前普遍认为，对于慢性炎症位点，推荐进行角化龈增量。该患者的单侧咀嚼习惯降低了右侧咀嚼的清洁效果，影响了口腔卫生。因此我们决定进行牙周手术，在种植体周重建角化黏膜，并通过带翼的临时修复体防止肌肉附着及软组织粘连。术后17个月颊侧角化龈仍然维持3mm宽度，达到术前治疗目标。在正畸阶段，种植支持的临时修复体作为正畸支抗，有利于牙齿的移动和其他牙齿的清洁维护。牵张成骨可有效、微创地实现下颌骨重建，肿瘤外科、正颌外科、种植、正畸、牙周的多学科联合治疗有助于达到良好的临床效果。

作者简介

胡琛，四川大学华西口腔医院种植科博士研究生，导师为满毅教授。主攻数字化指导的全口种植固定义齿/覆盖义齿修复病例、全口咬合重建病例、多学科合作病例。在国内外期刊发表多篇研究论文，曾在BITC全国种植病例比赛、多学科病例比赛中获奖。

参赛体会

临床实践中，我们遇到的病例常涉及多个学科问题，在解决这些问题的时候，有着良好的多学科思维，通过合理优化的治疗设计获得更理想的治疗效果尤为重要。研究生期间，我有幸参加了"绚彩梦想秀·口腔好医生"，与来自各个院校、医疗机构的口腔医生一起分享病例，学习了知识也收获了友谊，非常感谢"绚彩梦想秀·口腔好医生"这个大平台。

我的参赛病例涉及较多学科共同协作，包括外科、种植、正畸、牙周等学科。虽然微血管手术已成为大多数下颌骨重建的首选方法，但是牵张成骨术不需要供体，从该病例可以看出，牵张成骨可有效、微创地实现下颌骨重建，与之相伴的可能的角化龈缺乏、错𬌗畸形等问题，也可以通过肿瘤外科、正颌外科、种植、正畸、牙周的多学科联合治疗达到良好的临床效果。

胸大肌皮瓣修复舌、口底癌后种植覆盖义齿

张　翀

患者基本信息

姓名：×× 　　性别：男 　　年龄：64岁 　　职业：退休

1. 2006年11月27日，于中国医科大学附属口腔医院口腔颌面外科就诊。

主诉：左侧口底反复溃烂1个月。

现病史：患者1个月前无意间发现左侧口底区进食时疼痛，1个月来疼痛逐渐加重，遂来我院就诊。就诊前未进行过相关检查和治疗。

既往史：糖尿病、高血压病史（服药控制），重度吸烟（20支/天），常年饮酒。

家族史：无家族病史。

口腔检查：患者张口度正常，双侧口底溃疡，左侧口底见1cm×3cm溃烂，表面假膜覆盖，基底部浸润明显，同侧舌腹部有浸润，同侧下颌下区可扪及多个质硬淋巴结。

影像学检查：核磁共振和增强CT检查确诊为（影像学资料已丢失）双侧舌、口底癌（$T_4N_{2b}M_0$）。

2006年11月29日，行全身麻醉下肿瘤扩大切除术，水平边缘性下颌骨切除术（46—38），左侧根治性颈淋巴清扫术，右侧选择性颈淋巴清扫术，气管切开术，转移胸大肌皮瓣修复口底软组织。

2. 2008年1月8日，于中国医科大学附属口腔医院种植中心就诊。

主诉：1年前接受口腔肿瘤手术，现因下颌牙齿缺失，无法正常进食，要求进行种植义齿修复。

现病史：患者自述1年前接受口腔内肿瘤扩大切除术，现因无法正常进食来诊，要求种植修复。

既往史：患者1年前于我院接受左侧口底肿瘤扩大切除术，下颌骨切除术并转移胸大肌皮瓣修复口底区软组织。

口腔内检查：上颌无牙颌，下颌仅47存留，松动Ⅲ°，其余牙槽嵴被臃肿的胸大肌皮瓣覆盖，唇、颊、舌沟消失，左侧后牙区反𬌗（图13-2-1，图13-2-2）。

种植术前曲面体层片显示：上颌无牙，下颌仅47存留，下颌缺牙区牙槽骨高度约12mm，可用骨密度良好（图13-2-3）。

照相图片

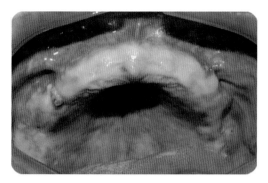

图13-2-1　就诊当日上颌口内相

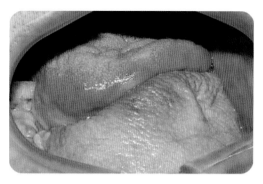

图13-2-2　就诊当日下颌口内相

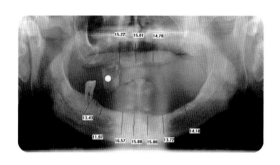

图13-2-3　就诊当日拍摄曲面平展片

诊断和问题列表

诊断：上颌无牙颌，下颌牙列缺损。

问题列表：下颌臃肿的胸大肌皮瓣为下颌义齿修复造成了困难。

综合治疗计划

（1）皮瓣修整手术（图13-2-4～图13-2-7）。

（2）下颌植入4枚种植体，杆卡修复，上颌常规全口义齿修复（图13-2-8～图13-2-31）。

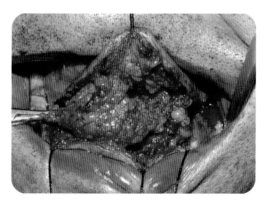

图13-2-4　修整胸大肌皮瓣

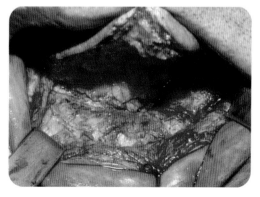

图13-2-5　去除胸大肌皮瓣内脂肪组织

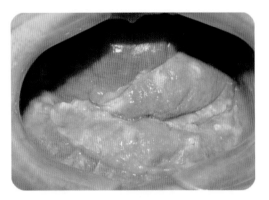

图13-2-6 皮瓣修整术后12天

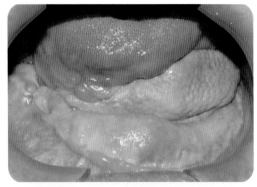

图13-2-7 皮瓣修整术后1个月

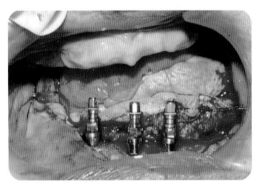

图13-2-8 下颌植入种植体

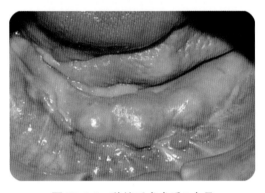

图13-2-9 种植手术术后3个月

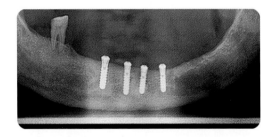

图13-2-10 种植术后3个月拍摄曲面平展片

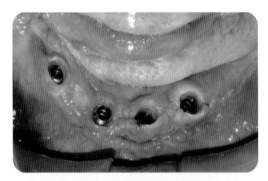

图13-2-11 种植二期手术

图13-2-12 种植体周牙龈袖口

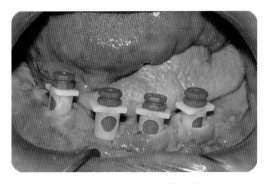

图13-2-13 安置取模工具

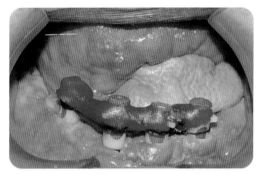

图13-2-14 固定夹板式取模

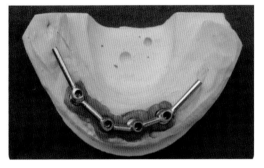

图13-2-15 模型上制作下颌杆

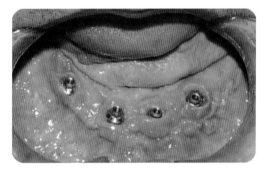

图13-2-16 口内安置八角基台

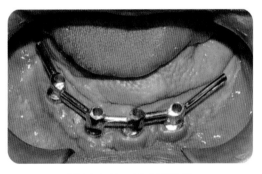

图13-2-17 口内试戴杆

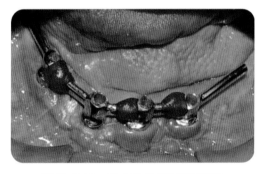

图13-2-18 口内进行杆的重新连接

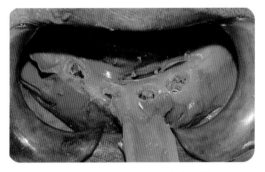

图13-2-19 取带有杆的终印模

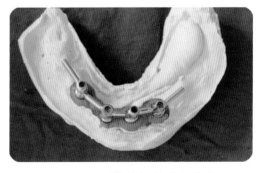

图13-2-20 模型上进行杆的焊接

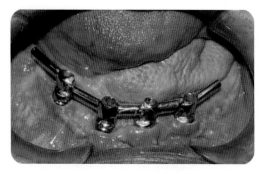

图 13-2-21　口内安装固定杆

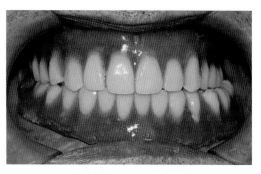

图 13-2-22　试戴蜡牙

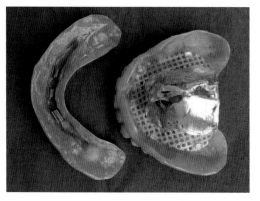

图 13-2-23　上下颌终义齿

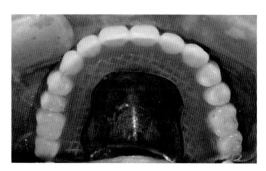

图 13-2-24　口内戴上颌终义齿

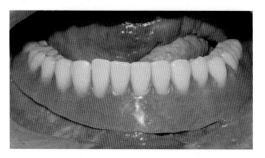

图 13-2-25　口内戴下颌总义齿

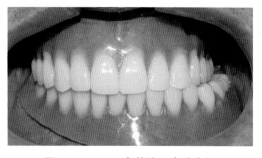

图 13-2-26　口内戴终义齿咬合相

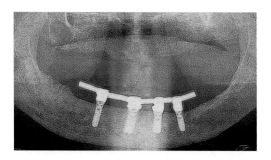

图 13-2-27　戴牙后拍摄曲面平展片

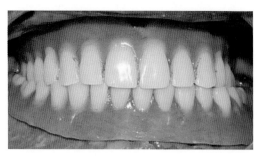

图 13-2-28　2 年后复诊

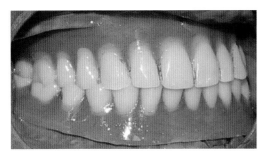

图13-2-29 2年后复诊

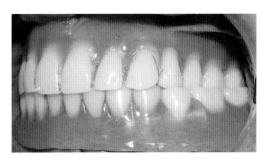

图13-2-30 2年后复诊

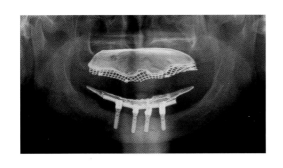

图13-2-31 术后2年复诊拍摄曲面平展片

体会及讨论

舌、口底癌患者在病灶切除术后即刻转移皮瓣修复，可以获得足够厚的软组织层，待其黏膜化后即可满足后期种植体植入和义齿修复的需要。自21世纪以来，随着显微外科的发展，以前臂皮瓣为代表的游离皮瓣得到广泛应用。前臂皮瓣能提供良好的软组织覆盖，已被作为口腔重建的首选皮瓣。然而，本例患者有重度吸烟、酗酒等习惯，并患有高血压、糖尿病等全身系统疾病，采用游离皮瓣的成活率较低。因此，我们选用带蒂胸大肌皮瓣修复软组织缺损，该皮瓣可提供充足的血液供给并能充分覆盖缺损区。缺点是皮瓣脂肪含量较高，需进行皮瓣减薄术。

与传统的全口义齿相比，种植体支持的覆盖义齿能提供更好的固位和稳定，是无牙颌患者理想的修复方法之一。目前，连接种植体与覆盖义齿的附着体系统主要有球帽附着体、杆/卡附着体、磁性附着体、套筒冠及研磨杆等。其中，杆/卡附着体将多个种植体连接起来，形成一个整体，与义齿之间借助摩擦力和卡抱力固位，具有较强的固位力。考虑到本例患者具有足够的颌间距离，但口内皮瓣不能提供足够的固位力和承担过多的咬合力，因此植入4颗种植体，设计成由种植体支持为主、杆/卡附着体固位的覆盖义齿修复形式。杆卡系统除了发挥固位力强的优势外，还起到了良好的支持效果，承担了大部分咬合力，减轻了牙槽嵴的负担。需要注意的是，该患者术后牙槽嵴不同区域高度不同，但杆仍要求水平放置，以防止附着体部件的折断和变形。患者通常对种植体支持的杆/卡覆盖义齿表示满意，但是，口内的杆结构使患者很难保持口腔卫生，种植体周围炎相对多见。因而，建议患者每天至少刷牙2次，每6个月复诊1次。

作者简介

张翀，女，1981年出生，中国医科大学附属口腔医院种植中心，主治医生，讲师，辽宁省口腔医学会种植专业委员会委员，中华口腔医学会会员。

参赛体会

口腔医学的快速发展，使得更多的口腔医生作为专科医生，在各自的专业方向上做到更细更专更强，但这又要求每一位专科医生具有高度的责任感和同情心，具备全科综合诊疗理念。对于每一位初诊患者的病史采集，诊断和治疗设计都应该是全面的，不应该只关注自己本专业的部分，应该从口腔，整个口殆系统，甚至患者的生活状况，个人诉求全局考虑患者存在的问题，分专业分步骤为患者进行个性化序列化的治疗。

舌、口底癌不同于其他部位的肿瘤，肿瘤的切除通常会影响到患者的咀嚼和语言功能，对患者的生存信心和生存质量都会带来影响。在本病例中，患者首诊于口腔颌面外科，外科医生考虑到患者术后的功能问题，术前与种植医生会诊，确定术后种植方案，考虑到患者有重度吸烟、酗酒等习惯，并患有高血压、糖尿病等全身系统疾病，未选用脂肪组织含量较少的前臂皮瓣，而是选用了带蒂胸大肌皮瓣修复软组织缺损，后期通过一系列的修整和种植修复，为患者进行了咀嚼功能恢复，提高了患者的生活质量。

颌骨囊肿所累及牙齿保留的多学科综合治疗

张吉昌

病例内容摘要

患者，女性，17岁，主诉为"右上前牙区肿胀1周"，右上前牙区疼痛伴有逐渐肿胀1周，自行口服消炎药3天，症状未明显改善，来我院就诊。既往史：2009年8月至2012年5月，牙齿正畸矫正史，其间，右上前牙区牙龈处曾有1次溢脓症状。否认其他既往疾病史及全身疾病史；家族史：否认家族遗传疾病史；全身情况：良好。专科检查：颜面部基本对称，双侧髁状突动度一致；右上唇部轻度肿胀，张口度无偏斜，开口无受限；牙周检查：口腔卫生良好，牙龈色粉质韧，牙垢较少，PD 2～3mm，龈缘无退缩，未探及附着丧失。咬合检查：正中𬌗，上下中线一致；前牙覆𬌗覆盖基本正常；双侧尖牙、磨牙关系Ⅰ类；前伸𬌗、侧方𬌗均未见𬌗干扰。牙体及软组织检查：① 11、12根尖区唇侧黏膜呈半球状肿胀，触之有波动感，黏膜红肿，触痛明显（图13-3-1）；②11牙体未见异常，叩痛（＋），松动Ⅱ°，牙髓活力：迟钝；③12舌侧窝深陷，窝内龋坏，冠颜色略变暗，叩痛（＋），松动Ⅲ°，牙髓活力：无反应；④38、48部分萌出，近中向倾斜生长；影像学检查；X线：11、12根尖周大面积低密度透射影（图13-3-2）；CBCT：11、12根周骨组织基本吸收，且呈椭圆形大范围骨缺损（图13-3-3）。

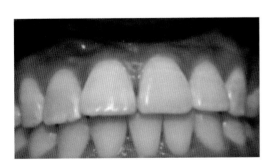

图13-3-1 脓肿切开引流，术后3天，黏膜表现（拍摄时间：2013.12.05）

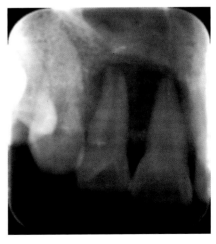

图13-3-2 11、12根尖片（拍摄时间：初诊2013.12.02）

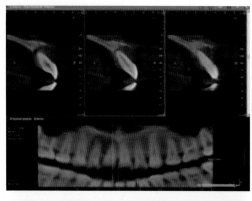
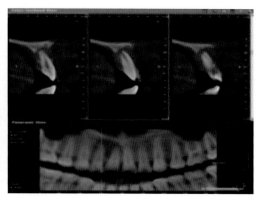

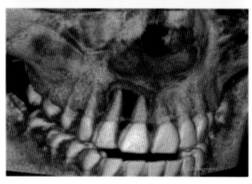

图13-3-3 初诊时CBCT：11、12根周骨组织基本吸收，且呈椭圆形大范围骨缺损

初步诊断

①11、12根尖肿物继发感染；②12畸形舌侧窝、牙髓坏死；③38、48近中阻生。

治疗方案

①手术摘除11、12根尖肿物，手术方案选择拔除11、12或保留11、12；②38、48拔除（待手术结束后逐步处理）；③若试保留11、12手术成功后，考虑12牙冠已有变暗，美观欠佳，需美白术（漂白或贴面）。

患者基于以上建议及综合考虑，接受以保留患牙11、12的手术方案并签署手术治疗知情同意书。

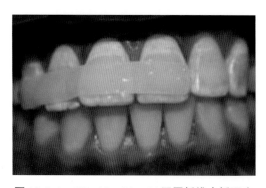

图13-3-4 13、12、11、21牙周纤维夹板固定

治疗程度与步骤

1.牙周固定（图13-3-4）。考虑11、12根周无骨组织支持，术前使用牙周夹板固定，稳定11、12术中术后位置，并调磨咬合接触。

2.11、12显微根管治疗＋MTA根尖严密充填（图13-3-5）。12插入牙胶尖，距根尖约3mm处，根管内有渗血，考虑牙根外吸收，炎性肉芽组织长入根管内。11、12显微镜下MTA严密充填根尖缺损区（长度

3～5mm），热牙胶根管充填。

3.手术（肿物摘除术＋根尖切除术＋引导性牙周组织再生术GTR）（图13-3-6）：切开

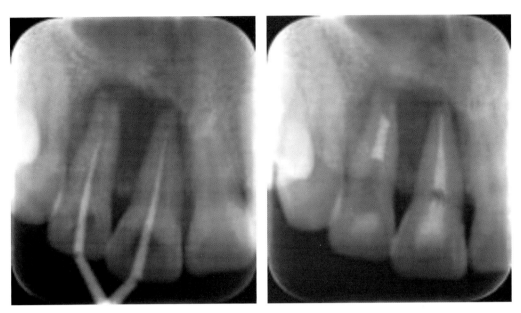

图13-3-5 11、12显微根管治疗＋MTA根尖严密倒充填

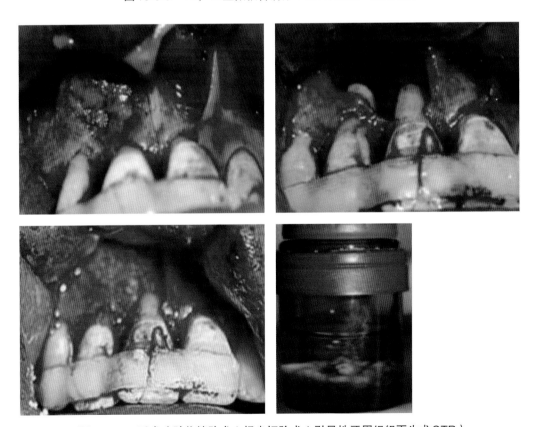

图13-3-6 手术（肿物摘除术＋根尖切除术＋引导性牙周组织再生术GTR）

翻瓣，剥离摘除11、12根尖肿物，平整根面；于11、12根尖段，切除2～3mm；术中所见12根尖处外吸收，伴有炎性肉芽长入根管内。手术缺损区域行引导性牙周组织再生术GTR，于术区植入人工骨颗粒约0.7g，并盖可吸收生物膜。摘除病灶组织送检，报告符合根尖周囊肿组织病理学特点。

4.口腔宣教及定期（每3～6个月）复查随访：①患者主观感觉；②患牙功能、叩诊、松动度；③瘘管愈合情况；④牙龈检查BOP；⑤牙周袋探诊PD；⑥新附着水平检查；⑦牙槽骨再生方面；⑧X线片（根尖片、CBCT）等。

（1）术后32个月内复查回访资料整理：专科检查及X线片均无异常表现（表13-3-1及图13-3-7）。

表13-3-1 术后1～32个月回访复查专科检查记录

	1个月	3个月	6个月	9个月	14个月	19个月	26个月	32个月
主诉	无不适	无不适	无不适	无不适	无不适	无不适	无不适	无不适
叩诊	（-）	（-）	（-）	（-）	（-）	（-）	（-）	（-）
松动度	?	?	无松动	无松动	无松动	无松动	无松动	无松动
牙龈及黏膜	瘘管已愈合	色粉质韧	无异常	无异常	无异常	无异常	无异常	无异常
牙龈探诊出血BOP	（±）	（-）	（-）	（-）	（-）	（-）	（-）	（-）
牙周袋探诊PD	均<3mm	均<3mm	均<3mm	均<3mm	均<3mm	均<3mm	均<3mm	均<3mm
龈边缘退缩	无	无	无	无	无	无	无	无
附着丧失	无	无	无	无	无	无	无	无
复查日期	2014.01.19	2014.03.29	2014.06.09	2014.09.06	2015.02.26	2015.07.20	2016.02.25	2016.08.24

（2）术后3个月复查，11、12牙龈色粉质韧，无附着丧失（图13-3-8）。

（3）术后6个月复查，检查：牙周夹板稳固；处理：拆除牙周夹板，11、12无松动，牙龈色粉质韧，无红肿（图13-3-9）。

（4）术后26个月CBCT（图13-3-10）及26个月（图13-3-11）、32个月（图13-3-12）的口腔复查：根周存在骨组织包绕，牙龈无退缩。

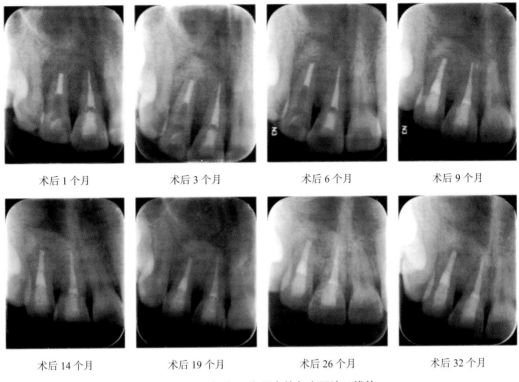

术后1个月　　　　术后3个月　　　　术后6个月　　　　术后9个月

术后14个月　　　　术后19个月　　　　术后26个月　　　　术后32个月

图13-3-7　术后32个月内的复查回访X线片

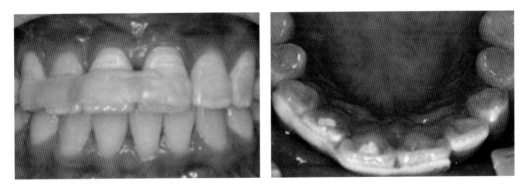

图13-3-8　术后3个月的口内彩照

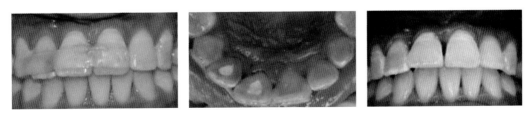

图13-3-9　术后6个月时复查，及拆除牙周夹板后的口内彩照

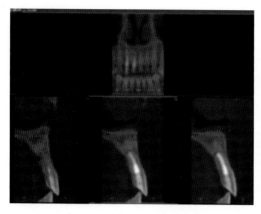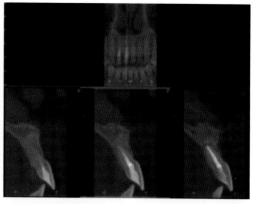

图13-3-10　术后26个月复查时的CBCT

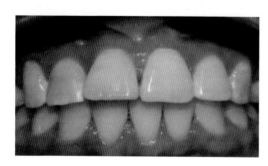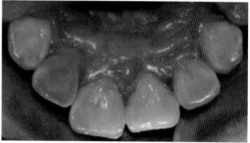

图13-3-11　术后26个月时复查的口内彩照

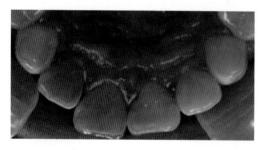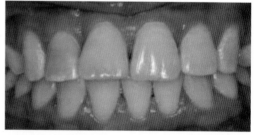

图13-3-12　术后32个月时复查的口内彩照

讨论与体会

该病例是一例试保留手术病例，对于存在大面积根尖病变的患牙，如何处理病变范围的牙齿，仍然存在争议，为保证治疗的稳妥及彻底性，通常拔除累及的牙齿，但自然牙的组织生物性要优于种植牙，随着现在根管治疗水平结合根尖手术、牙周手术，手术的成功率也大幅提高，因此该手术是一项可选择的治疗方式。

该病例仅是一个前牙区的典型病例，手术结论可能还需要更多的循证医学和多样本资料的证实，不能一概而论。

该病例是所涉及多专业科室，在病例处理设计方面上，需要多个科室会诊及治疗参与，并非单个科室医生所能胜任，从中更能体现我们口腔临床医生不仅要本科室专业要精，而且更应该有全科的视觉角度考虑问题，以及对患者负责任的理念，加强同各科的合作与会诊沟通，从而同步提高口腔的综合治疗技术水平及能力。

在手术过程中的体会：

（1）患者根周骨组织所剩无几，手术过程中需要以尽小的操作避免破坏牙颈部剩余的软、硬组织结合，如何选择使用根尖倒充填材料，同时考虑如何充分利用屏障膜来实现GTR术，实现牙周膜细胞早期定植，以达到牙槽骨、牙周膜和牙骨质的再生。

（2）患牙的位置及邻近解剖，可能会影响手术操作，今后在如何选择手术适应证也是需要考量。

（3）该病例类型特点：病变原因是患牙牙髓炎致根尖周病引起牙周病变，患牙牙髓无活力或活力异常，牙周袋局限于个别牙或牙的局限部位，与根尖病变相连的牙周骨质破坏，呈烧瓶形，邻牙的牙周组织病变轻微。虽然病变区域范围较大，但手术预后较好。

作者简介

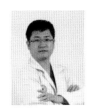

张吉昌，山西恒伦口腔－大同美源口腔医院口腔外科主任，山西省口腔颌面外科专委会委员，山西省牙槽外科专委会常务委员，山西省口腔种植专委会委员。擅长口腔外科手术，种植牙、复杂牙（阻生齿及埋伏牙）拔除、根尖手术，颌骨囊肿的诊疗。

参赛体会

我有幸入选的是第三届"绚彩梦想秀·口腔好医生"病例展评，也非常感谢中华口腔医学会搭建这个平台，让我们口腔医生能够充分展示临床病例。病例比赛内容要求的是，充分的病例采集，完整全面的专科检查，合理规范的治疗方案设计，有效满意的治疗结果，长期的术后回访，整个治疗过程，需要我们一一展示出来，并由15名海内外口腔领域权威专家评委做点评。

在听取其他口腔医生病例汇报及专家评委的点评后，从中不仅仅是提高了临床技能水平，更学会从科学角度掌握新的理念和方法，综合全面考虑临床问题，这样，我们就不单单是一个临床医生，我们就有可能需要更宽更高的视野，给患者提供最佳、最合适的治疗方案。

我这次展评的病例是所涉及多个口腔专业科室，在病例处理设计方面上，需要多个科室会诊及治疗参与，并非单个科室医生所能胜任，从中更能体现我们口腔临床医生不仅要本科室专业要精，而且更应该有全科的视觉角度考虑问题，以及对患者负责任的理念，加强同各科的合作与会诊沟通，从而同步提高口腔的综合治疗技术水平及能力。

金沉积加强型套筒式固位的
赝复体修复老年患者上颌骨缺损1例

叶尔兰·哈木巴热别克

摘要

讲述套筒冠固位方式的钛支架中空式赝复体修复上颌骨缺损1例，本病例中套筒外冠与底冠间通过金沉积技术增加了一层内冠，缺损处软衬材料的缓冲与钛烤塑冠的应用使患者的语言、咀嚼、吸吮、吞咽功能得到了良好恢复，发音及美观明显改善。同时赝复体良好的固位及稳定使得患者生活质量明显提高，心情愉悦。

修复由于肿瘤、外伤、颌面部炎症、先天性因素等多个原因导致的颌骨缺损是颌面外科及口腔修复学探索的热点。颌骨的部分或全部切除常涉及患者咀嚼、发音、美观等功能的丧失。口鼻腔穿通，颌面部塌陷及大面积瘢痕组织给患者心理及精神健康带来了极大的损伤。目前虽有CAD/CAM、数字化扫描、3D打印、钛网重建等先进数字化技术应用于颌面外科上颌骨缺损的修复，但由于颌面部特殊复杂的解剖形态及部分缺损难以通过自体组织恢复等原因，一部分不愿意接受二期手术的患者仍然采用赝复体修复牙槽骨及牙列的缺损。本文引用典型临床病例来探讨如何增强套筒式赝复体在口腔中的固位及稳定。

病例报告

患者，男性，82岁，2016年9月上颌成釉细胞瘤于武汉大学口腔医院行左侧上颌骨大部分切除术，手术前行放疗及化疗。2016年12月于武汉大学口腔医院修复科就诊要求赝复体修复。患者患有高血压，心脏病，精神状态良好。口外检查：颌面部左侧框下骨缺损，软组织塌陷，左上唇可见手术瘢痕，面唇部组织塌陷。颞下颌关节未见异常。口内检查：左上颌骨前部切除，创面愈合良好，左上腭部大面积缺损，口鼻腔穿通，可见手术瘢痕，开口度约3.5cm，12、13、14烤瓷桥，叩痛（－），松度Ⅰ°，基牙烤瓷冠边缘可探明显缝隙，13残根，颊侧瘘管口，左上颌牙列缺失，缺牙区域牙槽嵴缺损。37缺失，34至44楔状缺损。牙周炎（图13-4-1）。

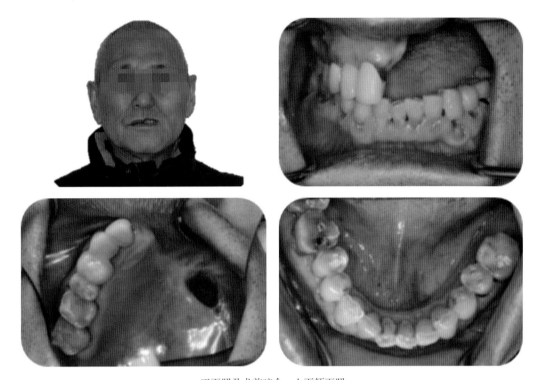

正面照及术前咬合，上下颌面照

图13-4-1　修复前面部及口内观

赝复体的设计与制作

上颌骨缺损患者通常是由于创伤面积较大，牙列与牙槽骨同时缺损，口鼻腔穿通等原因导致修复体设计，取模及制作过程相对可摘，局部义齿较复杂。口腔可摘局部义齿要求口腔剩余颌骨有足够的软硬组织支持，但上颌骨部分缺损，特别是健侧无牙或重度牙周炎导致基牙松动时，由于可利用的基牙及牙槽骨的缺损，又无大面积颌骨及口腔软组织来增加修复体与口腔黏膜间的大气压力和吸附力，另加修复体外形与缺损处不精密贴合边缘封闭性差，从而使赝复体的固位及稳定成为众多学者注重研究的方向。

数十年来国内外学者研究结果显示，套筒冠在可摘局部义齿中兼有支持和固位功能，通过降低基牙临床牙冠高度来改变冠根比，有效避免基牙受侧向力而松动，具有牙周夹板作用能够保护基牙，多颗基牙将能够有效传递𬌗力到牙槽骨，由于没有卡环及大面积基托，异物感小，能够有效满足患者美观要求，有利于口腔卫生及术后维护，研究显示，国内一般多采用金合金、金银钯合金、纯钛为套筒冠的制作材料，本病例拆除患者原有的右上前牙连冠不良修复体，制作套筒固位式赝复体，既能恢复患者牙列及牙槽骨缺损，又能更好地保护基牙。

准确的印模是良好修复体的基础，但上颌骨Ⅳ类缺损中大面积的软硬组织缺损，口鼻腔穿通，组织倒凹多，开口度较小，因此获取准确的印模相对困难，国内外大量文献支持功能性印模法。研究结果显示，功能性印模可明显提高患者咀嚼效率，较舒适，边缘封闭性好，能够有效利用缺损区域的倒凹来增加赝复体的固位及稳定，但取模次数及患者就诊次数增加，较大的个别托盘反复口内就位及缺损区域的整塑给患者带来不适，操作不当容易导致印模材料流入鼻腔。本病例通过个性化分段式功能性印模方式来有效解决了上述问题。传统法中基托蜡片无法进入缺损区，改良法中改为红色印模膏塑性，先形成与缺损区形状基本适应的个别托盘放入缺损处，后使用聚醚材料制取精准印模。操作简单精细度高，不用较大的个别托盘口内反复就位一次性取模。舒适度高边缘封闭性好，同时满足赝复体活动及固定部分的精细印模（图13-4-2）。

钛材料具有极好的生物相容性，1940年BOTHER将钛金属引入医学领域。良好的物理和机械性能使它越来越受欢迎，1965年BRINEMARK将纯钛种植体带入了口腔，纯钛材料无致敏、致炎、致癌、致畸变的问题。1984年在日本铸钛应用于临床，从此相对轻薄的钛支架应用于活动义齿显著提高了活动义齿修复体的舒适性，另外纯钛材料MRI微影最小，卡环弹性好，强度高，密度与骨密度接近，轻薄至0.5～1mm是良好的赝复体支

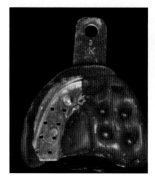
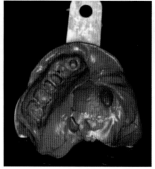
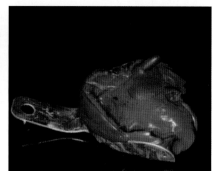

图13-4-2　分段式功能性印模

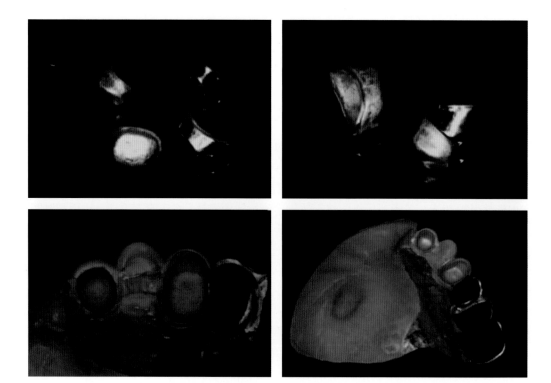

图13-4-3　内冠（基牙上钛研磨冠）与外冠（金沉积套冠），纯钛支架及卡环

架材料。钛材料的熔点高，流动性相对较差，容易与周围包埋材料和气体发生化学反应，快速冷却，从而使得铸钛难度较大，容易使得铸件不完整，内外表面内控及粗糙。铸钛技术与设备的限制导致赝复体铸钛支架与铸造内外钛冠具有一定的缺陷。另外钛材料活性强高温下化学性能活泼导致钛材料的焊接较困难，一般多采用激光，红外线或等离子焊接，本病例赝复体采用金沉积冷粘接技术来使得纯钛内外冠间隙缩小到 3 ～ 5μm，弥补了钛铸造技术与焊接的缺陷。本病例采用钛支架，成品钛钉及铸造钛卡环来降低患者对 X 线查检及磁共振等的焦虑情绪。通过右上 15、16、17 基牙上铸造纯钛联合卡及圈卡来使得本设计复合三点式设计方案，有效利用钛材料的弹性来增加固位的同时更好地保护了余留的基牙，另外本设计通过纯钛材料显著提高了患者术后舒适度及赝复体的稳定，基本恢复患者发音、美观及咀嚼功能（图 13-4-3 ～图 13-4-5）。

钴铬合金、镍铬合金等金属材料作为基底冠的烤塑牙冠临床应用许久，钛作为基底冠制作的烤塑冠国内外相关研究尚较少，前牙区采用钛烤塑冠是适用本患者较理想的修复体，其与人牙釉质硬度、光泽一致，对牙体缺损的修复可获得良好的效果，塑冠义齿适宜的耐磨性及容易修补的特性具有重要意义，更好地保护了对颌牙。另外固化收缩率远小于传统的复合树脂，具有良好的色泽稳定性，与钛材料联合应用更好地避免了异种材料间产生的电偶腐蚀。上颌骨缺损区腔内使用软衬材料，可以缓冲压力，减轻黏膜疼痛，从而减少了对缺损腔的压痛，软衬材料的弹性使之可以进入缺损腔内，提供倒凹固位的同时提高了阻塞器组织面与缺损腔边缘的密合度，增加了边缘封闭效果。本病例中空式软衬材料联合前牙隐形卡环及烤塑钛冠，降低赝复体重量的同时减轻了术后缺损区域的压痛，又能提供良好的固位及边缘封闭，术后患者主观评价效果良好。术前术后发音测试效果明显。恢复患者美观的同时基本解决了口腔唾液流入鼻腔、发音不清楚、吞咽困难等临床问题。

术后定期复查，咀嚼功能，语音分析等检查均显示本病例中空软衬套筒冠辅助固位的赝复体相比传统卡环固位式赝复体临床效果明显，基本恢复了患者咀嚼、呼吸、发音及美观，同时显著减少患者术后调改次数并有效保护了患者基牙，患者自我感觉对赝复体效果非常满意。

对于上颌骨 5 类缺损，因单侧牙槽骨及软组织基本缺损，赝复体只能通过对侧残留的牙槽骨及牙列来固位，虽然 Aramany、Firtell、Gay 等通过研究分别提出了各自的固位设计方案，但均以对侧牙列牙槽骨为基础，三角形支点式设计，但由于上颌骨 5 类缺损面积太大，边缘封闭性差，杠杆力使基牙及牙槽骨遭受较明显的侧向力，容易损伤，术后 3 个月通过 T-Scan 测试发现本病例相比卡环式和单颗牙套筒冠固位式赝复体效果明显，甚至随着时间对侧也出现了相对平均的咬合接触区域，面积随着时间逐渐增加的趋势，可见患者手术创口与颞下颌关节越来越适应套筒固位式赝复体，套筒冠辅助式修复体具有良好的远期临床效果，是个有效的修复方法，需要更多的病例数据来证实（图 13-4-6）。

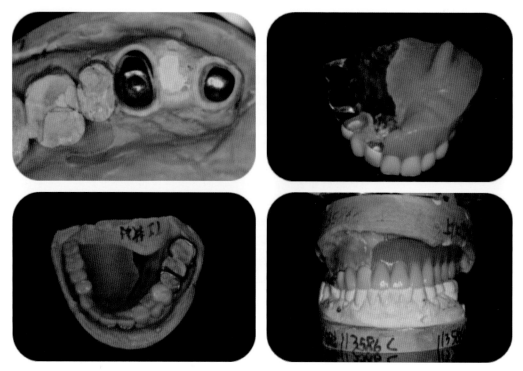

图13-4-4 试内外冠及支架，试排牙

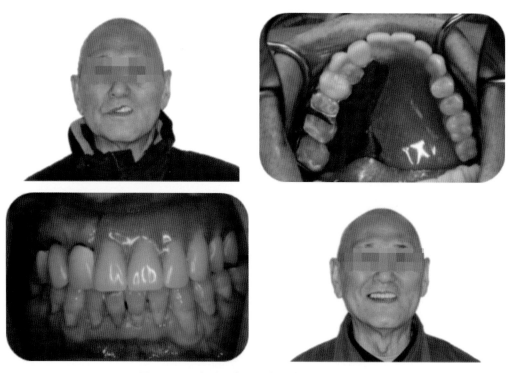

图13-4-5 术后口内照及术前术后面相对比照

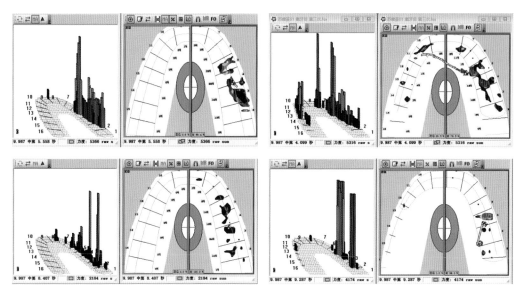

图13-4-6　术前术后T-Scan对比照

讨论

在本病例中单侧上颌骨缺损通过上颌两颗前牙套筒冠来辅助固位，中空式赝复体来修复牙槽骨及牙列的缺损。在义齿的设计中利用软衬材料降低赝复体对缺损腔的压迫，同时利用软材料的弹性来倒凹式固位，软衬材料的弹性缓冲使软衬材料与口腔黏膜精密结合，有利于赝复体边缘封闭，明显改善患者的语言功能，但大量研究证实软衬材料容易引起菌斑及微生物附着，短时间出现软衬材料边缘的撕裂，弹性的丧失，另外软衬材料的粘接长期效果不佳，有待进一步研究提高。

第Ⅵ类上颌骨大部分缺损患者，由于大面积支持组织的缺失，余留牙较少，修复体体积大，边缘封闭效果不佳等原因导致修复体固位及稳定相对困难，在义齿设计中利用套筒冠来增加固位，临床效果较佳，但由于钛材料的铸造及焊接相对困难，精密度差，容易出现缺陷等原因导致纯钛套筒冠内外冠间密合度不高，影响了固位。本病例利用金沉积技术进一步增加了内外套管间的密合度并利用冷粘接将金沉积粘接到钛支架一体的外冠内，有效弥补了钛材料铸造时的缺陷并利用金合金材料的良好弹性来缓冲了基牙所受的𬌗力，提供良好固位的同时更好地保护了余留基牙。本病例另在右上后牙利用联合卡及圈卡三角形支点式设计，增加修复体固位效果的同时有效利用了钛材料的弹性来保护了基牙。虽然附着体能够辅助赝复体的固位，有效恢复患者咀嚼、发音、吞咽等功能，但对基牙要求较高，刚性较大的附着体虽然能够传递𬌗力但对基牙侧向力较大，基牙容易受损。套筒冠辅助固位的设计方式具有异物感小，美观等优点，对基牙无侧向力，数个套筒冠可连冠修复对牙周炎的基牙起到牙周夹板的作用。同时存在对基牙聚合度预备要求较高，磨牙量较大，铸造及粘接技术要求较高等缺陷，有待进一步研究探讨。

纯钛支架因为极好的生物相容性，轻薄等特点在赝复体修复中受到了大量的应用，但铸造的缺陷及钛支架表面的氧化降低了钛支架与口腔黏膜的密合性，另外在本病例中纯钛支架一体化套筒冠的铸造，与金沉积的粘接，烤塑钛的成型分别增加了本病例的制作难度，急需更多的实验研究来弥补技术缺陷。

口腔颌面部术后患者因为颌面部的严重畸形，语言功能的基本丧失，口鼻腔的穿通，咀嚼效率的降低，无法正常吞咽等原因容易引起患者消极心态，极容易生气，对自己，家庭，社会，未来失去信心，常常感到失落，自卑，甚至自我封闭，拒绝与家人社会交流，较重的精神抑郁，对生命完全绝望。另外多数患者因为曾经接受过放化疗对术后拔牙、X线、口腔材料的副作用等特别敏感，因此与上颌骨缺损患者交流时应该耐心疏导，帮助患者建立信心，讲解赝复体修复方法的同时详细讲解赝复体材料的构成及其对X线、对口腔黏膜有无副作用，使用寿命，注意事项等。

本病例套筒冠补助式中空软衬赝复体不仅恢复了患者解剖外形，语言，咀嚼，吞咽功能及美观，而且通过金沉积附着的套筒冠，纯钛支架及卡环来分散𬌗力，更好地保护了基牙。恢复美观的同时解决了传统式赝复体固位不佳，修复侧无法咀嚼，手术区受压迫等问题。通过患者1、3、6月随访，录视频，T-Scan，患者主观评价咀嚼力，测试综合判断患者发音得到非常明显改善，唇部外形得到改善。患者生活质量提高后，精神情绪得到明显改善。颌面部缺损的修复治疗中，取模难度较大，整体完成步骤相对复杂，患者的充分配合，积极参与显得极其重要。因此，手术切口的设计和术后修复体的设计中，颌面部缺损患者对修复体的迫切需求对修复治疗的主观建议，应是我们口腔修复医生和口腔外科医生需充分理解和采纳的。

作者简介

叶尔兰·哈木巴热别克，武汉大学口腔医学硕士，美奥口腔（天山院）修复科。获国家实用新型口腔专利，中华口腔医学会第四届卡瓦"绚彩梦想秀·口腔好医生"跨学科病例大赛"中国好医生全国十强"，中华口腔医学会口腔修复学南京年会病例大赛全国二等奖，上海新锐口腔医师病例大赛优秀壁报奖，国家登士柏泽康杯个性化自然美学全瓷修复大赛优秀病例奖，中华口腔医学会会员。

参赛体会

2017年我很荣幸参加了"绚彩梦想秀·口腔好医生"，在此舞台上学到了很多，同时也结交了国内很多优秀的口腔医生。来自全国各个地方的口腔医生相聚在这，展现出了他们的最新研究成果。精彩的病例，简捷明了的描述让我很快就融入了这次比赛，从中学到了很多新颖的治疗技术和精细的治疗方案。多学科联合思维模式更加坚定了我"不断刻苦学习，努力跟上前辈们节奏的决心"。山外有山，这次比赛教了我很多，作为年轻的医生我更应该加倍努力，不断地查阅国内外文献，掌握最新的治疗技术，时刻结合临床才能像他们一样把临床上的每个病例都做得那么完美。

本次大赛我展示了"颌骨缺损的赝复体修复方式"，虽然没有口腔正畸，种植那么常见和流行，但赝复体修复在患者生活质量和颜面部自信的恢复上占据不可或缺的位置，也是我们广大口腔医生需要研究和钻研的学科领域，更需要我们研究出更多的先进治疗技术和仪器来充实的修复方式。我希望在我们这代人的努力下更多的颌骨缺损患者早日能够拥有一副让他自信微笑的赝复体。

第14章

全麻下龋病治疗

全麻下治疗重度低龄儿童龋1例

冉锦波

一般情况

3岁5个月澳门男孩，全科医生转诊（图14-1-1）。

主诉

左侧下后牙痛1个月，伴多个牙齿蛀牙1年，要求全麻下治疗。

家庭社会情况

患儿上幼儿园，父母收入中等，雇用保姆为主要看护人，独生子，参加过游泳或其他集体活动。

全身病史

2013年手足口病病史，否认药物过敏史，曾支气管肺炎两次住院（2014年）。

全身体格检查

经查验血常规、出凝血功能、感染四项（乙肝、丙肝、梅毒、HIV检测）、胸片等无异常。麻醉科，耳鼻喉科，儿科会诊。麻醉医师评估可耐受麻醉，耳鼻喉科医生评估可经右鼻气管插管，儿科医生评估心肺功能正常。

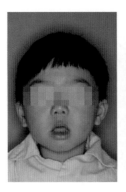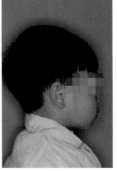

图14-1-1　正侧面照

牙科病史

1个月前患儿第一次牙科就诊，多次牙科行为诱导无效，未得到良好的照顾，无饮水氟化，高致龋饮食，在无人监督下每天自理刷牙1次，无牙伤史。

口外检查

头颈部：正常，体重身高，体重指数（body mass index，BMI）正常。

四肢：未有异常，张口呼吸（否认鼻炎，腺样体肥大等病史），余无阳性体征。

口内检查

乳牙列，咬合关系正常，软组织：正常，菌斑（＋＋＋），软垢（＋＋＋）。

口腔卫生差，牙体查见：55^{PO}、52^{P}、51^{M}、61^{M}、$62^{P、L}$、65^{PO}、75^{BO}、74^{D}、85^{BO}龋坏；53^{L}、52^{L}、51^{L}、61^{L}、63^{L}环状釉质脱矿。术前口内照见图14-1-2。

诊断方法

口内根尖片查见：51、61、62、64、74、85龋坏近髓，未见根尖区暗影，75龋坏近髓，伴根周膜增宽，根分叉区疑似阴影，未累及35牙囊，55、54、52、65、84釉质牙本质龋/全景片示乳恒牙数目，位置正常。术前X线片见图14-1-3。

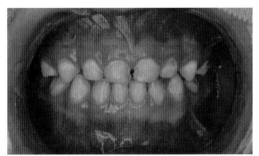
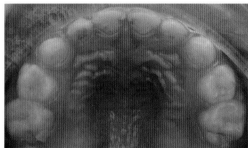
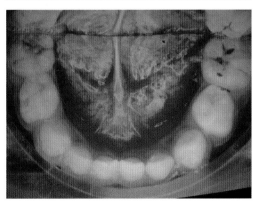

图14-1-2　术前口内照

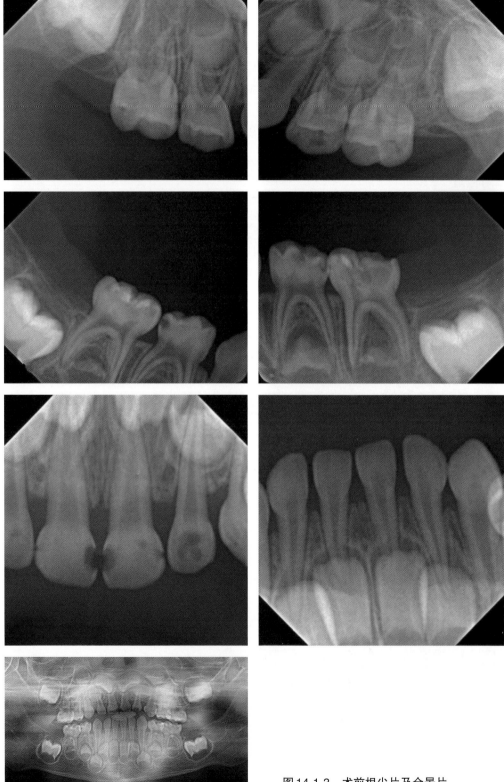

图14-1-3 术前根尖片及全景片

鉴别诊断

无特殊。

诊断和问题小结

重度低龄儿童龋（SECC）。

问题小结：患儿有牙痛症状，且牙科恐惧，急需诊治/由于饮食，口腔卫生习惯及术前口内龋坏情况，患者为重度患龋风险/广泛菌斑，软垢堆积/没有定期牙科就诊习惯/需要提高口腔卫生状况。

综合治疗计划

培养建立牙科定期就诊习惯/因牙科恐惧（dental phobia，DP）及口内广泛龋坏，多牙累及，拟DGA/预防性清洁/氟化物涂布（5%氟保护漆涂布）/对患儿，家长及监护人进行口腔卫生宣教/指导家庭使用儿童含氟漱口水，牙线。

治疗

术前与患儿家长签署麻醉药物使用及全麻下口腔治疗知情同意书。

患儿经右鼻气管插管全麻下口腔治疗（DGA）。

治疗项目：（常规术区消毒铺巾，穿手术衣，橡皮障下）

全口龈上超声洁治＋慢速机头清洁毛刷清洁。

55、54、65、84　玻璃离子充填术。

52、63、73　树脂充填术。术后口内照见图14-1-4；术后1周全景片见图14-1-5。

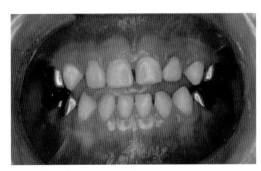
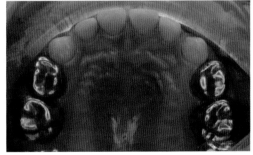
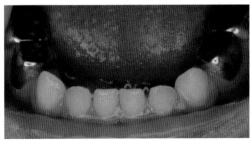

图14-1-4　术后口内照

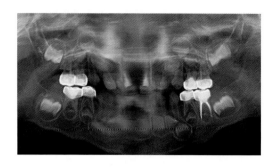

图14-1-5 术后1周全景片

51、61、75 　根管治疗术。

62、64、74、85 　三氧化聚合物（mineral trioxide aggregate，MTA）冠髓切断术。

55、54、64、65、75、74、84、85 　不锈钢预成冠（stainless steel crown，SSC）修复术。

52、51、61、62透明冠（strip crown，SC）修复术。

全牙列预防性涂氟。

常见并发症及相应治疗计划

术后每隔3个月复诊预防性涂氟并做全身麻醉术后跟踪检查，不适随诊。

如术后"告知，演示，操作"（TSD）或"示范治疗"（live-modeling）等行为管理措施失败，出现继发龋坏或牙髓感染则可能需二次全身麻醉下完成诊治。

出现再次根尖区炎症，拔除后间隙维持。

预后及讨论

因高致龋饮食和不良口腔卫生情况，患者有重度患龋风险，并且较难接受口腔卫生指导，乳牙列行全冠式保护防治继发龋坏及充填体折裂，长期预后较好。手术采用经鼻气管插管，静脉给药全麻。常规消毒铺巾，橡皮障下150分钟完成口腔治疗。治疗涉及龋病（龋病充填术）、牙髓根尖病（根管治疗术，冠髓切断术）、修复治疗（后牙不锈钢预成冠修复，前牙透明冠修复）、预防治疗（口腔常规清洁及超声洁治，涂氟治疗）等。

术后3个月口内照见图14-1-6：口内牙列咬合关系明显改善；术后6个月复查X线片见图14-1-7：前后牙冠修复稳定性良好，冠髓切断术乳牙根尖状态未见异常，根管治疗充填糊剂未见明显吸收，恒牙胚发育未见异常。

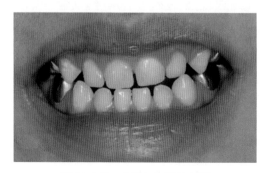

图14-1-6 术后3个月口内照

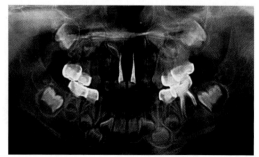

图14-1-7 术后6个月全景片

作者简介

冉锦波，澳门镜湖医院口腔中心儿童齿科主治医生。中山大学口腔医学硕士（儿童齿科方向）2010年、2015年和2018年曾于中山大学光华口腔医院（儿童齿科全科）、北京大学口腔医院（口腔疾病综合诊疗方向）和四川大学华西口腔医院（儿童早期矫治方向）受训。从事儿童齿科临床诊疗工作10余年，擅长儿童口腔疾病综合诊疗，临床病例多次在全国性儿童口腔医学学术会议展示并获奖。

参赛体会

我参加了2015年第二届"绚彩梦想秀·口腔好医生"病例展评，从病例筛选、收集资料、制作简报到最后的呈现，第一次在一个好的平台展示自己的临床作品，心情是激动的。一位年轻口腔临床医生，工作中的进步需要各种形式的激励和鞭策，梦想秀就为我提供了一个从平凡到优秀的跳跃机会。通过这次比赛，我不但收获了肯定，更收获了以后工作中高标准的专业要求、收获了临床工作的自信、收获了专业上自我突破的原动力。都说人的一生就只有几次改变的机会，从心理学角度，我从梦想秀这里打开了专业自信的潘多拉魔盒。

我参评的病例为SECC患儿的全麻下口腔治疗，在当时，病例争议焦点为SSC在单一病例的大面积应用是专业必要或是过度治疗。虽然从7年后的现在看来，这已经不再是问题。2015年的时候，儿童全麻下口腔治疗尚未在全国广泛开展，参与DGA治疗的儿牙医生比较少，我病例的完整治疗方案被认为是较为激进的。病例有效地控制了SECC患儿的临床症状，改善了前牙的美观，降低了患儿牙科恐惧，为后期随访的顺利完成奠定了较好的基础。对家长来说，一次的DGA处理的不单是患儿多单位的龋齿，更是培养了一个家庭后期可以有效执行的口腔健康维护理念，这是现在我们大多数儿童牙医每天的临床工作，也是我们作为医务工作者的专业使命。

第15章

阻生牙多学科联合拔除

多学科联合拔除双侧阻生压迫下牙槽神经智齿

马晓晴

基本情况

陆××，女，23岁，学生。

主诉：下颌双侧"尽头牙"交替反复疼痛1.5年，要求拔除。

现病史：3年前在当地医院诊断为"左侧智齿冠周炎"，消炎处理后缓解。1.5年前双侧下后牙区冠周炎交替反复发作，1周前就诊我院，X线显示双侧智齿根尖紧邻下牙槽神经管，外科医生建议正畸牵引拔除。

既往史：否认糖尿病、心脏病、高血压等全身性疾病，否认吸烟，否认外伤史。

家族史：否认。

临床检查

面部检查（图15-1-1）：

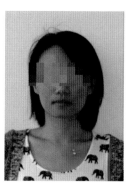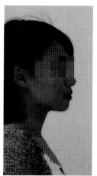

图15-1-1　术前面部正面观和侧面观

正面观：均面型，左右基本对称。

侧面观：直面型。

口内检查（图15-1-2）：

牙体检查：46颊侧大面积树脂充填，余未见明显异常。

牙周检查：牙龈色泽正常，BOP（-），牙周探诊龈沟深度正常，37远中盲袋5mm，47远中未见明显异常，38、48口内未见。

咬合检查：上下牙列轻度拥挤，前牙覆𬌗、覆盖正常，双侧尖牙、磨牙安氏Ⅰ类。

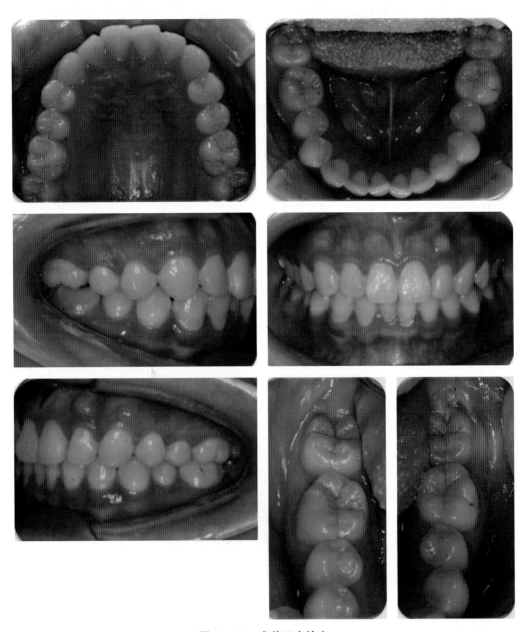

图15-1-2　术前口内检查

影像学检查

全景片显示：38近中倾斜，48水平阻生。37远中牙槽骨吸收到根中1/3，47牙槽骨缺损达根尖1/3（图15-1-3）。

CBCT：48水平阻生，有3个牙根，近舌根紧邻下牙槽神经管（图15-1-4）。

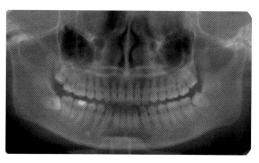

图15-1-3　术前全景片

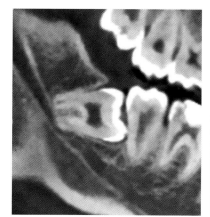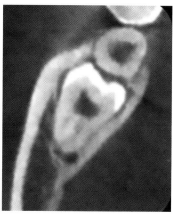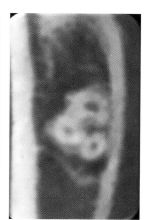

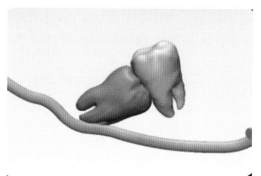

图15-1-4　CBCT（48）

CBCT: 38融合根, 根尖与下牙槽神经管紧密邻接 (图15-1-5)。
双侧颞颌关节未见异常 (图15-1-6)。

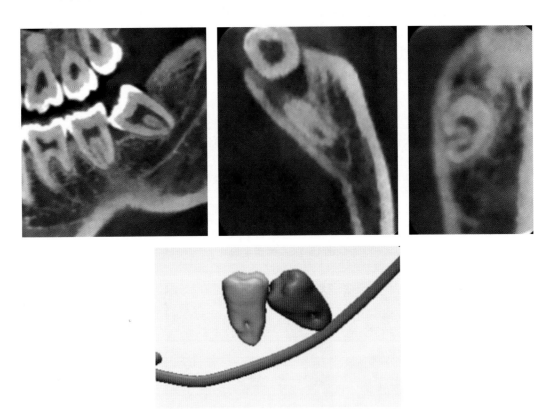

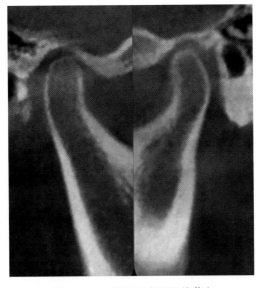

图15-1-5　CBCT (38)

图15-1-6　CBCT (颞颌关节)

问题列表

38 高位近中倾斜阻生，38 根尖与下牙槽神经管紧邻。

48 中位水平阻生，48 近中舌根与下牙槽神经管大面积接触。

37、47 远中牙槽骨部分缺损。

诊断

38 高位近中倾斜阻生。

48 中位水平阻生。

37、47 远中牙槽骨缺损。

治疗计划

1. 直接外科拔除

优点：疗程短，费用低。

缺点：拔牙过程中存在下牙槽神经受损的可能，7 远中的牙槽骨高度不能恢复。

2. 正畸牵引拔除

采用微种植钉间接支抗，牵引 38、48 离开下牙槽神经管，再将其拔除。

优点：下牙槽神经受损的概率较小，牵引拔除利于 37、47 远中牙槽高度的恢复。

缺点：疗程较长，费用高，治疗中患者不适感较强。

患者惧怕拔牙后神经受损导致的嘴唇麻木，最终选择正畸牵引拔除 38、48。

治疗过程与结果

1. 牵引拔除 38 见图 15-1-7。

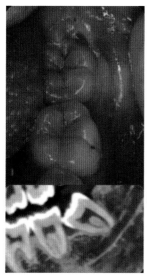
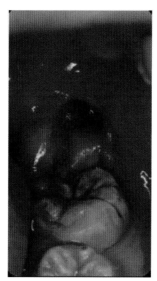
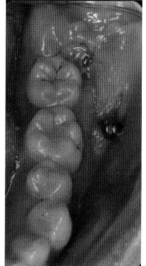

A. 治疗前　　　　　　　　　　　B. 手术暴露 38、36 颊侧植入微种植钉 1 枚

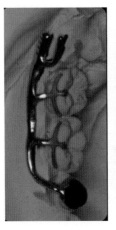
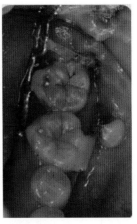

C.片段弓、铸造支架连接微种植钉、36、37建立
稳定的支抗体系，牵引38冠舌向旋转

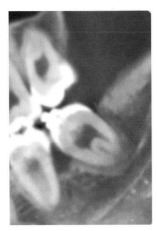
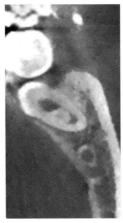
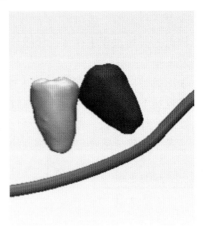

D.3个月后拍摄CBCT证实38远离下牙槽神经管，转外科微创拔除

图15-1-7　牵引拔除38

2.正畸牵引拔除48　见图15-1-8。

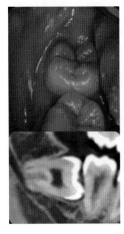

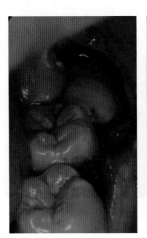
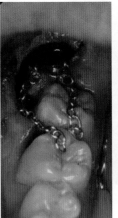
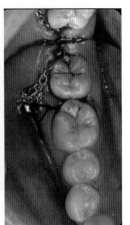

A.治疗前　　　　　　　　B.手术暴露48远中面，粘结牵引链，46颊侧植入微种植钉

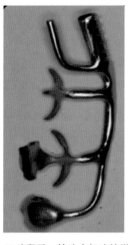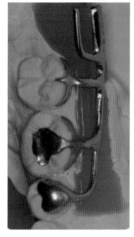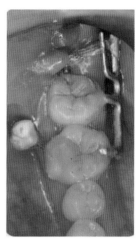

C.片段弓、铸造支架连接微种植钉、46、47建立稳定的支抗体系，牵引48冠舌向旋转

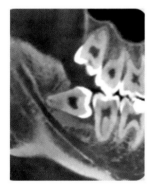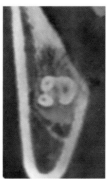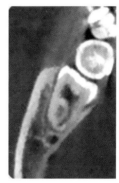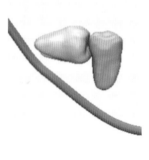

D.5个月后拍摄CBCT证实48远离下牙槽神经管，转外科微创拔除

图15-1-8 正畸牵引拔除48

随访

48拔除9个月后拍摄全景片，显示37、47远中牙槽骨高度基本正常（图15-1-9）。

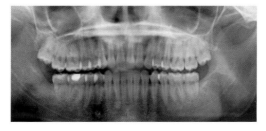

图15-1-9 术后全景片

口内片显示37，47远中牙周状况良好（图15-1-10）。

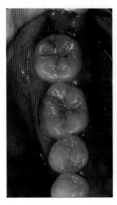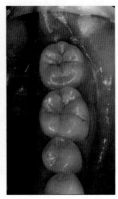

图15-1-10　术后口内片

讨论

1.正畸牵引拔除智齿为局部正畸治疗，在治疗中需保证足够稳定的支抗。本病例采用片段弓、铸造支架将微种植钉与第一磨牙、第二磨牙进行稳定的连接，间接地增强了磨牙的支抗，确保治疗中支抗牙与对颌牙之间稳定的咬合关系。

2.在正畸牵引拔除智齿时，对于垂直阻生、轻度近中倾斜者，仅需要提供垂直向上的牵引力即可。对于近中倾斜＞45°或者水平阻生者，牵引方式包括截冠后近中牵引或近中𬌗向牵引，采用双曲舌簧将水平阻生智齿直立后垂直向上牵引。上述牵引方法存在的问题是疗程较长或治疗中创伤较大。本病例兼顾下颌智齿的倾斜度、智齿牙根与下牙槽神经管之间的毗邻关系，设计冠舌向、根颊向旋转，达到快速分离智齿与神经管显著缩短疗程。

3.在智齿拔除后，在磨牙后垫区设计楔形瓣手术有利于减小磨牙后垫的厚度，减小智齿拔除后第二磨牙远中牙周探诊的深度，避免继发性牙周炎的发生，利于远中牙周组织的改建。

4.对于成年患者，智齿拔除后常导致第二磨牙远中牙槽骨的降低，以及深牙周袋的产生。有学者采用生物活性材料进行填充以减小牙槽骨高度的降低，但费用太高。有学者通过离心血浆获取富血小板因子促进局部创伤的愈合。正畸牵引拔除，可引导新生牙槽骨的生成，减小智齿拔除后牙槽骨高度的降低及牙周袋的形成。

作者简介

马晓晴，口腔正畸硕士，副主任医师。现任职于上海市徐汇区牙病防治所。擅长功能矫治、固定矫治、隐形矫治。入围2013全国全瓷美学修复大赛、2014 AO正畸病例大赛、2015年卡瓦"绚彩梦想秀·口腔好医生"多学科联合治疗病例比赛总决赛。目前已申请发明专利7项，实用新型专利28项，2015年荣获第27届上海市优秀发明选拔赛职工技术创新成果银奖。发表核心期刊论文11篇，SCI论文1篇。

参赛体会

作为一名公立医院专科正畸医生，以往在日常的工作学习中主要涉及与正畸相关的知识，常规的诊疗中的全科思维也只是对普通的牙周病及龋坏的关注。在参加第一届"绚彩梦想秀·口腔好医生"多学科联合治疗比赛中，看到非常优秀的作品，最深的体会是多学科联合治疗不是简单的一个拼凑，而是从初始的收集资料到后续的诊疗设计及治疗过程都需要各个学科医生之间的紧密合作，针对诊疗中出现的问题随时进行方案的重新设计、积极应对。

在本病例的诊疗设计中，由口腔外科医生提出治疗的难点，正畸医生提出治疗设想、查阅相关文献，术前通过CBCT资料模拟三维切割，准确地设计智齿的切割部位，在不影响正畸牵引路径的前提下尽可能地减小创伤。在正畸牵引前，灵活设计微种植钉间接支抗，减小矫治器的体积，减轻患者的不适。牵引中准确运用生物力学知识，同时实现了智齿的平动和转动相结合，最大效率地使智齿牙根离开下牙槽神经管。为优化智齿拔除后的创面愈合，减小第二磨牙远中牙周探针深度，牙周科医生进行了楔形瓣手术。从治疗中患者的感受到后期随访的结果来看，基本实现了初始的设计规划。

第16章

磨 牙 症

磨牙症患者上前牙缺损后的妥协修复治疗及术后密西根殆垫的应用与探讨

高金霞　蒋　滔

该病例于 2014 ～ 2015 年完成。

基本信息

姓名：×× 　　性别：女　　年龄：26 岁　　职业：服务类

主诉

上前牙缺损 1 年余。

病史

现病史：患者 1 年前于外院行修复治疗，2 个月前因基牙不适，他院拆除旧修复体后于我院行部分前牙根管治疗，现治疗完成近 1 个月，来我科就诊，要求修复治疗。

系统病史：否认系统病史。

牙科病史：修复治疗史、牙体牙髓治疗史、磨牙症病史。

检查

1.口外检查

（1）颌面部检查（表 16-1-1）

表 16-1-1　颌面部检查结果

面部对称性	是（√）		否（　）	
面部比例协调性	是（√）		否（　）	
面部轮廓	直面形（√）	凸面形（　）	凹面形（　）	
笑线高低	低位（√）	中位（　）	高位（　）	
面部肤色、营养状态	差（　）	一般（√）	好（　）	

（2）颞下颌关节区检查（表 16-1-2）

表16-1-2 颞下颌关节区检查结果

颞下颌关节活动度（对称性；有无疼痛）	对称、无疼痛
关节弹响（有或无；性质；出现时间段）	无弹响
开口型（有无偏斜）	无偏斜
开口度（cm）	3.5cm
咀嚼肌检查（有无压痛、强度、对称性）	无压痛、中等、对称

2. 口内检查

（1）牙列检查

牙列式：11—18、21—28、31—37、41—47；13、23活髓牙，已行牙体预备；12—22牙死髓牙，已行根管治疗；41牙缺失；47颊面窝沟龋；31、32、42牙伸长。

（2）牙体检查：13、23活髓牙，冷（+），叩痛（-），松动（-），已行牙体预备；12、11、21、22根管口位于唇侧，见暂封材料，断端至龈上2mm，叩痛（-），松动（-）；32、31、42伸长，下前牙咬至上颌切牙乳头；32与42间存在散在间隙。

（3）牙周检查（表16-1-3）

表16-1-3 牙周检查结果

牙位	8	7	6	5	4	3	2	1	1	2	3	4	5	6	7	8
菌斑																
探诊出血	−	−	−	−	−	− ++	− +	+ −	+ −	− +	−	−	−	−	−	−
溢脓	−	−	−	−	−	−		−	−	−	−	−	−	−	−	−
牙齿松动度	−	−	−	−	−	−		−	−	−	−	−	−	−	−	−
根分叉病变	−	−	−											−	−	−
AL（附着丧失）B/L																
龈缘-CEJ B/L																
PD（探诊深度）B	1 1 2	2 1 2	1 1 2	2 1 1	1 1 1	2 1 1	1 1 1	2 1 1	1 1 1	1 1 1	1 1 2	1 1 1	1 1 2	2 2 2	2 2 1	1 1 1
PD（探诊深度）L	1 1 1	1 1 1	1 1 2	1 1 1	1 1 1	1 1 1	1 1 1	1 1 1	1 1 1	1 1 1	1 1 1	1 1 1	1 1 2	2 2 2	1 1 1	1 1 1

牙位	8	7	6	5	4	3	2	1	1	2	3	4	5	6	7	8
PD（探诊深度）L		1 1 2	2 2 2	2 1 1	1 1 1	1 1 1	1 1 1		1 1 1	1 1	1 1 1	1 1 1	1 1 2	2 2 2	2 1 1	
PD（探诊深度）B		1 1 2	2 1 2	1 1 1	1 1 1	1 1 1	1 1 1		1 1 1	1 1	1 1 1	1 1 1	1 1 1	2 1 2	2 1 1	
龈缘-CEJ L/B																
AL（附着丧失）L/B																
根分叉病变	—	−	−											−	−	—
牙齿松动度		−	−	−	−	−	−		−	−	−	−	−	−	−	
溢脓		−	−	−	−	−	−		−	−	−	−	−	−	−	
探诊出血		−	−	−	−	−	−		−	−	−	−	−	−	−	
菌斑																

（4）咬合检查（表16-1-4）

表16-1-4　咬合检查结果

𬌗型	正常𬌗（ ）	中性错𬌗（√）	远中错𬌗（ ）	近中错𬌗（ ）
错𬌗分类 （如果有）	前牙𬌗型：	深覆𬌗（√）	深覆盖（√）	对刃𬌗（ ）
		反𬌗（ ）	开𬌗（ ）	其他（ ）
	后牙𬌗型：	反𬌗（ ）	锁𬌗（ ）	对刃𬌗（ ）
		其他（ ）		
咬合接触位	正中咬合：	稳定（√）	不稳定（ ）	
		尖牙保护𬌗（ ）	组牙功能𬌗（√）	混𬌗型（ ）
咬合对称性		对称（√）	不对称（ ）	

（5）磨耗情况

0	0	0	0	0	X	X	X	X	X	X	0	0	0	0	0
8	7	6	5	4	3	2	1	1	2	3	4	5	6	7	8

	7	6	5	4	3	2	1	1	2	3	4	5	6	7	
	0	0	0	0	2	2	X	1	2	2	0	0	0	0	

注：B：buccal；L：lingual；O：occlusal；I：incisal；C：cervical.
Smith and Knight tooth wear index

（6）口内一般状况检查：无菌斑结石、口臭、溃疡脓肿。

影像学检查

见图16-1-1。

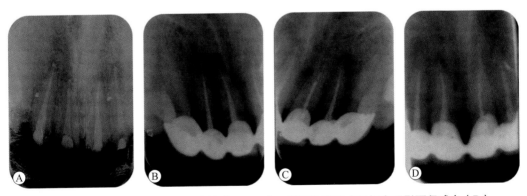

图16-1-1　患者初次就诊前根尖片（A～C）；根管治疗完成后根尖阴影面积减小（D）

研究模型

见图16-1-2。

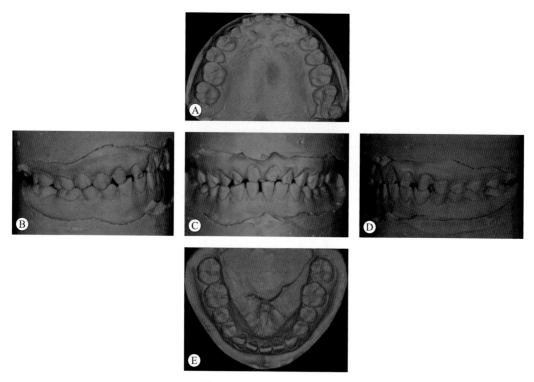

图16-1-2　术前研究模型
A.上颌咬合面观；B.右侧侧面观；C.正面观；D.左侧侧面观；E.下颌咬合面观

照相图片

1.术前唇齿分析　见图16-1-3。

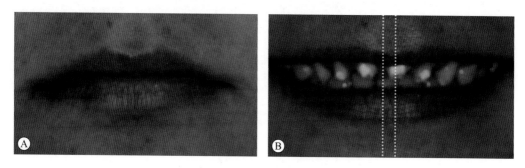

图16-1-3　术前唇齿分析
A.术前口外照；B.低位笑线，反切缘曲线，切牙中线与面中线不一致

2.术前齿龈分析 见图16-1-4。

牙龈理想状况：中切牙牙龈顶点至尖牙牙龈顶点连线，侧切牙牙龈缘顶点位于连线之下；具有"高"—"低"—"高"—"低"—"高"的节奏感。患者牙龈曲线处于不美观状态。

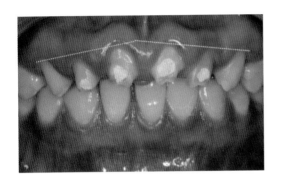

图16-1-4 术前齿龈分析，美观效果不佳

3.术前口内照 见图16-1-5。

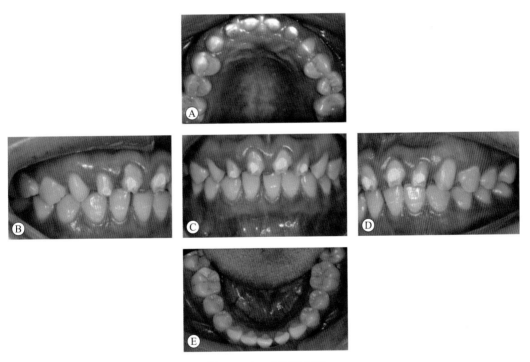

图16-1-5 术前口内照

A.上颌咬合面观；B.右侧侧面观；C.正面观；D.左侧侧面观；E.下颌咬合面观

4.术前制作诊断蜡型　根据诊断模型及患者口面部记录信息，制作诊断蜡型（图16-1-6）。

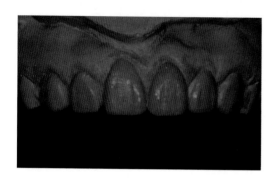

图16-1-6　术前制作诊断蜡型

诊断及问题总结

1.诊断
- 牙列缺损
- 磨牙症
- 中性错𬌗（安氏Ⅰ类错𬌗）
- 龋病

2.问题总结
- 上前牙缺损并伴有深覆𬌗、深覆盖，牙龈曲线处于不美观状态，切牙中线与面中线不一致，如何在有限条件下以相对妥协的方式恢复患者的美观？
- 下前牙伸长并咬至上颌切牙乳头，如何防止下前牙继续伸长及伸长后造成的并发症？
- 术前患者前伸侧方咬合呈组牙引导，当恢复缺损前牙时因下前牙的伸长，预测其前伸侧方咬合呈尖牙保护状态，如何采取措施保护治疗完成后的修复体及相关基牙？
- 患者有磨牙症病史与体征，术后如何有效预防？

治疗计划

1.保守治疗方案　13、23保留活髓状态，12、11、21、22桩核修复，根据诊断蜡型制作临时桥体，佩戴临时修复体随访观察3个月以上，待咬合稳定适应后制作最终修复体13—23长桥；术后取模并制作上颌密西根𬌗垫；口腔卫生宣教，长期随访。

2.正畸修复联合治疗　通过正畸方式压低下颌伸长前牙，腭收上前牙，重新建立后牙咬合，待正畸治疗结束后再以保守治疗的方式修复缺损牙列。

3.正畸＋牙周＋修复联合治疗　在方案二的基础上，待正畸结束后行上前牙牙龈修整，调整齿龈关系，再结合保守治疗的方式完成修复治疗。

医生、患者、最佳科学证据——适合患者的最佳诊疗决策。患者选择方案一。

修复过程记录

1. 植入纤维桩、制作临时牙 见图16-1-7和图16-1-8。

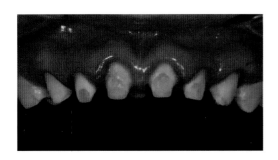

图16-1-7 植入纤维桩

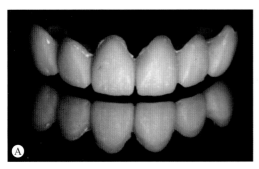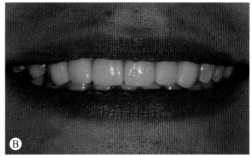

图16-1-8 临时牙

A.翻制临时牙；B.临时牙口内观

2. 制作完成后的桥体 见图16-1-9。

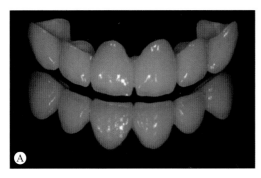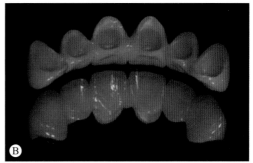

图16-1-9 修复体

A.唇侧观；B.舌侧观

3.术后信息记录与分析　见图16-1-10～图16-1-13。

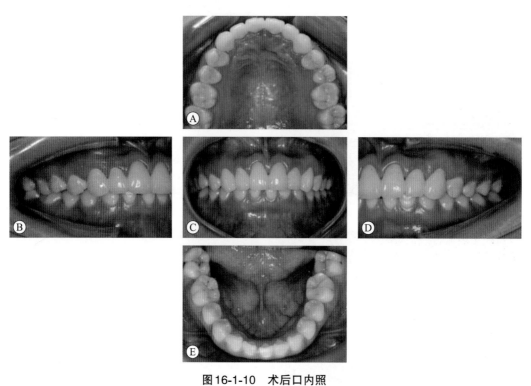

图16-1-10　术后口内照

A.上颌咬合面观；B.右侧侧面观；C.正面观；D.左侧侧面观；E.下颌咬合面观

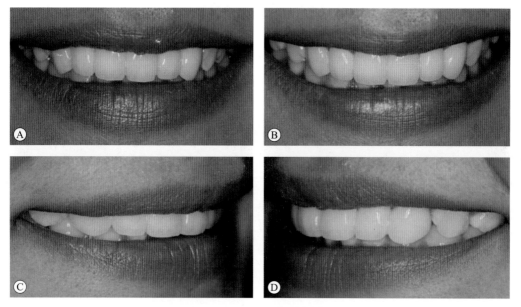

图16-1-11　近距离口外照

A、B.正面微笑；C.右侧45°微笑；D.左侧45°微笑

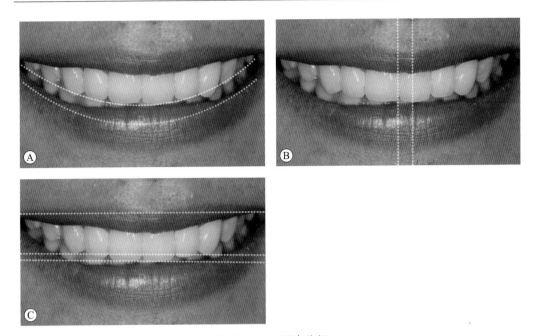

图16-1-12 唇齿分析

A.微笑唇齿弧度协调；B.面中线与切牙中线不一致；C.切缘连线、尖牙连线平行，二者与口角连线有轻度不平行

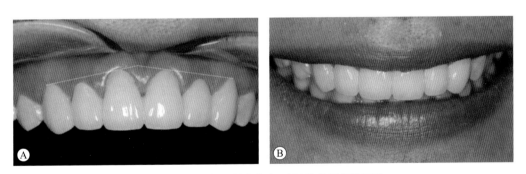

图16-1-13 低位笑线与相对不美观牙龈的互补

A.牙龈弧度；B.正面微笑

术后宣教、维护、随访

1.术后戴上颌密西根𬌗垫 密西根𬌗垫作用：分散𬌗力，保护上前牙，防止下前牙进一步伸长；夜间佩戴防止牙齿的进一步磨损（图16-1-14，图16-1-15）。

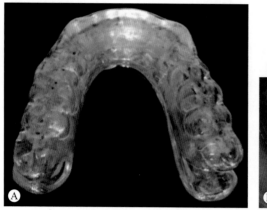

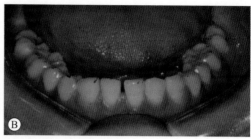

图 16-1-14 术后戴上颌密西根𬌗垫

A.正中咬合时上颌𬌗垫显示出的蓝色咬合接触点；B.正中咬合时下颌牙列显示出的蓝色咬合接触点

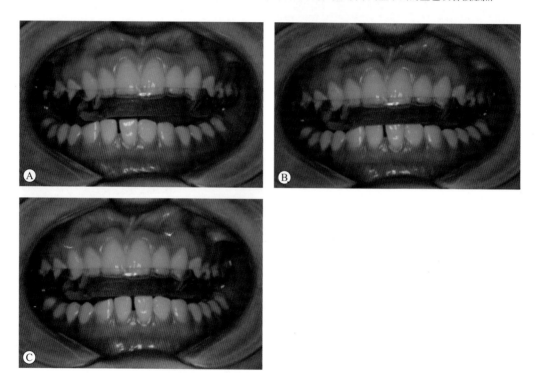

图 16-1-15 术后戴上颌密西根𬌗垫口内照

A.下颌向右移动；B.下颌前伸运动；C.下颌向左移动

2.复诊记录　见图16-1-16～图16-1-20。

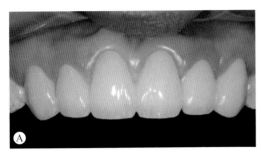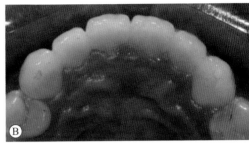

图16-1-16　术后4个月口内情况

A.唇侧观；B.腭侧观

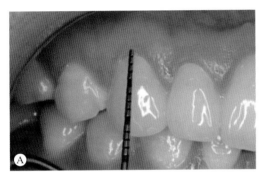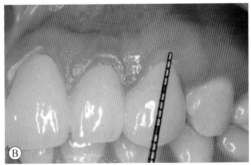

图16-1-17　术后9个月口内情况

A.右侧尖牙颈部出现楔状缺损，牙龈退缩1mm；B.左侧侧尖牙颈部出现楔状缺损，牙龈退缩1.5mm

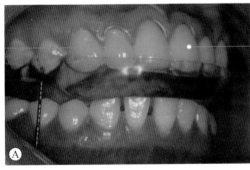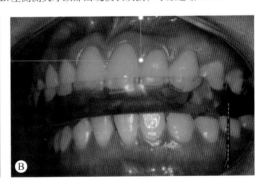

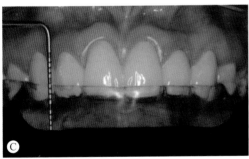

图16-1-18　𬌗垫引导尖调整前状况

A.下颌前伸时，右侧上下颌间隙4mm；B.下颌前伸时，左侧上下颌间隙3.5mm；C.𬌗垫引导尖在前牙区伸长6mm

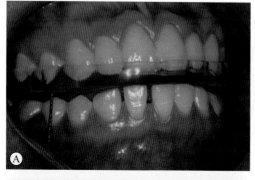 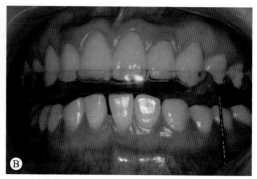

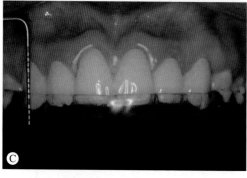

图16-1-19　𬌗垫引导尖调整后状况

A.下颌前伸时，右侧上下颌间隙1.5mm；B.下颌前伸时，左侧上下颌间隙2mm；C.𬌗垫引导尖在前牙区伸长3mm

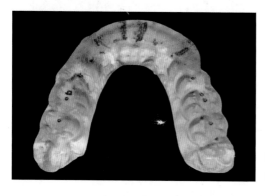

图16-1-20　保持𬌗垫正中咬合不变，降低𬌗垫在前牙区伸长的高度，降低切导、尖牙导斜度

探讨

该年轻女性患者通过检查总结得出以下问题：同伴述其睡眠时易发出"咔咔"磨牙声，自述不自主的牙齿紧咬或磨动但根据Smith & Knight牙齿磨耗指数显示该患者并未见明显牙齿磨损；唇齿分析其面中线与双侧中切牙中线不在同一直线；齿龈分析其双侧中切牙牙龈顶点至尖牙牙龈顶点连线呈不美观的反"V"状且双侧上颌中切牙所在区域的附着龈狭窄；双侧上颌中切牙侧切牙根管开口位于唇侧，根尖片显示牙根短小；下前牙伸长且咬至上颌切牙乳头，预测其原始咬合状态为深覆𬌗，深覆盖。临床医生通过研究分析对其进行相对保守的常规桩核冠修复，术后虽其双侧切牙宽长比例，正面观双侧中切牙、侧切牙、尖牙的宽度不符合黄金分割比例，但患者的低位笑线明显地改善了单纯从牙齿、齿龈分析带来的不美观，展露出相对协调的微笑弧度。

患者完成妥协美观修复，但其下前牙伸长且咬至上颌切牙乳头及夜磨牙的现象仍存在。

患者术后采用上颌密西根𬌗垫行术后维护。戴用𬌗垫后，当上下颌位于正中关系位时，下颌牙列与上颌𬌗垫均匀接触，咬合纸显示下颌牙列颊尖、切端与上颌𬌗垫呈现规律咬合印记。当患者下颌行前伸侧方运动中时，下颌前牙与上颌𬌗垫前部腭侧接触，下颌后牙与𬌗垫分离，呈"尖牙保护"状态。理论分析下颌作用于上颌前牙伸长部分的𬌗力将沿𬌗垫传递至整个牙列，有效减少修复体以及天然牙所受𬌗力。同时患者下颌前牙与上颌𬌗垫腭侧接触，刚性接触不仅限制下前牙的进一步伸长而且避免下前牙对上颌切牙乳头的长期不良刺激。此类设计佩戴稳定且有效保护牙齿牙周组织，但也存在尖牙区域伸长结构引起美观不足的缺点，另外患者发音也受到一定影响。患者佩戴𬌗垫后，由于肌肉与关节改变，下颌也会发生相应变化，因此稳定性𬌗垫也需做定期调整且建议在夜间佩戴。该患者的整个修复过程虽为证据、经验结合患者意愿的实践，但针对此类患者，是否每一位患者需要佩戴𬌗垫，佩戴何种类型𬌗垫及是否需要长期佩戴𬌗垫，佩戴𬌗垫后可能出现什么样的并发症等问题仍值得共同探讨。

作者简介

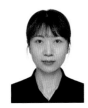

高金霞，2016年毕业于武汉大学，口腔医学专业学位博士研究生，同年7月入职西安交通大学口腔医院，于修复科从事临床工作，熟悉临床业务，能以专业的水平解决患者口腔相关疾病。入职后先后承担本科生、研究生、规培生及留学生各类教学工作，现兼职口腔医院研究生/规培生教学办公室副主任。科研方面在咬合力检测与人工智能交叉领域有自己的研究课题，目前在上述领域以第一或共同第一作者发表Q1区SCI论文5篇，中文核心若干，已授权国家发明专利1项。

参赛体会

2015年，非常有幸参加了中华口腔医学会第二届全国口腔跨学科病例展评——绚彩梦想秀·口腔好医生，此次参赛对我今后的学习及临床工作影响深远。梦想秀当时还作为研究生的我们来说，提供了一个广阔的学习平台，通过一个病例的展示让我认识了自己的欠缺，见识了同行的优秀，为今后一次次的提升创造了理想的空间。多年后，我自己也成长为一名年轻的医师，短期内兼职了研究生工作的管理，也尝试促成本院研究生病例展评大赛，希望为更多有梦想有潜力的同学提供展示的机会与平台。简而言之，这大概是一种梦想的传递吧。

就病例本身而言，本次病例大赛参选病例汇报了1例对有磨牙病史的患者，如何设计上前牙妥协的治疗方案及术后的定期维护。同时，该病例也对密歇根𬌗垫佩戴后可能出现的并发症、必要的解决方案和使用建议进行了详细讨论。这也让我深刻体会到随访、定期维护对患者长期使用效果的重要性。